Urologie in Österreich

Friedrich H. Moll · Thorsten Halling
Shahrokh F. Shariat
Hrsg.

Urologie in Österreich

Von Wien in die Welt

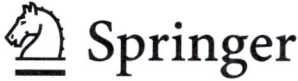

Hrsg.
Friedrich H. Moll
Institut für Geschichte, Theorie und Ethik
der Medizin, Centre for Health and Society
Medizinische Fakultät,
Heinrich-Heine-Universität
Düsseldorf, Deutschland

Thorsten Halling
Institut für Geschichte, Theorie und Ethik
der Medizin, Centre for Health and Society
Medizinische Fakultät,
Heinrich-Heine-Universität
Düsseldorf, Deutschland

Shahrokh F. Shariat
Universitätsklinik für Urologie
Medizinische Universität Wien
Wien, Österreich

ISBN 978-3-662-70887-3   ISBN 978-3-662-70888-0   (eBook)
https://doi.org/10.1007/978-3-662-70888-0

Die Deutsche Nationalbibliothek verzeichnet diese Publikation in der Deutschen Nationalbibliografie; detaillierte bibliografische Daten sind im Internet über https://portal.dnb.de abrufbar.

© Der/die Herausgeber bzw. der/die Autor(en), exklusiv lizenziert an Springer-Verlag GmbH, DE, ein Teil von Springer Nature 2025

Das Werk einschließlich aller seiner Teile ist urheberrechtlich geschützt. Jede Verwertung, die nicht ausdrücklich vom Urheberrechtsgesetz zugelassen ist, bedarf der vorherigen Zustimmung des Verlags. Das gilt insbesondere für Vervielfältigungen, Bearbeitungen, Übersetzungen, Mikroverfilmungen und die Einspeicherung und Verarbeitung in elektronischen Systemen.

Die Wiedergabe von allgemein beschreibenden Bezeichnungen, Marken, Unternehmensnamen etc. in diesem Werk bedeutet nicht, dass diese frei durch jede Person benutzt werden dürfen. Die Berechtigung zur Benutzung unterliegt, auch ohne gesonderten Hinweis hierzu, den Regeln des Markenrechts. Die Rechte des/der jeweiligen Zeicheninhaber*in sind zu beachten.

Der Verlag, die Autor*innen und die Herausgeber*innen gehen davon aus, dass die Angaben und Informationen in diesem Werk zum Zeitpunkt der Veröffentlichung vollständig und korrekt sind. Weder der Verlag noch die Autor*innen oder die Herausgeber*innen übernehmen, ausdrücklich oder implizit, Gewähr für den Inhalt des Werkes, etwaige Fehler oder Äußerungen. Der Verlag bleibt im Hinblick auf geografische Zuordnungen und Gebietsbezeichnungen in veröffentlichten Karten und Institutionsadressen neutral.

Springer ist ein Imprint der eingetragenen Gesellschaft Springer-Verlag GmbH, DE und ist ein Teil von Springer Nature.
Die Anschrift der Gesellschaft ist: Heidelberger Platz 3, 14197 Berlin, Germany

Wenn Sie dieses Produkt entsorgen, geben Sie das Papier bitte zum Recycling.

Vorwort

Im Jahr 1907 eröffnete Anton Ritter von Frisch seine Präsidentenansprache anlässlich des ersten deutschsprachigen Urologenkongresses in Wien mit einem historischen Rückblick auf die Entwicklung der Urologie. Diese Tradition, die Errungenschaften der Vergangenheit zu würdigen und eine Brücke zu den Leistungen der Gegenwart und den Herausforderungen der Zukunft zu schlagen, prägt bis heute viele Festreden. Seit den 1990er-Jahren werden solche Rituale der Selbstreflexion und Identitätsbildung unter dem kulturwissenschaftlichen Begriff der „Erinnerungskulturen" umfassend analysiert.

Ein zentraler Akteur in der bewussten Auseinandersetzung mit der Geschichte einer medizinischen Disziplin sind häufig die dazugehörigen Fachgesellschaften. Die Österreichische Gesellschaft für Urologie und Andrologie legte im Jahr 1992 mit der Schaffung des Amtes des Archivars eine wichtige Grundlage für die strukturierte Aufarbeitung ihrer Fachgeschichte. Peter Paul Figdor, eine prägende Persönlichkeit der österreichischen Urologie seit den späten 1950er-Jahren, trug mit einer Vielzahl medizinhistorischer Arbeiten wesentlich zur Fachgeschichte bei. Seine Forschungen reichten von der Entwicklung der Lithotripsie in Wien bis zur Rekonstruktion einer Wiener Modifikation des Lichtleiters. Besonders hervorzuheben ist seine Publikation aus dem Jahr 2007, die biografische Skizzen bedeutender österreichischer Urologen enthält.

Im Nachrichtenblatt der Österreichischen Gesellschaft für Urologie (NÖGU) veröffentlichten Figdor und weitere Kollegen regelmäßig historische Analysen und persönliche Erinnerungsberichte. Diese Beiträge leisteten einen wichtigen Beitrag zur Etablierung und Pflege eines kulturellen Gedächtnisses der Fachdisziplin. Besonders bemerkenswert ist die kritische Auseinandersetzung mit der Rolle der Urologen während des Nationalsozialismus. Diese Thematik führte zur Zusammenarbeit mit Fachhistorikern, deren externe Perspektive später auch auf andere Aspekte der Urologiegeschichte übertragen wurde.

Die Herausgeber dieses Buches unternehmen nun erstmals den Versuch, die Geschichte der Wiener und österreichischen Urologie im 19. und 20. Jahrhundert in ihrer Gesamtheit darzustellen. Die hier versammelten medizin-, wissenschafts- und sozialgeschichtlichen Beiträge beleuchten zentrale fachwissenschaftliche, strukturelle und biografische Aspekte, die die Entwicklung der Disziplin geprägt haben und bis heute beeinflussen. Dabei stützen sich die Autorinnen und Autoren auf bekannte wie neu erschlossene Quellen, hinterfragen tradierte Narrative und setzen ihre Ergebnisse in größere historische Zusammenhänge. Wir danken den vielen Zeitzeugen für ihre vielen Informationen und Hinweise.

Trotz aller Bemühungen bleiben viele große und kleine Fragen offen – nicht zuletzt aufgrund der heterogenen Quellenlage. Es ist daher unser ausdrückliches Anliegen, mit diesem Werk Anregungen für weiterführende, insbesondere lokale Forschungen zu geben.

Die Zusammenarbeit mit dem Springer-Verlag war erneut eine wertvolle Erfahrung. Wir danken insbesondere Herrn Quinones und Frau Bauer, die die besonderen Anforderungen dieses Projekts mit großer Professionalität begleitet haben. Ebenso gilt unser Dank den Kolleginnen und Kollegen des Instituts für Geschichte, Theorie und Ethik der Medizin, insbesondere Herrn Ulrich Koppitz, für ihre Unterstützung.

Unter den derzeit herausfordernden ökonomischen Bedingungen danken wir dem Vorstand der Österreichischen Gesellschaft für Urologie und Andrologie für die großzügige ideelle und materielle Unterstützung, ohne die die Veröffentlichung dieses Werkes nicht möglich gewesen wäre.

Möge diese Publikation nicht nur den Dialog unter allen, die sich für die Geschichte der Urologie interessieren, intensivieren, sondern auch inspirieren: zur Entdeckung neuer Fragen, zum Schmieden ungeahnter Kooperationen und zur Gestaltung einer Disziplin, die stolz auf ihre Vergangenheit blickt und voller Tatkraft in die Zukunft geht. Lassen Sie uns gemeinsam daran arbeiten, das Erbe der Urologie zu bewahren und zugleich neue Kapitel einer Erfolgsgeschichte zu schreiben, die noch lange fortgesetzt wird.

Düsseldorf/Wien, Januar 2025

Friedrich H. Moll
Thorsten Halling
Shahrokh F. Shariat

Inhaltsverzeichnis

Teil I Einleitung

1 **Spezialisierung der Urologie in Wien und Österreich** 3
   Friedrich H. Moll, Thorsten Halling und Heiner Fangerau

Teil II Von der Steintherapie zur Spezialdisziplin für Harn- und Blasenleiden

2 **Zur Etablierung einer Leitoperation in der Steintherapie** 25
   Daniela Angetter-Pfeiffer

3 **Jacob Eduard Polak und der „Export" der Lithotripsie nach Persien um 1850** 47
   Afsaneh Gächter

Teil III Urologische Krankenversorgung, Ausbildung und Instrumentenbau von Weltrang

4 **Die Entwicklung der stationären Krankenversorgung der Urologie in Wien und Österreich** 65
   Friedrich H. Moll und Thorsten Halling

5 **Internationaler Wissenstransfer in der urologischen Forschung und Lehre: Die Publikationen und Vorlesungen von Robert Ultzmann (1842–1889)** 103
   Thorsten Halling, Nils Hansson und Friedrich H. Moll

6 **Der Wiener Instrumentenmacher Josef Leiter und die internationale Urologie** 135
   Friedrich H. Moll

**Teil IV Akademische Fachetablierung, Vertreibung
im Nationalsozialismus, Nachkriegszeit**

7   „Speerspitze" der Wiener Urologie: Habilitanden und Habilitationen
    1910 bis 1938 159
    Andreas Huber

8   Die Geschichte der Wiener Urologischen Gesellschaft (WUG) und der
    Österreichischen Gesellschaft für Urologie und Andrologie (ÖGU) 187
    Friedrich H. Moll und Shahrokh F. Shariat

9   Urologie und Sexualforschung in Wien in der ersten Hälfte
    des 20. Jahrhunderts... 229
    Florian G. Mildenberger

10 Traditionsbruch und Zivilisationsbruch. Urologie und Medizin
    in Wien und Österreich, 1938–1945 257
    Matthis Krischel

11 Die Ära Richard Übelhör (1901–1977): Von der Urologischen
    Station zum ersten Lehrstuhl für Urologie........................... 279
    Andreas Huber und Thorsten Halling

Personenverzeichnis 299

Teil I
Einleitung

Spezialisierung der Urologie in Wien und Österreich

Friedrich H. Moll, Thorsten Halling und Heiner Fangerau

Inhaltsverzeichnis

1.1	Einleitung	3
1.2	Urologie als medizinisches Spezialfach	4
1.3	Habilitation in der Urologie – Marker urologischer Professionalisierung	6
1.4	Fachgesellschaften als wichtiger Repräsentationsort urologischer Fachkultur	8
1.5	Gründung einer deutschsprachigen urologischen wissenschaftlichen Gesellschaft	8
1.6	Internationalität des Bildungsangebotes und Ausbildung in Wien als Promotor einer Fachspezialisierung	14
1.7	Zusammenfassung	19
Literatur		20

1.1 Einleitung

Zur Rahmung der in diesem Band zur Urologie versammelten Beiträge mit ihren Einzelaspekten, möchten wir in diesem einleitenden Kapitel zunächst auf die besonderen Probleme von medizinischen Spezialfächern und auch deren Genese an einem definierten Universitätsstandort eingehen. Im Falle Wiens sind sie die Voraussetzung für die lokale, aber dann auch nationale Entwicklung, die gleichzeitig mit einer darüber hinausgehenden Bedeutung für die Fachentwicklung einhergeht. Es sollen die Geschichte der deutschsprachigen Urologie in Österreich herausgearbeitet und internationale Verflechtungen

---

F. H. Moll (✉) · T. Halling · H. Fangerau
Institut für Geschichte, Theorie und Ethik der Medizin, Centre for Health and Society, Medizinische Fakultät, Heinrich-Heine-Universität, Düsseldorf, Deutschland
e-mail: friedrich.moll@uni-koeln.de; thorsten.halling@hhu.de; Heiner.Fangerau@hhu.de

© Der/die Autor(en), exklusiv lizenziert an Springer-Verlag GmbH, DE, ein Teil von Springer Nature 2025
F. H. Moll et al. (Hrsg.), *Urologie in Österreich*,
https://doi.org/10.1007/978-3-662-70888-0_1

aufgezeigt werden. Wir verweisen an den jeweiligen Stellen auf die entsprechenden Kapitel in diesem Band.

1.2 Urologie als medizinisches Spezialfach

Das Fachgebiet der Urologie entstand als medizinisches Spezialfach im 19. Jahrhundert. Seine Wurzeln finden sich schon bei den handwerkschirurgischen Steinschneidern (Porter 1992; Konert 1990; Konert 1999; Moran 2014; Konert 2015; Hauri 2013; Moll 2014, 2021), von einer eigenen Spezialität innerhalb der naturwissenschaftlichen Medizin kann jedoch erst im ausgehenden 19. Jahrhundert gesprochen werden. In dieser Zeit professionalisierte sich das Fach wie andere medizinische Disziplinen auch (Czada 2002; Stichweh 2005; Fangerau und Imhof 2015). Es entstand im Grenzbereich zwischen Chirurgie, Venerologie und Innerer Medizin, wobei es auch Berührungspunkte zur Frauenheilkunde und der sich ebenfalls gerade etablierenden Sexualmedizin aufwies. Das Fach Urologie etablierte sich in einer Hochphase der Gründung medizinischer Spezialfächer (Guntau und Laitko 1987). Während um 1850 im Schnitt ungefähr fünf Einzelfächer (als Ordinariate) an den deutschen medizinischen Fakultäten existierten, lag die Zahl im Jahre 1910 bei siebzehn (Herold-Schmidt 1997).

Gerade die Wiener Urologie spielte für die Fachentwicklung im europäischen Raum, aber auch mit Strahlkraft in die USA, eine kaum zu unterschätzende Rolle. Schon im Jahre 1929 unterstrich Viktor Blum (1877–1954, Chicago) (vgl. Kap. 10), internationaler Mittler der Wiener Urologie in der Zwischenkriegszeit, in der Festsitzung der Wiener Urologischen Gesellschaft zu deren zehnjährigen Bestehen „Die Geschichtliche Bedeutung der Wiener Urologie" (Blum 1926, 1929a, b, c) (vgl. Kap. 8 in diesem Band).

Hier anschließend hatte sich auch schon die Wiener Medizinhistorikerin Erna Lesky (1911–1986) (Seebacher 2021) mit der Spezialisierung der Urologie in Wien befasst, blendete aber wichtige Wiener Entwicklungen wie die Abteilungsgründung an der Wiener Allgemeinen Poliklinik oder frühe urologische Forschungsarbeiten (vgl. Kap. 2 in diesem Band) und auch ihre internationale Ausstrahlung (vgl. Kap. 3 in diesem Band) aus (Lesky 1965).

Die Entwicklung der Urologie verlief dabei ähnlich wie in anderen Fächern wie z. B. der Orthopädie oder der Ophthalmologie in Phasen und Wellen (Schwarzmann-Schafhauser 2005; Rohrbach 2017). So lässt sich etwa an der Organisationsentwicklung ablesen, dass die institutionalisierte Urologie, wenn sie sich innerhalb chirurgisch – universitärer Strukturen entwickelte, eine längere Ablösungsgeschichte besaß, die sich aus einem hoch integralistischen Verständnis innerhalb der Chirurgie herleitete. Hierbei spielten monetäre Aspekte stets eine Rolle (Kollegiengelder, hohe Dotierung von technisch schnell zu erlernenden Operationen wie der Nephrektomie oder der Lithotripsie). Im Bereich der Urologie war ein zusätzliches Problem, dass Chirurgie und Urologie Therapien zur Behandlung von Steinen, Niere, Prostata oder Harnröhrenstrikturen anboten, die Urologie jedoch das Monopol über die minimalinvasiven Techniken erlangte.

Während in Wien um 1900 an mehreren Krankenanstalten, u.a. ab 1872 an der Wiener Allgemeinen Poliklinik (Robert Ultzmann, Anton Ritter von Frisch) und ab 1902 am Rothschildspital (Otto Zuckerkandl) eine eigenständige Urologie ohne Dominanz der Chirurgie in Gleichberechtigung mit anderen Fächern bestand, sollte es bis zum Jahre 1962 dauern, dass eine eigenständige Betten-Abteilung am Allgemeinen Krankenhaus (AKH) bzw. 1967 an der Universität ein Ordinariat für Urologie errichtet wurde (vgl. Kap. 11 in diesem Band). Weitere frühe selbstständige Urologie-Abteilungen bestanden am Kaiser Franz Josef Jubiläumsspital – Städt. Krankenhaus Lainz (Friedrich Kroiss (1878–1960)), am Mariahilfer Ambulatorium und Spital II (Robert Bachrach (1879–1944)), am Kaiser Franz Josef Spital (Rudolf Paschkis (1879–1964, New York)), am Krankenhaus der Kaufmannschaft (Robert Lichtenstern 1874–1952), am Wilhelminenspital (Theodor Hryntschak (1889–1952)) und dem Sophienspital (Viktor Blum (1877–1854 Chicago)) (Tragl 2007; Figdor 2007) (Vgl. Kap. 4 in diesem Band).

Die Abgrenzung der Urologie zur Chirurgie verlief dabei nicht immer ohne Polemik oder Konflikt. Eduard Albert (1841–1900), Vorstand der I. Chirurgischen Lehrkanzel, gab an, dass Theodor Billroth (1829–1894) ihm auf dem Sterbebett das Versprechen abgenommen hätte, nach dem Tode Leopold von Dittels (III. Chirurgische Klinik ohne Lehrkanzel am AKH) keine eigenständige Urologie am AKH mehr zuzulassen („Narrativ Albert"). Diese Erzählung wurde von späteren Ordinarien, zuletzt von dem Chirurgen Leopold Schönbauer (1888–1963), zur Sicherung eigener berufspolitischer und finanzieller Ziele gerne immer wieder perpetuiert (Lesky 1965). Doch gerade Theodor Billroth hatte sich im Rückblick eigentlich weniger als Proto-Urologe innerhalb der Chirurgie gezeigt, sondern das Feld in der Regel seinen Schülern wie Vincenz von Czerny (1842–1916) in Heidelberg (Czerny 1879, 1880; Hochenegg 1891, 1900), Carl Pawlick (1849–1914) (Pawlik 1891, 1896) in Prag oder auf mikrobiologischem Gebiet Anton von Frisch (1849–1917) (Frisch v 1891) überlassen. Diese betrieben die Urologie im eigentlichen Sinne dann zumeist auch erst mit mehr oder weniger räumlichen Abstand zu Theodor Billroth aktiv weiter. Pawlik führte beispielsweise die zweite Zystektomie in der Urologiegeschichte in Prag aus.[1, 2]

---

[1] Billroth hatte in Wien nur einen Aufsatz zur Urologie verfaßt: Billroth Th (1880) Über Lithotripsie und Vergiftung durch chlorsaures Kali. Wien Med. Wschr 30 44, 45.

[2] Auch in Billroths Briefen finden sich entsprechende Hinweise, beispielsweise, wenn er in einem Brief zur Beantwortung internationaler Fragen Leopold von Dittel um Auskunft zu Operationstechniken bei Blasen- Scheiden- Fisten bat: siehe Fischer G (1896) Briefe von Theodor Billroth N 237, Hahn, Leipzig S. 291.

1.3 Habilitation in der Urologie – Marker urologischer Professionalisierung

Infolge der durch die Revolution von 1848 in Wien erstrittenen Lehrfreiheit und die sog. Thun'sche Universitätsreform sollte der Lehrkörper an der Wiener Universität „vermehrt" werden, was nach der Auffassung der Wiener Medizinhistorikerin Erna Lesky (1911–1986) den Beginn der akademischen Etablierung von Spezialfächern (akademisch und institutionell) in Wien bedeutete (Lesky 1965, S. 24–128; Feichtinger und Fillafer 2017; Fillafer 2017).

Für die innovative, minimalinvasive Behandlungsform der „blinden" Lithotripsie von Harnsteinen sowie der „blinden Urethrotomie" bereits im Jahre 1842 am AKH Wien von Ivánchich ein Krankensaal zur Verfügung gestellt worden, noch ohne Lehrtätigkeit, nur zur Krankenversorgung.

Wie Ivánchich seine Möglichkeiten zur Lehre vor Studenten im Einzelnen genutzt hat, konnte bisher anhand der spärlichen Quellen und Zeitzeugenhinweise noch nicht näher analysiert werden. Er war aber in der glücklichen Lage durch die bereitgestellten Betten im AKH über Patienten zur Lehre problemlos verfügen zu können. Ivánchichs vielfältige Publikationen, die er Themen widmete, die ihm am Herzen lagen, wie „blinde Blasensteinlithotripsie" sowie „innere Urethrotomie", lassen auf sein hohes Engagement schließen. Im Jahre 1851 erhielt Victor von Ivánchich (1812–1892) „nach Ansuchen" die „Venia legendi" der Medizinischen Fakultät Wien. Auf Basis des im Universitätsarchiv Wien erhalten gebliebenen amtlichen Vorgangs lässt sich der Ablauf nachvollziehen. Ivánchich sandte ein ausführliches Schriftstück an die Fakultät, in dem er neben einem detaillierten Lebenslauf und Publikationen selbstsicher die Notwendigkeit für die Lehre der „Erkrankungen der Harnorgane" auf mehreren Bögen detailliert darlegte und um eine Erteilung einer „Privatdozentur für Urologie" „nachsucht":

> *„… dem Gehorsamst Gefertigten bleibt zu beweisen übrig:*
>
> *I. daß die Privatdozentur der Urologie in wissenschaftlicher Beziehung nützlich sei und*
> *II. daß dieselbe die Eigenschaften besitzet, welche der hohe ministerielle Erlaß von dem Privatdozenten im allgemein, die Lehre der Urologie aber speziell fordert."*[3]

Der zum Gutachter bestellte Chirurg Franz Schuh fasste im Schriftstück vom 25.4.1851 zusammen:

> *„…Herr Victor von Ivanchich, praktischer Arzt in Wien, hat sich einen ehrenvollen Namen in Deutschland gemacht…"* ….

---

[3] UAW Med Fak 938.

Tab. 1.1 Habilitationen für Urologie Universität Wien

Viktor von Ivanchich	**1851**
Robert Ultzmann	**1872** („Krankheiten der Harnorgane")
Juri von Lavandal	1874 („Chirurgie der Harn und Geschlechtswerkzeuge")
Viktor Blum	**1912**
Rudolf Paschkis	**1915**
Oswald Schwarz	**1919**
Gallus Pleschner	**1920**
Theodor Hryntschak	**1925**
Paul Blatt	**1932**
Rudolf Chwalla	**1933**
Karl Hutter	**1934**
Koloman Haslinger	1941(Urologische Chirurgie)
Sepp Rummelhardt	**1957**
Horst Haschek	**1963**
Peter Paul Figdor	**1968**

Tab. 1.2 Habilitationen für Chirurgie bekannter Wiener Urologen. (Auswahl nach Huber, Moll)

Leopold von Dittel	**1862**
Josef Englisch	**1871**
Otto Zuckerkandl	**1892**
Hans Rubritius	**1910 (aus Prag)**
Richard Übelhör	1937 (für Chirurgie mit besonderer Berücksichtigung der Urologie)
Paul Deuticke	1940 (Urologie/ für Chirurgie mit besonderer Berücksichtigung der Urologie)

> *… äußert sich Referent dafür, daß Dr. Ivanchichs Bitte um Verleihung einer Docentur XXX (ausgestrichen) für die Krankheiten der Harnorgane in allen Punkten bescheiden u. billig erscheine. Er trägt somit auf Verleihung der Docentur u. Befreiung nach Collegium, nicht aber auf Befreiung von der Probevorlesung an, da der letztere Akt ein öffentliche ist, u. dadurch nicht nur das Professoren Collegium, sondern das ganze ärztliche Publicum als … auftrit(t)"*[4]

Es scheint über den Vorgang in der Fakultätssitzung keine besondere Debatte und Aussprache gegeben zu haben, jedenfalls wurde hierüber kein Eintrag gefertigt. Seinen Probevortrag am 3. Mai 1851 hielt Ivánchich „Ueber Krankheiten der Prostata".

Die Zahl der Habilitanden für Erkrankungen der Harnwege/Urologie war in Wien bereits früh verankert im Gegensatz zu den Universitäten Berlin oder München, aber von den jeweiligen Netzwerken und politischen Strömungen besonders abhängig (vgl. Kap. 7 in diesem Band) (Staudigl-Ciechowicz 2017; Huber 2012) (Tab. 1.1 und 1.2).

---

[4] UAW Med Fak 938 17v.

1.4 Fachgesellschaften als wichtiger Repräsentationsort urologischer Fachkultur

Seit 1867 trafen sich Urologen und besonders an der neuen Spezialität interessierte Ärzte zum wissenschaftlichen Austausch auf internationaler Ebene im Rahmen der „Allgemeinmedizinischen Kongresse", die sich in der Folge der zweiten Weltausstellung in Paris etabliert hatten.

Ferner bot die im Jahre 1871 in Berlin gegründete Deutsche Gesellschaft für Chirurgie zusammen mit den sich entwickelnden operativ ausgerichteten Zeitschriften wie „Langenbecks Archiv für Klinische Chirurgie" (1860 bis heute), „Bruns Beiträgen zur klinischen Chirurgie" (1885–1974) oder „Deutsche Zeitschrift für Chirurgie" (1872–1947) operativ tätigen Ärzten besonders aus den deutschsprachigen Ländern ab diesem Zeitpunkt eine auch internationale Plattform zum professionalisierten wissenschaftlichen Austausch. Urologen nahmen hier regen Anteil, wie das Beispiel Alexander Brenners (1859–1936) für Wien mit der Annoncierung des Glühlampenzystoskops zeigt (vgl. Kap. 6, vgl. Kap. 4 in diesem Band). Zu dieser Zeit gehörte Deutsch zu den international führenden Wissenschaftssprachen (Baethge 2008; Hansson et al. 2019).

Auf der „68. Naturforscherversammlung" der 1822 gegründeten „Gesellschaft deutscher Naturforscher und Ärzte" (GDNÄ) trafen sich im September 1896 in Frankfurt/Main erstmals ca. 10 bis 15 Urologen wohl auf Anregung des Dresdner Venero-Urologen Felix Martin Oberländer (1849–1915), mit dem Ziel, „der Gründung einer Urologischen Fachgesellschaft näherzutreten", ohne jedoch in den nächsten Jahren erfolgreich zu sein. Es ist davon auszugehen, daß hier auch Abstimmungen mit Österreichern wie Leopold von Dittel oder seinem Schüler Otto Zuckerkandl oder Anton Ritter von Frisch erfolgten (Moll 2021).

1.5 Gründung einer deutschsprachigen urologischen wissenschaftlichen Gesellschaft

Im Gegensatz dazu wurde 1896 die französische Gesellschaft für Urologie gegründet, im Jahre 1902 dann die „American Urological Association" (AUA), der sofort auch deutschsprachige Urologen wie Leopold Casper (1859–1959) und Maximilian Nitze als Ehrenmitglieder angehörten (Moll et al. 2017).

Erst nach dem Tode des Inaugurators der praktikablen Blasenspiegelung (Zystoskopie) Maximilian Nitze (1848–1906) wurden dann auf der 78. Naturforscherversammlung in Stuttgart am 16. September 1906 erste Schritte zur Gründung der Deutschen Gesellschaft für Urologie realisiert. Diese wurde am 16. September 1906 in Stuttgart während der dort stattfindenden Naturforscher-Versammlung gegründet und am 7. Januar 1907 dem preußischen Minister der geistlichen, Kultus- und Medizinal – Angelegenheiten, Konrad von Studt (1838–1921) mitgeteilt. Die Gründungsinitiative war sicherlich von der Berliner Urologenschule mit Vertretern wie Leopold Casper und Carl Posner (1848–1926) aus-

1 Spezialisierung der Urologie in Wien und Österreich

gegangen. Dass aber enge Beziehungen nach Wien bestanden, lässt sich daran ablesen, dass Otto Zuckerkandl zum Gründungskomitee gehörte und Anton Ritter von Frisch zum ersten Vorsitzenden gewählt wurde (vgl. Kap. 8 in diesem Band).

Die DGfU schaffte es, die wissenschaftlichen und fachpolitischen Interessen des Querschnittsfaches Urologie mit seinen vielfältigen Berührungspunkten zu den Nachbardisziplinen zu bündeln und auch nach der Isolierung nach dem Ersten Weltkrieg verlorenes wissenschaftliches Terrain zurückzugewinnen, trotz Gründung einer lokalen Wiener Urologischen Gesellschaft, da die Mitglieder aus Österreich in der Regel Mitglieder der alten DGfU blieben (Rathert et al. 2013). Der erste Kongressort der DGU war dann auch Wien, wo Honoratioren wie Erzherzog Rainer (1827–1913) und Innenminister Richard von Bienerth – Schmerling (1864–1918), Grußworte zur Kongresseröffnung im Haus der Gesellschaft der Ärzte hielten.

Der Schriftführerposten wurde mit dem jungen, aufstrebenden Georg Kapsammer (1871–1911) besetzt (Abb. 1.1 und 1.2). Kapsammer erhielt seine urologische Ausbildung bei Anton von Frisch (Allgemeine Poliklinik), Leopold Casper (1859–1959), Carl Posner (1854–1928) in Berlin sowie Felix Guyon (1831–1920) und Joaquin Albarran (1860–1912)

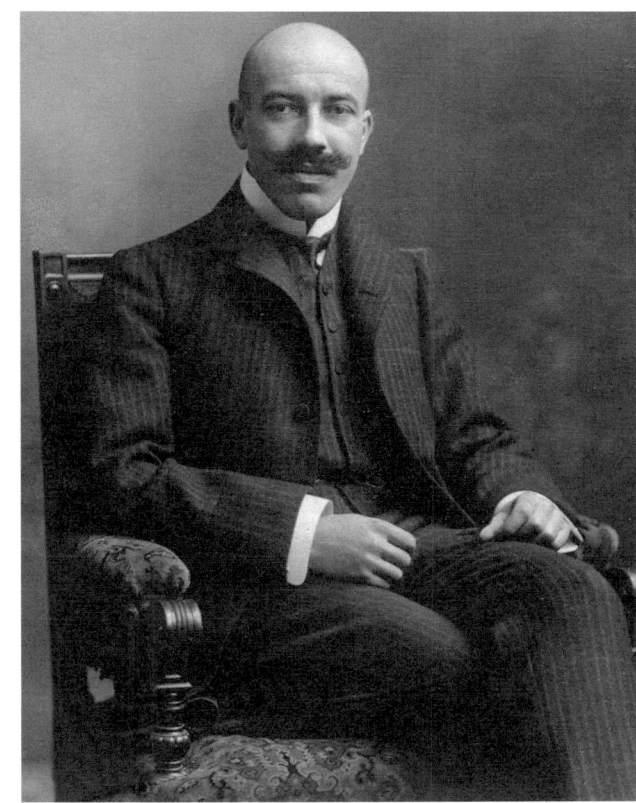

Abb. 1.1 Georg Kapsammer (1871–1911), Schriftführer der alten DGfU (Da die heutige DGU eine rechtlich eigenständige 1948 neu gegründete Fachgesellschaft gleichen Namens wie die 1906/1907 gegründete ist, soll in historischen Darstellungen zur besseren Unterscheidung für die erste Phase der Fachentwicklung in der Tradition Schultze-Seemanns die Abkürzung DGfU genutzt werden) aus Österreich-Ungarn im ersten Vorstand der 1906/1907 gegründeten deutschsprachigen Fachgesellschaft, Deutsche Gesellschaft für Urologie, Repro Moll-Keyn, mit freundlicher Genehmigung

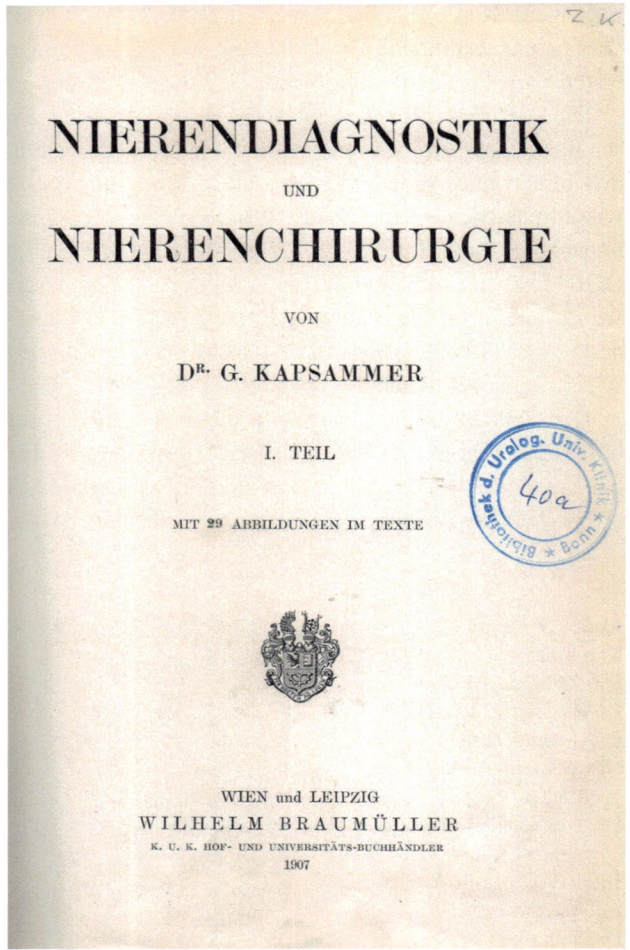

Abb. 1.2 Frontispiz von Kapsammers Werk Nierendiagnostik und Nierenchirurgie das als „State of the Art" im deutschsprachigen Schrifttum zu dieser Zeit gelten kann. Die Publikation veranschaulicht, dass sich nunmehr die Eingriffe an der Niere für die Urologie diagnostisch und operativ standardisiert hatten und zum Routinerepertoire gehörten Deutsche Gesellschaft für Urologie, Repro Moll-Keyn, mit freundlicher Genehmigung

in Paris und ebenfalls bei Hurry Fenwick (1856–1944) in London, bevor er in einer steilen Karriere Vorstand des Urologischen Ambulatoriums des Kaiser Franz-Josef-Spitals wurde.

Im Ausschuss der Gesellschaft (organisatorisch einem Aufsichtsrat entsprechend) waren Alexander Brenner (1859–1936), später Linz a. d. D. (Abb. 1.3), sowie Georgio Nicolich (1852–1925) (Abb. 1.4) (Favento 1996; Boschian et al. 2019), Triest und Ludwig von Rydygier (auch von Ruediger oder Rydigier geschrieben) (1850–1920) (Abb. 1.5), Lemberg (heute Lwiw, Ukraine) aus dem Kaisertum Österreich vertreten (Oberländer 1908).

Abb. 1.3 Alexander Brenner (1859–1936), später Linz a. d. Donau, um 1890, aus Guggenberger E 1928 Regierungsrat Doktor Alexander Brenner Vierzig Jahre Primarius! Zu seinem Abschied vom Allgemeinen Kranken Hause der Stadt Linz. O. V. Linz a. D., am 11. Oktober 1928. OÖ Landesbibliothek, Repro Moll-Keyn, mit freundlicher Genehmigung

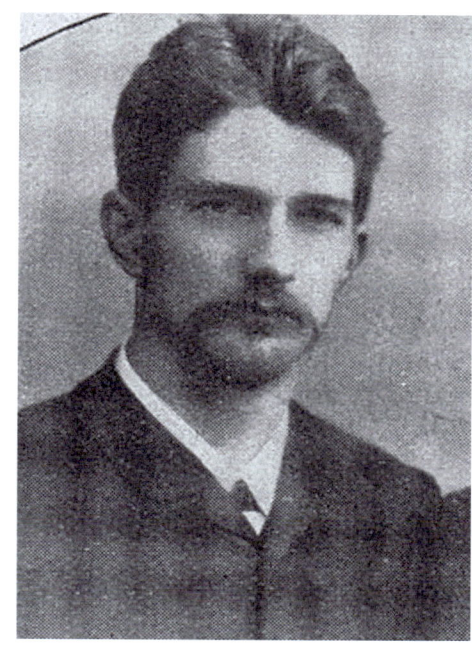

Abb. 1.4 Georgio Nicolich (1852–1925), Triest, SIU online: https://siu.it/biografie-storiche. Georgio Nicolich gehörte zu den Gründungsmitgliedern der SIU (Societa Italiana urologica) 1908

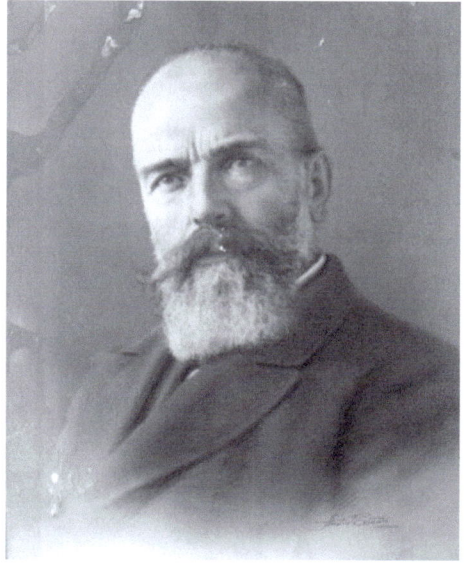

Abb. 1.5 Ludwig Rygidier (1850–1920) (auch Ludwig Riediger, Rygydier, Ludwika Rydygiera), preussisch-polnischer Proto-Urologe, in Kulm, Krakau ab 1887 und Lemberg ab 1897 tätig. Öl auf Leinwand 140 × 110 cm, Leon Wyczółkowski (1852–1936) 1897, Nationalmuseum Warschau – Muzeum Narodowe w Warszawie – Nr 190053, online: wikicommons

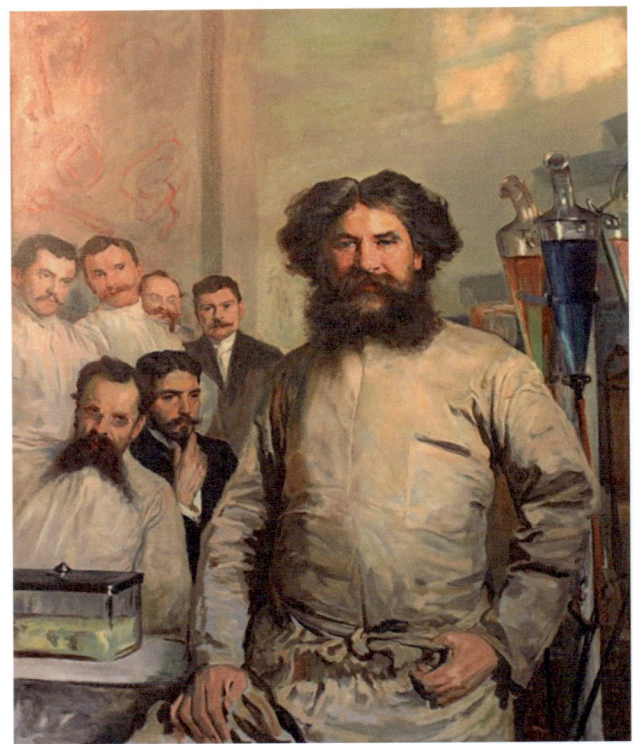

Ludwig Rygidier (1850–1920)
Der in Jena ausgebildete Ludwig Rygidier spiegelt besonders die Netzwerke der deutschen und österreichischen Urologie in den osteuropäischen Raum wieder, ähnlich wie Johann von Mickulicz (1850–1905) oder Joseph Dietl (1804–1878). Der Letztere war mit einer Publikation zur Nephroptose zur Zeit des Wiener therapeutischen Nihilismus hervorgetreten.

Leon Wycólkowski stellt den Proto-Urologen in seiner Berufsumwelt in die Bildmitte. Die Assistenten werden links gruppiert, urologische Irrigationslösungen rechts. Wie viele Künstler ziehen den Maler die farbigen Irrigationslösungen zur Urethralspülung an, sodass sie neben den Kopf zentral drapiert werden. Das antiseptische Zeitalter ist durch das Tragen des weißen Operations-Kittels, der von hinten geschlossen wird angedeutet, aber noch nicht umgesetzt. OP Hauben und Mundschutz sind hier ähnlich bei dem Portrait Billroths von Seligmann noch nicht üblich (Zajaczkowski 2007; Surmann 2008).

1 Spezialisierung der Urologie in Wien und Österreich

Josef Englisch (1835–1915), Urologe der ersten Wiener Generation, früher Habilitand für Urologie (1871) und Schüler Leopold von Dittels wurde zum Ehrenmitglied der neuen Fachgesellschaft DGfU ernannt (Abb. 1.6) (Tab. 1.3).

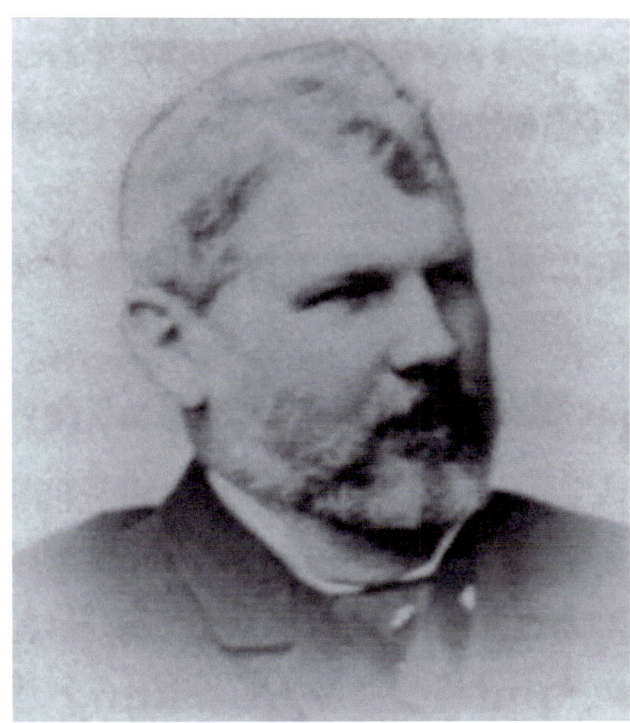

Abb. 1.6 Primar Josef Englisch (1835–1915), 72 Jahre alt, Rudolfspital wurde bei der Gründungssitzung der DGU im Jahre 1907 zum Wiener Ehrenmitglied ernannt. aus: Figdor PP (2007) Biografien österreichischer Urologen. Universimed, Wien, ebenfalls Museum Deutsche Gesellschaft für Urologie, Bildarchiv, Repro Moll-Keyn, mit freundlicher Genehmigung

Tab. 1.3 Gründung urologischer Fachgesellschaften im internationalen Vergleich

1889	AAGUS (American Association of Genito- Urinary Surgeons) incl. Venerologie
1896	AFU (Association Francaise d'Urologie)
1902	AUA (American Urological Association) ohne Venerologie
1906	DGfU (Deutsche Gesellschaft für Urologie Deutschland Österreich- Ungarn und Schweiz)
1907	AIU International Association of Urology ab 1919 SIU
1907	RUS Russian Urological Society, urologicheskoy assotsiatsii
1908	NVU Nederlandse Vereneging voor Urologie
1908	SIU Società Italiana di Urologia
1911	AEU Asociatión Española de Urologia
1912	Berliner Urologische Gesellschaft
1912	JUA Japanese Urological Association
1919	WUG Wiener Urologische Gesellschaft -1936–1938 Österreichische Gesellschaft für Urologie, danach wieder (Sektion) Urologie in der Wiener Medizinischen Gesellschaft- ab 1947/1947 Österreichische Gesellschaft für Urologie

1.6 Internationalität des Bildungsangebotes und Ausbildung in Wien als Promotor einer Fachspezialisierung

Etliche Urologen, häufig jüdischer Religionszugehörigkeit, wanderten aus Österreich aus und trugen zum Wissenstransfer von Europa in die USA bei wie beispielsweise Viktor von Vechky-Gyrkovechi (1857–1938) (vgl. Kap. 9 in diesem Band), AUA Mitglied 1902 – Western Section oder Martin Krotoyszyner (1861–1918), Wien, AUA Mitglied 1902 – Western Section (Nation 1977), der in San Francisco eine Praxis eröffnete (und im Jahre 1918 von einem Patienten in seiner Praxis erschossen wurde) (Krotoszyner 1913, 1917).

Ebenfalls kann hier an Gustav Kolischer (1863–1942 Chicago) (Kolischer 1898), Chicago Post Graduate School, (Kolischer 1917) erinnert werden, der sich in den USA um die urologische Radiologie verdient gemacht hat. Bereits in Wien hatte er über Blasenerkrankungen bei der Frau bei Franz Deuticke publiziert. Das Werk wurde seiner Auswanderung im Jahre 1899 ins Französische nach übersetzt (Kolischer 1900) (Abb. 1.7).

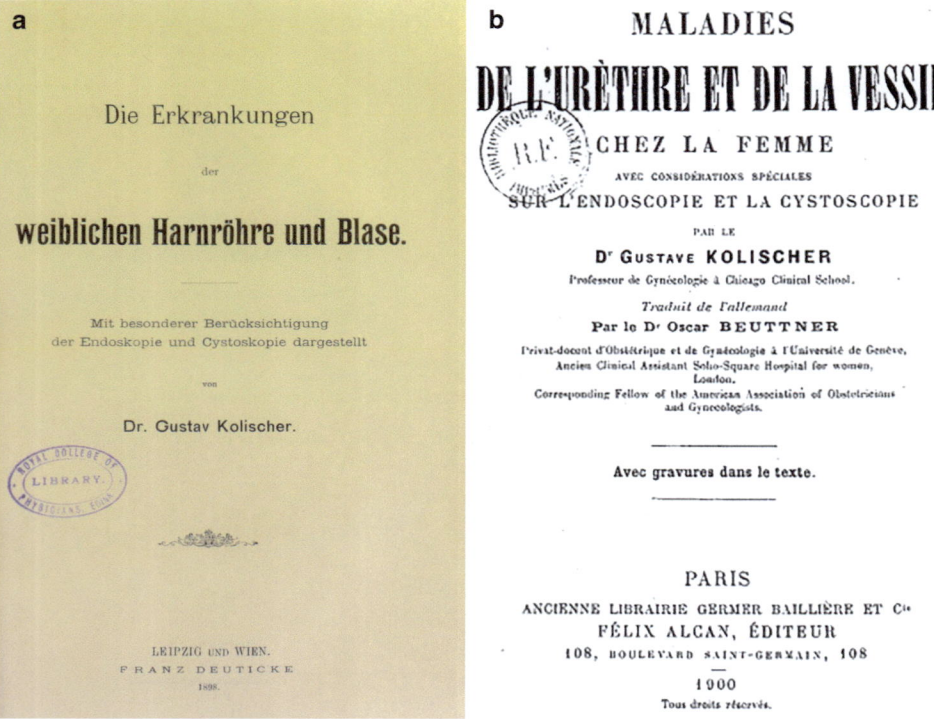

Abb. 1.7 a Frontispiz deutschsprachige Ausgabe Gustav Kolischer (1863–1941) Die Erkrankungen der Harnröhre und Blase der Frau und über Endoskopie und Cystoskopie 1898, Deuticke, Wien-Leipzig. Die Einführung der Endoskopie ermöglichte es „neue Krankheitsbilder" zu erkennen bzw. bekannten Symptomen ein Bild zu geben. Exemplar Welcome Institut, London. **b** Französische Ausgabe Alcan 1900. Repro Moll Keyn, mit freundlicher Genehmigung

Leider haben sich für die Wiener Kliniken nur das Ultzmannsche Hörerverzeichnis, aber keine weiteren Gäste- oder Besuchsbücher erhalten, aus denen internationale Kontakte ersichtlich werden.

Bereits 1904 wurde allerdings eine „American Medical Society“ in Wien gegründet (Lackner o. J., 2022). Die „Ferialkurse“, die Wiener Kliniker ab 1896 abhielten, wurden zu Anziehungsveranstaltungen ausländischer Studenten und Ärzte (Abb. 1.8) (vgl Kap. 5 in diesem Band) (Abb. 1.9).

Aus dem an der Urologischen Universitätsklinik Budapest – St. Rochus Hospital erhaltenen Gästebuch lassen sich ebenfalls Rückschlüsse auf weitere internationale Besuche in den 1920er-Jahren ziehen, denn Wien und Budapest wurden von einem internationalen Publikum als Hauptstädte der ehemaligen k k Monarchie häufig zusammen aufgesucht. So finden wir für Budapest die bekannten Namen von Daniel N. Eisendraht, (Chicago) (Eisendraht und Rolnick 1928), Gustav Kolischer (Chicago), Oswald Swinney Lowsly (1885–1955) (New York) (Lowsley und Kirwy 1956), Hugh Hampton Young (1875–1945) (Baltimore) (Young et al. 1926), R M Fronstein (Moskau). Insgesamt besuchten zwischen 1919–1939 allein mehr als 100 amerikanische Urologen Budapest (Romics 2015; Romics et al. 2007) (Abb. 1.10a und 1.11).

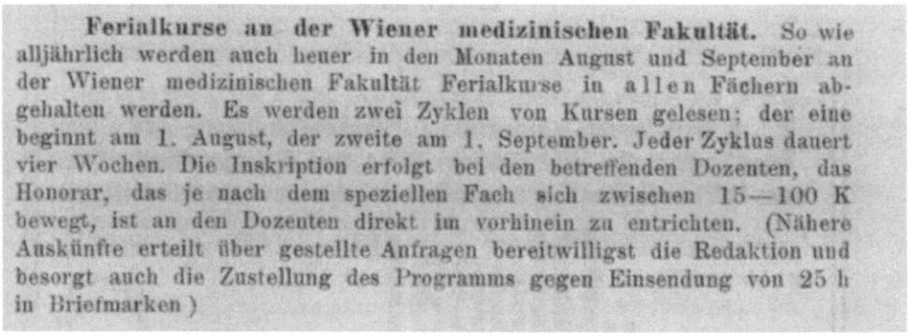

Ferialkurse an der Wiener medizinischen Fakultät. So wie alljährlich werden auch heuer in den Monaten August und September an der Wiener medizinischen Fakultät Ferialkurse in allen Fächern abgehalten werden. Es werden zwei Zyklen von Kursen gelesen; der eine beginnt am 1. August, der zweite am 1. September. Jeder Zyklus dauert vier Wochen. Die Inskription erfolgt bei den betreffenden Dozenten, das Honorar, das je nach dem speziellen Fach sich zwischen 15—100 K bewegt, ist an den Dozenten direkt im vorhinein zu entrichten. (Nähere Auskünfte erteilt über gestellte Anfragen bereitwilligst die Redaktion und besorgt auch die Zustellung des Programms gegen Einsendung von 25 h in Briefmarken.)

Abb. 1.8 Ankündigung von Ferialkursen an der Wiener medizinischen Fakultät 1904, „Allgemeine Wiener Medizinische“ Zeitung Bd. 49 Heft 24 S. 275, Repro Moll-Keyn, mit freundlicher Genehmigung

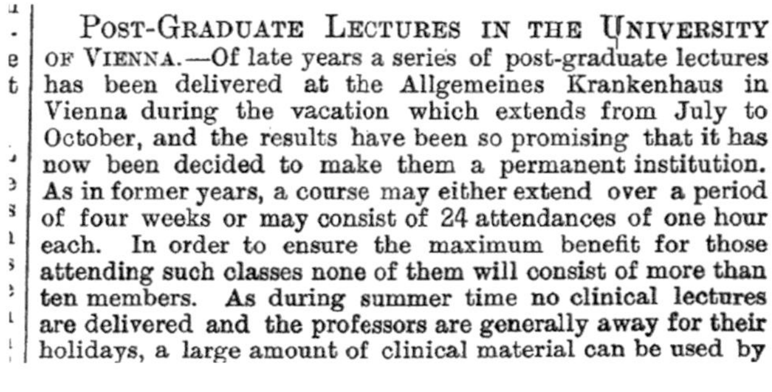

POST-GRADUATE LECTURES IN THE UNIVERSITY OF VIENNA.—Of late years a series of post-graduate lectures has been delivered at the Allgemeines Krankenhaus in Vienna during the vacation which extends from July to October, and the results have been so promising that it has now been decided to make them a permanent institution. As in former years, a course may either extend over a period of four weeks or may consist of 24 attendances of one hour each. In order to ensure the maximum benefit for those attending such classes none of them will consist of more than ten members. As during summer time no clinical lectures are delivered and the professors are generally away for their holidays, a large amount of clinical material can be used by

Abb. 1.9 Ankündigung von „Postgraduate Lectures“- den Ferialkursen- in „The Lancet“ 28.8.1909 689. Die Ankündigung in weltweit vertriebenen Zeitschriften verdeutlicht die vor dem ersten Weltkrieg bestehende Wirkung dieser Wiener Unterrichtsform zur ärztlichen Fortbildung. Repro Moll-Keyn, mit freundlicher Genehmigung

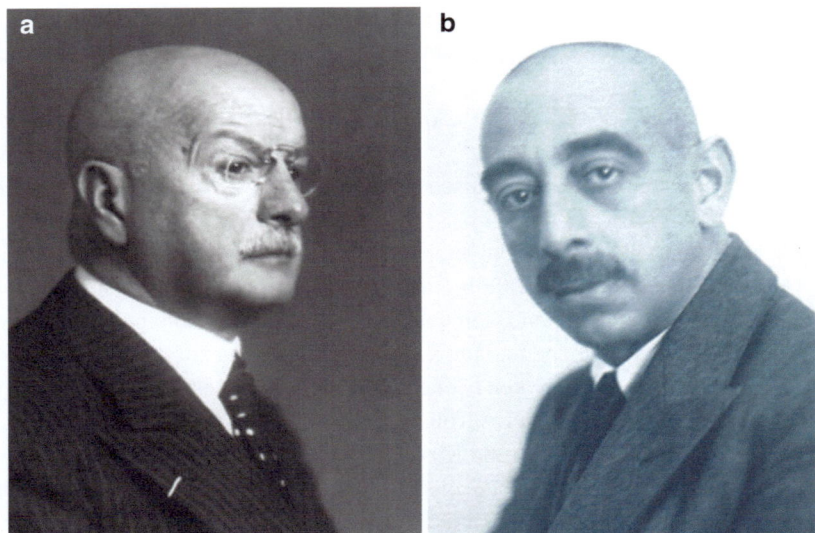

Abb 1.10 **a** Viktor Blum (1877–1953- Chicago), Sophienspital, war ein wichtiger Repräsentant der Wiener Urologie in der Zwischenkriegszeit und trug besonders mit der Ausrichtung des Internationalen Urologenkongress 1936 in Wien dazu bei, die Isolation der deutschsprachigen Urologie nach dem ersten Weltkrieg zu verringern. Bildarchiv Dt. Ges. f Urol, ebenfalls Institut für Geschichte der Medizin, Wien, Repro Moll-Keyn, mit freundlicher Genehmigung. **b** Rudolf Paschkis (1875–1964 New York), der besonders umtriebig bei der Ausbildung ausländischer Mediziner in Wien in der Zwischenkriegszeit war. MUW F3224/1 Wien, mit freundlicher Genehmigung

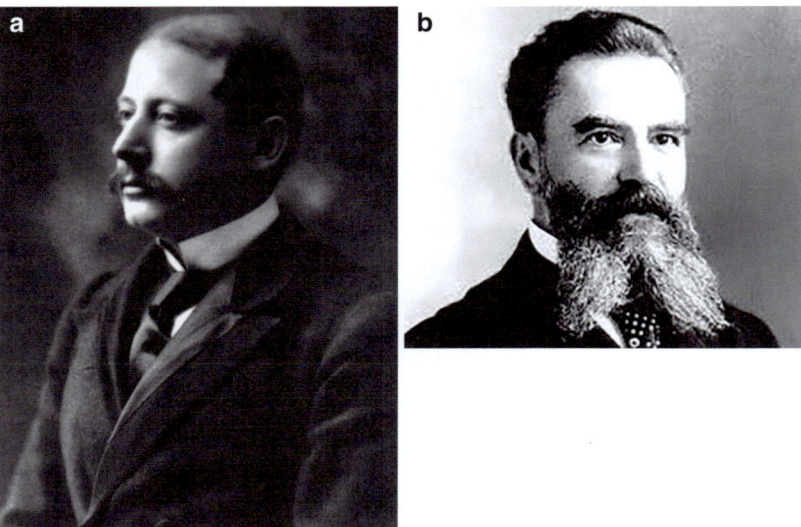

Abb. 1.11 **a** Ramon Guiteras (1858–1917) **b** Ferdinand C. Valentine (1851–1909), American Urological Association, Repro Tupper Stevens, mit freundlicher Genehmigung

Nicht vergessen werden sollten in Wien ausgebildete amerikanische Urologen wie beispielsweise die Schüler von Rudolf Paschkis (1879–1964 New York) (Abb. 1.10b) Abraham Hyman,[5] Seymour W. Rubin (1914–1998) und John R. Herman (1915–2002) (Hermann 1973; Figdor 2007, S. 162).

Weiterhin lassen sich Aufenthalte in Wien exemplarisch für weitere amerikanische Urologen nachweisen: Ramon Guiteras (1858–1917) (Crane und Bloom 2010; Twinman 1974), Gründer der American Urological Association 1902, Ferdinand Valentine (1851–1909), Gründer der „Urologic section of the New York Academy of Medicine" 1890 und später Gründungsmitglieder der AUA, Edwin Beer (1876–1938) (Herr 2005), der zum Nobelpreis für Physiologie oder Medizin 1930 vorgeschlagen worden war. Auch der Nestor der Amerikanischen Urologie, Hugh Hampton Young (1875–1945) besuchte Wien, wobei in seiner Biografie unklar bleibt, ob er eine urologische Klinik besuchte (Young 1940) (Abb. 1.11, 1.12, 1.13 und 1.14).

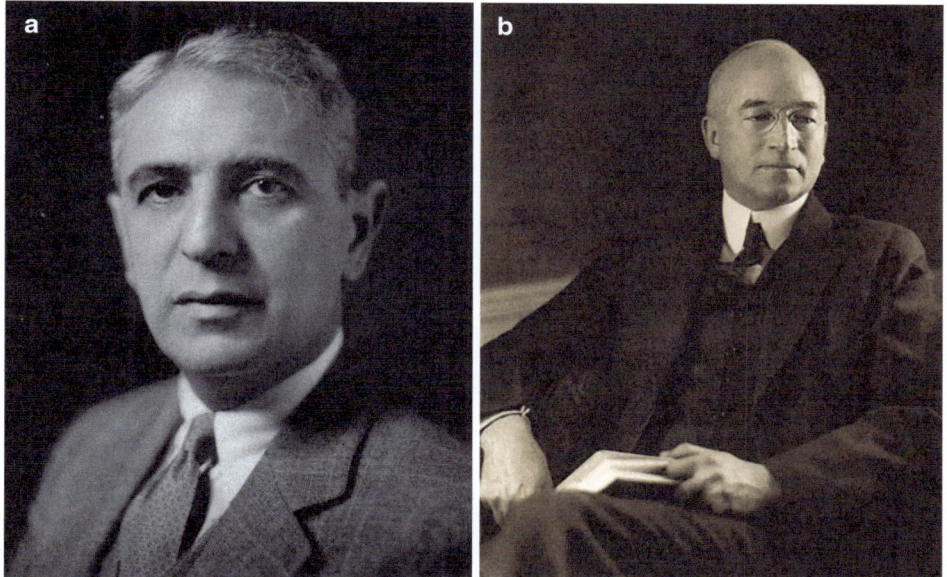

Abb 1.12 a Edwin Beer (1876–1938), **b** Hugh Hampton Young (1875–1945). American Urological Association, Repro Tupper Stevens, mit freundlicher Genehmigung

[5] https://archives.mssm.edu/aa009;dacs?sf_culture=fr zugegriffen 25.10.2024.

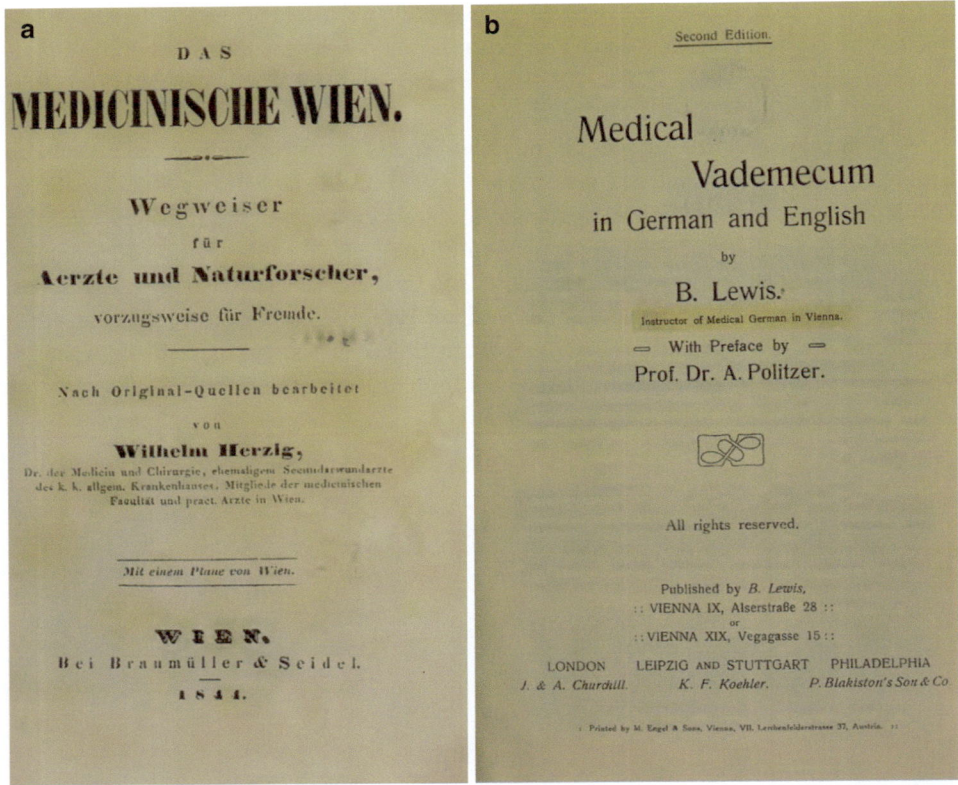

Abb 1.13 **a** Wilhelm Herzig (1812–1894) Das medizinische Wien. Wegweiser für Aerzte und Naturforscher, vorzugsweise für Fremde. Wien 1844. Somit waren bereits früh Beschreibungen der in Wien tätigen Wissenschaftler und deren Vorlesungen für „Fremde" verfügbar, die mit Zunahme der Besucher aus den USA auch zweisprachig erschienen, nachdem 1811 die Erlaubnis erteilt wurde, Vorlesungen speziell an „Fremde" gerichtet, zu halten. **b** Berta Lewis Medizinisches Vademecum in deutscher und englischer Sprache. Leipzig 1922. Repro Moll-Keyn, mit freundlicher Genehmigung

1 Spezialisierung der Urologie in Wien und Österreich

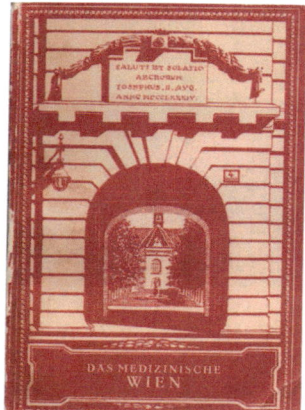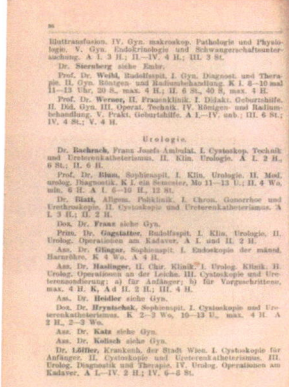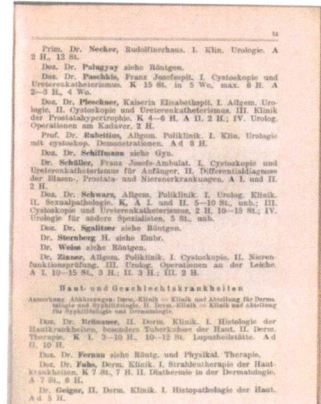

Abb 1.14 Josef Friedmann (1879–?) 1927 „Das Medizinische Wien", Verlag Vider, Wien. Sammlung Moll, Repro Moll-Keyn, mit freundlicher Genehmigung . Diese „Führer" zu Fortbildungen für ausländische Mediziner zeigen viele Möglichkeiten zum Wissenserwerb bei niedergelassenen Urologen, Krankenhausabteilungen oder Gruppenkurse aus. Auch ein großer Werbeanhang mit Pensionen, Buchhandlungen, Firmen für medizinische Produkte ist beigegeben. Man erkennt, dass die sich die Urologie in Wien im Kanon der anderen medizinischen Fächer als etabliertes Spezialfach gut zu präsentieren versteht. Die Abgrenzungen zu Nachbardisziplinen wie Gynäkologie, Radiologie oder Venerologie, die auch urologische Themen präsentieren, ist Mitte der 1920er-Jahre noch nicht abgeschlossen

1.7 Zusammenfassung

Bei der medizinischen Disziplinenbildung kommt der Spezialisierung innerhalb der operativen und medizinischen Fächer eine besondere Bedeutung zu. Nach Paris entwickelten sich in Wien, analog zu Berlin oder London, aus den bereits etablierten operativen Fächern wie Theoretische und Praktische Chirurgie neue klinische Fächer, die in Wien gerade durch einen internationalen Besucherstrom im Rahmen der Ausbildung eine rasche internationale Verbreitung innerhalb der Medizin fanden. Grundlage dafür waren die Entwicklungen in den Grundlagenfächern wie Pathologie, Physiologie oder klinische Chemie (Harnanalyse) in der ersten Hälfte des 19. Jahrhundert, die Einführung neuer differenzierter Untersuchungstechniken (Auskultation, Perkussion, Radiologie) und Instrumenteninnovationen (Augenspiegel, Kehlkopfspiegel, Zystoskop, Gastroskop). Dies manifestierte sich in der Ausbildung entsprechender thematisch bezogener Krankenversorgungseinheiten (Stationen, Zimmer, Abteilungen, Kliniken) oder Lehreinrichtungen (Institute, Polikliniken) wie auch neuen Habilitationsfächern, wissenschaftlichen Zeitschriften oder Fachgesellschaften (Guntau und Laitko 1987; Schlich 2018).

Literatur

Baethge C (2008) Sprachen der Medizin. Dt Ärztebl 105(3):37–40
Blum V (1926) Urologie und ihre Grenzgebiete, dargestellt für praktische Ärzte. Julius Springer, Wien
Blum V (1929a) Die Geschichtliche Bedeutung der Wiener Urologie. Z für Urol Chir 29:137–158
Blum V (1929b) 50 Jahre Zystoskopie. Wien Klin Wschr 79:797–800
Blum V (1929c) Th. Billroth und die Urologie. Wien Med Wschr 79:805–807
Boschian R, Ponte E, Rebez G, Pavan N, Rizzo G, Liguori G, Trombetta C (2019) Giorgio Nicolich, father. Europ Urol Suppl:e3361–e3362. https://doi.org/10.1016/S1569-9056(19)33825-4
Crane GM, Bloom D (2010) Ramon Guiteras: Founder of the American Urological Association, Surgeon, Sportsman and Statesman. J Urol 184(2):447–452. https://doi.org/10.1016/j.juro.2010.03.146
Czada R (2002) Disziplinare Identität als Voraussetzung von Interdisziplinarität. In: Bizer K, Führ M, Hüttig C (Hrsg) Responsive Regulierung. Beiträge zur interdisziplinären Institutionenanalyse und Gesetzesfolgenabschätzung, Mohr Siebeck Tübingen, S 23–54
von Czerny V (1879) Ueber Nierenexstirpation. Centralbl. f. Chir. 45: 737–740
von Czerny V (1880) Zur Exstirpation retroperitonealer Geschwülste. Langenb Arch Klin Chir 25:858
Eisendraht D, Rolnick HH (1928) Textbook of urology. Lippincott, Philadelphia
Fangerau H, Imhof C (2015) Medizinische Spezialisierung in beiden deutschen Staaten nach 1945. In: Halling T, Moll F, Fangerau H (Hrsg) Urologie 1945–1990. Entwicklung und Vernetzung der Medizin in beiden deutschen Staaten. Springer, Berlin, S 21–34
Favento P de (1996) Qui si parla dell'Urologia di Giorgio Nicolich, Atti delle 50° Giornate Mediche Triestine, Della Storia della Medicina Ospedaliera Triestina, Ass. Medica Triestina Ed, S 173–183
Feichtinger J, Fillafer FL (2017) Leo Thun und die Nachwelt: Der Wissenschaftsreformer in der österreichischen Geschichts- und Kulturpolitik des 19. und 20. Jahrhunderts. In: Aichner C, Mazohl B (Hrsg) Die Thun-Hohenstein'schen Universitätsreformen 1849–1860: Konzeption – Umsetzung – Nachwirkungen. Böhlau, Wien/Köln/Weimar, S 347–380
Figdor PP (2007) Biographien österreichischer Urologen. Universitas, Wien
Fillafer FL (2017) Leo Thun und die Aufklärung: Wissenschaftsideal, Berufungspolitik und Deutungskämpfe. In: Aichner C, Mazohl B (Hrsg) Die Thun-Hohenstein'schen Universitätsreformen 1849–1860: Konzeption – Umsetzung – Nachwirkungen. Böhlau, Wien/Köln/Weimar, S 55–75
von Frisch A (1891) Zur Diagnose tuberkulöser Erkrankungen des Urogenitalsystems. Int Klin Rsch 5:28–30
Guntau M, Laitko H (1987) Entstehung und Wesen wissenschaftlicher Disziplinen. In: Guntau M, Laitko H (Hrsg) Der Ursprung der modernen Wissenschaften. Akademie-Verlag, Berlin, S 17–89
Hansson N, Moll F, Halling T, Uvelius B (2019) Scientific language trends among Swedish urologists and surgeons 1900–1955. W J Urol 37(5):975–982. https://doi.org/10.1007/s00345-018-
Hauri D (2013) Die Steinschneider. Springer, Heidelberg
Hermann JR (1973) A view through the retrospectoscope. Harper and Row, Hagerstown Maryland
Herold-Schmidt H (1997) Ärztliche Interessenvertretung im Kaiserreich 1871–1914 Geschichte der deutschen Ärzteschaft, organisierte Berufs- und Gesundheitspolitik im 19. und 20. Jahrhundert. Dt. Ärzteverlag, Köln, S 39–95
Herr H (2005) Legacy of Edwin Beer fulguration of bladder tumors. J Urol 173:1087–1089. https://doi.org/10.1097/01.ju.0000152314.60154.d7
Hochenegg J (1891) Beiträge zur Nierenchirurgie. Wien klin Wschr 6(1):4–26

Hochenegg J (1900) Zur klinischen Bedeutung der Nierendystopie. Wien klin Wschr 1:4

Huber A (2012) Eliten/dis/kontinuitäten Kollektivporträt der im Nationalsozialismus aus „politischen" Gründen vertriebenen Hochschullehrer der Universität Wien. file:///C:/Users/Moll/Downloads/17366-1.pdf. Zugegriffen am 17.11.2024

Kolischer G (1898) Erkrankungen der weiblichen Harnröhre und Blase mit besonderer Berücksichtigung der Endoskopie und Cystoskopie dargestellt. Deuticke, Wien/Leipzig

Kolischer G (1900) Maladies De L\ urèthre Et De La Vessie Chez La Femme: Avec Considérations Spéciales Sur L\ endoscopie Et La Cystoscopie. Bailliere- Alcan, Paris

Kolischer G (1917) Notes on indications in kidney surgery. Ann Surg 65:573–579

Konert J (1990) Johann Andreas Eisenbarth (1663–1724). Z Urol Nephrol 83:629–633

Konert J (1999) Die fahrenden Lithotomisten, zwischen Mythos und Realität. Urologe B 39:245–247

Konert J (2015) Johann Andreas Eisenbarth (1663–1727) Arzt oder Scharlatan: eine Biographie vor dem Hintergrund der Medizin des Barock. Katz, Gernsbach

Krotoszyner M (1913) Ontoward results on nephrolithotomy. JAMA 61(19):1688–1689

Krotoszyner M (1917) Observations on anomalies of the urinary tract. Ann Surg 65(5):560–572

Lackner FX (o.J) Hunderte amerikanische Jungärzte jährlich zur Fortbildung in Wien Zur Geschichte der Wiener „American Medical Association/Society" Gesellschaft der Ärzte, Wien. https://www.billrothhaus.at/index.php?option=com_content&view=article&id=499#gruenderzeit. Zugegriffen am 20.10.2024

Lackner FX (2022) The American Medical Association/Society of Vienna. Medizin in Wien nach 1945. In: Nemec B, Hofer HG, Seebacher F, Schütz W (Hrsg) Strukturen, Aushandlungsprozesse, Reflexionen 650 Jahre Universität Wien Bd. 6. Vienna University Press/VR Uni Press, Göttingen, S 491–512

Lesky E (1965) Die Wiener Medizinische Schule im 19. Jahrhundert. Studien zur Geschichte der Universität Wien VI. Hermann Boehlaus Nachf Graz/Köln

Lowsley OS, Kirwy J (1956) Clinical urology 2 Bd. William and Wilkins, Baltimore

Moll F (2014) Der urologische Operationssaal. Etablierung von fachspezifischen Funktionsräumen im Krankenhaus. In: Görgen A, Halling T (Hrsg) Zur Verortung des Krankenhauses. Steiner, Stuttgart, S 209–224

Moll F (2021) Kurze Geschichte der Urologie. Springer, Berlin. https://doi.org/10.1007/978-3-658-33242-6

Moll F, Halling T, Krischel M, Hansson N, Fangerau H (2017) Zum 69. Kongress – Urologen waren für den Nobelpreis nominiert, Preise gab es nicht für alle: Vier biographische Skizzen. Urologe 56 9:1171–1177. https://doi.org/10.1007/s00120-017-0469-2

Moran M (2014) Urolithiasis: a comprehensive history. Springer, New York, S 181–211

Nation E (1977) History of the Western Section of the AUA. Urology 9(2):224–225. https://doi.org/10.1016/0090-4295(77)90206-0

Oberländer FM (1908) Verhandlungen der Deutschen Gesellschaft für Urologie 1. Kongress in Wien 2.–5. Oktober 1907 Coblentz, Berlin und Thieme, Leipzig, S 5–6, 16, 20–32, 19–32

Pawlik C (1891) Über Blasenextirpation. Wien Klin Wsch 45:1814–1816

Pawlik C (1896) Casuistischer Beitrag zur Diagnose und Therapie der Geschwülste der Nierengegend. Langenb Arch Bd LIII 1896:571

Porter R (1992) The popularisation of Medicine 1650–1850. Routledge, London, S 53–60

Rathert P, Brand S, Moll F (2013) Urologie mit Herz und Verstand. Kongresse – Präsidenten – Eröffnungsreden der Deutschen Gesellschaft für Urologie. Springer, Berlin

Rohrbach J (2017) 1850–2017 Augenheilkunde im Spiegel der (deutschen) Geschichte. Klin Monatbl Augenheilk 234:1283–1293. https://doi.org/10.1055/s-0043-114419

Romics I (2015) The history of urology in Hungary from Balassa until the recent past. Orv Hetil 29 156(48):1966–1976. https://doi.org/10.1556/650.2015.HO2536

Romics I, Engel R, Stevens T, Nyriadi P (2007) The Guest book of the Urology department of Semmelweis University in Budapest. A mirror of international contacts. J Urol 178:409–411

Schlich T (2018) The Palgrave handbook of the history of surgery. Palgrave Macmillan Springer Nature, London. https://doi.org/10.1057/978-1-349-95260-1

Schwarzmann-Schafhauser D (2005) Orthopädie im Wandel: Die Herausbildung von Disziplin und Berufsstand in Bund und Kaiserreich (1815–1914). Steiner, Stuttgart, S 51–55

Seebacher F (2021) „Mit dem Geist redlichen Dienens". Die akademische Karriere der NSV-Ärztin und Medizinhistorikerin Erna Lesky. Z f Gschwiss (ZfG) 69:1038–1057

Staudigl-Ciechowicz CM (2017) Das Dienst-, Habilitations- und Disziplinarrecht der Universität Wien 1848–1938 Eine rechtshistorische Untersuchung zur Stellung des wissenschaftlichen Universitätspersonals. Schriften des Universitätsarchivs Wien 22. VR University Press/Vienna University Press, Göttingen

Stichweh (2005) Wissen und die Professionen in einer Organisationsgesellschaft. In: Klatetzki T (Hrsg) Tacke Organisation und Profession. VS, Wiesbaden

Surmann J (2008) Supranational? Die habsburgischen Universitäten im Spannungsfeld zwischen „republique des lettres" und „republique des nations". In: Helga Mitterbauer und Katharina Scherke (Hrsg) Kulturwissenschaftliches Jahrbuch „Moderne", Bd 4, S 213–224

Tragl KH (2007) Chronik der Wiener Krankenanstalten. Boehlau, Wien

Twinman FP (1974) A history of the New York section of the AUA. Urology 3(4):515–526

Young HH (1940) Hugh Hampton Young: a surgeons autobiography. Hacourt Brace, New York, S 454–455

Young HH, Davis DM, Franklin B (1926) Young's practice of urology based on a study of 12500 cases. Saunders, Philadelphia

Zajaczkowski T (2007) Ludwig von Rydygier (1850–1920) Mitentwickler der modernen Magenchirurgie und sein Beitrag für die Urologie. Andrologen.info 5:154–155

Teil II

Von der Steintherapie zur Spezialdisziplin für Harn- und Blasenleiden

Zur Etablierung einer Leitoperation in der Steintherapie

2

Daniela Angetter-Pfeiffer

Inhaltsverzeichnis

2.1	Einleitung	25
2.2	Die Berufsgruppe der Steinschneider	26
2.3	Die frühen urologisch tätigen Chirurgen in Wien	28
2.4	Joseph Freiherr Wattman von Maëlcamp-Beaulieu – der Verfechter der Lithotripsie	34
2.5	Johann Florian Heller – der Steinanalytiker	39
2.6	Zusammenfassung	42
Literatur		43

2.1 Einleitung

Die Entfernung von Blasensteinen zählt zu den ältesten operativen Eingriffen überhaupt. Bereits in der Antike kannte man ein Verfahren, bei dem zunächst der Damm und die Harnröhre angeschnitten wurden. Danach führte man durch diesen Schnitt ein Instrument über die Harnröhre in die Harnblase und holte damit den Stein heraus. Hippokrates von Kos (um 460 v. Chr. – um 370 n. Chr.) oder der Medizinschriftsteller Aulus Cornelius Celsus (um 25 v. Chr. – um 50. n. Chr.) beschrieben die (perineale) Lithotomie, ohne sie allerdings selbst durchgeführt zu haben. Der Eingriff galt wegen seiner postoperativen Komplikationen wie hohes Fieber, Fistelbildung, bleibende Inkontinenz und auftretende Sepsis als zu gefährlich und war eines gelehrten Mediziners nicht würdig (Hottinger 1927; Figdor

D. Angetter-Pfeiffer (✉)
Austrian Centre for Digital Humanities and Cultural Heritage – DH Forschung & Infrastruktur, Österreichische Akademie der Wissenschaften | Austrian Academy of Sciences,
Wien, Österreich
e-mail: Daniela.Angetter@oeaw.ac.at

© Der/die Autor(en), exklusiv lizenziert an Springer-Verlag GmbH, DE, ein Teil von Springer Nature 2025
F. H. Moll et al. (Hrsg.), *Urologie in Österreich*,
https://doi.org/10.1007/978-3-662-70888-0_2

2004, S. 49). So war sogar in der Originalversion des Eids des Hippokrates zu schwören: Auch werde ich den Blasenstein nicht operieren, sondern es denen überlassen, deren Gewerbe dies ist (Οὐ τεμέω δὲ οὐδὲ μὴν λιθιῶντας, ἐκχωρήσω δὲ ἐργάτῃσιν ἀνδράσι πρήξιος τῆσδε) (Sachs 2003, S. 341; Sachs und Winkelmann 2004, S. 11). Der britische Chirurg Samuel Cooper (1780–1848) schrieb im Jahre 1817 im 8. Band der „Medico-Chirurgical Transactions", dass bei der Lithotomie wesentlich mehr Ungeschicklichkeiten, letale Fehler und gefährliche Schnitte zu beobachten waren als beispielsweise bei Amputationen oder der Entfernung von Tumoren (Figdor 2004, S. 47). Der akademisch gebildete Mediziner scheute daher generell lange Zeit Messer, Blut und Eiter (Angetter 2004, S. 18). So wurden bis ins 19. Jahrhundert die Entfernungen von Blasensteinen von einem Lithotomus ausgeführt. Er zählte zu der Gruppe der Wundärzte, die vor allem in ländlichen Gebieten sogar bis weit in das 19. Jahrhundert für viele Patienten die erste Anlaufstelle bei akut auftretenden Erkrankungen, Verletzungen oder notwendigen operativen Eingriffe waren (Angetter 2017, S. 7).

Wir wollen der Frage nachgehen, wie in Wien exemplarisch der Übergang von einem handwerks-chirurgisch geprägten Eingriff zu einem universitär begleiteten Eingriff, der ein sich entwickelndes medizinisches Spezialgebiet, die Urologie, grundlegend prägen sollte, erfolgte.

2.2   Die Berufsgruppe der Steinschneider

Diese handwerklich ausgebildeten Wundärzte absolvierten lange Zeit nur eine dreijährige Lehre bei einem Meister der Chirurgie, legten danach eine Gesellenprüfung ab und waren in Zünften organisiert. Wer sich nicht selbst zum Meister ausbildete oder bei einem solchen unterkam, übte die Kunst als fahrender Handwerker, teilweise sogar auf Jahrmärkten, aus. Wenngleich diese Wundärzte auch praktische Erfahrung haben mochten, fehlten ihnen wissenschaftlich fundierte Kenntnisse, was ihr Ansehen im Vergleich zu akademisch ausgebildeten Medizinern entsprechend schmälerte (Angetter 2017, S. 6).

Zu den therapeutischen Maßnahmen der Wundärzte zählten primär der Aderlass, die Verabreichung von Klistieren, das Setzen von Blutegeln oder das Zahnziehen. Darüber hinaus fungierten die Wundärzte als Geburtshelfer, behandelten Knochen- und Gelenksverletzungen und nähten Wunden. Weiters versorgten sie Abszesse, Tumore, Hämorrhoiden, Geschlechtskrankheiten und Krampfadern. Betreffend die chirurgischen Eingriffe gab es bereits im 16. Jahrhundert unter den Wundärzten Spezialisierungen als „Zahnbrecher", „Starstecher", „Bruch- oder Steinschneider", wobei gerade Blasensteinentfernungen oder Leistenbruchoperationen immer mit einem hohen Risiko für die Patienten verbunden waren.[1] Georg Fischer (1836–1921) berichtete 1876 in seiner Publikation „Chirurgie vor 100 Jahren" über das im 16. Jahrhundert von Giovanni de Romanis eingeführte

---

[1] Wiener Stadt- und Landesarchiv, 2.8.7 – Chirurgen und Wundärzte (7) | (1521)–1672–1871.

Verfahren der Blasensteinentfernung, welches dessen Schüler Mariano Santo de Barletta (1489/90–1550) als „Marianischer Steinschnitt" bekannt gemacht hatte (Marx und Schäfer 2010, S. 90): „Dabei sollte nur die Harnröhre geöffnet und nachträglich erweitert werden. Es wurde eine gefurchte, gebogene Sonde in die Blase geführt und in der Mitte des Damms zwischen Serotum und After Alles bis zum Bulbus getrennt, dann mittelst Dilatationsinstrumenten die Harnröhre erweitert und der Stein durch eine Zange extrahirt" (Fischer 1876, S. 521 f.). So simple der Eingriff auch klingen mag, so gefährlich war er für die Patienten. Einerseits legte man damals in Unkenntnis auf hygienische Maßnahmen noch wenig Wert, sodass viele Betroffene an einer Sepsis verstarben. Die Letalität betrug im 18. Jahrhundert abhängig vom Durchschnittsalter der Patienten zwischen vier und 40 %, je nachdem wie hoch die Anzahl von Kindern unter den Patienten war, die von rund 20 % bis 60 % variierte (Sachs und Winkelmann 2004, S. 11). Andererseits kam es zu ärztlichen Kunstfehlern, vor allem, wenn dem Lithotomus die entsprechenden anatomischen Kenntnisse fehlten und er beispielsweise den Schließmuskel unabsichtlich durchtrennte (Fischer 1876, S. 521–522).

Da tat man besser daran zu jener Zeit Wundärzte aus dem heutigen Bundesland Tirol aufzusuchen. Italien und Frankreich waren bereits im Mittelalter Vorreiter in der Zusammenführung der praktischen mit der theoretischen Chirurgie (Huber 2010, S. 33). Durch die Nähe zu Italien, das damals mit den Universitäten Padua und Pavia ausgezeichnete akademisch ausgebildete Ärzte hervorbrachte, breitete sich dieser Wissenstransfer aus dem südlichen Nachbarland nach Tirol aus. Daher nahmen im Westen Österreichs Wundärzte die damals noch sonst vielfach sehr gefürchteten chirurgischen operativen Eingriffe mit entsprechend hochwertigem Fachwissen vor. Bruchoperationen waren für Tiroler Ärzte im 17. Jahrhundert selbstverständlich ebenso wie die Operationen von Nieren- oder Blasensteinen. In der Entwicklung der universitären Chirurgie wurde damit Tirol zum Vorbild für den österreichischen Kaiserstadt. Die erste selbstständige Lehrkanzel für Chirurgie im Gebiet der Habsburgermonarchie wurde 1733 in Innsbruck errichtet.

In Wien gab es erst 1774 eine erste chirurgische Klinik im sogenannten Unirten Spital in der Alservorstadt (heute Wien-Alsergrund), wo neben der Wundarzneikunst vor allem Geburtshilfe unterrichtet wurde. Die Leitung der Chirurgie übernahm ein gebürtiger Tiroler, der Wundarzt und Geburtshelfer Raphael Johann Steidele (1737–1823) (Huber 2010, S. 33–35). Steidele wurde am 20. Februar 1737 in Innsbruck geboren, erwarb in Wien 1764 den Grad eines Magisters der Geburtshilfe und 1784 das Doktorat der Chirurgie. Im Unirten Spital erteilte er zunächst Unterricht in praktischer Chirurgie und Geburtshilfe (Schmidt-Wyklicky 2010). Mit der Eröffnung des Allgemeinen Krankenhauses in Wien im Jahre 1784 übersiedelte die chirurgische Klinik mit ihren sechs Betten jedoch dorthin (Huber 2010, S. 34–35). Von 1797 bis 1816 lehrte Steidele dann als Professor für theoretische Geburtshilfe an der Universität Wien (Schmidt-Wyklicky 2010).

Erzherzogin Maria Theresia (1717–1780) und ihr Sohn Kaiser Josef II. (1741–1790) setzten zusätzliche Maßnahmen, um die Ausbildung der Wundärzte zu verbessern. So war der Meisterbrief bzw. das später als solches bezeichnete wundärztliche Diplom an ein zweijähriges medizinisch-chirurgisches Kurzstudium geknüpft. Vermittelt wurden dabei vor allem Kenntnisse in Anatomie und Chirurgie, um auch kompliziertere chirurgische Eingriffe mit weniger Risiko für den Patienten vornehmen zu können. Ab 1775 existierte an der Universität Wien ein Studium für Civil- und Landwundärzte, das mit einer strengen Prüfung abschloss. Bis 1875 stand in den Diplomen „Wundarzt und Geburtshelfer" (Acquarelli 2017, S. 17–25).

2.3 Die frühen urologisch tätigen Chirurgen in Wien

In der zweiten Hälfte des 18. Jahrhunderts und zu Beginn des 19. Jahrhunderts wurde die Technik der Lithotomie stetig perfektioniert und ein Standard-Operationsverfahren eindeutig definiert. Unter den durchführenden Chirurgen gab es international natürlich heiße Diskussionen, um die einzelnen Techniken und ihre Anerkennung (Figdor 2004, S. 47). Ab dem Jahr 1800 fand die Methodik der Sectio lateralis jedoch überall Verbreitung und galt als die damals moderne und sichere Variante, die beispielsweise in Wien von Vinzenz von Kern (1760–1829) genauso wie in Frankreich vom französischen Militärarzt, Chirurgen und Leibarzt Napoleon Bonapartes (1769–1821) Dominik Larrey (1766–1842) angewandt wurde (Nöske 2004, S. 80).

2.3.1 Vinzenz Ritter von Kern – der letzte große Steinschneider

In der Person Vinzenz (Vincenz) von Kern vollzog sich der Übergang vom Wundarzt zum wissenschaftlichen Chirurgen. Der spätere Vorstand der Ersten Chirurgischen Universitäts-Klinik in Wien galt nach dem Österreichischen Biografischen Lexikon 1815–1850 als der „letzte große Steinschneider". Vinzenz von Kern wurde als Sohn des Privatbeamten Johann Kern am 20. Jänner 1760 in Graz geboren.[2] Obwohl aus bescheidenen finanziellen Verhältnissen stammend, beendete er das Gymnasium und begann anschließend bei einem Wundarzt in seiner Heimatstadt, sich auf das Studium der Chirurgie vorzubereiten. Doch bald ging er auf Wanderschaft und gelangte als chirurgischer Gehilfe nach Salzburg, Triest und Venedig (O. A. 1993). Ebenso war er als Leibarzt des Herzogs von Sachsen-Hildburghausen tätig (Tragl 2007, S. 50). 1783 kam Kern nach Wien, wo er im Spital zu St. Marx praktizierte und chirurgische Vorlesungen bei Ferdinand Josef Leber (1727–1808) über chirurgische Pathologie, Instrumenten- und Bandagenlehre sowie operative Eingriffe

---

[2] Pfarre Graz-Hl. Blut, Taufbuch XVI 1755–1761, S. 388–389, https://data.matricula-online.eu/de/oesterreich/graz-seckau/graz-hl-blut/424/?pg=203 (abgerufen am 25.11.2024).

hörte.³ Mit Leber begann zwar eine strukturierte theoretische chirurgische Lehre an der Universität Wien, wenngleich sie erst mit Kern 1805 zu einem akademischen Fach erhoben werden sollte (Wolner et al. 2024). Weiter vertiefte Kern seine Kenntnisse bei dem Geburtshelfer Raphael Johann Steidele, dessen Nachfolger er später wurde. 1784 graduierte Kern zum Magister der Chirurgie und der Geburtshilfe.⁴ Sechs Jahre später erlangte er nach Ablegung von drei strengen Prüfungen das Doktorat der Chirurgie. Der Kandidat musste dabei beweisen, „daß er mit der Theorie der Operation, welche er vornimmt, in ihrem ganzen, manchmal weit verbreiteten Umfange bewandert ist, und die ächten Beweggründe, welche dazu bestimmen können, vollkommen einsieht. Aus dieser Ursache hat er eine kurzgefaßte, aber vollständige Erklärung vorauszuschicken, worin er die Krankheiten, bei welchen die Operationen anwendbar, die Zufälle, welche dabei treffen können, die Anzeigen und Gegenanzeigen, endlich die Vorsichtigkeitsregeln anzeigt, die sowohl vor, als während und nach der Operation zu beobachten sind. Die Operation an dem Kadaver muß daher mit aller Behutsamkeit vorgenommen werden, als ob sie an einem Lebenden verrichtet würde" (Zykan 2010, S. 295).

1797 erhielt Kern eine Professorenstelle für Chirurgie und Geburtshilfe am kaiserlich-königlichen Lyzeum in Laibach. 1799 schloss er sein Medizinstudium mit der Promotion zum Doktor der Medizin ab.⁵ 1803 reiste er nach Venedig, um sich von Francesco Pajola (1741–1816) in die Kunst des Steinschnittes einführen zu lassen. Auch Kern erlernte also die Kunst des Steinschneidens in Italien wie schon seine Tiroler Vorgänger und das nicht ohne Grund. Pajola galt als die Kapazität für Blasensteinoperationen (O. A. 1993). Das zeigte sich auch in Wien deutlich. Obwohl im Jahre 1804 bereits chirurgische Einrichtungen, sowohl an der Universität als auch an der 1785 gegründeten medizinisch-chirurgischen Josephs-Akademie (heute Josephinum) mit seinem 1804 errichteten Operateur-Institut existierten, ließ der damalige Außenminister sowie Hof- und Staatsvizekanzler Johann Ludwig Joseph Graf Cobenzl (1753–1809) Pajola nach Wien holen, damit er bei seinem Schwager Graf Montelabate den Blasenstein entfernte. Allerdings war der Patient bei Pajolas Eintreffen in einem so schlechten körperlichen Allgemeinzustand, dass die Operation nicht mehr vorgenommen werden konnte und der Patient kurz darauf starb (Hartenkeil 1804). Pajola hielt sich vom 15. Juni bis Ende Juli in Wien auf und nahm auf Einladung von Johann Peter Frank (1745–1821), dem Begründer der Sozialmedizin und Direktor des Allgemeinen Krankenhauses in Wien, unter großem Interesse vor Chirurgen, Ärzten des Allgemeinen Krankenhauses, Studenten, Professoren der Medizinischen Fakultät, aber auch der medizinisch-chirurgischen Josephs-Akademie sechs Operationen an Patienten vor (Schmidt 2004, S. 125). Zu speziellen Lehrzwecken demonstrierte er die Steinschnittoperation auch an einer Leiche (Gröger 2004, S. 94). Sein Verfahren begann mit der Einführung und Ausrichtung der Leitungssonde. Anschließend erfolgte die Tren-

---

³ WStLA, Dokumente und Unterlagen zu Personen und Familien, A1 – Akten: 1.11 – Dr. von Leber und Dr. von Sonnenfels.
⁴ Archiv der Universität Wien, MED PA 942 Kern.
⁵ Archiv der Universität Wien, MED PA 942 Kern.

nung der Hautdecke, der Muskeln und die Öffnung der Harnröhre. Danach steckte er das Cystotom zur Spaltung der Vorsteherdrüse hinein, zog die Leitungssonde wieder heraus und schob das Dilatatorium ein. Nach der Erweiterung des Harnblasenhalses führte er die Zange ein, um den Stein auszuziehen. Zuletzt reinige er die Harnblase (Schmidt 2004, S. 126). Pajola reiste generell viel ins Ausland, um den Blasenschnitt bekanntzumachen und vor interessierten Chirurgen seine Operationstechnik vorzuführen (Hebra 1842, S. 245). Gerade der Steinschnitt bewirkte einen intensiven Austausch unter den Chirurgen aller Nationen, insbesondere in dem Bestreben den herumziehenden Lithotomisten das Handwerk zu legen, aber auch über die verschiedenen Methoden des Blasen-, Harnröhren- oder Prostataschnitts zu diskutieren. „Es giebt wenig Operationen, auf welche die Wundärzte so viel Aufmerksamkeit gewendet, und auf so mancherlei Art und mit so mancherlei Werkzeugen verrichtet haben, als den Steinschnitt … [sic] die Operation verdient den Vorzug vor den inneren Mitteln; sie hilft gewiss und schnell. Sie ist in den neueren Zeiten so vervollkommnet worden, dass man eines glücklichen Erfolges beinahe gewiss sein kann, wenn sie bei Zeiten, von einer geübten Hand und mit einer gewissen Vorsicht verrichtet wird.", zitierte Georg Fischer den deutschen Chirurgen August Gottlieb Richter (1742–1812) (Fischer 1876, S. 521). So wurde auch der an der medizinisch-chirurgischen Josephs-Akademie leitend tätige Stabsarzt und Chirurg Gerhard Ritter von Vering (1755–1823), der vermutlich inspiriert von William Cheselden (1688–1752) zunächst die ältere englische Methode der Lithotomie vertrat, von Pajolas Operationsverfahren überzeugt und instruierte selbst die Zöglinge der Josephs-Akademie, nur noch diese Methode anzuwenden (Schmidt 2004, S. 128).

Mit diesem Stand der Wissenschaft übernahm Kern im Jahre 1805 die Professorenstelle für praktische, 1823 dann jene für theoretische Chirurgie an der Universität Wien. Im Jahre 1805 operierte Kern den 7-jährigen Buben Joachim Hirsch Friedländer, den Sohn eines jüdischen Kaufmanns aus Nikolsburg, nach dem Vorbild von Pajolas Steinoperation und publizierte dessen Operations- und Genesungsverlauf in den zwei Jahre später erschienenen „Annalen der chirurgischen Klinik an der hohen Schule zu Wien", ein Werk, in dem er nicht nur seine Erfolge präsentierte, sondern auch über Operationen mit Komplikationen berichtete (Kern 1807, S. 226–231). 1807 wurde Kern zudem mit der Leitung des neu gegründeten k. k. Operateur-Instituts im Wiener Allgemeinen Krankenhaus betraut, wo jährlich sechs Wundärzte mit einem Staatsstipendium sowie bei freier Kost und Logis einen zweijährigen Spezialkurs in praktischer und operativer Chirurgie bei ihm besuchen durften. Kern setzte neue Maßstäbe in der Lithotomie und führte den Seitensteinschnitt an der chirurgischen Klinik ein. Dabei bevorzugte er die laterale Steininzision nach Pajola entgegen dem zuvor häufig angewandten perinealen Zugang (Wolner et al. 2024). Dennoch gab es Unterschiede bei der praktischen Durchführung und vor allem bei der postoperativen Wundversorgung zwischen Pajola und Kern. Kerns erklärtes Ziel war es, die Technik seines Lehrers Pajola in der Lithotomie noch zu übertreffen. Kern hielt Pajolas Methode noch nicht ausgereift genug, und er bediente sich auch anderer Instrumente. Sin erklärtes Ziel war es, den Seitenschnitt zu perfektionieren (Gröger 2004, S. 95). Kern operierte seine Patienten wie auch Pajola in halbsitzender Position. Während Pajola nach der

Durchschneidung des häutigen Teiles der Harnröhre und der Prostata den Blasenhals und die Harnblase nur stumpf mit einem Dilatatorium öffnete, erfolgte bei Kern ein Schnitt mit einem konvexen Messer. Nur falls der Schnitt durch den Blasenhals oder die Prostata zu klein war, um den Stein herauszuziehen, erweiterte er diesen mit einem bauchigen scharfen Messer und nutzte dafür nicht eines von Pajolas stumpfen Dilatatorien. Ein Schnitt bei einer Wunde heilte nämlich besser als ein Riss (Schmidt 2004, S. 130, 132). Nach der Entfernung des Steines nutzte Kern im Gegensatz zu Pajola, der die Wunde mit Charpie bedeckte, Schwämme und Kompressen, die zuvor in Eiswasser getaucht worden war, um auftretende Blutungen zu stillen (Hebra 1842, S. 253; Lesky 1965, S. 63 f.). Leopold Schönbauer (1888–1963) schrieb über Kerns Behandlungsmethoden Folgendes: „Die Kernsche Klinik ist im Allgemeinen Krankenhause, aus welchem sich die interessantesten Fälle in ihr konzentrieren. Die höchste Einfachheit in der Behandlung ist hier herrschendes Gesetz, und insoferne diese besonders Pflicht des Hospitalarztes ist, wird dieser viel Nachahmungen finden. Charpie und Plumaceaus sind ganz, Kompressen, Longuetten, Binden, insofern sie bei der Behandlung von Wunden gebraucht werden, ebenfalls aus der Klinik entfernt. Dafür sind kaltes und warmes Wasser, mit großen Waschschwämmen oder mehrfach zusammengelegten Kompressen angewandt, im täglichen Gebrauche. Eiternde Wunden sowie Geschwüre aller Art werden mit feuchter Wärme, mit feuchter Kälte dagegen die traumatischen und frischen Wunden behandelt" (Schönbauer 1947, S. 187–188). Kern gilt also als Vorläufer der offenen Wundbehandlung, seine Empfehlungen fasste er 1809 in der Schrift „Avis aux chirurgiens pour les engager, à accepter, et d'introduire une methode plus simple, plus naturelle et moins dispendieuse dans le pansement des blessés" zusammen. Nach anfänglichen massiven Widerständen gegen diese neuen Behandlungsmaßnahmen wurden sie zum internationalen Standard und setzten sich weit über die Grenzen Österreichs hinaus in diversen Spitalseinrichtungen – wie etwa auch in Deutschland – durch (Schönbauer 1947, S. 188).

Als sich Kern 1824 aus dem praktischen Lehramt zurückzog, resümierte er in seiner Abschiedsrede über seinen Beitrag zur Entwicklung der Lithotomie in Wien. „Nicht lange währte es, so wurden die schwierigsten und gefährlichsten Operationen auf der Klinik mit dem günstigsten Erfolg unternommen, und widerlegten laut die selbst von angesehenen Ärzten ausgesprochene harte Beschuldigung, als gäbe es in Österreich keine operirenden Chirurgen. Der Blasenschnitt, zu dessen Verübung man immer nur eines ausländischen Künstlers Hand zu bedürfen wähnte, welcher entweder hieher beschieden, oder im fremden Lande mit schweren Kosten aufgesucht werden mußte, wurde gleich im ersten Jahr meiner hiesigen Anstellung an der Schule mehrmalen verübt, und zwar mit einem so günstigen Erfolge, welchen selbst die heftigsten Gegner der Schule nicht verneinten" (Kern 1828b, S. 212–213). Weiters betonte er seine Initiative für die Gründung einer fachwissenschaftlichen Bibliothek. Dazu meinte er: „Die Schüler der Chirurgie, die in früherer Zeit die Werke zu ihrer Aus- und Fortbildung nicht einmal dem Nahmen nach gekannt, stellen jetzt mit wahrem Scharfblick Vergleichungen an, und bestimmen den wissenschaftlichen Werth derselben, und das Verdienst ihrer Verfasser" (Kern 1828b, S. 213).

Als Kern im Jahre 1828 sein Monumentalwerk „Die Steinbeschwerden der Harnblase, ihre verwandten Übel und der Blasenschnitt bei beiden Geschlechtern" veröffentlichte, konnte er zwar auf einen beachtlichen Erfahrungsschatz zurückgreifen – er hatte die Öffnung der Harnblase zur Entfernung eines Steins insgesamt 334-mal durchgeführt, wobei nur 31 Patienten verstarben –, dennoch stand er damals mit seiner Operationsmethode ganz im Gegensatz zu seinem Schüler und Nachfolger Joseph Wattmann von Maëlcamp-Beaulieu (1789–1866), der als Verfechter der Zertrümmerung der Steine in der Harnblase galt (Kern 1828a; Gröger 2006). In der Frage Lithotomie versus Lithotripsie führte Kern auch einen internationalen Disput mit dem französischen Chirurgen Jean Civiale (1792–1867), dem eigentlichen Erfinder der Steinzertrümmerung. Civiale stellte sein Verfahren der Lithotripsie 1824 vor einer Kommission der Akademie der Wissenschaften in Paris unter dem Beisein zahlreicher Chirurgen vor, nachdem er den ersten Lithotripter zur Steinzertrümmerung entwickelt hatte. Dabei handelte es sich um eine Greifzange und eine Fräse, die den Stein umfassten und zertrümmerten (Anudu 2019, S. 2). Zwei Jahre später wurde das Verfahren prämiert. Im selben Jahr, 1826, erschien Kerns Gegendarstellung „Bemerkungen über die neue, von Civiale und le Roy geübte Methode, die Steine in der Harnblase zu zermalmen und auszuziehen". Kern kritisierte nicht nur Civiales Operationstechnik, sondern auch den Lithotripter sowie die Dauer der Operation. Darüber hinaus befürchtete er, dass die Lithotripsie den Patienten weitaus mehr Schmerzen zufügen würde als seine altbewährte Lithotomie. So berichtete er: „Wir operirten vor mehreren Jahren einen alten Mann, und entfernten mit großer Leichtigkeit 6 Steine von verschiedener Größe, und als wir weder mit der Zange noch mit dem Finger etwas fremdartiges weiter entdeckten, ließen wir laues Wasser in die Blase spritzen, um dieselbe auszudehnen, und siehe da ! wir entdeckten noch 7 Blasensteine von ähnlicher Größe, und zogen sie ohne Schwierigkeit aus, und dieser ganze Operationsakt dauerte nicht 10 min. Dieß wäre wohl sicher nicht so leicht durch Civalis's [sic] oder le Roy's Handlungsweise, wo jeder Stein einzeln gefaßt, verkleinert […] werden muß, weder so schnell noch so schmerzlos bewerkstelligt worden; indem nach dem eigenen Geständnisse Civialis's [sic] und le Roy's, und anderer Augenzeugen (Seifert) die Auffindung und das Fassen so schwierig und schmerzhaft seye, daß die Kranken sich hiebey des Schreyens nicht enthalten können, und wegen des heftigen Schmerzens die Vollendung der Operazion in den bey weiten meisten Fällen nicht gestatten" (Kern 1826, S. 8–9). Ebenso hielt Kern das dreiblättrige Fassungsinstrument, vor allem bei Blasensteinen mit größerem Durchmesser für unbrauchbar, weil der Stein „nur zum Theil zwischen die Blätter des Instrumentes tritt!" (Kern 1826, S. 15). So kam Kern zu seinem Fazit, dass die neue Steinzerbrechungsmethode nie zu einem günstigen Erfolg führen könne (Kern 1826, S. 16), und „es Hochverrat gegen Kunst und Menschheit seye, diese schwierige, schmerzhafte, und nie sicher zum Ziele führen könnende neue Methode anwenden zu wollen" (Kern 1826, S. 23). Civiale reagierte umfassend. In „Nachträgliche Bemerkungen zu der Lithotritie. In Form eines Briefes an den Herrn Ritter v. Kern", erschienen als deutschsprachige

2 Zur Etablierung einer Leitoperation in der Steintherapie

Übersetzung 1828, rechtfertigte er seine Behandlungsmaßnahme damit, dass die Patienten Kerns Operation fürchteten: „Die Vorbereitungen zum Steinschnitte sind schreckensvoll und beunruhigen das Gemüth des Kranken dermaßen, dass zuweilen die allerbedenklichsten Zufälle darauf erfolgt sind: der Kranke sieht sich einem Verbrecher gleich geknebelt und von mehreren Gehülfen in einer höchst peinlichen Lage festgehalten; wie sehr man sich auch immer hüten mag, seine Augen allen Zurüstungen der Instrumente zu entziehen, es bleibt ihn doch nicht unbewußt, dass man ihm eine tiefe Wunde beibringen wird, mit welcher nur allzuhäufig die größte Gefahr verbunden ist." Civiale bezeichnete daher den Eingriff als „eine der schrecklichsten Operationen der ganzen Wundarzneikunde" (Moll et al. 2018). Daher bezweifelte er Kerns Autorität und warf ihm Unkenntnis in der Behandlung der Blasensteine vor (Gröger 2004, S. 99). Weiters betonte Civiale, dass sich die Patienten beim Anblick der Instrumente für die Lithotripsie sicher sein können, dass kein Einschnitt erfolgt (Moll et al. 2018). Dennoch verteidigte Kern, der 1825 in den Ritterstand erhoben wurde, die Lithotomie bis zu seinem Lebensende am 16. April 1829 in Wien (O. A. 1993) (Abb. 2.1a, b und 2.2).

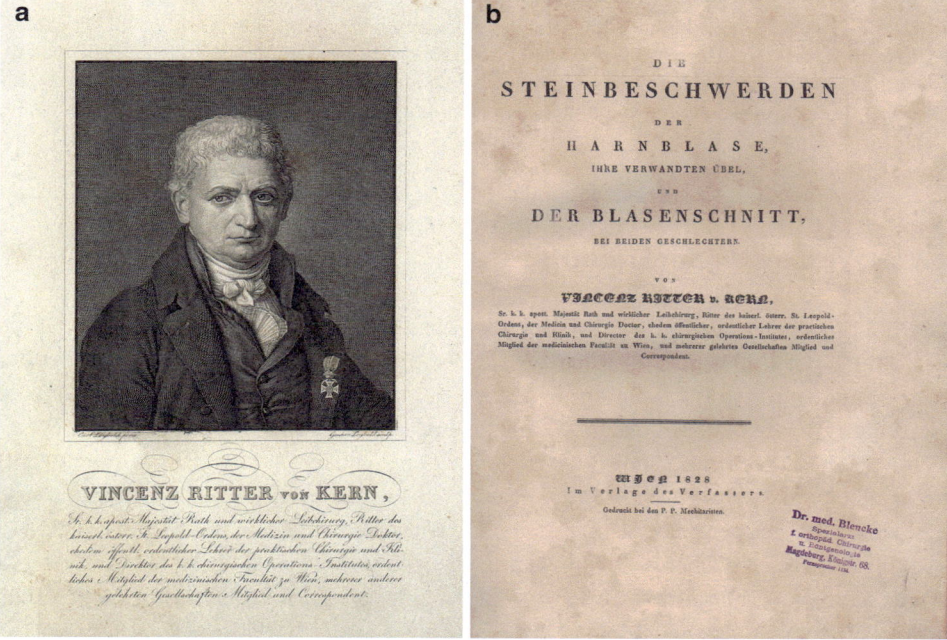

Abb. 2.1 **a** Vincenz Ritter von Kern (1760–1829) aus Kern (1828) Die Steinbeschwerden der Harnblase, ihre verwandten Übel, und der Blasenschnitt bei beiden Geschlechtern. Mechitaristen, Wien. **b** Frontispiz. Im Antiquariathandel wurden häufig die Titelstiche der Autoren herausgeschnitten und separat veräussert. Sammlung Moll, Repro Moll-Keyn, mit freundlicher Genehmigung

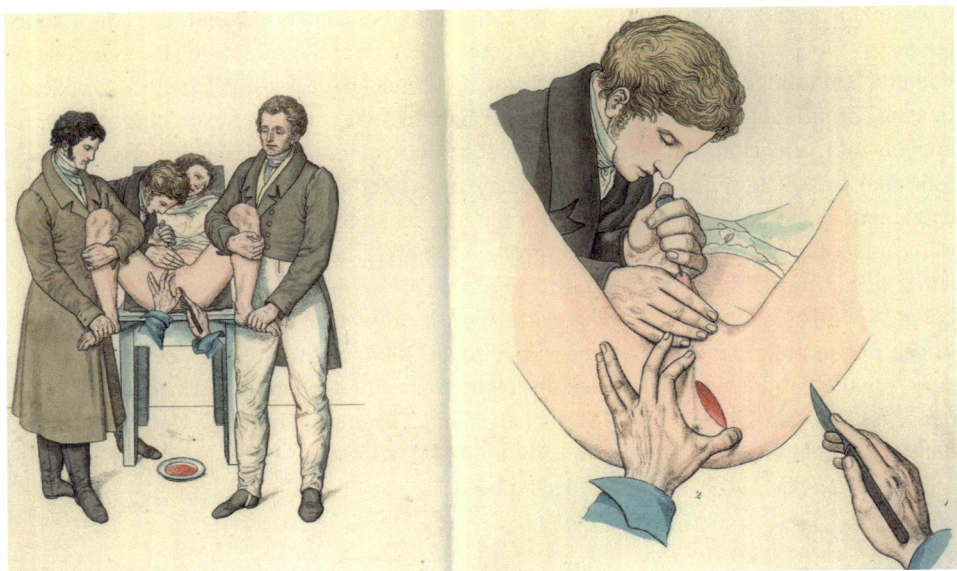

Abb. 2.2 Tafel IV beigebunden, hier in der kolorierten Fassung, aus Kern 1828 Die Steinbeschwerden der Harnblase, ihre verwandten Übel, und der Blasenschnitt bei beiden Geschlechtern. Die Tafeln wurden bei den preishöheren Auflagen, die in Leder gebunden waren, handkoloriert beigegeben. Repro Moll-Keyn, mit freundlicher Genehmigung

2.4 Joseph Freiherr Wattman von Maëlcamp-Beaulieu – der Verfechter der Lithotripsie

Als 1824 Joseph Wattmann[6] Kerns Nachfolge antrat, erfolgte die Weichenstellung für die Einführung der Lithotripsie in Wien. Joseph Wattmann, der heute als der Begründer der plastischen Chirurgie gilt, kam am 6. März 1789 im oberösterreichischen Oberlangbath als Sohn des Wundarztes Johann Wattmann und der Theresia, geb. Steiner, zur Welt.[7] Wattmann besuchte zunächst die Lateinschule in Linz und absolvierte danach eine Ausbildung am Operateur-Institut in Wien bei Kern. 1810 wurde er zum Magister der Chirurgie und zum Magister der Geburtshilfe graduiert. Wattmann eröffnete in der Folge eine Augenklinik in Wels, in Oberösterreich, kehrte aber fünf Jahre später nach Wien zurück und wurde Kerns Assistent. Im Jahre 1816 folgte er einem Ruf als Professor für theoretische

---

[6] Archiv der Universität Wien, 131.122 Wattmann von Maëlcamp-Beaulieu, Josef; Nachlass, 1838–1848.

[7] Pfarre Ebensee (Langbath), Taufbuch 1771–1806, S. 173, https://data.matricula-online.eu/de/oesterreich/oberoesterreich/ebensee-langbath/101%252F01/?pg=86 (abgerufen 25.11.2024).

und praktische Chirurgie an das Lyzeum in Laibach.[8] 1818 übersiedelte er in gleicher Funktion an das Lyzeum in Innsbruck, wo er auch die Stelle des Primarchirurgs am Stadtspital zum Hl. Geist übernahm. 1822 begleitete er Kern auf einer Studienreise nach Italien, zwei Jahre später kehrte Wattmann als Professor für praktische Chirurgie und Vorstand des Operateur-Instituts nach Wien zurück. Im Jahre 1829 wurde er zum Doktor der Chirurgie promoviert. Wattmann konnte nicht nur die Aufmerksamkeit der internationalen Fachwelt – etwa durch seine 1815 erschienene Publikation „Ueber die Vorlagerungen in der Leistengegend" – auf sich lenken, sondern genoss auch im Kaiserhaus höchstes Ansehen: So wirkte er ab 1834 als Leibwundarzt von Kaiser Franz II. (I.) (1768–1835), Kaiser Ferdinand I. (1773–1875) und Kaiser Franz Joseph I. (1830–1916), den er nach dem Attentat von 1853 behandelte, woraufhin Wattmann mit dem Adelsprädikat seiner zweiten Ehefrau, der Stiftsdame Anna Elisabeth Estelle geb. Baronin von Maëlcamp-Beaulieu (1794–1863), in den Freiherrenstand erhoben wurde. Sein akademisches Karriereende bekleidete Wattmann 1847 als provisorischer Vizedirektor des medizinischen Studiums. Da man ihm vorwarf, zu wenig wissenschaftstheoretisches Denken zu verbreiten, darunter die Kausalität der Chirurgie mit der pathologischen Anatomie nicht entsprechend zu berücksichtigen, sondern ein chirurgischer Techniker geblieben zu sein, wurde er 1848 auf Drängen von Ernst Freiherr von Feuchtersleben (1806–1849), der maßgeblich an der Universitätsreform 1848/49 beteiligt war, pensioniert (Angetter 2019). Wattmanns Versuch, nach dem Ende der Revolution an die Universität zurückzukehren, scheiterte. Obwohl noch keine 60 Jahre alt, hatte er jedoch die Altersgrenze von insgesamt 30 Dienstjahren bereits erreicht und musste die Universität verlassen, eine Regelung, auf die man sich im Zuge der Revolution einigte, um frischen Wind in das Lehrerkollegium zu bringen. Wattmann zog sich in seine Privatpraxis zurück und gründete ein Kinderspital im oberösterreichischen Bad Hall, das 1856 eröffnet werden konnte. Als 1866 die Cholera ausbrach, kümmerte er sich aufopfernd um die Patienten und die ihm anvertrauten Lazarette. Letzten Endes fiel er der Krankheit aber selbst zum Opfer und starb am 14. September 1866 in Wien (Schönbauer 1947, S. 191).

Dennoch war es Wattmann gelungen, in seiner fast ein Vierteljahrhundert währenden Leitung der chirurgischen Klinik und des Operateur-Instituts eine Reihe von hervorragenden chirurgischen Vertretern der Jungen Wiener Medizinischen Schule hervorzubringen, darunter Johann Heinrich Dumreicher von Österreicher (1815–1880), einen Vorstand der I. Chirurgischen Klinik in Wien, Franz Schuh (1804–1865), einen Vorstand der II. Chirurgischen Klinik in Wien, oder Friedrich Wilhelm Lorinser (1817–1895), den Begründer eines orthopädischen Instituts in Wien. Wattmann umfasste darüber hinaus in seinen Publikationen ein breites Spektrum der Chirurgie, besonders interessierte er sich jedoch für die Operationen der Blasensteine (Schönbauer 1947, S. 190).

---

[8] Inländische Nachrichten, in: Oesterreichischer Beobachter Nr. 125, 4.5.1816, S. 670.

Im Jahre 1830 schrieb die königliche Societät der Wissenschaften zu Göttingen folgende Preisfrage aus: „De D. *Civialis* methodo calculorum demisso in uretrae iter instrumento, quod *lithotriteur* nominatur, in vesica urinaria comminuendorum et ex illa fragmentorum forcipe extrahendorum quid judicandum sit? Utrum lithotomia nunc carere possumus aut non? Sin non, quando isti methodo novae quando lithotomiae locus est?" Die Kandidaten, die sich an dem Preisausschreiben beteiligen wollten, mussten nun Civiales Methode der Lithotripsie hinsichtlich ihrer Sinnhaftigkeit beurteilen, sie mit der Lithotomie vergleichen und argumentieren, ob und wenn ja, wann der beste Zeitpunkt wäre, die neue Behandlungsmaßnahme einzuführen. Laut dem Biografen Constantin von Wurzbach (1818–1893) hatte Wattmann, der ab 1827 die Lithotripsie in Wien anwendete, bis zu diesem Zeitpunkt „selbst schon 62-mal den Blasenschnitt und an 11 Kranken Lithotomien in 129 Sitzungen mit 340 Bohrungen ausgeführt" (Wurzbach 1886, S. 155). So hatte er genügend Erfahrung, eine Schrift einzureichen. Im Rahmen der 79. Jahresfeier der königlichen Societät der Wissenschaften zu Göttingen wurde dann der Gewinner des Preises bekannt gegeben. Dabei handelte es sich um den französischen Mediziner François Gabriel Boisseau (1791–1836). Wattmanns Einreichung wurde immerhin das „accessit" zuerkannt. Interessanterweise wurden diese beiden Preisschriften zunächst nicht veröffentlicht und auch über ihren Inhalt wurde nichts bekannt. Es bedurfte offensichtlich des Anstoßes des Chirurgen Johann Nepomuk Rust (1775–1840), der ebenfalls früh Pajolas Steinschnittmethoden übernommen hatte, diese aber auch entsprechend erweiterte, da es ihm nichts ausmachte, vor allem bei der notwendigen Entfernung von großen Steinen, den Blasenhals einzuschneiden. Dabei nutzte Rust ein eigenes Steinschnittmesser in Form eines in einem spitzen Winkel zulaufenden Staphylom-Messers (Schmidt 2004, S. 129). In einem Artikel über die Lithotritie betonte er, dass es gerade von deutschen Medizinern wichtig wäre, den therapeutischen Wert und die Anwendbarkeit verschiedener Operationsmöglichkeiten zu diskutieren. Dies dürfte Wattmann 1835 veranlasst haben, seine letztlich dann viel beachtete Monografie „Über die Steinzerbohrung und ihr Verhältniß zum Blasenschnitte" zu publizieren, worin er eindeutig der Lithotripsie den Vorzug gab. Kritisch setzte er sich in diesem Werk mit den Methoden von Civiale, Charles Le Roy (1726–1779), aber auch mit jenen von Charles Louis Stanislaus Heurteloup (1793–1864) auseinander. Heurteloup entwickelte für die Durchführung der Lithotripsie einen Steinzerklopferer, der sich als praktischer in der Anwendung erwies als die Instrumente von Civiale (Mettenleiter 2001, S. 613). Wattmanns Ansinnen war es generell, bei chirurgischen Eingriffen neue und sicherere Wege zu gehen sowie althergebrachte Operationsmethoden entsprechend zu adaptieren und zu modernisieren. Dadurch inspirierte er wohl auch den Dermatologen Ferdinand von Hebra (1816–1880) zu seiner 1842 erschienenen Publikation „Geschichtliche Darstellung der grösseren chirurgischen Operationen mit besonderer Rücksicht auf Edlen von Wattmann's Operations-Methoden" (Abb. 2.3a, b).

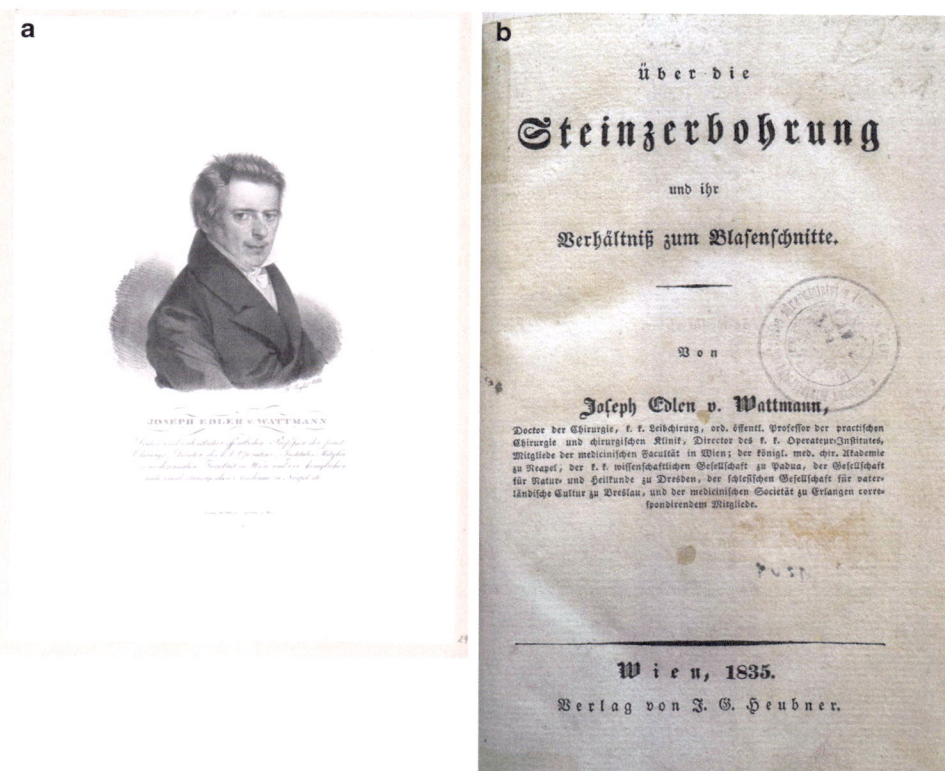

Abb. 2.3 **a** Joseph Wattmann von Maëlcamp-Beaulieu (1789–1866), Lithografie wahrscheinlich von F. Eybl Ausschnitt ohne Bildunterschrift ÖNB 00076046 01 ebenfalls Archiv Universität Wien. **b** Frontispiz: Joseph von Wattmann 1835 „Über die Steinzerbohrung und ihr Verhältnis zum Blasenschnitte.", Heubner, Wien, Sammlung Shariat, Repro Shariat, mit freundlicher Genehmigung

2.4.1 Franz Schuh – ein Schüler Wattmanns und Förderer von Victor von Ivánchich

Der Chirurg Franz Schuh trat von Wattmann geprägt ebenso für die „blinde" Lithotripsie ein. Schuh wurde am 17. Oktober 1804 in Scheibbs in Niederösterreich als Sohn eines gleichnamigen Organisten geboren.[9] Das Gymnasium besuchte er in den Benediktinerstiften Admont und Seitenstetten, die philosophischen Jahrgänge ab 1822 im Stift Kremsmünster. Ab dem Jahr 1824 studierte er Medizin an der Universität Wien und wurde 1831

---

[9] Pfarre Scheibbs Taufbuch I 01-08, S. 0038, https://data.matricula-online.eu/de/oesterreich/st-poelten/scheibbs/01-08/?pg=63 (abgerufen 25.11.2024).

zum Doktor der Medizin sowie ein Jahr später zum Doktor der Chirurgie promoviert.[10] 1831 wirkte Schuh an Wattmanns Operateur-Institut, 1832 wurde er Wattmanns Assistent an der chirurgischen Klinik, ehe er 1836 als Professor der chirurgischen Vorbereitungswissenschaften an das Lyzeum in Salzburg ging. Bereits im darauffolgenden Jahr kehrte er nach Wien zurück und übernahm die Stelle eines Primarwundarztes im Allgemeinen Krankenhaus. 1842 leitete er die provisorische II. Chirurgische Klinik, 1843 ernannte man ihn zum Leiter des neugegründeten Operateur-Instituts und 1849 zum Vorstand der damals systemisierten II. Chirurgischen Klinik (Moser 1999; Tragl 2007, S. 100). Schuh verwendete neben der Lithotripsie vermehrt weitere transurethrale Techniken und publizierte auch darüber, wie etwa 1856 in der „Wiener Medizinischen Wochenschrift" „Ueber Harnröhrenverengerung, und insbesondere über den Harnröhrenschnitt von aussen nach innen" (Schuh 1856). Als ein Meilenstein seiner Karriere galt wohl die 1840 durchgeführte erste erfolgreiche Herzbeutelpunktion. Sieben Jahre später wandte er in Wien erstmals die Äthernarkose an, die noch im selben Jahr von Victor von Ivánchich (1812–1892) bei dessen Operationen praktiziert wurde (Moll et al. 2022). Schuh setzte sich als Gutachter im Jahre 1851 zudem dafür ein, dass Ivánchich zur Habilitation für die Erkrankungen der Harnorgane zugelassen wurde.[11] Schuh selbst spezialisierte sich im Laufe seines Lebens auf Brusterkrankungen, befasste sich aber auch mit der Erforschung von Tumoren und entwickelte Operationstechniken für die Neurochirurgie. Dafür kreierte er auch eine Reihe von chirurgischen Instrumenten (Moser 1999).

Mit Joseph Wattmann erfolgte also der Siegeszug der Lithotripsie an der Universität Wien – wenngleich auch die Lithotomie bei bestimmten Indikationen noch nicht ganz verschwunden war – und wurde in weiterer Folge von Victor von Ivánchich, Leopold von Dittel sowie Robert Ultzmann (1842–1889) perfektioniert und blieb neben der Litholapaxie, die allerdings ein zeitaufwendiges Verfahren war, das nur unter Narkose erfolgen konnte, state of the art. Ivánchich resümierte 1856 in der „Wiener Medizinischen Wochenschrift": „Was noch vor kaum etwas über 30 Jahren für Fata morgana galt, ist seither schon lange zur Wirklichkeit geworden, – ich meine die Operation der Lithotripsie. Das vorschnelle Anathem, welches einer der berühmtesten Ahnherren der Wiener chirurgischen Schule, weiland Ritter v. Kern gegen die Lithotripsie geschleudert, wornach es: „Hochverrath gegen Kunst und Menschheit sei, diese schwierige, schmerzhafte, und nie sicher zum Ziele führen könnende neue Methode anwenden zu wollen" ist abgeprallt." […] „Die Lithotripsie hat bis jetzt schon Welttour gemacht und ist zum Gemeingut der Chirurgie geworden" (Ivánchich 1856, S. 1) (Abb. 2.4).

---

[10] Archiv der Universität Wien, 107.70 Promotion des Franz Schuh zum Doktor der Medizin, 1831.02.01.
[11] Archiv der Universität Wien, Med Fak 938, S. 17.

Abb. 2.4 Franz von Schuh (1804–1865), Stich von Josef Kriehuber 1843, Josef Druck: Höfelich, J. Archiv Universität Wien Signatur: 135.717, ebenfalls wikicommons

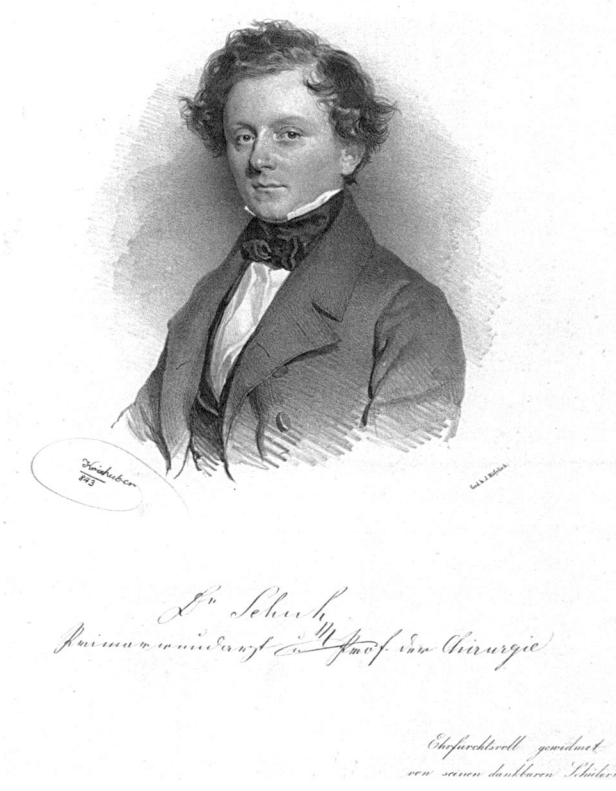

2.5 Johann Florian Heller – der Steinanalytiker

Steine zu entfernen ist das eine, es bedarf aber auch einer Analyse dieser. Einer der Gründer der medizinischen Labordiagnostik in Wien ist Johann Florian Heller (1813–1871). Er kam am 4. Mai 1813 in Iglau als Sohn eines Apothekers zur Welt. Offensichtlich familiär geprägt, studierte Heller selbst Pharmakologie sowie Chemie an der Universität Prag. 1837 wurde er nach Abfassung seiner Dissertation „Ueber die Rhodizonsäure, eine neue Oxydationsstufe des Kohlenstoffs und die Krokonsäure, dann die Salze beider" zum Doktor der Chemie promoviert. Ein Jahr später folgte er seinem Prager Chemieprofessor Adolph Martin Peischl (1787–1867), der nach Wien berufen worden war, in die Donaumetropole. Im Jahre 1842 richtete er auf eigene Kosten im Allgemeinen Krankenhaus ein pathologisch-chemisches Labor ein und unterrichtete Ärzte in physiologischer und pathologischer Chemie. Darüber hinaus schulte er sie in der Anwendung des Mikroskops. Harn- und Blutanalysen für Patienten aus dem Allgemeinen Krankenhaus führte er zunächst unentgeltlich durch. 1844 stellte ihm die Gesellschaft der Ärzte Räumlichkeiten für sein

Labor zur Verfügung und ab dem darauffolgenden Jahr erkannte man ihm eine regelmäßige Pauschale für seine Untersuchungen zu. 1855 erhielt er eine fixe Anstellung. Der Bau eines eigenen Laboratoriums auf dem Areal des Allgemeinen Krankenhauses konnte jedoch erst 1862 verwirklicht werden. Was Heller Zeit seines Lebens versagt blieb, war die Ernennung zu einem Institutsvorstand, obwohl er bereits seit 1847 öffentliche Vorlesungen über physiologische und pathologische Chemie hielt. Das lag einerseits an seiner persönlichen Gegnerschaft zur Wiener Medizinischen Fakultät und andererseits daran, dass man die Bedeutung der pathologischen Chemie für die Medizin noch nicht entsprechend einschätzen konnte. Daher erhielt erst Ernst Ludwig (1842–1915) im Jahre 1874 den neu geschaffenen Lehrstuhl für angewandte medizinische Chemie an der Medizinischen Fakultät in Wien (Zykan 2017, S. 133).

Zeit seines Lebens legte Heller Wert auf die Verbindung zwischen Chemie und Medizin. Immerhin wurden diese Bemühungen später mit einem Ehrendoktorat der Medizin gewürdigt (Wyklicky 1982, S. 1). 1860 publizierte er seine Monografie „Die Harnconcretionen, ihre Entstehung, Erkennung und Analyse besonderer Rücksicht auf Diagnose und Therapie der Nieren- und Blasenerkrankung" (Zykan 2017, S. 131–133). In dem Vorwort hieß es „Die Chemie mit der Pathologie und Therapie in Verbindung zu bringen, namentlich jene als ein Hilfsmittel der Diagnose zu benützen ist eine der wichtigsten Aufgaben des praktischen Arztes, dessen höchstes Ziel immer das bleibt: die Krankheiten zu heilen. Soll aber diesem Ziele näher gerückt werden, so ist die richtige Erkennung der Krankheitsprocesse, die Diagnostik, der erste Schritt; alle wichtigen Behelfe derselben müssen festgehalten und von dem rationellen Arzte gewissenhaft benützt werden" (Heller 1860, S. V). Besonderes Augenmerk legte Heller auf die Urolithiasis und auf die Erkrankungen der Nieren und Blase generell, insbesondere weil diese „sowohl dem internen Arzte als auch dem Chirurgen wichtige, ja oft massgebende Aufschlüsse und Anhaltspunkte für die Diagnose und Behandlung" liefern (Heller 1860, S. V). Für seine Forschungen nutzte er ein nationales und internationales Netzwerk, um zu Steinablagerungen zu gelangen, die er dann zersägte und analysierte. Darunter interessierte sich Heller auch für die Steinbildung um fremde Körper. Diesbezüglich wurde ihm beispielsweise von Wattmann ein Stein eines 19-jährigen Mädchens überlassen, die dessen Klinik wegen Harninkontinenz aufsuchte. Bei dieser Patientin ging der Stein sogar von selbst ab. Nach der chemischen Untersuchung kam Heller zu dem Schluss: „Der Kern erwies sich als Wachs, die weitere eigentliche Concretionbildung aus harnsaurem Ammoniak und vorwaltenden Erdphosphaten. Das Wachs, welches die Ursache der chron. [sic] Cystitis geworden, brach von einer Wachskerze ab, welche zur Onanie benützt wurde" (Heller 1860, S. 38). In einem anderen Fall entfernte Wattmann bei einem männlichen Patienten einen Blasenstein, der sich um eine mittelgroße Roggenähre entwickelt hatte, die sich der Betroffene in die Harnröhre gesteckt hatte (Heller 1860, S. 39). Aber auch von Leopold von Dittel, dem Chirurgen Georg Mojsisovics von Mojsvár (1799–1861), einem Schüler und späteren Assistenten Wattmanns, oder von

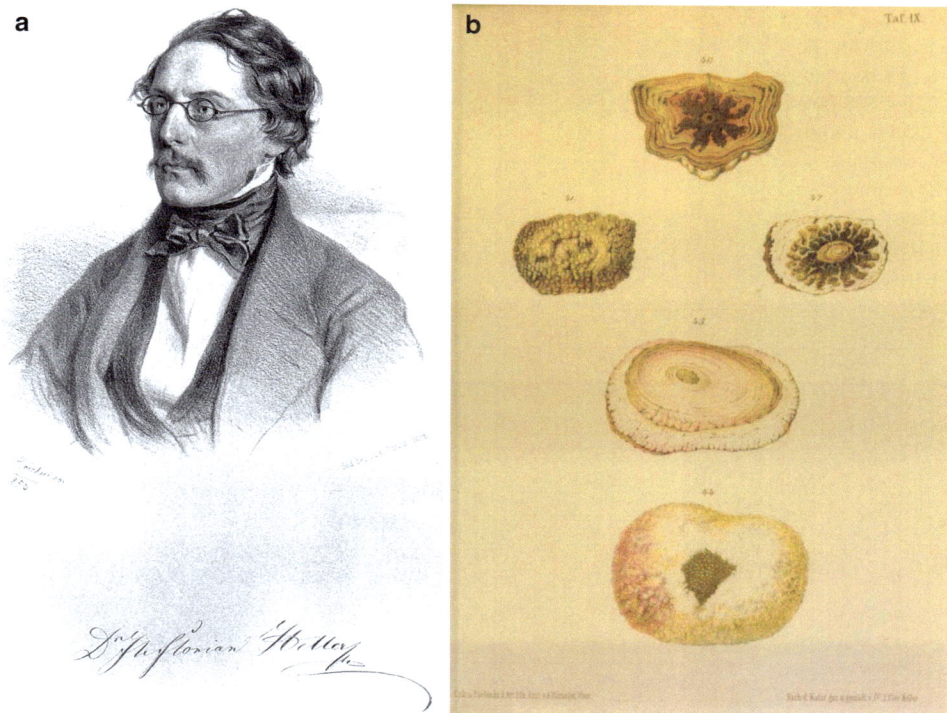

Abb. 2.5 **a** Florian Heller (1813–1871), Lithografie von Josef Kriehuber (1800–1876) 1856. Archiv der Universität Wien, ebenfalls Albertina sowie wikicommons. **b** Tafel IX aus Heller JF (1860) Die Harnconcretionen, ihre Entstehung, Erkennung und Analyse mit besonderer Rücksicht auf Diagnose und Therapie der Nieren- und Blasenerkrankung. Tendler & Comp., Wien. Die aufwendige lithografische Drucktechnik zeigt die technischen Möglichkeiten um 1860 der Wiener Verlage, die durch den Universitätsstandort besonders begünstigt wurden

dem italienischen Pathologen Lodovica Brunetti (1813–1899), ebenfalls einem Schüler Wattmanns, erhielt Heller Steine (Heller 1860, S. 39–40). Auch wenn Heller letztendlich in Wien nicht der Erfolg zuteil geworden ist, den er sich eigentlich verdient hätte, kann er zurecht gemeinsam mit dem deutschen Mediziner und Chemiker Johann Joseph von Scherer (1814–1869) und dem deutschen Pharmazeuten und Chemiker Johann Franz Simon (1807–1843) zu den Begründern der Klinischen Chemie gezählt werden (Gresser und Gresser 2019) (Abb. 2.5a, b und 2.6).

Kriehuber nutze die neue Drucktechnik der Lithografie und gehörte zu den gefragtesten und bestbezahltesten Portraitisten im Wien des Biedermeier. Mit der Verbreitung der Fotografie ab den 1860er-Jahren gingen die Aufträge massiv zurück.

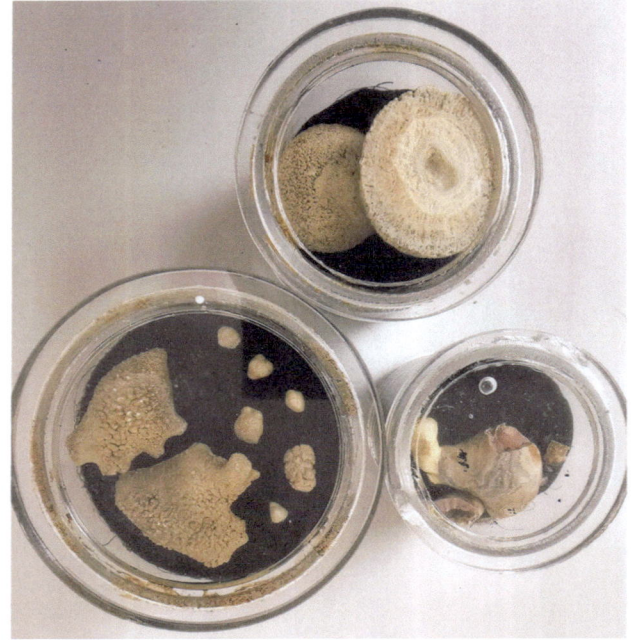

Abb. 2.6 Blasensteine aus der Mitte des 18.–19. Jahrhundert, 1826–1828 oben, unten 1735 Pathologisch-anatomisches Bundesmuseum, Foto Eduard Winter, mit freundlicher Genehmigung

2.6 Zusammenfassung

Angeregt von dem italienischen Meister des Steinschnitts Francesco Pajola entwickelte sich in Wien mit Vinzenz von Kern, dem letzten großen Steinschneider, die akademisch geprägte Chirurgie. Bis dahin erfolgten chirurgische Eingriffe, darunter auch die Lithotomie, von handwerklich ausgebildeten Wundärzten. Kerns eisernes Festhalten am Verfahren der Lithotomie führte allerdings zu heftigen Kontroversen mit dem französischen Chirurgen Jean Civiale, dem Erfinder der Methode der Lithotripsie. Aber auch in Österreich stand Kern mit seiner älteren Operationstechnik ganz im Gegensatz zu seinem Nachfolger Joseph Wattman von Maëlcamp-Beaulieu, der für die Lithotripsie eintrat und dadurch eine ganze Generation von Chirurgen bzw. Urologen wie Franz Schuh, Victor von Ivánchich, Leopold von Dittel sowie Robert Ultzmann prägte. Die Analyse der ausgezogenen Steine erfolgte in Wien durch Johann Florian Heller, der sich zunächst im Allgemeinen Krankenhaus dafür sogar auf eigene Kosten ein pathologisch-chemisches Labor einrichtete und zurecht als einer der Begründer der Klinischen Chemie in die Medizingeschichte einging.

Literatur

Acquarelli M (2017) Die Ausbildung der Wundärzte. In: Weber A (Hrsg) Catalogus Chirurgorum. Die Prüfungsprotokolle der Wundärzte an der Universität Wien 1752–1822. Familia Austria Österreichische Gesellschaft für Genealogie und Geschichte, Bd 3. Im12ten, Wien, S 14–25

Angetter D (2004) Krieg als Vater der Medizin. Kriege und ihre Auswirkungen auf den medizinischen Fortschritt anhand der 2000-jährigen Geschichte Österreichs. Österreichischer Kunst- und Kulturverlag, Wien

Angetter D (2017) Des Doktors ehrvergessener Gehilf – die Wundärzte in den Jahren 1751 bis 1785. In: Weber A (Hrsg) Catalogus Chirurgorum. Die Prüfungsprotokolle der Wundärzte an der Universität Wien 1752–1822. Familia Austria Österreichische Gesellschaft für Genealogie und Geschichte, Bd 3. Im12ten, Wien, S 5–13

Angetter D (2019) Wattmann-Maelcamp-Beaulieu, Joseph Frh. von (1789–1866), Chirurg. Österreichisches Biographisches Lexikon 1815–1950, Bd 16. Verlag der Österreichischen Akademie der Wissenschaften, Wien, S 18–19

Anudu J (2019) Ergebnisse der Minimal invasiven perkutanen Nephrolitholapaxie (Mini-PCNL) – Eine retrospektive klinische Untersuchung von n= 970 Patienten. Medizinische Dissertation Universität Tübingen, Tübingen

Figdor PP (2004) Zur Lithotomie im 18. und 19. Jahrhundert. Zur Entwicklung der operativen Urologie in Wien. In: Skopec M, Zykan M (Hrsg) Lithotomie versus Lithotripsie. Historisch und Rezent. Schriften der Internationalen Nitze-Leiter-Forschungsgesellschaft für Endoskopie, Bd 4. Literas, Wien, S 46–63

Fischer G (1876) Chirurgie vor 100 Jahren. F. C. W. Vogel, Leipzig

Gresser AM, Gresser OA (2019) Heller Johann Florian. In: Gressner AM, Arndt T (Hrsg) Lexikon der Medizinischen Laboratoriumsdiagnostik. Springer, Berlin/Heidelberg

Gröger H (2004) „Was sonst dem Künstler als Vorwurf galt – rechnet man ihm jetzt als besonderen Vorzug an!" Vincenz Kerns Ablehnung der Steinzerbrechungsmethoden. In: Skopec M, Zykan M (Hrsg) Lithotomie versus Lithotripsie. Historisch und Rezent. Schriften der Internationalen Nitze-Leiter-Forschungsgesellschaft für Endoskopie, Bd 4. Literas, Wien, S 94–103

Gröger H (2006) Vincenz Kern und die urologische Chirurgie. In: Gröger H, Marberger M (Hrsg) Vincenz Kern. Die Steinbeschwerden der Harnblase, ihre verwandten Übel, und der Blasenschnitt, bei beiden Geschlechtern. Reprint. Verlag des Verfassers, Wien, S 9–13

Hartenkeil JJ (1804) Medicinisch-chirurgische Zeitung, Bd 3. F. X. Oberer, Salzburg, S 135–137

Hebra F (1842) Geschichtliche Darstellung der grösseren chirurgischen Operationen mit besonderer Rücksicht auf Edlen von Wattmann's Operations-Methoden. C. F. Mörischer, Wien

Heller JF (1860) Die Harnconcretionen, ihre Entstehung, Erkennung und Analyse mit besonderer Rücksicht auf Diagnose und Therapie der Nieren- und Blasenerkrankung. Tendler & Comp., Wien

Hottinger R (1927) Die Steinkrankheit der Harnblase und der Harnröhre. Handbuch der Urologie, Bd 4 Spezielle Urologie II: Tuberkulose. Aktinomykose. Syphilis. Steinkrankheiten. Hydronephrose. Wanderniere. Nierengeschwülste. Stoffwechselstörungen. Tropenkrankheiten. Springer, Berlin/Heidelberg, S 563–607

Huber H (2010) Geschichte der medizinischen Fakultät Innsbruck und der medizinisch-chirurgischen Studienanstalt (1673–1938). Böhlau, Wien

Ivánchich V (1856) Statistische Übersicht von einhundert Steinzertrümmerungs-Operationen in chronologischer Reihenfolge. Ausserordentliche Beilage zu No. 51 der Wiener medizinischen Wochenschrift 20. Dezember 1856

Kern V (Hrsg) (1807) Annalen der chirurgischen Klinik an der hohen Schule zu Wien, Bd 1. Carl Schaumburg & Comp., Wien

Kern V (1826) Bemerkungen über die neue, von Civiale und le Roy verübte Methode, die Steine in der Harnblase zu zermalmen und auszuziehen. Mechitaristen, Wien

Kern V (1828a) Die Steinbeschwerden der Harnblase, ihre verwandten Übel, und der Blasenschnitt bei beiden Geschlechtern. Mechitaristen, Wien

Kern V (1828b) Die Leistungen der chirurgischen Klinik an der hohen Schule zu Wien vom 18. April 1805, bis dahin 1824. J. P. Sollinger, Wien

Lesky E (1965) Die Wiener medizinische Schule im 19. Jahrhundert. Hermann Böhlaus Nachf., Graz-Köln

Marx FJ, Schäfer D (2010) Blasensteinschnitt in der frühen Neuzeit: Die operative Technik des Wilhelm Fabry von Hilden. https://www.uni-ulm.de/fileadmin/website_uni_ulm/med.inst.085/PDF_Kulturanamnesen/Band_2/100342_-_Franz_J._Marx__Daniel_Schaefer.pdf. Zugegriffen am 23.11.2024

Mettenleiter A (2001) Das Juliusspital in Würzburg. Medizingeschichte. Hrsg vom Oberpflegeamt der Stiftung Juliusspital Würzburg anlässlich der 425jährigen Wiederkehr der Grundsteinlegung. Stiftung Juliusspital Würzburg, Bd III. Juliusspital, Würzburg, S 61

Moll F, Halling T, Engehausen F, Hatzinger M, Schultheiss D, Zykan M, Konert J (2018) Jean Civiale im Ringen um Priorität und Anerkennung der Lithotripsie. https://www.urologenportal.de/fileadmin/MDB/redakteure/schmidt/Weiberg/2018_Historische_Broschuere.pdf. Zugegriffen am 23.11.2024

Moll FH, Halling T, Shariat SF (2022) Die Erteilung der Venia legendi als Gradmesser einer einsetzenden Fachdifferenzierung. Urologie 61:996–1010

Moser H (1999) Schuh, Franz (1804–1865), Chirurg. Österreichisches Biographisches Lexikon 1815–1950, Bd 11. Verlag der Österreichischen Akademie der Wissenschaften, Wien, S 309–310

Nöske HD (2004) William Cheselden (1688–1752) und sein Vermächtnis für die Entwicklung des hohen und perinealen Steinschnittes. In: Skopec M, Zykan M (Hrsg) Lithotomie versus Lithotripsie. Historisch und Rezent. Schriften der Internationalen Nitze-Leiter-Forschungsgesellschaft für Endoskopie, Bd 4. Literas, Wien, S 70–83

O. A. (1993) Kern, Vinzenz von (1760–1829), Chirurg. Österreichisches Biographisches Lexikon 1815–1950, Bd 3, 2. unveränderte. Aufl. Verlag der Österreichischen Akademie der Wissenschaften, Wien, S 301–302

Sachs M (2003) Das Steinschnittverbot im hippokratischen Eid: medizinhistorische und ethische Betrachtungen zur Geschichte der Chirurgie. Zentralblatt für Chirurgie 128(4):341–347

Sachs M, Winkelmann O (2004) Die operative Technik der Lithotomie in ihrer historischen Entwicklung seit der Antike. In: Skopec M, Zykan M (Hrsg) Lithotomie versus Lithotripsie. Historisch und Rezent. Schriften der Internationalen Nitze-Leiter-Forschungsgesellschaft für Endoskopie, Bd 4. Literas, Wien, S 11–28

Schmidt G (2004) Historische Aspekte der Lithotomie, Lithotripsie und Litholapaxie. Zur Entwicklung der operativen Urologie in Wien. In: Skopec M, Zykan M (Hrsg) Lithotomie versus Lithotripsie. Historisch und Rezent. Schriften der Internationalen Nitze-Leiter-Forschungsgesellschaft für Endoskopie, Bd 4. Literas, Wien, S 125–136

Schmidt-Wyklicky G (2010) Steidele, Raphael Johann (1737–1823), Geburtshelfer und Chirurg. Österreichisches Biographisches Lexikon 1815–1950, Bd 13. Verlag der Österreichischen Akademie der Wissenschaften, Wien, S 142–143

Schönbauer L (1947) Das Medizinische Wien. Geschichte Werden Würdigung, 2. Aufl. Urban & Schwarzenberg, Wien

Schuh F (1856) Ueber Harnröhrenverengerung, und insbesondere über den Harnröhrenschnitt von aussen nach innen. Wie Med Wschr 6:129–133, 145–149, 163–167

Tragl KH (2007) Chronik der Wiener Krankenanstalten. Böhlau, Wien/Köln/Weimar

Wolner L, Höfinger P, Wolner E (2024) History of surgery at the University of Vienna. Wiener klinische Wochenschrift (online). https://doi.org/10.1007/s00508-023-02318-w

Wurzbach C (1886) Wattmann-Maelcamp-Beaulieu, Joseph Freiherr. In: Biographisches Lexikon des Kaiserthums Oesterreich (Tl. 53). Kaiserlich-königliche Hof- und Staatsdruckerei, Wien, S 153–158

Wyklicky H (1982) Zur Geschichte der Lithiasis in Wien. In: Gasser G, Vahlensieck W (Hrsg) Pathogenese und Klinik der Harnsteine IX. Fortschritte der Urologie und Nephrologie, Bd 20. Steinkopp, Darmstadt, S 1–5

Zykan M (2010) Vincenz Kern, Meister der Blasensteinoperation. Aktuelle Urologie 41(5):295–296

Zykan M (2017) „Der Harn lügt nie". Die Harndiagnose im Wandel. Philosophische Dissertation Universität Wien, Wien

Jacob Eduard Polak und der „Export" der Lithotripsie nach Persien um 1850

3

Afsaneh Gächter

Inhaltsverzeichnis

3.1	Einleitung	47
3.2	Biografischer Abriss	48
3.3	„Export" der Lithotripsie nach Persien	54
3.4	Fazit	57
Literatur		58

3.1 Einleitung

Im literarischen medizinischen Werk von Jacob E. Polak (1818–1891) lassen sich insbesondere für die Urologie eine Publikationsreihe mit dem Titel „Briefe aus Persien" sowie der Artikel „Ueber 158 Stein-Operationen, ausgeführt in Persien im Zeitraum Nov. 1852 bis Juni 1860" hervorheben.[1] Diese Werke stellen aus heutiger Perspektive bedeutende

---

[1] Dieser Beitrag ist eine überarbeitete Fassung folgender Publikationen: Gächter, A., Halling, T., Shariat, S., Moll F (2018). A case study of Jacob Eduard Polak (1818–1891) and the introduction of contemporary techniques of lithotomy and lithotrity from Vienna to Persia in the mid 19th century: A new analysis of scientific papers from the 19th century. Urol Int 102 1 1–12. https://doi.org/10.1159/000492156.

A. Gächter (✉)
Department für Psychosomatische Medizin und Psychotherapie,
Universität für Weiterbildung Krems, Krems, Österreich
e-mail: afsaneh.gaechter@donau-uni.ac.at

© Der/die Autor(en), exklusiv lizenziert an Springer-Verlag GmbH, DE, ein Teil von Springer Nature 2025
F. H. Moll et al. (Hrsg.), *Urologie in Österreich*,
https://doi.org/10.1007/978-3-662-70888-0_3

Quellen für die Weiterentwicklung der Urologie sowohl in Wien als auch in Persien im mittleren 19. Jahrhundert dar. Die genannten Schriften wurden in den Jahren 1852 bis 1857 in der damals führenden „*Wiener Medizinischen Wochenschrift*", die 1851 gegründet wurde, sowie in der 1838 etablierten „*Zeitschrift der k. k. Gesellschaft der Aerzte zu Wien*" veröffentlicht.

Die „Briefe aus Persien", die Polak an befreundete Kollegen in der Heimat schrieb, wurden im Rahmen eines FWF-Forschungsprojektes an der Österreichischen Akademie der Wissenschaften gesammelt und einer breiteren Öffentlichkeit zugänglich gemacht (Gächter 2013a, b). Polaks Beitrag zur Entwicklung der Urologie und zum Wissenstransfer traditioneller und neuer minimal-invasiver Techniken aus Wien war bisher nicht Gegenstand der wissenschaftshistorischen Forschung.

Um 1850 wurde in Wien die Blasensteinlithotripsie intensiv im akademischen Diskurs erörtert, wobei zunehmend die Methode der blinden Blasensteinlithotripsie favorisiert wurde. Diese Technik, die als „neue minimal-invasive Methode" galt, spielte eine zentrale Rolle im Wissenstransfer von Europa nach Persien. Bereits zuvor hatten sich Vincenz von Kern (1760–1829) in Wien sowie Jean Civiale (1792–1867) und Nicholas Herteloup (1750–1812) in Paris in einem ersten wissenschaftlichen Austausch über die Blasensteinlithotripsie befunden (Kern 1826; Civiale 1827). Dieser Dialog wurde in Wien öffentlich geführt und fand Ausdruck in veröffentlichten medizinischen Schriften. Nach dem Tod von Vincenz von Kern setzten Joseph Wattmann (1786–1866), Franz Schuh (1804–1865) und Victor von Ivanchich (1812–1892) in Wien die Diskussion fort.

Im Kontext dieser mehrdimensionalen Perspektive des Wissenstransfers verfolgt der vorliegende Beitrag das Ziel, anhand der oben genannten medizinischen Briefe aufzuzeigen, wie der umfassend gebildete Arzt, Chirurg und Ethnograf Jacob E. Polak die neue Technik der Lithotripsie nach Persien transferierte. Dabei soll untersucht werden, wie Polak seine in Wien erworbenen profunden medizinischen Kenntnisse und Erfahrungen in die persische Praxis einbrachte und damit einen wichtigen Beitrag zur Entwicklung der urologischen Chirurgie in Persien leistete.

3.2 Biografischer Abriss

Der Name Jacob E. Polak erscheint in der Literatur in verschiedenen Schreibweisen wie Jakob Pollak oder Pollack. Er wurde 1818 als dritter Sohn einer deutschsprachigen jüdischen Familie (Elias und Sarah Polla[2]) in Velka Mořina (dt. Groß Morschin, Groß Morzin)

Gächter, A. (2018). Ein Repräsentant der Wiener Schule der Medizin in Persien. Jacob E. Polaks Beitrag für die moderne Urologie. In: Angetter, D., Nemec, B., Posch, H., Drumel, Ch., Weindling, P. (Hrsg.). Strukturen und Netzwerke. Medizin und Wissenschaft in Wien 1848–1955. Wien: Vienna Universität Press, S. 511–531.

[2] Geburtsbuch der israelitischen Kultusgemeinde in Gross–Moržin (1790–1850), Státní oblastní archiv v praze, Praha („State Regional Archives in Prague").

bei Karlstein, Böhmen, einem Teil des „k. k. Kaiserthums Österreich", heute Tschechische Republik, geboren.³

Die allgemeinen Lebensdaten sind in mehreren Biografien veröffentlicht, die aufeinander aufbauen (Gächter 2019, 2015, 2013a, b; Riedl 1983; Haschemian 2002; Singer und Jelinek 1906; Werner 2009; Wurzbach 1872) und sich bereits auf zeitgenössischen Angaben in Nekrologen oder Personalbiografien beziehen (Drasche 1891; N.N. 1891a, b).

Jacob E. Polak begann im Wintersemester 1840/41 das Studium der Medizin und Chirurgie an der Karl-Ferdinands-Universität in Prag⁴ Nach dem vierten Studienjahr setzte er sein Studium an der Medizinischen Fakultät der Universität Wien fort.⁵ 1846 promovierte er zum Doktor der Medizin, 1847 zum Magister der Geburtshilfe und schloss im selben Jahr seine chirurgischen Studien ab.⁶, ⁷ Von 1848 bis 1850 arbeitete er aufgrund der eingeschränkten Beschäftigungsmöglichkeiten für Juden im Habsburgerreich vorerst als Fabrikarzt in einer Zuckerraffinerie in Klobauk (heute Klobouky u Brna in Tschechien) (Wurzbach 1872, S. 73–75). Kurz vor seiner Berufung nach Persien erhielt Polak die Möglichkeit, als Arzt am Allgemeinen Krankenhaus in Wien, einem der damals führenden Zentren für stationäre Medizin in Europa, zu arbeiten (Polak 1850). Polaks Prager und Wiener Studienzeugnisse belegen, dass er an beiden Universitäten bei namhaften Professoren studierte (Gächter 2019, S. 42–51). Seine Studienzeit fiel in die Blütezeit der Zweiten Wiener Medizinischen Schule (Lesky 1965). Er gehört damit zu jenen Absolventen, deren akademische Ausbildung sowohl auf tradierten Konzepten als auch auf neu entwickelten Techniken basierte.

3.2.1 Berufung nach Persien

Die erste säkulare Hochschule, *Dar-ol-Fonun* (eine Art Polytechnikum), wurde 1851 in Teheran gegründet. Der armenische Hofdolmetscher Jān Dawud Khan, ein enger Vertrauter des persischen Premierministers, der durch die Heirat mit einer Österreicherin über gute Netzwerke in Wien verfügte, wurde beauftragt, für die erste Hochschule die Fachkräfte aus dem Habsburgerreich zu akquirieren (Gurney und Nabavi 2011). Hintergrund

---

³ Jakob Eduard Polak Archive, ARC. 4* 1597, file 9, Archives Department, National Library of Israel. https://www.nli.org.il/en/archives/NNL_ARCHIVE_AL990026358590205171/NLI (25.12.2024).
⁴ Katalog der Hörer der Karl-Ferdinands-Universität (1752–1882, 1892), Studienkatalog des ersten und zweiten philosophischen Jahrgangs (1838–1840), Sig. C188. In: Insitut für Geschichte und Archiv der Karlsuniversität Prag.
⁵ Medizinische Rigorosumsprototokoll, Medizin und Chirurgie. Med. 16. 36 (1846–1850), Archiv der Universität Wien.
⁶ Medizinisches Promotionsprotokoll, Medizin 11 – Nr. 2, 1839–1846, Archiv der Universität Wien.
⁷ Medizinisches Rigorosumsprotokoll, Medizin und Chirurgie, Med. 16.34 (1844–1850), Mikrofilm, 1–2, Archiv der Universität Wien.

dieser Mission war die neutrale Haltung des Habsburgerreiches gegenüber Persien im Gegensatz zu den machtpolitischen Interessen Großbritanniens und Russlands (Ekhtiar 1994). Im Sommer 1851 traf Jān Dawud Khan in Wien den k. k. Hof- und Ministerialsekretär Heinrich Alfred Barb (1826–1883) (Slaby 1982, S. 58, 69), einen Dolmetscher für orientalische Sprachen und späteren Direktor der k. k. Orientalischen Akademie (Pfusterschmid-Hardtenstein 2004, S. 77–101). Polak bewarb sich auf eine Ausschreibung des k. k. Außenministeriums für die Stelle eines Arztes in *Dar ol-Fonun*. Auf Empfehlung zweier namhafter Professoren der Wiener Medizinischen Schule, des Chirurgen Johann Dumreicher von Österreicher (1815–1880) und des Internisten Joseph Dietl (1804–1878) (Zajaczkowski 2006; Wiesemann 1991), wurde Polak als Lehrer für Medizin, Anatomie und Chirurgie nach Teheran berufen. Am 12. Juli 1851 wurde in Wien der Dienstvertrag zwischen Polak und dem Vertreter der persischen Regierung abgeschlossen.[8] Vor seiner Abreise im August desselben Jahres stattete er sich mit medizinischen Lehrbüchern, anatomischen Präparaten und chirurgischen Instrumenten aus. Am 24. November 1851 erreichte er nach dreimonatiger beschwerlicher Reise die Hauptstadt Teheran (Gächter 2019, S. 68) (Abb. 3.1).

Polaks innovative Bedeutung für die Vermittlung Wiener medizinischen Wissens in *Dar-ol-Fonun* lag in der Verbindung von Theorie und Praxis, indem er pathologisch-anatomische Kenntnisse mit operativen Eingriffen verknüpfte. Da sich die medizinische Ausbildung in Persien Mitte des 19. Jahrhunderts weitgehend darauf beschränkte, theoretische Werke auswendig zu lernen (Ebrahimnejad 2000, 2014). Polaks Vorreiterrolle bei der Professionalisierung der medizinischen Ausbildung lag in der Festlegung der Terminologie in lateinischer, französischer, arabischer und persischer Sprache (Polak 1876, S. 22). Darüber hinaus verfasste er, unterstützt von seinen Dolmetschern und Studenten, zwei Lehrbücher in persischer Sprache: „Anatomie des menschlichen Körpers" (*Fi tashrih badan al–insan*) (Polak 1854), lithografiert am *Dar ol-Fonun* in Teheran 1854, und „Chirurgie, mit einer Abhandlung über Ophthalmologie" (*Kitab–i jarrahi wa yak risalah dar Kahhali*), lithografiert 1857 (Polak 1857a). Durch seine Publikationen gelang es Polak in Persien, die Chirurgie auf den Boden der pathologischen Anatomie zu stellen und sie im Sinne der zweiten Wiener Schule der Medizin unmittelbar zu begründen. Im Organ der Wiener Ärzte berichtete er schließlich über seine Leistungen (Polak 1857b), woraufhin er am 24. März 1857 zum Mitglied der angesehenen k. k. Gesellschaft der Ärzte gewählt wurde (N.N. 1857) (Abb. 3.2).

Da Polaks Schüler die französische Sprache nicht ausreichend beherrschten, unterrichtete er anfangs mit Hilfe eines Dolmetschers namens Mirza Mohammad Hussein Afshar . Knapp ein halbes Jahr nach seiner Ankunft schrieb er nach Wien, dass er nun Persisch beherrsche, um weitgehend ohne Übersetzung unterrichten zu können (Polak

---

[8] Jakob Eduard Polak Archive, ARC. 4* 1597, file 12, Archives Department, National Library of Israel. https://www.nli.org.il/en/archives/NNL_ARCHIVE_AL990026358590205171/NLI (25.12.2024).

Abb. 3.1 Li Joseph Dietl (1804–1878) Lithografie, Bildarchiv der Österreichischen Nationalbibliothek. Re Johann Heinrich Freiherr Dumreicher von Österreicher (1815–1880), Stich, L.T. Neumann, 1850, Bildarchiv der Österreichischen Nationalbibliothek sowie Universitätsarchiv Wien

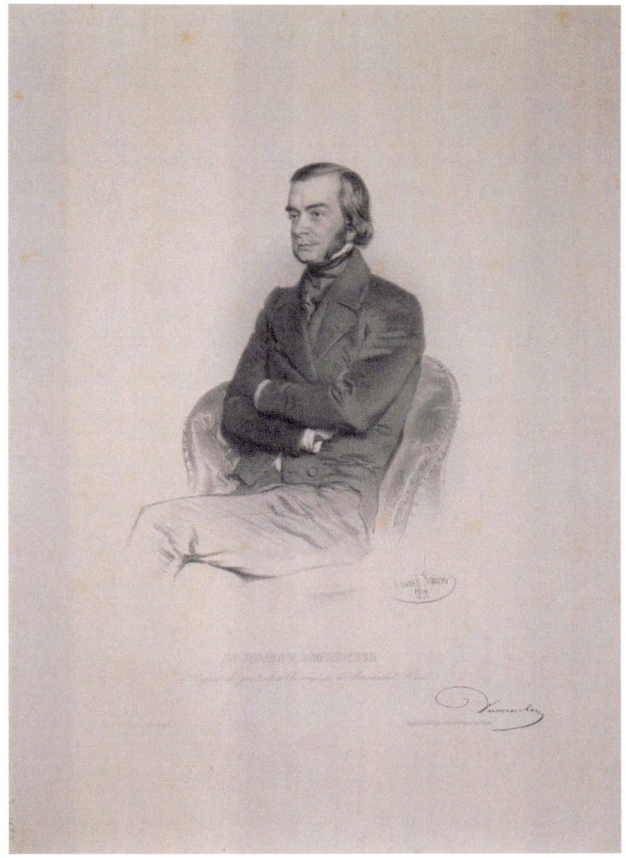

1852). Für den praktisch-klinischen Unterricht richtete Polak am *Dar ol-Fonun* eine Art Poliklinik ein, um seinen Schülern die Möglichkeit zu geben, das theoretische Wissen in die Praxis umzusetzen bzw. zu überprüfen. Neben dem Unterricht am Krankenbett begleiteten ihn seine Schüler bei Hausbesuchen und erlernten die körperliche Diagnostik (Gächter 2018, S. 520).

3.2.2 Ernennung zum königlich-persischen Leibarzt

1855 verstarb unerwartet der französische Leibarzt des persischen Königs, Louis André Ernst Cloquet (1818–1855) (Richter-Bernburg 1992), der während seiner Dienstzeit in Persien 13-mal die Lithotomie durchgeführt hatte (Polak 1860a). Unmittelbar danach wurde Polak nach vierjähriger Tätigkeit in *Dar ol-Fonun* zum Leibarzt von Nāser Ed-Din Schah Qajar (1831–1896, Regierung 1848–1896) (Amanat 1997) ernannt (Goldberg 1856, S, 153–160). Diese neue Funktion festigte Polaks Schlüsselrolle im Wissens-

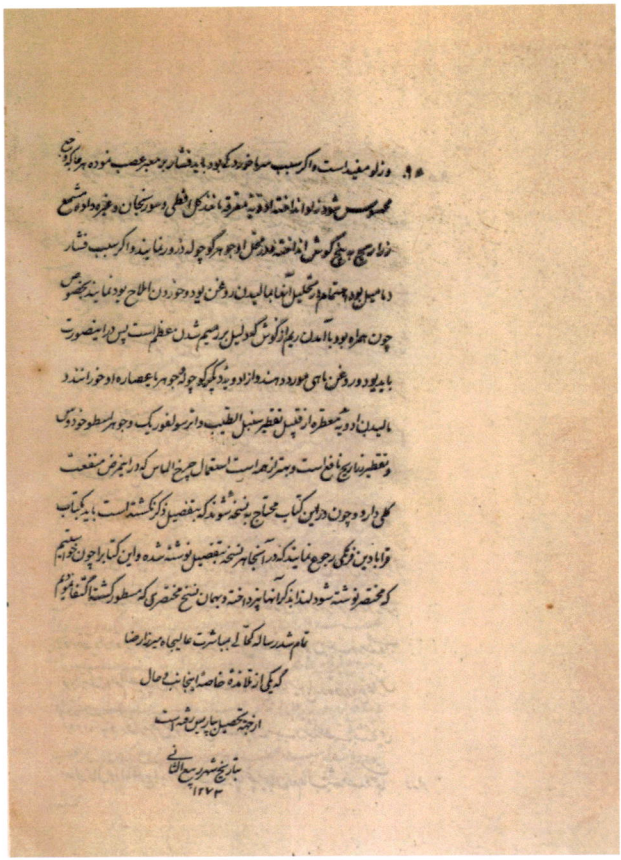

Abb. 3.2 Jakob E. Polak, Lehrbuch der Chirurgie in persischer Sprache

transfer zwischen Persien und dem Habsburgerreich bis zu seinem Tod in Wien. Als persönlicher Leibarzt des Königs war er verpflichtet, täglich beim königlichen Frühstück am Hof anwesend zu sein (Polak 1865, S. 207). Durch seine regelmäßige Präsenz am persischen Hof entstand ein Vertrauensverhältnis zwischen dem König und seinem Leibarzt, das nach Polaks Rückkehr für die wissenschaftlichen und wirtschaftlichen Interessen der Habsburger in Persien genutzt werden konnte (Gächter 2019, S. 145–222). Die Leitung der medizinischen Schule behielt er noch einige Zeit, konnte aber nicht mehr wie bisher täglich Vorlesungen halten. Seine neue Stellung hinderte ihn jedoch nicht daran, weitere Lehrbücher für seine Schüler zu verfassen und Operationen, darunter zahlreiche Blasensteinschnitte, durchzuführen (Polak 1862).

Polak berichtete auch nach seiner Ernennung zum Leibarzt über seine Tätigkeit als Arzt und Chirurg, schilderte seine Beobachtungen von Krankheiten und Epidemien und vermittelte im ethnografischen Duktus seiner Zeit wertvolle Kenntnisse über die Alltagskultur in Persien, darunter auch über die jüdischen Gemeinden (Polak 1856).

3.2.3 Rückkehr nach Wien

Im Sommer 1860 kehrte Polak als Persien-Experte mit ehrenvollen Auszeichnungen und gesammelten botanischen, prähistorischen und ethnografischen Funden nach Wien zurück. In den ersten beiden Jahren unternahm er zwei Auslandsreisen. Seine erste Reise führte ihn nach Paris, wo er u. a. einige persische Studenten besuchte, die ihr Medizinstudium vervollständigten (Gächter 2013a, b, S. 38–39). Seine zweite Reise führte ihn nach Ägypten (N.N. 1863). Im März 1862 heirate er in der Teplizier Synagoge in Nordböhmen (heute in Tschechien) Therese Blumberg.[9] Fünf Jahre nach seiner Ankunft in Wien veröffentlichte er sein ethnografisch-landeskundliches Werk über Persien (Polak 1865). Polaks magnum opus fand in den medizinischen, geografischen, anthropologischen und literarischen Gesellschaften seiner Zeit große Beachtung und festigte seinen Ruf als Kenner der persischen Verhältnisse über die Grenzen des Habsburgerreiches hinaus. 1861 trat er der k. k. Geografischen Gesellschaft bei.[10] 1864 wurde er Mitglied des „Dokotoren-Kollegiums" an der Universität Wien (N.N. 1891c). 1866 ernannte ihn die k. k. zoologisch-botanische Gesellschaft zum Mitglied (N.N. 1867). Im selben Jahr nahm er als österreichischer Delegierter an der internationalen Sanitätskonferenz in Konstantinopel (heute Istanbul) teil (Polak 1866). 1870 war er Mitbegründer der k. k. Anthropologischen Gesellschaft in Wien (N.N. 1871) unter der Leitung von Carl von Rokitansky (1804–1878) (Rotansky 1871). 1872 wurde er zum Kommissär der persischen Ausstellung auf der Weltausstellung in Wien ernannt (Polak 1873). 1874 nahm er als Vertreter der persischen Regierung an der Internationalen Sanitätskonferenz in Wien teil (Drasche 1874). 1882 reiste er erneut nach Persien, wo er im Auftrag der k. k. Geografischen Gesellschaft eine botanische und geologische Expedition durchführte (Gächter 2017). Von 1885 bis 1890 war er Professor für Neupersisch an der Universität Wien (Gächter 2019, S. 227–230). Polak starb 1981 im Alter von 73 Jahren in Wien an „Altersbrand" und wurde auf dem Wiener Zentralfriedhof – Jüdische Abteilung – beigesetzt. Auf Polaks Wunsch wurde auf seinem Grab ein persisches Gedicht eingraviert (Gächter 2013a, b) (Abb. 3.3).

---

[9] Jakob Eduard Polak Archive, ARC. 4* 1597, file 10, Archives Department, National Library of Israel. https://www.nli.org.il/en/archives/NNL_ARCHIVE_AL990026358590205171/NLI (25.12.2024).

[10] Polak veröffentlichte von 1861 bis 1888 Beiträge über Persien in den Mitteilungen der k. k. Geografischen Gesellschaften in Wien.

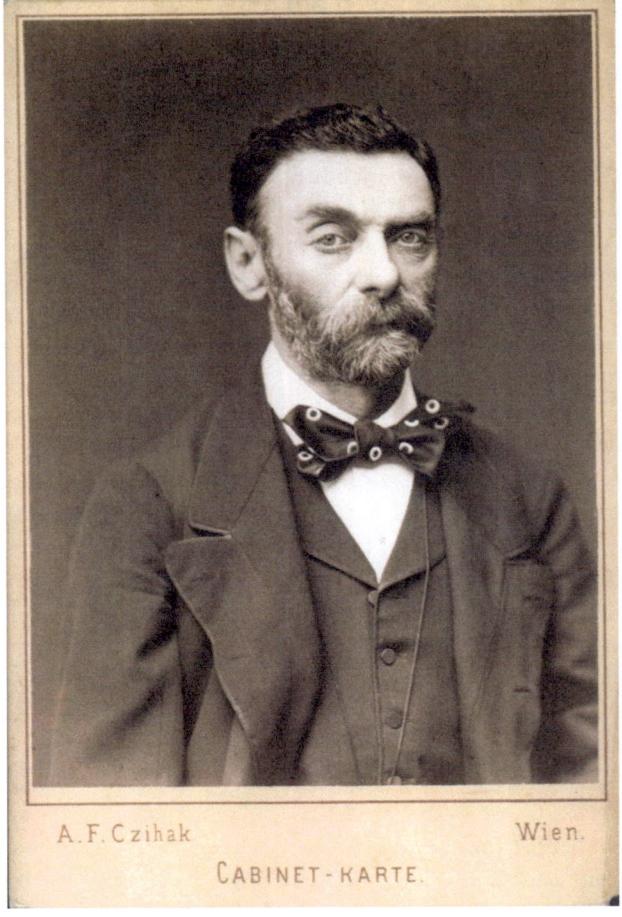

Abb. 3.3 Jacob E. Polak (1818–1891), Bildarchiv der Österreichischen Nationalbibliothek. Repro Gächter, mit freundlicher Genehmigung

3.3 „Export" der Lithotripsie nach Persien

Eine medizinische Quelle aus der Feder Polaks über die Geschichte der Behandlung von Harnsteinerkrankungen in Persien und die Einführung der Techniken der Lithotomie und Lithotripsie nach der Wiener Medizinischen Schule wurde 1860 in der „Zeitschrift der k. k. Aerzte zu Wien" veröffentlicht (Polak 1860a, b). In der Poliklinik und in seiner Privatpraxis in Teheran führt Polak – oft unter Assistenz seiner Studenten – Blasensteinoperationen durch und übermittelt dabei die neuesten Erkenntnisse der Medizinisch-Chirurgischen Universitätsklinik Wien auf diesem Gebiet.

In der ersten Hälfte des 19. Jahrhunderts und zu Polaks Studienzeit in Wien war die Urologie noch ein Teilgebiet der Chirurgie. Die Anfänge der Urologie gehen auf das Jahr 1805 zurück, als der Arzt und Chirurg Vinzenz von Kern (1760–1829) (Wurzbach

1864) an die Universitätsklinik berufen wurde. Er führte zunächst die operative Entfernung von Harnsteinen (Lithotomie) nach dem Vorbild des aus Venedig stammenden Chirurgen Francesco Pajola (1741–1816) (Rudtorffer 1808) durch und setzte später eigene Akzente mit der Blasensteinschnitttechnik. In den 1830er-Jahren interessierte sich Joseph Wattmann, Kerns Assistent und Nachfolger, für die neue Pariser Methode der Lithotripsie (Figdor 2010, S. 77). Aus der Schule von Wattmann (1835) gingen zwei bedeutende Chirurgen hervor: Franz Schuh und Johann von Dumreicher, die sich der Lithotripsie (Steinzertrümmerung) bedienten (Schönbauer 1944, S. 254–259; Lesky 1965, S. 195–208).

Polak wurde in Wien von Wattmann und Schuh in die Chirurgie eingeführt und erhielt nach seiner Promotion die Möglichkeit, an der chirurgischen Abteilung der Universitätsklinik unter der Leitung von Dumreicher operative Erfahrungen zu sammeln (Polak 1849).

Für die Entwicklung der Chirurgie in Mitteleuropa wurden Mitte des 19. Jahrhunderts weitere medizinische Entdeckungen bedeutsam. Zum einen die „Schaffung von Konzepten für ein antiseptisches und später aseptisches Vorfahren im Operationssaal" (Dietrich 2004, S. 94–96), zum anderen die Entdeckung der Anästhesie mit Äther und Chloroform. Wenige Jahre bevor Polak nach Persien berufen wurde, gehörte die Wirksamkeit der Narkoseverfahren zu den letzten Errungenschaften der modernen Medizin, die 1847 von Franz Schuh in Wien eingeführt wurden (Lesky 1965, S. 200–204). Da der Einsatz von Äther und Chloroform unter den europäischen Ärzten noch umstritten war, fasste Polak seine Erfahrungen nach etwa zweihundert chirurgischen Eingriffen in Persien schriftlich zusammen und richtete sie an seine Kollegen in Wien (Polak 1857c, S. 937–938). Dabei gab er interessante Einblicke in seine chirurgische Praxis. Das Chloroform bezog er über die russischen Gesandten in Teheran von Tafils und bewahrte es in verkorkten Fläschchen in seiner Wohnung an einem kühlen Ort auf (Polak 1857c, S. 937). Die Operationen wurden von Polak nicht in geschlossenen Räumen durchgeführt, sondern überwiegenden „unter freiem Himmel oder in freiem Luftzug" (Polak 1857c, S. 937–938).

3.3.1　158 persische Blasensteine in Wien

In der Zeit von 1852 bis 1860 führte Polak zahlreiche Blasensteinoperationen an Männern, Frauen und Kindern unter Verwendung von Äther und Chloroform durch. Er führte Buch über jeden einzelnen Eingriff und sammelte die operierten Steine, die er nach Wien mitnahm. 1860 hielt er einen Vortrag in der Versammlung der kaiserlich-königlichen Gesellschaft der Ärzte (Fischer 1938), veröffentlichte einen ausführlichen Bericht über die Geschichte der Blasensteinkrankheit und die Einführung der Lithotomie und Lithotripsie (Polak 1860a). Dazu stellte er die mitgebrachten Harnsteine im Sitzungssaal der Ärztegesellschaft aus. Später konnte die Sammlung von interessierten Kollegen in seiner Wohnung besichtigt werden (Polak 1860a, S. 661).

Vor dem Hintergrund einer „medizinischen Geographie" (Hirsch 1860–1864) gab Polak den Wiener Ärzten einen genauen Überblick über die geografische und topografische Verbreitung der Harnsteinbildung in Persien, die Ätiologie, die Geschichte der Harnsteinoperationen, den Einfluss der Ernährung auf die Harnsteinbildung, das Geschlechterverhältnis, die ethnische Zugehörigkeit, die Vermögensverhältnisse, das Alter, die Symptomatik, die körperliche Diagnostik, die Operationsmethoden und die Anwendung der Narkose (Polak 1860a, S. 661–666).

Er ließ die mitgebrachten Blasensteine von dem österreichischen Chemiker Vinzenz Kletzinsky (1826–1882) (N.N. 1965) in Wien nach Form, Gewicht, Konsistenz und chemischer Zusammensetzung analysieren und fügte die Laborergebnisse (Schmidt 1991) in einer bemerkenswerten Tabelle seinem Beitrag bei: „Befunde der chemischen Analysen von 67 Blasensteinen aus Persien" mit Namen der Patienten, Datum der Operation, Alter, Geburtsort, Geschlecht, Operationsmethode, Gewicht und Charakteristik des Steines mit besonderen Bemerkungen über den Verlauf der einzelnen Operationen (Polak 1860b). Hinsichtlich der Form der Harnsteine waren „Pfeifenkopf- und Sanduhrsteine" relativ häufig (Polak 1860a, b, S. 679).

Nach Polaks Bericht litten Kinder häufiger als Erwachsene unter der Bildung von Harnsteinen. Unter den operierten Patienten waren 69 zwischen einem Jahr und 7 Jahren alt; 53 zwischen 8 und 14; 9 Personen zwischen 15 und 21; 16 zwischen 21 und 50, und 11 seiner Patienten hatten das 50. Lebensjahr bereits überschritten (Polak 1860a, b, S. 663). Er führte in den ersten sechs Fällen die Anästhesie mit Äther mittels eines einfachen Blasapparats durch, später verwendete er Chloroform. Um den Stein chirurgisch zu entfernen, standen ihm die Instrumente zur Verfügung, die er aus Wien mitgenommen hatte: zwei Leitsonden für verschiedene Altersstufen, einige anatomische Skalpelle (Polak 1860a, b, S. 666), ein „Dumreicher'sches Messer" (Heitzmann und Heitzmann 1878, S. 41–42), eine gekrümmte und zwei gerade Steinzangen und ein Steinlöffel. Diese Instrumente wurden in der einschlägigen medizinischen Literatur als Standardausrüstung beschrieben (Cessner 1852, 218–219). Polak gibt auch die Anzahl der extrahierten Konkremente an. Bei 147 Eingriffen wurde nur ein Konkrement gefunden, einmal 6 Steine, 2 mal 4 Steine und bei 8 Eingriffen 2 Steine (Polak 1860a, b, S. 679).

Polak lieferte detaillierte Angaben zu geschlechtsspezifischen Operationsmethoden für die perineale Lithotomie. Bei männlichen Patienten fixierte er den Stein „*mittels Daumen und Zeigefinger, stach dann ein spitzes Bistouri ein, verlängerte den Schnitt und entfernte den Stein mittelst Pincette oder durch hebelförmige Bewegung mit einem Ohrlöffel*" (Polak 1860a, b, S. 696).

Bei weiblichen Patienten wurde der Stein von Polak in zwei oder drei Schritten entfernt: Zunächst wurde ein geknöpftes Bistouri auf einer breitgefurchten Hohlsonde vorgeschoben, um die gesamte Urethra sowie den Blasenhals in Richtung oben und links zu spalten. Dies ermöglichte ausreichend Raum, um den Zeigefinger einzuführen. Mit diesem Finger wurde die Größe des Steins überprüft, und falls die Inzision nicht ausreichend war, wurde das Bistouri erneut auf den Finger eingeführt, um die Spaltung weiter zu erweitern. Anschließend wurde eine Stein- oder Polypenzange eingeführt, um die Exzision durchzuführen (Polak 1860a, b, S. 697).

Neben der Lithotomie führte Polak auch die Lithotripsie durch. Er wies jedoch darauf hin, dass es ihm zum einen an geeigneten Instrumenten und zum anderen an ausreichender Erfahrung fehle:

„Lithotripsie unternahm ich in den ersten Jahren zwei Mal […]. Es gelang mir in beiden Fällen durch 10–12 Sitzungen die Steine zu zertrümmern. Der Umstand jedoch, 1. dass mir nur ein Lithotriptor zu Gebote stand, 2. dass ich weder die nöthige Zeit, Geduld und Gehilfen hatte, und was das wichtigste ist, dass mir die nöthige Uebung fehlte, 3. dass die Cystotomie so glücklich von statten ging, 4. dass die meisten Betroffenen im Kindesalter waren, bestimmten mich, diese Methode aufzugeben und sie Geübteren zu überlassen" (Polak 1860a, b, S. 695–696).[11]

Von den insgesamt 158 operierten Personen sind sieben an den Folgen der Steinschnittoperation verstorben und in seinem Bericht einzeln dokumentiert (Polak 1860a, b, S. 694–695). Der letzte Patient, der die Harnsteinoperation nicht überlebte, war der 75-jährige Abbas Ali (Polak 1860a, b, S. 695). Nach der ersten Untersuchung hatte Polak aufgrund seines fortgeschrittenen Alters und der Tatsache, dass er bereits seit drei Jahren an Harnsteinen litt, eine Operation zunächst abgelehnt, um im Falle seines Todes nicht von den Angehörigen verklagt zu werden: *„Da ich ihm den höchst zweifelhaften Erfolg vorstellte, gab er mir ein Schreiben, dass sein Blut nicht auf meinen Kopf, sondern auf seinen eigenen falle."* (Polak 1860a, b, S. 695). Erst nach Vorlage dieser Einwilligung entfernte Polak am 27. April 1860 sechs Harnsteine aus der Blase von Abbas Ali (Polak 1860a, b, S. 695). Zehn Tage später starb der Patient. Polak nahm die Einwilligungserklärung – eine der seltenen Patientenverfügungen des 19. Jahrhunderts in Persien – mit nach Wien und fügte sie „der Kuriosität halber" seinem Bericht bei (Gächter 2018, 529–530).

3.4 Fazit

Als Vertreter der Zweiten Wiener Medizinischen Schule förderte Polak in Persien die Integration westlichen medizinischen Denkens, indem er zunächst eine moderne wissenschaftliche Terminologie entwickelte, die es ermöglichte, Konzepte der Anatomie und Physiologie präzise auszudrücken. Dieser Schritt bildete die Grundlage für die Etablierung der neuen Naturwissenschaften und der modernen Medizin in Persien. Polaks medizinische Berichte sind historische Zeugnisse der Wiener Medizinischen Schule, die in der zweiten Hälfte des 19. Jahrhunderts Impulse von internationaler Bedeutung setzte. Die ausführliche Dokumentation seiner Operationsmethoden der Lithotomie und Lithotripsie zählt heute zu den bedeutendsten Schriften zur Einführung der modernen Urologie in Persien (Abb. 3.4).

---

[11] Die Orthografie in Polaks Zitat wurde nicht geändert, AG.

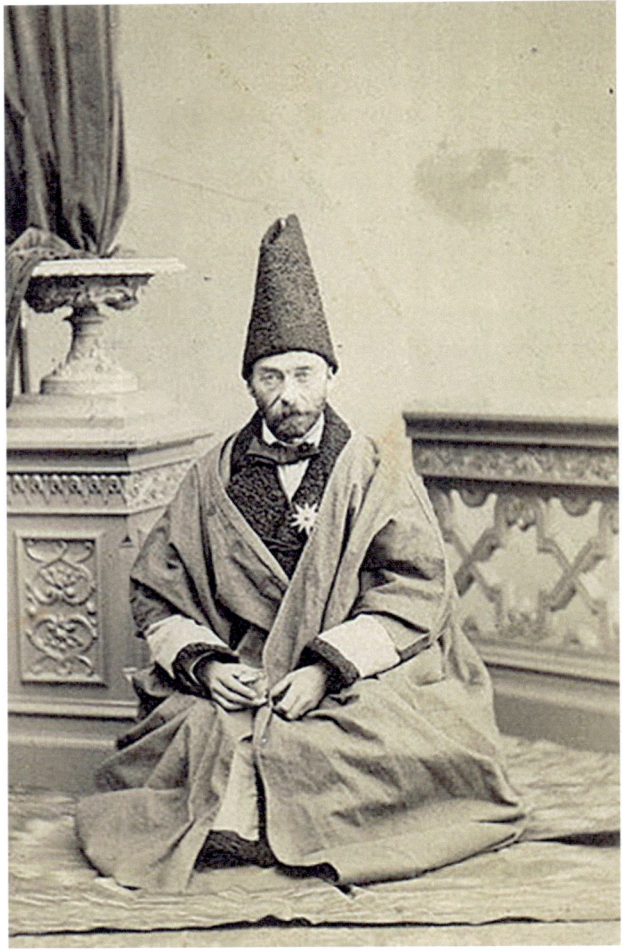

Abb. 3.4 Jacob E. Polak mit dem persischen „Orden Löwe und Sonne", Fotografie Julie Haftner (aktiv 1857–1867), Wien zwischen 1960–1867. Pf 28. 165 1 (B), Bildarchiv der Österreichische Nationalbibliothek

Literatur

Amanat A (1997) The Pivot of the Universe: Nasir al-Din Shah Qajar and the Iranian Monarchy 1831–1896. University of California Press, Berkeley, Kalifornien

Cessner CJ (1852) Handbuch der Instrumente- und Verbandslehre. Seidel, Wien, S 218–219

Civiale J (1827) Lettre à le Cher Vincent de Kern, Premier Chirurgien de S. M. I. et R. l'Empereur d'Autriche… en réponse à un écrit ayant pour titre: Réflexions sur la nouvelle méthode de M. M. Civiale et Leroy, pour broyer et extraire les calculs vesicaux. Bechet, Paris. https://gallica.bnf.fr/ark:/12148/bpt6k9770813t.texteImage. Zugegriffen am 25.04.2024

Dietrich HG (2004) Etablierung operativer Eingriffe im wissenschaftlich–modernen Sinn zwischen 1860 und 1930. In: Konert J, Dietrich HG (Hrsg) Illustrierte Geschichte der Urologie. Springer, Berlin, S 94–96

Drasche A (1874) Internationale Sanitäts-Konferenz. Wiener Medizinische Presse 27:633639
Drasche A (1891) Dr. J. E. Polak. In: Neue Freie Presse, Abendblatt Nr. 9746, 14.10.1891, S 2
Ebrahimnejad H (2000) Theory and Practice in Nineteenth-Century Persian Medicine: Intellectual and Institutional Reforms. Hist Sci 28:171–178
Ebrahimnejad H (2014) Medicine in Iran: Profession, Practice and Politics. Palgrave Macmillan, New York
Ekhtiar M (1994). The Dar al-Funun: Educational reform and cultural development in Qajar Iran. Ph.D., New York University
Figdor PP (2010) Transurethral access to the bladder – endoscopy and lihotripsy. In: Mattelaer JJ, Schultheiss D (Hrsg) History Europe – the cradle of Urology. History Office of the European Association of Urology, Arnhem, S 77
Fischer I (1938) Geschichte der Gesellschaft der Ärzte in Wien 1837–1937. Springer, Berlin
Gächter A (2013a) Briefe aus Persien. Jacob E. Polaks medizinische Berichte. New Academic Press, Wien
Gächter A (2013b) Die Vermessung Persiens. Notizen zur Person Jacob Eduard Polak anlässlich der Auffindung seines Grabsteines. Archiv der Völkerkunde 61–62:233–260
Gächter A (2015) Medicine and anthropology: the 'Ambassador-Physician' Jacob Eduard Polak (1818–1891) as a mediator of modernity in Iran. In: Krasnowolska A, Rusek-Kowalska R (Hrsg) Studies on the Iranian world: medieval and modern. Jagiellonian University Press, Kraków, S 329–340
Gächter A (2017) Ein Forschungsreisender in Persien. Der Mediziner und Naturforscher Jacob. E. Polak (1818–1891). In: Seidl J, Kästner I, Kiefer J, Kiehn M (Hrsg) Deutsche und österreichische Forschungsreisen auf den Balkan und nach Nahost. Shaker Verlag, Aachen, S 203–216
Gächter A (2018) Ein Repräsentant der Wiener Schule der Medizin in Persien. Jacob E. Polaks Beitrag für die moderne Urologie. In: Angetter D, Nemec B, Posch H, Drumel C, Weindling P (Hrsg) Strukturen und Netzwerke. Medizin und Wissenschaft in Wien 1848–1955. Vienna Universität Press, Wien, S 511–531
Gächter A (2019) Der Leibarzt des Schah. Jacob E. Polak 1818–1891 – Eine west-östliche Lebensgeschichte. New Academic Press, Wien
Goldberg P (1856) Dr. J. E. Polak. Leibarzt des Schahs von Persien und Professor der Anatomie und Chirurgie an der Militärschule zu Teheran. Eine biographische Skizze. Jahrbuch der Israeliten 3:153–160
Gurney J, Nabavi N (2011) DĀR AL-FONŪN. In: Encyclopaedia Iranica. https://iranicaonline.org/articles/dar-al-funun-lit. Zugegriffen am 22.12.2024
Haschemian A (2002) Jacob Eduard Polak (1820–1891): Arzt, Forscher und der erste Ordinarius für neuzeitliche Medizin nach europäischem Muster in Persien vor 150 Jahren. Würzburger medizinhistorische Mitteilungen 21:282–286
Heitzmann C, Heitzmann J (1878) Compendium der chirurgischen Instrumenten-, Verbands- und Operationslehre, Zweite Auf. Braumüller, Wien, S 41–42
Hirsch A (1860–1864) Handbuch der historisch-geographischen Pathologie, Bd 3. Ferdinand Enke, Stuttgart
von Kern V (1826) Bemerkungen über die neue von Civiale und de Roy verübte Methode, die Steine in der Harnblase zu zermalmen und auszuziehen. Machiaristen, Wien
Lesky E (1965) Die Wiener Medizinische Schule im 19. Jahrhundert. Böhlau, Wien
N.N. (1857). Notiz. In: Wochenblatt der Zeitschrift der k. k. Gesellschaft der Aerzte zu Wien, Nr. 14, S 238
N.N. (1863) Die Juden in Böhmen und ihre Stellung in der Gegenwart. Silber und Schenk, Prag, S 51
N.N. (1867) Liste der Mitglieder. In: Verhandlungen der k. k. Zoologisch-Botanische Gesellschaft in Wien, S 17

N.N. (1871) Mitgliederverzeichnis der Anthropologischen Gesellschaft Wien. Mitt k. k. Anthropologischen Gesellschaft in Wien, S 18–20
N.N. (1891a) † Jacob E. Polak. In: Neue Freie Presse, Kleine Chronik, Abendblatt Nr. 9741, 09.10.1891, S 5
N.N. (1891b) † Jacob E. Polak. In: Bohemia, Nr. 246, 08.10.1891, S 5
N.N. (1891c) Notizen. Sterbefälle. In: Mitteilungen des Wiener medizinischen Doctoren-Collegiums, Bd XVII, 22, S 184
N.N. (1965) Kletzinsky, Vinzenz. In: Österreichisches Biographisches Lexikon. https://www.biographien.ac.at/oebl/oebl_K/Kletzinsky_Vinzenz_1826_1882.xml. Zugegriffen am 26.12.2024
Pfusterschmid-Hardtenstein H (2004) Die Orientalische- und spätere Konsularakademie 1848–1918. Eine frühe Fachhochschule im Zeitalter der Industrialisierung. In: Rathkolb O (Hrsg) 250 Jahre – Von der Orientalischen zur Diplomatischen Akademie in Wien. Studienverlag, Innsbruck, S 77–101
Polak JE (1849) Chronische Fussgeschwüre-Flanell-Druck-Verband. Z k. k. Gesellschaft der Aerzte zu Wien 5/2:455
Polak JE (1850) Chronische Fußgeschwüre und Varices. Z k. k. Aerzte zu Wien 6(2):322–337
Polak JE (1852). Briefe aus Persien. In: Wiener Medizinische Wochenschrift, Nr. 47, S 742
Polak JE (1854) Haḏā kitāb fī tasrīḥ badan al-insān min ta'lifāt Duktur Pūlāk. Lithographiert in Teheran [1270]. https://search.onb.ac.at/primo-explore/fulldisplay?docid=ONB. Zugegriffen am 22.12.2024
Polak JE (1856) Persien. Allgemeine Zeitung des Judentums 35:477–479
Polak JE (1857a). Ketāb-e jarrāḥi wa yek resāla dar kaḥḥāli. Lithographiert in Teheran [1857]. https://search.onb.ac.at/primo-explore/fulldisplay?docid=ONB. Zugegriffen am 23.12.2024
Polak JE (1857b) Lehrbuch der Chirurgie in persischer Sprache (besprochen vom Verfasser). Wbl Z k. u. k. Gesellschaft der Aerzte zu Wien 14:551–552
Polak JE (1857c) Briefe aus Persien. Wien Med Wschr 52:937–938
Polak JE (1860a) Ueber 158 Stein-Operationen, ausgeführt in Persien im Zeitraum vom Nov. 1852 bis Juni 1860. Zeitschrift der k. k. Gesellschaft der Aerzte zu Wien 42:662
Polak JE (1860b) Befund der chemischen Analyse von 67 Blasen– und 11 Urethralsteinen aus Persien. Z k. k. Gesellschaft der Aerzte zu Wien 44, 702–703; 45, 714–717; 46, 732–735; 47, 748–751
Polak JE (1862) Die medizinische Schule und Spitäler in Teheran. Wiener Medizinische Wochenblatt 15:235–236
Polak JE (1865) Persien. Das Land Und Seine Bewohner. Ethnographische Schilderungen, Zwei Bände. Brockhaus, Leipzig
Polak JE (1866) Der Sanitätskongress in Konstantinopel. Wien Med Press 3:93–94
Polak JE (1873) Special-Catalog der Ausstellung des Persischen Reiches. K. K. Hof- und Buchdrucke, Wien
Polak JE (1876) Die österreichischen Lehrer in Persien. Hölder, Wien, S 22
Richter-Bernburg L (1992) CLOQUET, LOUIS-ANDRÉ-ERNEST. Encylopaedia Iranica. https://iranicaonline.org/articles/cloquet-louis-andr-ernest-b. Zugegriffen am 26.12.2024
Riedl H (1983) Pollak Jakob Eduard. In: Österreichisches Biographisches Lexikon 1815–1950 (ÖBL), Bd 8, Verlag der Österreichischen Akademie der Wissenschaften, Wien, S 170
von Rokitansky C (1871) Eröffnungsrede. Mittlg k. k.Anthropol Ges Wien 1:7
von Rudtorffer F X (1808) Abhandlung über die Operation des Blasensteines nach Pajola's Methode. A. F. Böhme, Leipzig
Schmidt G (1991) Zur Entwicklung der Fächer klinische Chemie und Laboratoriumsdiagnostik in der Weiner Schule. Ber Wissenschaftsgesch 14(4):231–239
Schönbauer L (1944) Das Medizinische Wien. Geschichte/Werden/Würdigung. Urban & Schwarzenberg, Berlin/Wien S 254–259

Singer I, Jelinek E (1906) Polak, Jakob Eduard. In: The Jewish Encylcopaedia, Bd 10, S 102. https://www.jewishencyclopedia.com/articles/12235-polak-jakob-eduard. Zugegriffen am 21.12.2024

Slaby H (1982) Bindeschild und Sonnenlöwe. Die Geschichte der österreichisch-iranischen Beziehungen bis zur Gegenwart, Bd 58. Akademische Druck- u. Verlagsanstalt, Graz, S 69

Wattmann J (1835) Über die Steinzerbohrung und ihr Verhältniß zum Blasenschnitte. Heubner, Wien

Werner C (2009) Polak, Jakob Eduard. In: Encylopaedia Iranica. https://iranicaonline.org/articles/polak-jakob-eduard. Zugegriffen am 21.04.2024

Wiesemann C (1991) Josef Dietl und der therapeutische Nihilismus: zum historischen und politischen Hintergrund einer medizinischen These. Peter Lang, Frankfurt am Main

von Wurzbach C (1864) Vincenz Ritter Kern. In: Theil E (Hrsg) Biographisches Lexikon des Kaiserthums Österreich. Kaiserlich–königliche Hof und Staatsdruckerei, Wien, S 187–191

von Wurzbach C (1872) Polack, Jacob Eduard. In: Biographisches Lexikon des Kaiserthums Oesterreichs, Band 23, K. u. k Hof- und Staatsdruckere. Wien, S 73–75. http://www.literature.at/viewer.alo?objid=12538&viewmode=fullscreen&rotate=&scale=3.33&page=74. Zugegriffen am 21.12.2024

Zajaczkowski T (2006) Joseph Dietl (1804–1878). Reformer der Medizin und sein Beitrag für die Urologie. Der Urologe 45(1):85–94

Teil III

Urologische Krankenversorgung, Ausbildung und Instrumentenbau von Weltrang

Die Entwicklung der stationären Krankenversorgung der Urologie in Wien und Österreich

4

Friedrich H. Moll und Thorsten Halling

Inhaltsverzeichnis

4.1	Einleitung	66
4.2	Viktor von Ivánchich und der Krankensaal am AKH „in der Mitte abgeteilt nach Männern und Weibern"	68
4.3	Die Urologie an der III. Chirurgischen Klinik des AKH	71
4.4	Die Urologie an der II. Chirurgischen Klinik – Urologische Station	74
4.5	Urologie an der I. Chirurgischen Klinik	76
4.6	Die Urologen an der Wiener Allgemeinen Poliklinik	77
4.7	Urologische Abteilungen und Ambulanzen in weiteren Wiener Krankenhäusern	84
4.8	Urologische Kliniken und Abteilungen in Graz, Innsbruck, Klagenfurt, Leoben, Linz und Salzburg	91
4.9	Fazit	97
	Literatur	97

F. H. Moll (✉)
Institut für Geschichte, Theorie und Ethik der Medizin, Centre for Health and Society, Heinrich-Heine Universität, Düsseldorf, Deutschland

Urologische Klinik, Kliniken der Stadt Köln gGmbH, Köln, Deutschland

Curator Deutsche Gesellschaft für Urologie e. V, Düsseldorf-Berlin, Deutschland
e-mail: friedrich.moll@uni-koeln.de

T. Halling
Institut für Geschichte, Theorie und Ethik der Medizin, Centre for Health and Society, Medizinische Fakultät, Heinrich-Heine-Universität, Düsseldorf, Deutschland
e-mail: thorsten.halling@hhu.de

© Der/die Autor(en), exklusiv lizenziert an Springer-Verlag GmbH, DE, ein Teil von Springer Nature 2025
F. H. Moll et al. (Hrsg.), *Urologie in Österreich*,
https://doi.org/10.1007/978-3-662-70888-0_4

4.1 Einleitung

Im fachkulturellen Gedächtnis der Urologie nimmt die Etablierung von Krankenstationen und selbstständigen Abteilungen als wichtige Etappen der Fachentwicklung Kliniken einen ganz zentralen Platz ein. Der genaue Status dieser klinischen Organisationseinheiten im Zeitverlauf ist oftmals nur schwer zu rekonstruieren. Im internationalen Kontext unterscheiden sich zudem die Rechtsgrundlagen der Krankenhausorganisation erheblich (Leeming 2001).

Bei der prestigeträchtigen Frage nach der längsten Traditionslinie spielen solchen Überlegungen eine untergeordnete Rolle, so wird für Europa gerne neben derjenigen von Jean Civiale (1792–1867) am Hopital Necker, Paris ab den 1830er-Jahren, institutionalisiert 1864 (Civiale 1864), auf eine frühe, nicht näher definierte „Abteilung" in Odessa verwiesen, die Teofil Gnatovich Vdovikovsky, Schüler von Jean Civiale (1792–1867) im Jahre 1863 gegründet hatte (Novikov 2007; Kostyev 2008; Sosnovsky et al. 2006; Kerrebroeck 2024).

Als Grundlage einer medizin- und wissenschaftshistorischen Analyse müssen daher zunächst Kriterien für eine selbstständige Abteilung gefunden werden. Hierzu gehören die Budgetfreiheit, die Führungsfreiheit, die organisatorische Selbstständigkeit und die Personalhoheit. Inwieweit konnte der leitende Facharzt also über die seiner Abteilung zugeteilten Mittel entscheiden, war er alleine weisungsberechtigt und für die medizinischen Angelegenheiten zuständig und konnte er sein ärztliches Personal (früher auch teils das pflegerische Personal) selbst auswählen?

Retrospektiv lassen sich diese Fragen nur selten umfassend beantworten, sollten aber erkenntnisleitend für entsprechende Zuschreibungen sein.

Für Wien lassen sich erste Spezialisierungen für die Urologie sehr früh erkennen, da neue wissenschaftlichen Methoden der französischen Krankenhausmedizin (Weisz 2006, S. 6–25) wie klinische Chemie, Labormedizin, Urin- und Harnsteinanalyse (Florian Heller 1813–1871) sowie Mikroskopie und Mikrobiologie (Anton Ritter von Frisch[aut] 1849–1917) rasch Fuß fassten. Auch neue minimal-invasive Operationstechniken (blinde lasensteinlithotripsie, Urethroskopie, Zystoskopie), gaben unter Zeitgenossen Anlass zum Vergleich zwischen Wien und Paris. (Wunderlich 1841) (vgl. die Kap. 1 und 2).

Bei der Frage von Abteilungsgründungen sind neben nationalen Rechtstraditionen immer auch die lokalen Ausprägungen der Krankenhausorganisation zu berücksichtigen, wie beispielsweise der komplexe Status des Allgemeinen Krankenhauses (AKH) in Wien. Es unterstand sowohl dem Ministerium des Inneren als auch der Stadt Wien, die Organisation der Universität und die Lehre unterstand wiederum dem Ministerium für Unterricht (Gerson 1889, S. 199). Somit waren Professoren und Dozenten bei Personal- und Unterrichtsangelegenheiten dem Unterrichtsministerium, als Vorstand oder Mitarbeiter der klinischen und „Reserveabteilungen" aber der „Oberaufsicht des Spitals" untergeordnet (Gerson 1889, S. 197, 199).

4 Die Entwicklung der stationären Krankenversorgung der Urologie in Wien und… 67

Im Folgenden wird die Entstehung urologischer Abteilungen am Allgemeinen Krankenhaus und der Poliklinik in Wien als Teil der Fachspezialisierung im 19. und 20. Jahrhundert vorgestellt. Verbunden waren die Verselbstständigungsprozesse mit dem Wirken fachwissenschaftlich herausragender Ärzte und Wissenschaftler. Einige der heute noch bekannten Vertreter der österreichischen Urologie in der ersten Hälfte des 20. Jahrhunderts wirkten nicht nur an anderen Wiener Krankenhäusern, sondern auch an vielen Standorten in Österreich, u. a. in Graz, Innsbruck, Klagenfurt, Leoben, Linz und Salzburg (Figdor 2008). Die hier gewählten Beispiele können die komplexe Struktur der urologischen Krankenversorgung lediglich andeuten und sollen keineswegs als wertend verstanden werden, zumal die Auswahl nicht zuletzt durch fachkulturelle Erinnerung, d. h. in diesem Falle vor allem Selbstdarstellungen entsprechender Kliniken sowie Einschätzungen von Zeitzeugen (Zechner 2014)[1] beeinflusst wurde.

Ausgangspukt für die urologische stationäre Krankenversorgung in Österreich ist unzweifelhaft das Allgemeine Krankenhaus in Wien (Abb. 4.1).

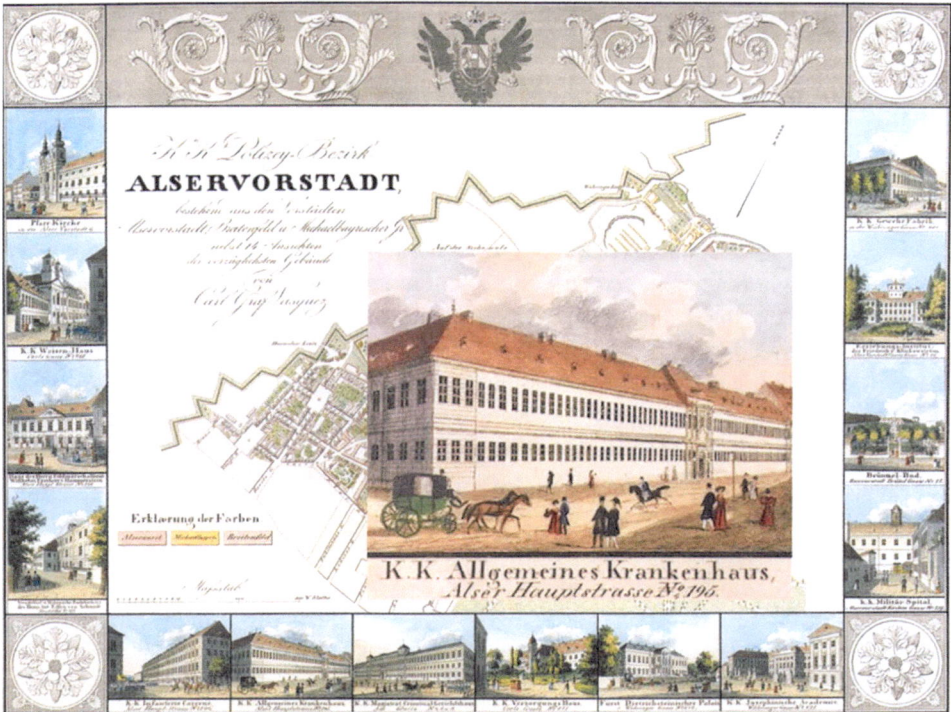

Abb. 4.1 Carl Graf Vasquez-Pinas von Löwenthal (1796–1861). Pläne der k. k. Haupt- und Residenzstadt Wien. Mit einem Situations-Plane. k k Polizey Bezirk Alservorstadt. Kolorierte Lithografie aus dem unteren Bildrand links montiert. Repro Moll-Keyn, mit freundlicher Genehmigung

---

[1] Zeitzeugeninterview mit Othmar Zechner vom 6.12.2024.

4.2 Viktor von Ivánchich und der Krankensaal am AKH „in der Mitte abgeteilt nach Männern und Weibern"

Die erste urologische Organisationseinheit in Wien ist sehr eng verknüpft mit der Tätigkeit von Viktor von Ivánchich de Margita (Abb. 4.2). Geboren am 20.02.1812 in Pest, als Sohn eines „städtischen Oberbeamten", studierte Ivánchich ebenda Medizin und war als Assistent am dortigen St. Rochuspital tätig (Moll et al. 2022). Zwischen 1834–1836 weilte er zeittypisch zu einem Studienaufenthalt in Paris, wo die Fachverselbstständigung und Differenzierung der Urologie bereits an der Wende zum 19. Jahrhundert eingesetzt hatte. Er hospitierte bei den wichtigsten Protagonisten der „blinden" Blasensteinlithotripsie wie Jean Civiale (1792–1867) (Civiale 1827), Jean-Jacques-Joseph Leroy d'Etiolles (1798–1860) (Leroy d'Etiolles 1836) Baron Charles Louis Stanislas Heurteloup (1793–1864) sowie Jean Amussat (1796–1865). Hier wird von Ivánchich lebhaft die Diskussion um die klinische Überlegenheit der einzelnen Modifikationen verfolgt haben, die sich in vielen Publikationen und Zeitschriftenartikeln niederschlug, deren Wellen weit in den deutschsprachigen Bereich schlugen (Graefe 1837; Schleiss 1839). Dies spiegelt sich in seinem Vorwort und der historischen Herleitung des Verfahrens in seiner Publikation aus dem Jahre 1842 deutlich wieder (Ivánchich 1842a, S. VII–XIV u. 1842b, S. 13–14).

1837 führte Ivánchich in Pest erfolgreich die erste „blinde" Lithotripsie aus.

Ab 1842 bestand in Wien für Victor von Ivánchich die Möglichkeit, seine Patienten am Allgemeinen Krankenhaus (AKH) in Wien behandeln zu können, da ihm Betten zugewiesen wurde, jedoch ohne Anspruch auf Bezahlung (Moll et al. 2022). Sofort begann von Ivánchich ein reiches publizistisches Schaffen, insbesondere in der „Wiener medizinischen Wochenschrift" sowie der „Allgemeinen Wiener medizinischen Zeitung" zum Thema Blasensteinlithotripsie sowie zum benachbarten Gebiet der inneren Urethrotomie. Seine Zeitgenossen weisen übereinstimmend darauf hin, dass er „Utraquist" sei, also sowohl für den „offenen" Steinschnitt wie die „blinde Lithotripsie" einträte. Von Ivánchichs Publikation von 1842 „Kritische Beleuchtung der Blasensteinzertrümmerung, wie sie heute dasteht, gestützt auf eine Erfahrung von 23 Fällen" wurde vom Publikum stark beachtet (Broenner 1847). Ivánchich setzte seine statistischen Publikationen auf dem Gebiete der „blinden Blasensteinlithotripsie" weiter fort, was schließlich zur Anerkennung der Methode führte (Ivánchich 1846a, b, 1854, 1866, 1873). Ab 1847 wandte Ivánchich die Äthernarkose an, die Franz von Schuh (1804–1865) in Wien am 27. Januar 1847 nach Tier- und Menschenversuchen erstmals demonstriert hatte (Schönbauer 1948; Fischer 1938).

Zusätzlich publizierte von Ivánchich ab 1846 zur Therapie von Harnröhrenstrikturen, einem damals häufigen Krankheitsbild infolge von gonorrhoischen Urethritiden, die sich in der Mitte des 19. Jahrhunderts vor Entwicklung eines differenzierten antiseptischen Therapieansatzes mit Spülungen nur unzureichend behandeln ließen (Ivanchich 1851a, b) (Abb. 4.3). Bei der „inneren" Urethrotomie, die sich neben der offen operativen heraus-

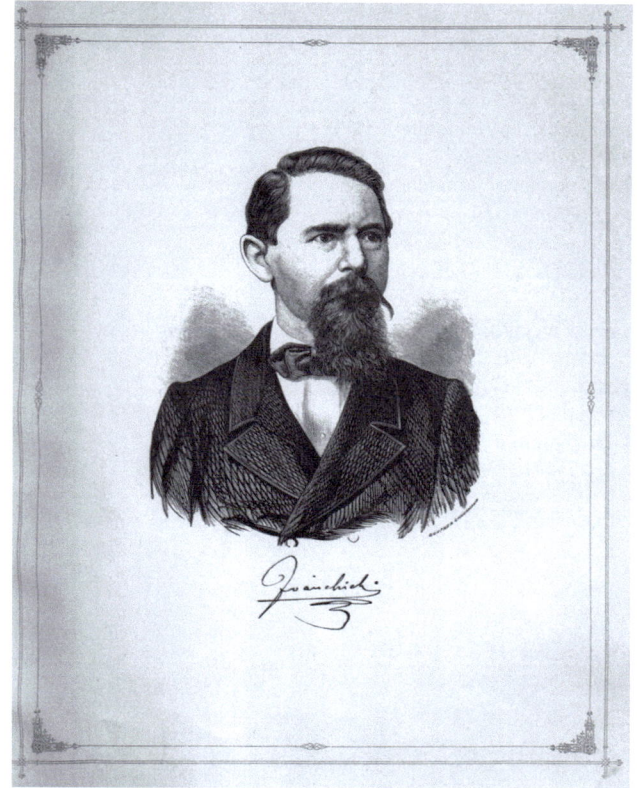

Abb. 4.2 Viktor von Ivánchich (1812–1892) Stich aus: Hirschfeld 1876 Galerie Berühmter Kliniker, Moritz Perles, Wien, Repro Moll-Keyn, mit freundlicher Genehmigung.
Im beigefügten Text heißt es: „*Kein anderer Arzt seiner Specialität in Österreich kann ihm gleichgesetzt werden und am wenigsten kann sich einer rühmen, was die Zahl der ausgeführten Lithotripsien betrifft, geschweige denn überboten zu haben.*" (Hirschfeld 1876)

gebildet hatte, waren im ersten Drittel des 19. Jahrhunderts zwei operative Varianten bekannt, zum einen die „retrograde" Schlitzung, die beispielsweise Richard-Antony Stafford (1801–1854) oder auch Victor v. Ivánchich favorisierten und die „anterograde" Urethrotomie nach Jules-Germain-François Maissoneuve (1809–1894) (Moll und Marx 1999) (Abb. 4.4 und 4.5).

1851 erhielt Victor von Ivánchich „nach Ansuchen" die „Venia legendi" der Medizinischen Fakultät Wien (Moll et al. 2022). Durch Ivánchich war der Behandlungskanon der sich entwickelnden Urologie als neuen Spezialdisziplin in Wien bis in die 1870 er Jahre festgelegt worden. Dies spiegelt sich in den Aufnahmediagnosen des allgemeinen Krankenhauses, wobei die Patienten aber teils noch in der Medizinischen Klinik und teils in der chirurgischen Klinik behandelt wurden. Leider weisen die frühen Statistiken das Fach Urologie nicht separat anhand der Krankheiten aus, da diese nicht jeweils 100 Fälle einer Kategorie darstellten. Auch werden die Krankheiten der Harnorgane und separat der Sexualorgane mit Ausschluss der venerischen und syphilitischen Formen erst ab den 1870er Jahren in einem eigenen Kapitel in der Berichten zusammengefasst. 1875 wurden 35 Patienten (32 Männer, 3 „Weiber") mit Lithiasis aufgeführt, 12 Männer mit Phimose,

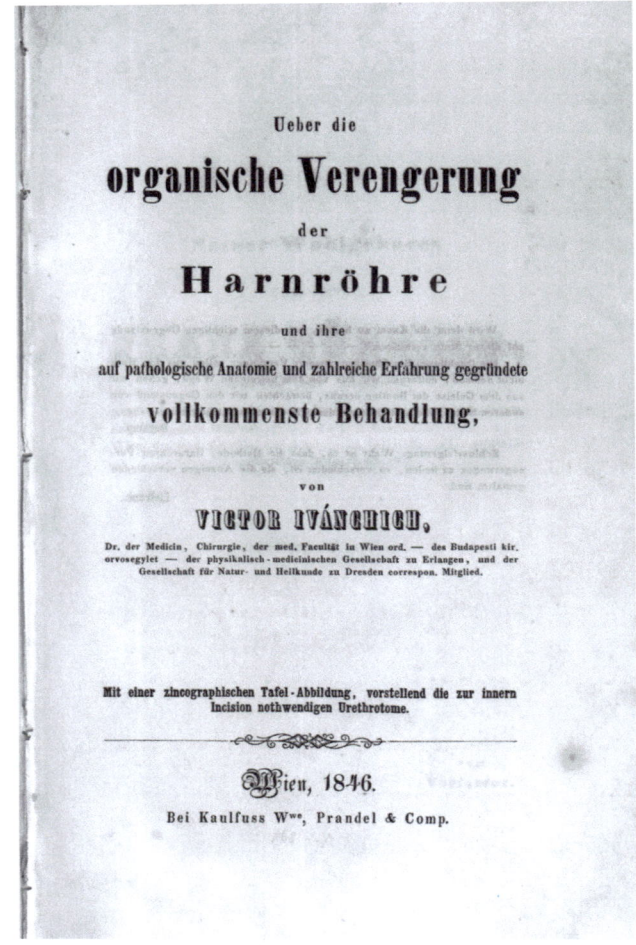

Abb. 4.3 Frontispiz Ueber die organische Verengerung der Harnröhre und ihre auf pathologische Anatomie und zahlreiche Erfahrungen gegründete vollkommenste Behandlung, von Victor v. Ivánchich, 1846, die auch für die Erteilung der „Venia legendi" herangezogen wurde, Repro Moll-Keyn, mit freundlicher Genehmigung

29 Hydrozelen, Prostatitiden, 3 Männer mit Spermatorrhoe, 6 Patienten (4 Männer 2 „Weiber") mit Hämaturie und 55 Männer mit Harnröhrenstrikturen erfasst sowie 6 Harnsperren (Retentio urin. 5 Männer, 4 „Weiber") (Direktor d Anstalt 1876). Zu dieser Zeit wurden die Patienten noch nicht in die einzelnen chirurgischen Kliniken mit den dazugehörigen Operationen aufgeschlüsselt.

Viktor von Ivánchich verstarb am 9. März 1892 (Moll 2022).

Eine weitere Einengung der Spezialisierung lässt sich an der III. Chirurgischen Klinik des AKH nach Amtsantritt Leopold von Dittels nachweisen.

Sonnabend den 2. September. № 35. Vierter Jahrgang 1854.

Bureau: Stadt, Herrengasse Nr. 252.

Jeden Sonnabend erscheint eine Nummer.

Wiener

Medizinische Wochenschrift.

Inhalt: Einige Corrollarien zur Lehre der möglichst vollkommensten Behandlung der organ. Verengerung der Harnröhre, nebst näherer Angabe der vorzüglichsten Gattung eigener Urethrotome, von Dr. v. Ivánchich in Wien. — Ein Fall von Insufficientia valv. semilun. Arteriae pulmonalis, beobachtet vom ehem. Primararzt Dr. Joseph Benedikt in Wien. — Kritik. — Aphorismen über Cholera asiatica, von Dr. Friedmann in München. — Dr. Oettinger's Behandlungsweise in der diessjährigen Choleraepidemie. — Ueber Landolfi's Aetzverfahren. — Journal-Auszüge. — Feuilleton: Beiträge zur Regulirung des österr. Sanitätswesens auf dem Lande, vom kk. Bezirksarzt Dr. Math. Macher in Stainz. — Korrespondenzen aus Wien und München. — Notizen. — Personalnachrichten. — Brief. — Anzeigen.

Einige Corrollarien zur Lehre der möglichst vollkommensten Behandlung der organ. Verengerung der Harnröhre, nebst näherer Angabe der vorzüglichsten Gattung eigener Urethrotome.

Von Dr. v. Ivánchich in Wien *)

Obgleich eine ziemliche Anzahl rühriger Geister schon seit Jahren in spezifischen Schriften, gelehrten Versammlungen und Journalen für den Zweck der Erzielung einer möglichst vollkommensten Behandlung der organ. Verengerung der Harnröhre durch die Incision agitirt (an welcher Agitation auch ich einen nicht ganz unbedeutenden Antheil nehme), so ist man doch noch fern davon, eine Vereinbarung der Meinungen der Chirurgen bezüglich dieses Gegenstandes auch nur annäherungsweise wahrzunehmen. Dieses bedauerliche Faktum möge entschuldigen, wenn ich mir erlaube, [...] gerung der Harnröhre, welche die älteren Autoren callöse Verengerung getauft*.

Ich will jedoch über den pathologischen Zustand, welcher der organischen Verengerung der Harnröhre zum Grunde liegt, nicht mehr Worte machen, nachdem es diessmal blos meine Absicht ist, mich in eine kurze Zergliederung des therapeutischen Theils der organ. Verengerung der Harnröhre, und namentlich der vorzüglichsten Gattung meiner Urethrotome einzulassen.

Seit 20 Jahren suche ich durch Wort und That zu beweisen, dass man die kurzen circulären Verengerungen durch eine methodische, temporäre, progressive Dilatation, vermittelst bald conischer, bald cylindrischer Bougies eben so gut und radical heilen kann, wie die strafferen fibrösen, schwer und unvollkommen ausdehnbaren, sich auf 1–2 Linien und darüber erstreckenden Verengerungen gewöhnlich

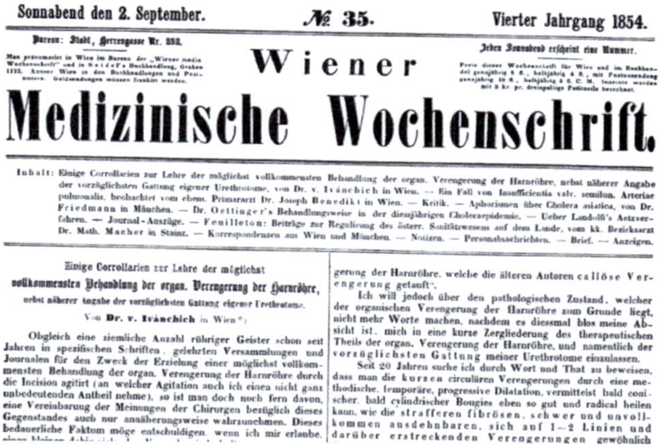

Abb. 4.4 Ivánchich fasste seine einzelnen Publikationen zu unterschiedlichen Themen in Sammelbänden zusammen, um seine Ansichten weit zu verbreiten. Repro Moll-Keyn, mit freundlicher Genehmigung

Sonnabend den 2. September. № 35. Vierter Jahrgang 1854.

Bureau: Stadt, Herrengasse Nr. 252.

Jeden Sonnabend erscheint eine Nummer.

Wiener

Medizinische Wochenschrift.

Inhalt: Einige Corrollarien zur Lehre der möglichst vollkommensten Behandlung der organ. Verengerung der Harnröhre, nebst näherer Angabe der vorzüglichsten Gattung eigener Urethrotome, von Dr. v. Ivánchich in Wien. — Ein Fall von Insufficientia valv. semilun. Arteriae pulmonalis, beobachtet vom ehem. Primararzt Dr. Joseph Benedikt in Wien. — Kritik. — Aphorismen über Cholera asiatica, von Dr. Friedmann in München. — Dr. Oettinger's Behandlungsweise in der diessjährigen Choleraepidemie. — Ueber Landolfi's Aetzverfahren. — Journal-Auszüge. — Feuilleton: Beiträge zur Regulirung des österr. Sanitätswesens auf dem Lande, vom kk. Bezirksarzt Dr. Math. Macher in Stainz. — Korrespondenzen aus Wien und München. — Notizen. — Personalnachrichten. — Brief. — Anzeigen.

Einige Corrollarien zur Lehre der möglichst vollkommensten Behandlung der organ. Verengerung der Harnröhre, nebst näherer Angabe der vorzüglichsten Gattung eigener Urethrotome.

Von Dr. v. Ivánchich in Wien *)

Obgleich eine ziemliche Anzahl rühriger Geister schon seit Jahren in spezifischen Schriften, gelehrten Versammlungen und Journalen für den Zweck der Erzielung einer möglichst vollkommensten Behandlung der organ. Verengerung der Harnröhre durch die Incision agitirt (an welcher Agitation auch ich einen nicht ganz unbedeutenden Antheil nehme), so ist man doch noch fern davon, eine Vereinbarung der Meinungen der Chirurgen bezüglich dieses Gegenstandes auch nur annäherungsweise wahrzunehmen. Dieses bedauerliche Faktum möge entschuldigen, wenn ich mir erlaube, [...] gerung der Harnröhre, welche die älteren Autoren callöse Verengerung getauft*.

Ich will jedoch über den pathologischen Zustand, welcher der organischen Verengerung der Harnröhre zum Grunde liegt, nicht mehr Worte machen, nachdem es diessmal blos meine Absicht ist, mich in eine kurze Zergliederung des therapeutischen Theils der organ. Verengerung der Harnröhre, und namentlich der vorzüglichsten Gattung meiner Urethrotome einzulassen.

Seit 20 Jahren suche ich durch Wort und That zu beweisen, dass man die kurzen circulären Verengerungen durch eine methodische, temporäre, progressive Dilatation, vermittelst bald conischer, bald cylindrischer Bougies eben so gut und radical heilen kann, wie die strafferen fibrösen, schwer und unvollkommen ausdehnbaren, sich auf 1–2 Linien und darüber erstreckenden Verengerungen gewöhnlich

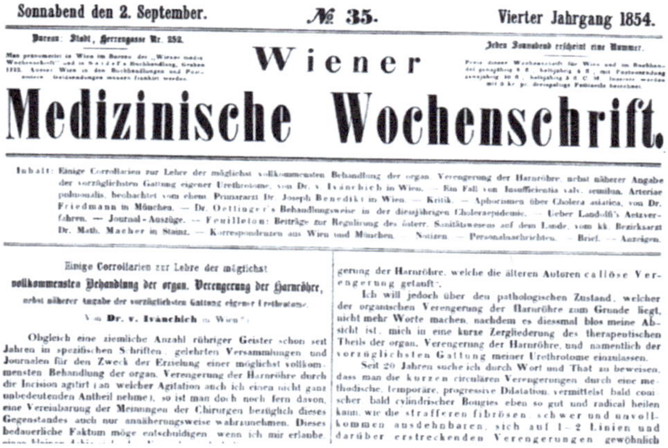

Abb. 4.5 Ausriss Wiener Medizinische Wochenschrift 1854 4 Nr 35 mit einer Arbeit Ivanchichs zu Harnröhrenstrikturen prominent auf der Titelseite plaziert. Dieses Therapiefeld war neben der „blinden" Blasensteinlithotripsie das besondere minimal invasive Betätigungsfeld der sich entwicklenden Spezialdisziplin Urologie, bei dem diese der klassischen Katheterbehandlung deutlich überlegen war. Die Plazierung zeigt, dass damit gut ein allgemeines Publikum angesprochen werden konnte. Gleichzeitig wurde der besondere Status des Autors durch dies Plazierung hervorgehoben

4.3 Die Urologie an der III. Chirurgischen Klinik des AKH

Leopold von Dittel (1815–1898) wurde in Fulneck (Mähren) in ein jüdisches Elternhaus geboren (Abb. 4.6). Nach dem Besuch des Gymnasiums in Troppau (Opava) und Brünn (Brno) und studierte Medizin an der Universität Wien (Gröger 2002; Moll 2019).[2] Nach

[2] Teilnachlässe von Dittel: HHStA, Josephinum, Österreichische Nationalbibliothek.

Abb. 4.6 Leopold von Dittel (1815–1898) aus: Galerie berühmter Kliniker, J. Hirschfeld – Wien, Verlag der Buchhandlung von MoritzPerles, 1877, Repro Moll-Keyn, mit freundlicher Genehmigung

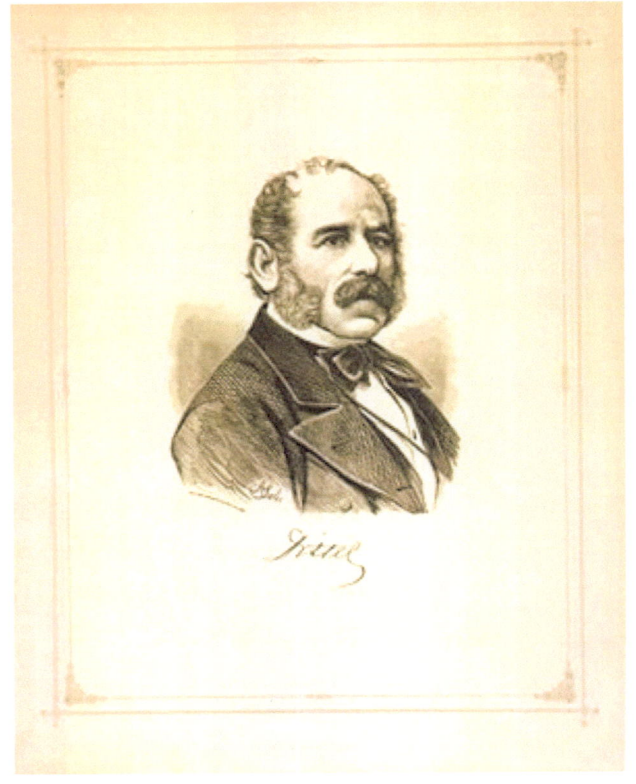

seiner Promotion am 9. Juni 1840 zum „Doctor der Medizin", „Doctor der Chirurgie" und „Magister der Geburtshilfe" war er u. a. als Badearzt und als Assistent an einem gerichtsmedizinischen Institut tätig. 1847 konvertierte er zum röm.-kath. Glauben. Durch die Taufe erlangten Juden in Österreich bis zum Jahr 1868 die staatsbürgerlichen Rechte (Staudacher 2002, 2024). Im Jahre 1850 kam Leopold von Dittel als „Zögling" an das so genannte „Operateurinstitut" am AKH und besuchte zwischen 1851–1853 Kurse bei dem Geburtshelfer und Gynäkologen Bernhard Seyfert (1817–1870), dem Chirurgen Franz von Schuh (1804–1864), dem Kliniker Josef von Skoda (1805–1881) (Abb. 4.7), dem Pathologen Karl Freiherr von Rokitansky (1804–1878) sowie dem Dermatologen Ferdinand Karl Franz Ritter von Hebra (1816–1880), dem ersten Ordinarius für dieses Fach in Wien, alles herausragende Repräsentanten der II. Wiener Medizinischen Schule. Seine Karriere setzte er 1852–1857 als Assistenzarzt bei dem Chirurgen Johann Freiherr Dumreicher von Österreicher (1815–1880) fort, und habilitierte sich im Jahre 1856 für Chirurgie. 1860 war er supplierender (vertretender) Leiter der Reserveabteilung der II. Chirurgischen Klinik geworden und im Jahre 1861 supplierender Primararzt der I. Chirurgischen Klinik am AKH. Im selben Jahr erhielt er den Titel eines Primarwundarztes und etwas später den eines „definitiven" Primararztes der III. Chirurgischen Klinik des AKH. Damit war von

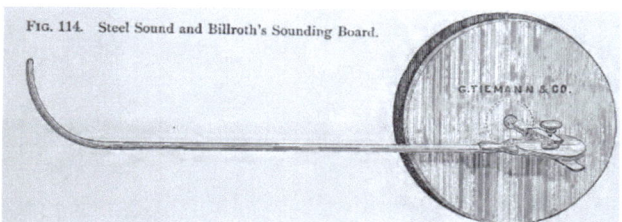

Abb. 4.7 Untersuchungssonde mit Resonator zur Blasensteindiagnostik, Theodor Billroth zugeschrieben. Katalog von G Tiemann American Armentarium Chirurgicum, New York 1879, Part III, S. 31, Repro Moll-Keyn, mit freundlicher Genehmigung. Das Skoda Prinzip lässt sich einfach auch auf andere Fachgebiete abwandeln

Dittel der erste Primararzt des Wiener Allgemeinen Krankenhauses jüdischer Herkunft (Gröger 2002). 1865 wurde er zum a. o. Professor ernannt (Gröger 2002). Im Jahre 1880 lehnte von Dittel eine ordentliche Professur als Nachfolger Dumreichers ab.

1881 in den Ritterstand erhoben und 1890 zum Hofrat ernannt, gab er 1891 seine Lehrtätigkeit auf. Die III. Chirurgische Klinik führte er jedoch noch bis zum Jahre 1896, ebenso seine Privatpraxis. 1892 wurde Präsident der „Gesellschaft der Ärzte" in Wien. Er verstarb im Juli 1898 (Moll 2019).

Leopold von Dittel war wissenschaftlich auch international außerordentlich vernetzt, er war u. a. Mitglied der deutschen Gesellschaft für Chirurgie in Berlin, des Vereins deutscher Ärzte in Paris und in Milwaukee, Ehrenmitglied der Société Belge de Chirurgie und der Pirogow-Gesellschaft russischer Ärzte. Einen regen Briefwechsel unterhielt er mit dem britischen Urologen Sir Henry Thompson (1829–1904) (Dittel 1923).

Von Dittels wissenschaftliches Oeuvre lässt gut die Bandbreite der Wiener Urologie im letzten Viertel des 19. Jahrhunderts erkennen, die sich hauptsächlich auf den unteren Harntrakt konzentrierte (Dittel 1854 bis 1894). Das Spektrum reichte von der allgemeinen Krankheitslehre über die Therapie von Blasensteinen und von Harnröhrenstrikturen bis zur Therapie von Blasen – Scheiden – Fisteln und der Prostatektomie sowie der Behandlung von Blasentumoren (Abb. 4.8).

Im Zusammenhang mit von Dittels Schaffen und vor allem der Frage der Nachbesetzung seiner Stelle ist festzuhalten, dass es ganz offensichtlich nicht im Interesse der Medizinischen Fakultät der Universität Wien lag, genauer der chirurgischen Ordinarien, die Urologie institutionell zu stärken (Gröger 2002). Ob das Narrativ Alberts, er habe Billroth auf dem Sterbebett versprechen müssen, die Einrichtung einer selbstständigen Urologie (die Besetzung einer Abteilung des AKH mit einem „Specialisten") nach dem Rücktritt von Dittels 1896 nicht zu ermöglichen, wirklich auf Billroth zurückzuführen war oder doch eher auf hochschulpolitischen Konkurrenzen und eine antisemitische Haltung Billroths (Volc-Platzer et al. 2023) oder von Albert selbst (Englisch 1896; Figdor 2007, 80–81; Seebacher 2011) und seine Nachfolger entsprang, bleibt unklar (Lesky 1965, S. 457–446), war aber lange wirkmächtig.

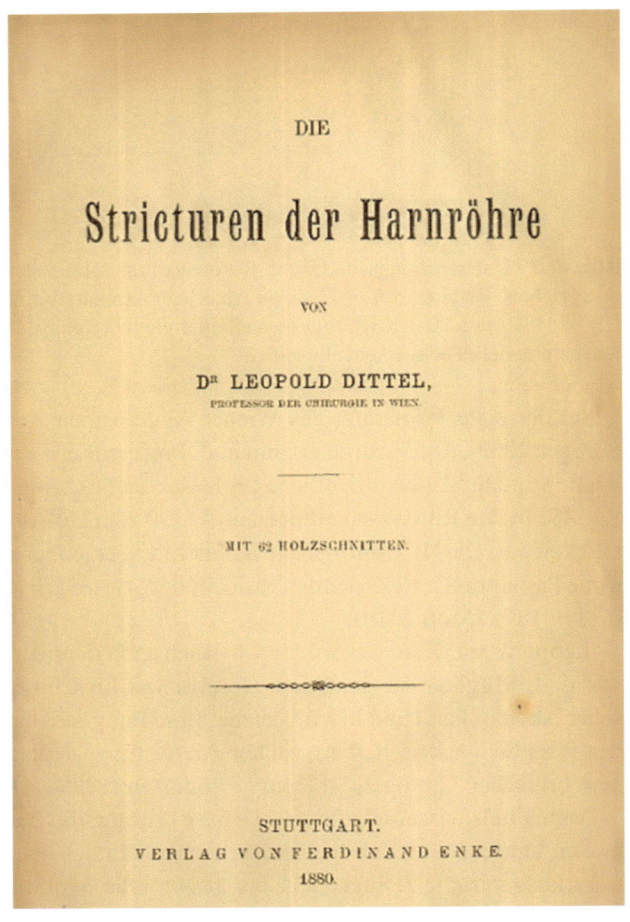

Abb. 4.8 Frontispiz Leopold von Dittel. Die Strikturen der Harnröhre. Enke, Stuttgart, 1880, Repro Moll-Keyn, mit freundlicher Genehmigung

In der I. Chirurgischen Klinik (von Eiselsberg (1860–1839), ab 1932 Eduard Ranzi (1875–1939)) wurde eine Urologische Abteilung aufgrund des integralistischen Standpunktes von Eiselsbergs, die ebenfalls auf der Auffassung Eduard Alberts beruhte (Eiselsberg 1908), erst im Jahre 1933 eingerichtet und von Paul Deuticke (1901–1981) geleitet, Sohn des Verlegers Franz Deuticke (1850–1919) (Hubenstorf 2011, 149).

4.4 Die Urologie an der II. Chirurgischen Klinik – Urologische Station

Das Narrativ Albert sollte lange nachwirken. Eine unselbstständige Urologische Abteilung (Krankenstation und Ambulanz) am AKH wurde erst ab dem 25. Mai 1910 innerhalb der II. Chirurgischen Klinik unter Julius von Hochenegg (1859–1940) etabliert (Tab. 4.1). Ri-

4 Die Entwicklung der stationären Krankenversorgung der Urologie in Wien und...

Tab. 4.1 Leiter der Urologischen Abteilung der II. Chirurgischen Klinik am AKH (Figdor 2007)

Zeitraum	Name
1910	Robert Lenk 1871–1911
1916–1922	Gallus Pleschner (1883–1950)
1922–1931	Koloman Haslinger (1889–1944)
1934–1937	Richard Übelhör (1901–1977)
1937–1938	Rudolf Herbst 1901–1970
1939–1945 Reservelazarett	Karl Hutter (1892–1954)
1946–1952	Bertrand Bibus (1906–1973)
1952–1962	Siegfried Burkert (1915–2003)

Abb. 4.9 a, b Leistungszahlen der Urologischen Station an der II. Chirurgischen Universitätsklinik des Wiener Allgemeinen Krankenhauses 1910–1934 (Übelhör 1935)

chard Übelhör führte 1935 in einem Beitrag „25 Jahre Urologische Station" in der „Wiener Klinischen Wochenschrift" zur Gründung aus: „[...] *von Hochenegg hat zur Ergänzung des Unterrichtes und persönlichem Interesse folgend die Station ins Leben gerufen und stets auf das wärmste gefördert*" (Überlhör 1935, S. 1476).

Er beschrieb die Leistungsbreite und Auslastung unter Zuhilfenahme von Tabellen ausführlich (Abb. 4.9a, b).

Erst im Jahre 1967, nach dem Tode des Chirurgen Leopold Schönbauers (1888–1963),[3] wurde eine ordentliche Lehrkanzel für Urologie eingerichtet, nachdem im Jahre 1962 eine „Urologische Universitäts-Klinik im Allgemeinen Krankenhaus" unter Leitung des Urologen Richard Übelhör (1901–1977) (Huber 2016) lediglich als Extraordinariat etabliert worden war (vgl Kap. 11 in diesem Band).

---

[3] Mitte Juni 1940 war Schönbauer als NSDAP-Mitglied unter der Nummer 8.121.441 in die Partei aufgenommen worden, wurde zudem förderndes Mitglied der SS und erhielt 1943 das „Silberne Treuedienstabzeichen" der NSDAP, später Abgeordneter zum Nationalrat (ÖVP).

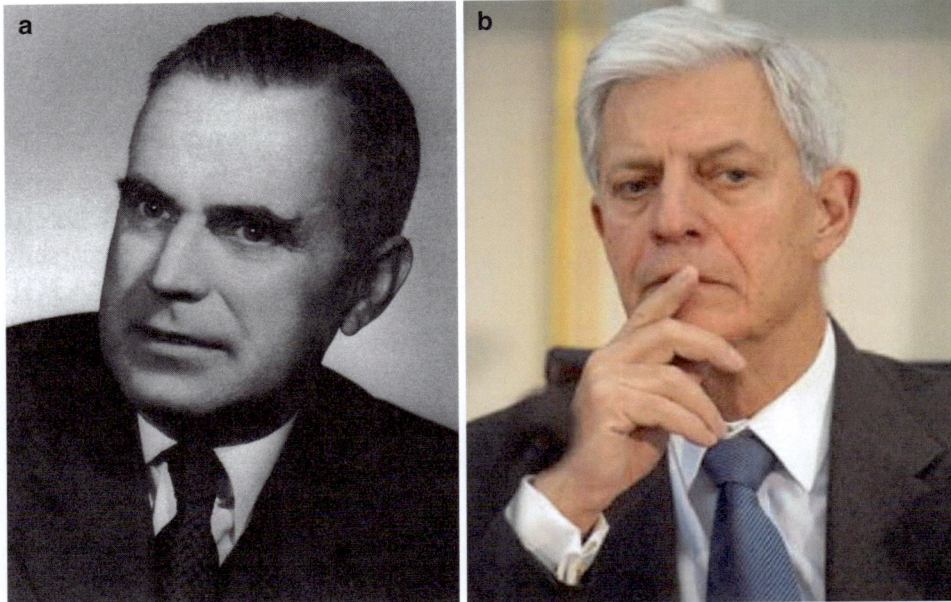

Abb. 4.10 a Josef (Sepp) Rummelhardt (1919–1987), Museum Bibliothek und Archiv Deutsche Gesellschaft für Urologie, Repro Moll-Keyn, mit freundlicher Genehmigung, b Michael Marberger (geb. 1942) Urologische Klinik Medizinische Universität Wien, mit freundlicher Genehmigung

Sepp Rummelhardt (1919–1987) folgte Übelhör 1971 als Ordinarius, wie er auch vorher in Lainz Übelhörs Stelle übernommen hatte (Abb. 4.10a). Sein Nachfolger wurde 1990 Michael Marberger (geb. 1942) und folgte auf den Lehrstuhl für Urologie von der Rudolfstiftung kommend (Abb. 4.10b). Mit ihm übersiedelte die Urologische Universitätsklinik in das neue Gebäude. 2013 übernahm Shahrokh F. Shahriat (geb. 1973) den Lehrstuhl.

4.5 Urologie an der I. Chirurgischen Klinik

Erst im Jahre 1933 folgte die I. chirurgische Klinik unter Egon Ranzi und dann mit dem nicht unumstrittenen Ordinarius Leopold Schönbauer (Erker 2022) bei der Gründung einer urologischen Station nach. Wahrscheinlich lag dies an einer noch rigideren Haltung Ranzis in der Frage der Verselbstständigung operativer Untereinheiten der Chirurgie, zu der chirurgischerseits stets die Urologie gerechnet wurde.

Hier war von 1933–1953 Paul Deuticke die prägende Gestalt, bis dieser an die Wiener Poliklinik ging.

4.6 Die Urologen an der Wiener Allgemeinen Poliklinik

Der Begriff der Poliklinik definiert eine medizinische Einrichtung zur ambulanten Untersuchung und Behandlung von Patienten. Dabei kann es sich um eine an ein Krankenhaus angegliederte Abteilung einer bestimmten medizinischen Fachrichtung oder um eine mit Ärzten unterschiedlicher Fachrichtungen besetzte selbstständige medizinische Einrichtung handeln. Die erste Poliklinik im engeren Sinne richtete Christoph Wilhelm Hufeland (1762–1836) im Jahre 1796 in Jena ein. Hufeland erkannte den Nutzen der Praxen von Armenärzten um „das spärlichen Ausbildungsmaterial der Kliniken" zu vergrößern (Raabe 2011; Rittershain 1857). Die Wiener Allgemeine Poliklinik wurde im Jahre 1872 von zwölf Universitätsassistenten gegründet und war damit die erste ihrer Art in Europa. Das Neue an der Wiener Poliklinik war, dass man um die Abdeckung der gesamten Palette medizinischer Fächer bemüht war.

Die Gründer waren der Dermatologe Heinrich Auspitz (1835–1886), der Pädiater Friedrich Ludwig Fleischmann (1841–1878), die Ophthalmologen Jakob Hock (1831–1890) und August Leopold von Reuss (1841–1924), der Chirurg Ignaz Neudörfer (1825–1898), der Mediziner Leopold Oser (1839–1910), der Gynäkologe Carl von Rokitansky (1839–1898), der Internist Emil Rollet (1835–1923), der Laryngologe Johann Schnitzler (1835–1893), der Nervenarzt Matthias Schwanda (1821–1885) sowie der Urologe Robert Ultzmann (1842–1889) und der Hydrotherapeut Wilhelm Winternitz (1834–1917). Wenige Monate später traten der Pädiater Alois Monti (1838–1909), der Otologe Viktor Urbantschitsch (1847–1921), der Psychiater Maximilian Leidesdorf (1816–1889) und der Zahnarzt Josef von Metnitz (1861–1905) hinzu.

Das Bedürfnis nach einer solchen medizinischen Einrichtung in der aufstrebenden Großstadt lässt sich daran erkennen, dass bereits im ersten Jahr 12.000 Patienten in 56.456 Ordinationen kostenlos behandelt wurden und 14 Dozenten Vorlesungen für 217 Hörer abhielten. Zunächst in der Wipplingerstraße, (I. Bezirk) untergebracht, übersiedelte die Poliklinik 1875 in die Oppolzergasse im selben Bezirk und 1880 in die Schwarzspanierstraße (IX. Bezirk). Hier wurde der erste stationäre Betrieb mit fünf Betten aufgenommen. In das Gebäude in der Mariannengasse, in dem sie bis zur Schließung 1998 untergebracht war, zog sie 1892 ein. Diese Umzüge bedeuteten immer eine Leistungszunahme der Einrichtung (Deimer 1989) (Abb. 4.11).

Die Zeitgenossen beschrieben die Anstalt folgend:

> „Die Anstalt ist gegründet und wird unterhalten von dem Vereine „Allgemeine Poliklinik in Wien". Dieser Verein verdankt seine Entstehung einigen Universitätsdocenten, welche Räumlichkeiten zur Abhaltung von klinischen Vorlesungen zu besitzen wünschten, aber von der Fakultät dabei nicht unterstützt wurden. Der Zweck des 1872 gegründeten Vereines ist nach seinen Statuten, welche von der Statthalterei genehmigt sind, das Institut „Allgemeine Poliklinik" zur unentgeltlichen ambulatorischen ärztlichen Behandlung unbemittelter Kranken und zur Erteilung von Unterricht in der praktischen Heilkunde zu erhalten." (Skrzeczka und Schönfeld 1894, S. 470–480).

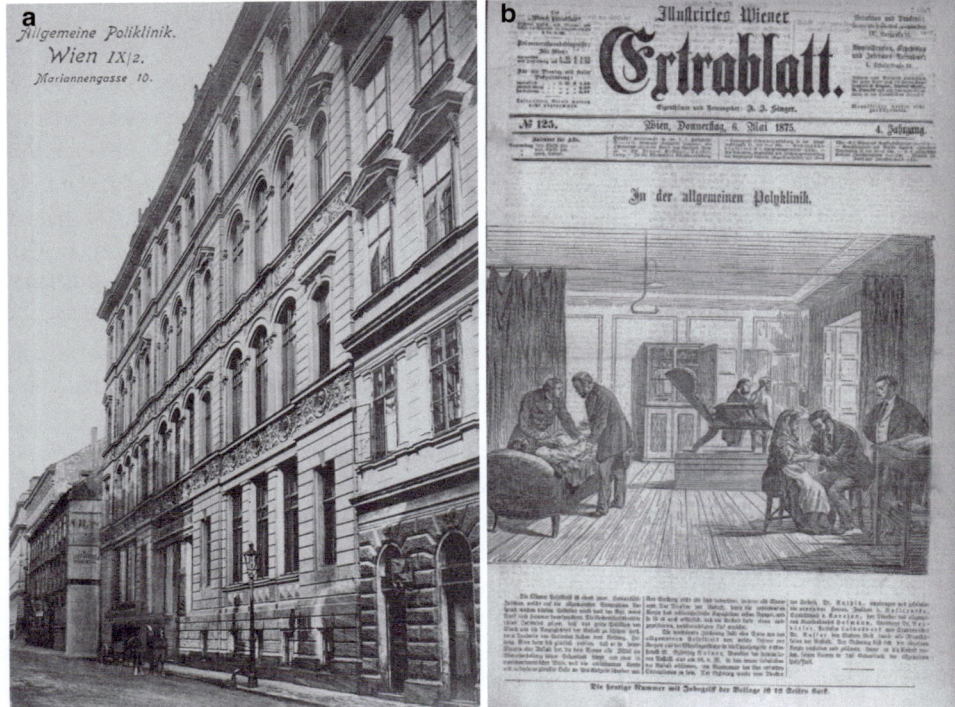

Abb. 4.11 a Wiener Allgemeine Poliklinik, Mariannengasse 10. Gegenüber Mariannengasse 11, war die Firma von Josef Leiter, Medizinische Instrumente, gelegen, die besonders für Zystoskope und elektrische Instrumente bekannt war, nicht weit davon entfernt die Fa. Reimer, die oto-rhino-laryngologische Instrumente anbot. **b** Die Einrichtung fand in der Presse stets ein besonderes Echo. Der Stich zeigt die lange Zeit bestehende Arbeitssituation mit mehreren Ärzten und Patienten in einem Untersuchungsraum. Illustriertes Wiener Extrablatt 6. Mai 1875. Repro Moll-Keyn, mit freundlicher Genehmigung

Robert Ultzmann (1842–1889) wurde der erste Leiter der Urologie an der Poliklinik. Ihm gelang es, diese Einrichtung zu einem internationalen Ausbildungsort für Urologen auszubauen. Die Zeitgenossen charakterisierten ihn folgendermaßen:

> „Ultzmann war ein gesuchter Operateur. Er adoptirte mit Eifer die neu aufgetauchte Methode der Litholapaxie, er vertheidigte den hohen Blasenschnitt für eine grössere Reihe von Operationsfällen, und hatte überhaupt Glück bei seinen operativen Eingriffen. Ebenso war er ein gesuchter Consiliarius, der, ähnlich wie sein Lehrer Oppolzer, stets noch einen Rath, oder wenigstens ein Mittel wusste."[4]

---

[4] Jahresbericht der Allgemeinen Poliklinik Wien für 1889. 1890. Verlag der Poliklinik, Wien. S. 17–18.

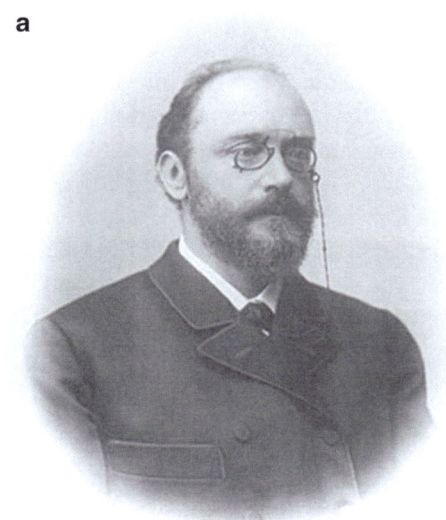 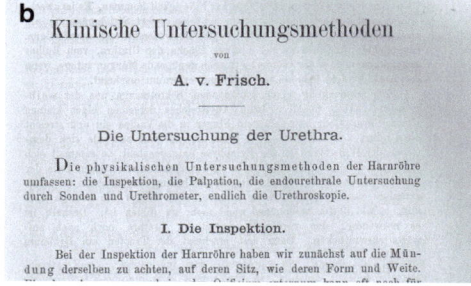

Abb. 4.12 **a** Anton Ritter von Frisch 1849–1917, erster Präsident der alten DGfU, lebt in der Erinnerungskultur des Faches in einem Wissenschaftspreis der Deutschen Gesellschaft für Urologie (DGU) weiter (Hatzinger 2011). **b** Kapitel Anton Ritter von Frisch (1904) Klinische Untersuchungsmethoden. Handbuch der Urologie v. Frisch – Zuckerkandl, Hölder Wien, S. 539. Repro Moll-Keyn, mit freundlicher Genehmigung

Nach dem plötzlichen Tod Ultzmanns 1889 trat Anton Ritter von Frisch (1849–1917) dessen Nachfolge an (Abb. 4.12a). Nach seiner Promotion 1871 war er zunächst Leiter der chirurgischen Abteilung des Kronprinz-Rudolf-Kinderspitals. Er hatte sich an der zweiten chirurgischen Lehrkanzel 1874–1883 mit mikrobiologischen Arbeiten beschäftigt, nachdem Billroth seine eigene Arbeit über „Coccobacterien2 publiziert hatte. Im Jahr 1882 erhielt von Frisch die Venia legendi für Chirurgie. Er setzte nach 1889 seine mikrobiologischen Forschungen weiter fort und veröffentlichte sein Werk „Zur Diagnostik der tuberkulösen Erkrankungen des Urogenitalssystems." Von Frisch gehörte zu den ersten Urologen, die systematisch anatomische, histologische, bakteriologische und zystoskopische Untersuchungen zur Diagnostik heranzog (Figdor 2007, S. 86–89). Zusammen mit Otto Zuckerkandl (1861–1921) verfasste er 1904 das erste deutschsprachige Handbuch der Urologie (Frisch und Zuckerkandl 1904) und in diesem den Abschnitt Untersuchungsmethoden (Frisch und Zuckerkandl 1904, S. 539–688) (Abb. 4.12b)

Die sehr detaillierte, reich bebilderte Darstellung der fachspezifischen Untersuchungsmethoden, insbesondere der Harnröhrensondierung und Zystoskopie, präsentieren die neue Spezialität als ebenbürtig im Kanon der neuen medizinischen Fächer. Die Darstellung lässt ebenfalls erkennen, dass diese Fertigkeiten nicht mehr von einem Generalisten geleistet werden können.

Die Tätigkeit Otto Zuckerkandls an der Poliklinik zwischen 1917–1918 zum Ende des Ersten Weltkrieges war kurz und nur dem Umstand geschuldet, dass dieser sich auf eine universitäre Abteilung Hoffnung machte, was aufgrund des ausgeprägten integralistischen Standpunktes der Wiener Ordinarien für Chirurgie, die weder operative Kompetenzen noch weitere Einnahmequellen oder auch Repräsentanz und inneruniversitäre Macht abgeben wollten, nicht zu Stande kam.

Eine prägende Amtszeit hatte hingegen Hans Rubritius (1876–1943), der zwischen 1919–1941 an der Poliklinik wirkte. Rubritius, in Klattau (tschech. Klatovy), Böhmen, geboren, legte nach seinem Medizinstudium in Prag 1901 das Examen ab, war dann dort Assistent an der Chirurgischen Klinik bei Anton Wölfler (1850–1917) und habilitierte sich im Jahre 1910. Seine urologische Ausbildung komplettierte er – dem Standard der Zeit entsprechend- mit einer Reise zu den Zentren der Urologie in Paris, London, Kopenhagen und Berlin. Zwischen 1912–1914 leitete er die Urologische Abteilung des Krankenhauses in Marienbad (tschech. Mariánské Lázně). Während des Ersten Weltkrigs leitete er in russischer Gefangenschaft ein Militärspital. Nach Prag zurückgekehrt, wurde er kurze Zeit später zum Leiter der Wiener Allgemeinen Poliklinik bestellt. Sein wissenschaftliches Interesse galt der Radiologie in der Urologie sowie Harnwegsinfekten und dem Harnsteinleiden. Er gehörte zu den führenden Mitgliedern der Wiener Urologischen Gesellschaft und war auch in der Deutschen Gesellschaft für Urologie (DGU) aktiv und sollte nach 1927 deren Präsident werden, was durch die ökonomischen und politischen Ereignisse ab 1929 und den folgenden Zweiten Weltkrieg nicht zustande kam (Haslinger 1943; Rubritius 1931) (Abb. 4.13 und 4.14).

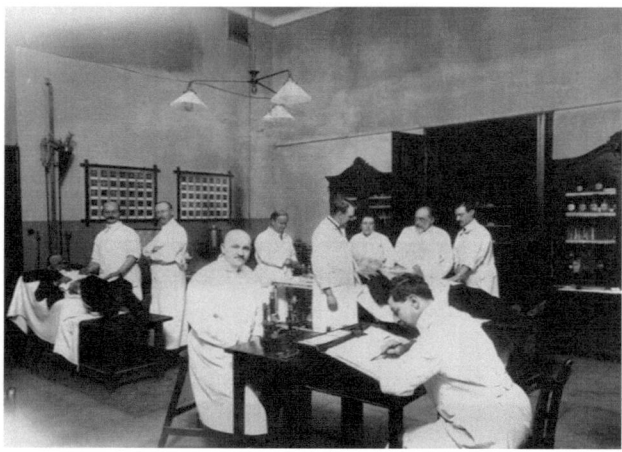

Abb. 4.13 Untersuchungssituation an der Wiener Poliklinik zu der Amtszeit von Anton Ritter von Frisch (hintere Reihe, 2. von rechts). In einem Untersuchungsraum der Poliklinik wurden häufig mehrere Kranke gleichzeitig behandelt, es fand hierbei gleichzeitig der klinische Unterricht statt und allgemeinen fachspezifische Untersuchungen wie Mikroskopie oder Urinuntersuchungen wurden ausgeführt. Im Hintergrund links Irrigationsapparat zur Urethralspülung. Bildarchiv Deutsche Gesellschaft für Urologie, ebenfalls MUW, Repro Moll-Keyn, mit freundlicher Genehmigung

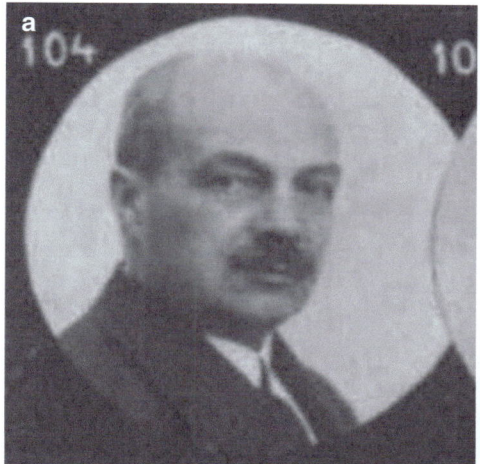 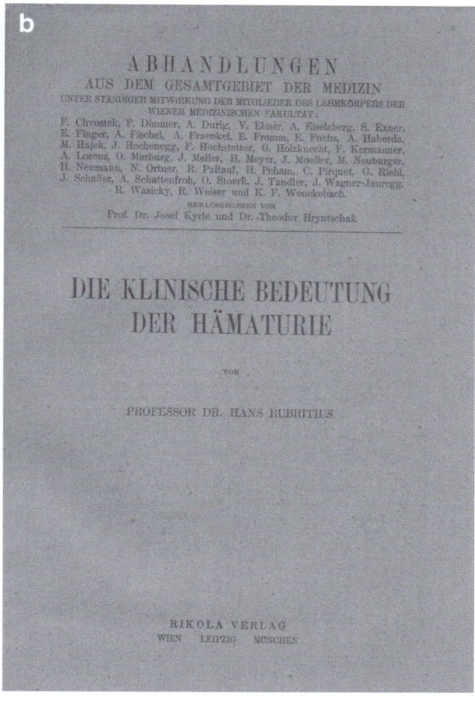

Abb. 4.14 a Hans Rubritius (1876–1943) Ausschnitt Gruppenbild Professoren Wiener Medizinische Fakultät POR0067755, Repro Moll-Keyn, mit freundlicher Genehmigung, **b** Cover „Die klinische Bedeutung der Hämaturie", Rikola, Wien, 1923

In der Zeit des Nationalsozialismus folgte auf Rubritius Koloman Haslinger (1889–1944). Nach seiner Ausbildung an der II. Chirurgischen Klinik übernahm er die Urologie im Städtischen Krankenhaus Wieden. Während zunächst seine Habilitation nicht gelang, konnte er sich nach Übernahme der Leitung der Poliklinik 1942 auch aufgrund seiner politischen Nähe zum NS-Regime sehr rasch habilitieren (vgl. Kap. 10, zur Habilitation vgl Kap. 7 in diesem Band). Er erlag 1944 einem Herzinfarkt, kurz bevor die Poliklinik schwer beschädigt wurde.

Ab 1944 und trotz entsprechender NS-Belastung über das Kriegsende hinaus bis 1952 leitete Theodor Hyntschak (1889–1952) die Urologische Abteilung an der Poliklinik (Abb. 4.12). Hryntschak wurde 1913 promoviert und erhielt danach seine operative Ausbildung an der I. Chirurgischen Universitätsklinik (Anton von Eiselsberg), später bei Viktor Blum am Sophienspital. Er habilitierte sich 1925 und übernahm die Leitung der Urologie am Wilhelminenspital. 1938 und erneut 1948 erhielt er den Titel eines a. o. Professors. Wissenschaftlich trat er mit Arbeiten zur Innervation der Blase hervor. Sein besonderes Interesse galt der Prostataadenomektomie, die er durch eine eigene Technik optimierte (Hryntschak 1949; Übelhör 1952) (Abb. 4.15).

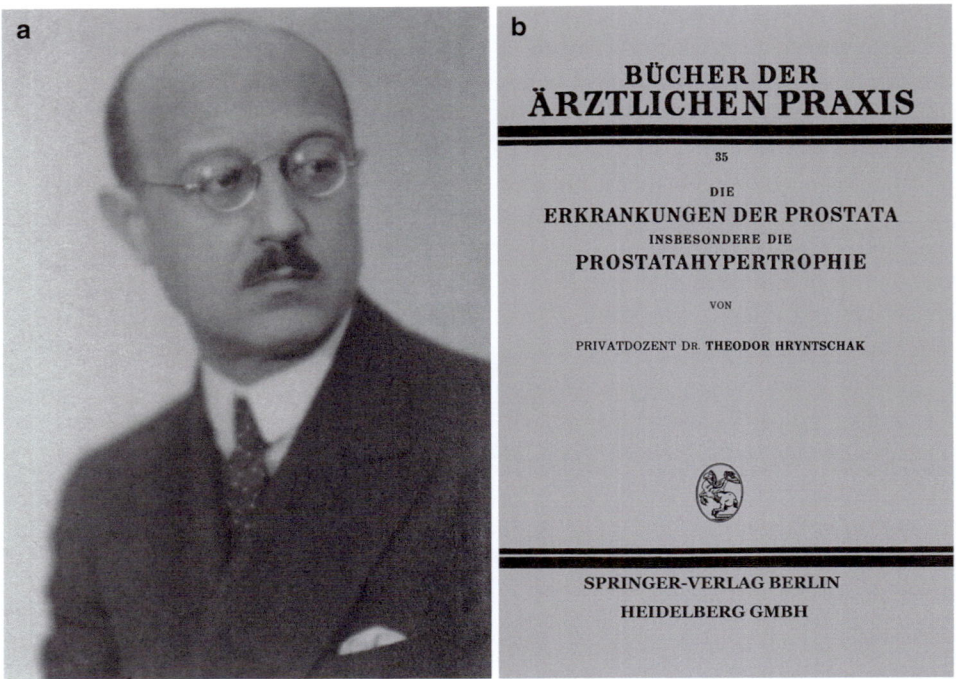

Abb. 4.15 **a** Theodor Hryntschak (1889–1952) MUW 2193 sowie Bildarchiv Museum, Bibliothek und Archiv, Deutsche Gesellschaft für Urologie, Repro Moll-Keyn, mit freundlicher Genehmigung, **b** Frontispiz Erkrankungen der Prostata insbesondere die Prostatahypertrophie (1932), Springer Berlin, Repro Moll-Keyn, mit freundlicher Genehmigung

Eine ganze besondere Bedeutung erlangte die Abteilung dann wieder unter Paul Deuticke (1901–1981) in den Jahren 1953 bis 1967. Der Verlegersohn maturierte 1919 und studierte in Wien, ein Semester verbrachte er in Würzburg. Zunächst an der Medizinischen Klinik unter Franz Chvostek (1864–1944) tätig sowie ein Jahr am Pharmakologischen Institut unter Ernst Peter Pick (1872–1960), startete er seine operative Ausbildung 1928 -so wie schon Hryntschak- an der I. Chirurgischen Universitätsklinik unter Anton von Eiselsberg, Egon Ranzi und Leopold Schönbauer. Hier war er auch in die Zwangssterilisationen am AKH involviert. „Deuticke nahm zwischen dem 2. Dezember 1941 und dem 18. August 1942 eine erhebliche Zahl von Sterilisationen vor"[5] (Hubenstorf 2011, S. 159–161). Vor der Übernahme der urologischen Station war er ein halbes Jahr bei Friedrich Kroiss in Lainz, um seine urologischen Fertigkeiten zu vertiefen. Er habilitierte im Jahre 1940, 1949 wurde er a. o. Professor für „Chirurgie mit besonderer Berücksichtigung der Urologie". Wissen-

---

[5] https://geschichte.univie.ac.at/de/personen/leopold-schoenbauer zugegriffen 12.12.2024.

Abb. 4.16 Paul Deuticke (1901–1981) Bildarchiv Deutsche Gesellschaft für Urologie, Repro Moll-Keyn, mit freundlicher Genehmigung. Er gehörte als Präsident des Deutschen Urologen-Kongresses 1957 in Wien zu den letzten Repräsentanten einer gemeinsamen Geschichte der beiden Fachgesellschaften

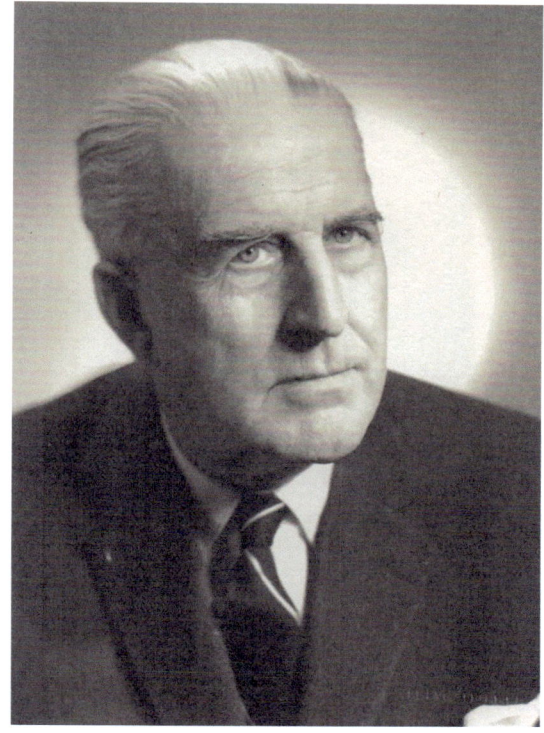

schaftlich befasste er sich mit Operationen am Nierenbecken und der Radiologie innerhalb der Urologie (Rummelhardt 1971; Deuticke und Laubenberger 1974) (Abb. 4.16).

Die über Wien und Österreich hinausgehende Bedeutung der Poliklinik und der Wiener Urologie in der Nachkriegszeit wird durch Deutickes Präsidentschaft des DGU-Kongresses von 1957 unterstrichen.

Auf Deuticke folgte 1967–1985 sein langjähriger Mitarbeiter Horst Haschek (1920–2004) (Abb. 4.16). Haschek begann nach seiner Reifeprüfung 1938 das Medizinstudium in Wien, was er infolge Kriegsverletzung teilweise ab 1941 fortsetzen konnte. Er promovierte 1947 und begann dann seine Tätigkeit an der Poliklinik. Im Jahre 1971 wurde er tit. a. o. Professor. Seine wissenschaftlichen Schwerpunkte waren die Nierentuberkulose und Prostataoperationen auch mit Hilfe der Kryochirurgie (Deuticke und Hascheck 1965; Haschek 1968). Ab 1970 leitete er zusätzlich das Ludwig-Bolzmann-Institut zur Erforschung der Infektionen und Geschwülste des Harntraktes. Er war 1975–1977 Präsident der ÖGU. Sein Nachfolger wurde Peter Porpaczy (bis 1989 an der Poliklinik).

An wichtigen Beiträgern zur frühen Urologie an der Poliklinik sollte Josef Grünfeld (1840–1910) ebenfalls erinnert werden (Abb. 4.17). Aus einem jüdischen Elternhaus in Ungarn stammend, studierte er in Pest Medizin und promovierte im Jahre 1867 in Wien. Danach war er in der Abteilung Dermatologie der Universität Wien bei Carl Ludwig Sigmund von Ilanor (1810–1883) tätig und habilitierte sich 1881 in Dermatologie und

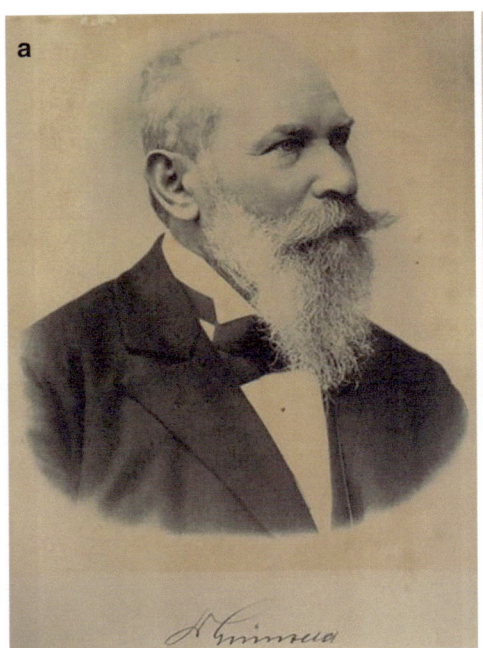
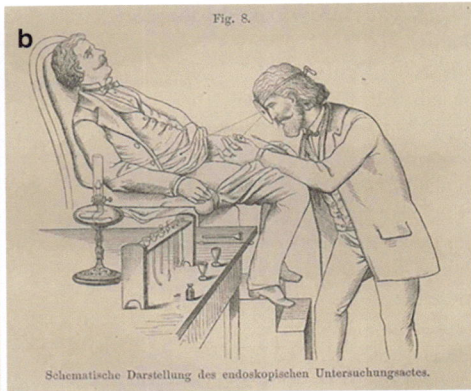

Abb. 4.17 **a** Josef Grünfeld (1840–1910) Museum Bibliothek und Archiv, Deutsche Gesellschaft für Urologie, Repro Moll-Keyn sowie MUW-FO-IR-001869-0001, **b** Untersuchungssituation aus Grünfeld J 1881 Die Endoskopie der Harnröhre und Blase. Enke, Stuttgart

Syphiliskunde. 1885 übernahm er die Leitung der für ihn eingerichteten II. Dermatologischen Abteilung der Allgemeinen Poliklinik in Wien, die er bis zum Jahre 1907 inne hatte. Grünfeld entwickelte ein Endoskop für die Harnröhre vor Einführung des Nitze-Glühlampenzystoskopes und nutzte dieses bei der Untersuchung von Krankheiten von Harnröhre und Harnblase (Grünfeld 1879, 1881). Er war ein wichtiger Beiträger von Eulenburgs Real-Encyclopädie der gesamten Heilkunde 1880–1883 (1. Aufl.) mit den Stichworten Balanitis, Bartholinischer Abszess, Condom, Heriditäre Syphilis, Schanker, Unitätslehre. Religionspolitisch engagierte er sich in der Österreichisch-Israelitischen Union (Grünfeld 1902; Deimer 1989, S. 186–189).

4.7 Urologische Abteilungen und Ambulanzen in weiteren Wiener Krankenhäusern

Einige der heute noch bekannten Vertreter der österreichischen Urologie der ersten Hälfte des 20. Jahrhunderts wirkten an anderen Wiener Krankenhäusern.

Unter der Leitung von Otto Zuckerkandl (1861–1921) entwickelte sich beispielsweise das **Rothschild Spital** bis zum Jahre 1938 zu einer der führenden Einrichtungen für Urologie in Wien. Zuckerkandl wurde in Raab/Ungarn, wohin die jüdischen Eltern aus Bunden in Ostpreußen ausgewandert waren, geboren. Er studierte in Wien und arbeitete zwischen 1883–1886 am Anatomischen Institut und trat 1886 in die I. Chirurgische Klinik unter Eduard Albert ein, 1889 wurde er Mitarbeiter Leopold von Dittels, wo er seine urologische Prägung erhielt. 1902 übernahm er die Leitung der operativen Abteilung des Rothschildspitals, die er stark urologisch ausweitete und prägte. In der Hoffnung, nach dem Tode Anton Ritter von Frischs 1917 würde das Narrativ Alberts verblassen, war er wie bereits erwähnt zwischen 1918–1919 an der Poliklinik tätig, um ein Ordinariat an der Universität zu erlangen. Als das misslang, kehrte er an das Rothschildspital zurück. Er starb 1921 an einem Apoplex (Abb. 4.18 und 4.19).

Die permanente Überlastung der drei bestehenden Wiener Krankenhäuser (Allgemeines Krankenhaus, Wiedener Krankenhaus, Krankenanstalt Rudolfstiftung) im letzten Viertel des 19. Jahrhunderts führte 1884 zum Entschluss, ein viertes Spital (mit 400 Betten) zu errichten. Das Krankenhaus wurde 1891 fertiggestellt und als „**Kaiser-Franz-Joseph-Spital**" eröffnet. Während der NS-Zeit firmierte es als „**Robert Koch Krankenhaus**", heute als **Klinik Favoriten**. Eine urologische Ambulanz wurde allerdings erst 1929, eine eigenständige urologische Abteilung sogar erst 1955 eingerichtet (Tab. 4.2). Die Ambulanz leitete bis zu seiner Vertreibung im Jahr 1938 Rudolf Paschkis über den Peter Paul Figdor schrieb: „… Erwähnenswert ist seine ausgedehnte Lehrtätigkeit. Er hielt Vorträge im Rahmen der internationalen Fortbildungskurse der Wiener medizinischen Fakultät sowie bei Veranstaltungen der „American Medical Asssociation" in

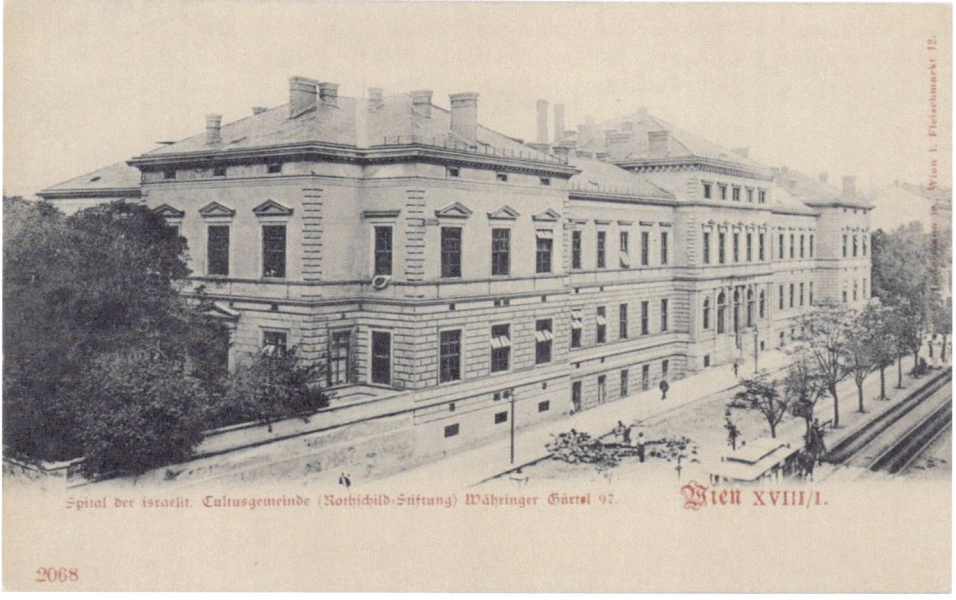

Abb. 4.18 Rothschildspital Ansichtskarte. Sammlung Moll, Repro Moll-Keyn, mit freundlicher Genehmigung

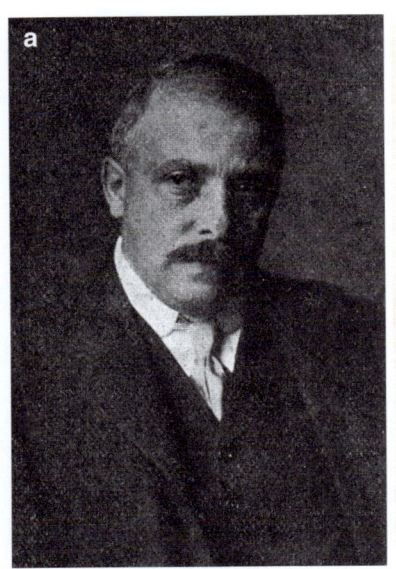 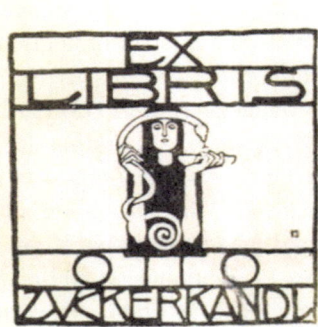

Abb. 4.19 **a** Otto Zuckerkandl (1861–1921) Deutsche Gesellschaft für Urologie, Repro Moll-Keyn, mit freundlicher Genehmigung, **b** Ex libris, entworfen von Koloman Moser (1868–1918), um 1906 (Ex libris Otto Zuckerkandl vgl.: https://kuadros.com/de-de/products/exlibris-von-otto-zuckerkandl-1906 zugegriffen 15.11.2024

Tab. 4.2 Leiter der Urologischen Ambulanz/Abteilung Kaiser-Franz-Joseph-Spital, zwischen 1938–1945 Robert Koch Krankenhaus genannt, heute Klinik Favoriten

Status	Zeitraum	Name
Urologische Ambulanz	1929–1938	Rudolf Paschkis (1879–1959 New York)
	1938–1939	Vakanz
	1939	Herbert Weber (1939–1970)
	1942–1944	Rudolf Chwalla (1900–1966)
	1946–1947	Karl Hutter (1882–1954)
	1947–1954	Franz Josef Oldofredi (1906–1983)
Abteilung	1955–1972	Bertrand Bibus (1906–1973)
	1972–1974	Vakanz
	1974–1991	Peter Paul Figdor (1926–2022)
	1991–2013	Wolfgang Höltl (geb. 1948)
	ab 2014	Stephan Madersbacher (geb. 1965)

(Tragl 2007, 379–382; Figdor 2007, 66, 159)

4 Die Entwicklung der stationären Krankenversorgung der Urologie in Wien und… 87

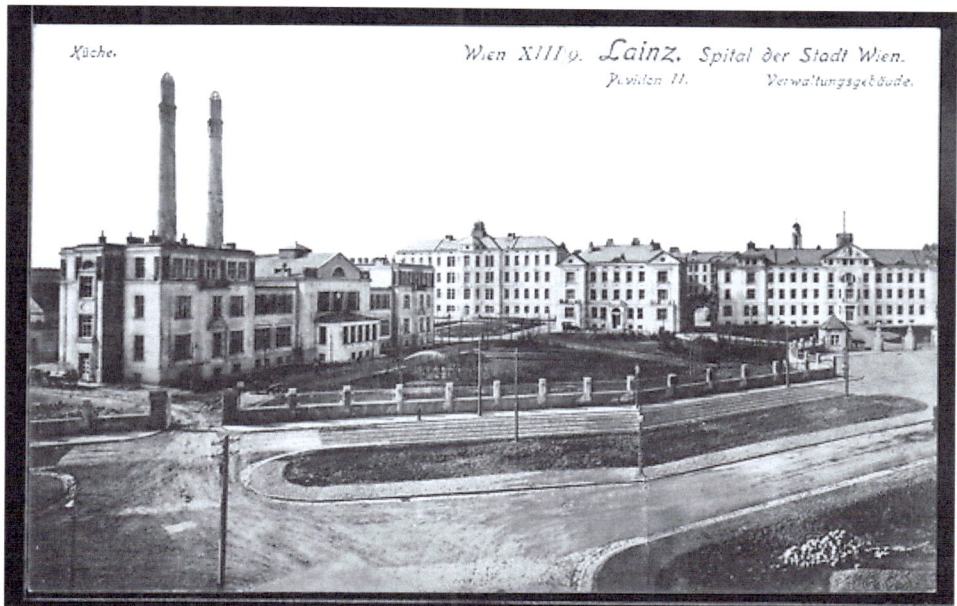

Abb. 4.20 Krankenhaus Lainz Postkarte Sammlung Moll, Repro Moll-Keyn, mit freundlicher Genehmigung

Wien …" (Figdor 2007, S. 162). Auch Bertrand Bibus (1964–1966) und Peter Paul Figdor (1986/87) wurde diese Ehre zu Teil. Stephan Madersbacher amtierte 2013–2019 als Generalsekretär der ÖGU. Figdor war hier an der Etablierung einer Dialysestation maßgeblich beteiligt. (Schultheiss/Mattelaer 2021; Tragl 2007, S. 379–382).

Eine ganz besondere Rolle für die Wiener Urologie spielte das als **Kaiser-Jubiläums-Spital** gegründete **Krankenhaus der Stadt Wien-Lainz**.

Das Krankenhaus wurde in den Jahren 1908 bis 1913 errichtet, um der zu Beginn des 20. Jahrhunderts auf zwei Millionen Einwohner angewachsenen Wiener Bevölkerung Rechnung zu tragen (Abb. 4.20).

Der zeitgenössisch ausgesprochen bekannte und für die Leitung der urologischen Abteilung vorgesehene Georg Kapsammer (1870–1911) verstarb vor Dienstantritt. An seiner Stelle leitete diese Friedrich Kroiss (1878–1960) von 1913 bis 1945. 1937 war er wegen seiner politischen Nähe zum Nationalsozialismus für kurze Zeit zwangspensioniert worden (Figdor 2007, S. 145). Entlassen wurde im Jahre 1938 auch sein kurzzeitiger Nachfolger Richard Übelhör (1901–1977), dieser allerdings wegen seiner Nähe zum Katholizismus (Vgl. Kap. 11 in diesem Band). Übelhör beerbte Kroiss dann 1945 nach Kriegsende erneut und machte Wien-Lainz zu einem modernen Zentrum der Urologie, richtete hier die erste Dialysestation in Österreich ein. 1953 wurde hier die erste Hämodialyse durchgeführt (Zazgornik und Derfler 2015). 1962 wechselte Übelhör zur neugegründeten Universitätsklinik für Urologie und auf das erste Extraordinariat für Urologie in Österreich.

Ihm folgte Sepp Rummelhardt, der Übelhör 1971 dann auch auf den genannten Lehrstuhl nachfolgte. Leiter von 1971 bis 1991 und Präsident der ÖGU 1982/83 war Georg Gasser (1925–1990) (Figdor 2007, S. 96). Sein Mitarbeiter Karl Dienelt erinnerte sich 2011: „In Lainz mit seinen damals 74 systemisierten urologischen Betten sind wir auch schon sehr bald dem internationalen Trend gefolgt und haben moderne radikale Operationsverfahren angewandt, wobei wir schon in den 1970er-Jahren frühzeitig die Lymphadenektomie beim Hodentumor und auch erfolgreich die Chemotherapie im Hause durchführten. Zu dieser Zeit waren wir in Wien ein wichtiges Hodentumorzentrum mit einer eigenen großen onkologischen Ambulanz."[6] Ab 1991 leitete Heinz Pflüger (geb. 1947) die Abteilung. Heute ist die Urologie nach der Wiener Krankenhausreform eine Außenstelle der Urologischen Abteilung der Klinik Ottakring (vormals Wilhelminspital).

Das **Wilhelminenspital** geht auf eine Stiftung der Fürstin Wilhelmine von Montleart-Sachsen-Curland anlässlich des 40-Jahre-Jubiläums der Regentschaft von Kaiser Franz Josef im Jahr 1888 zurück. Am Fuße des Wilhelminenberges – unterhalb ihres Schlosses – ließ sie ein Spital für bedürftige Patienten errichten.

Eine Urologie wurde als Ambulatorium im Jahre 1927 mit Theodor Hryntschak (1889–1952) besetzt. Nach dessen Weggang an die Poliklinik übernahm die Vakanz Bruno Frisch (1891–1977), der wiederum in der Wiener Poliklinik ausgebildet worden war. Ihm folgte 1965 Siegfried Burkert (1915–2004) als Primarius bis 1980 nach, als Wolfgang Esch (1925–2007) bestellt wurde. Dessen Nachfolger war Othmar Zechner (geb. 1947) ab 1990 (Tragl 2007; NN 1999). Heute wird die Organisationseinheit auch als Nachfolge der Abteilung Krankenhaus Laintz- Hitzing von Hans Christoph Klingler geleitet.[7]

Im **Rudolfspital** (Abb. 4.21), 1858 von Kaiser Franz Josef I. anlässlich der Geburt des Thronfolgers Rudolf gestiftet und 1865 in Betrieb genommen, vertrat ab 1876 Josef Englisch (1835–1915) als Proto- Urologe in seiner Funktion als Primararzt der 1. Chirurgischen Abteilung das sich differenzierende Fach der Urologie. Erst 1914 wurde ein urologisches Ambulatorium eingerichtet, zu dessen Vorstand Karl Gagstatter (1875–1968) ernannt wurde, das 1921 zur Abteilung erweitert wurde. 1945 übernahm Herbert Henninger (1901–1962) die Abteilung, der während des Krieges bereits das Kriegslazarett am Ort geleitet hatte (Figdor 2007, S. 119–120). Sein Nachfolger wurde Heinrich Lobenstein (1914–1996) (Figdor 2007, S. 149–150).

Ähnlich der Abteilung im Krankenhaus Wien-Lainz konnte auch die Urologie im Rudolfspital zum Sprungbrett an die Spitze der Universitätsklinik werden. Michael Marberger (geb. 1942), seit 1980 Leiter der Abteilung, wechselte 1990 als Ordinarius an die Urologische Universitätsklinik Wien. 1991 wurde Walter Stackl (1948–2022) (Springer 2020) sein Nachfolger (Tragl 2007). Ab 1992 leitete er zusätzlich das Ludwig Boltzmann Institut für extrakorporale Lithotripsie und Endourologie. Seit 1995 a. o. Universitätsprofessor, er-

---

[6] Dienelt, K (2011) 40 Jahre Urologie – Rückblick und Ausblick, Spectrum Urologie 01/2011, online: https://www.medmedia.at/spectrum-urologie/40-jahre-urologie-ruckblick-und-ausblick/ zugegriffen 28.12.2024.

[7] Prim Prof. O Zechner danken wir herzlich für die detaillierten Angaben zum Wilhelminenspital.

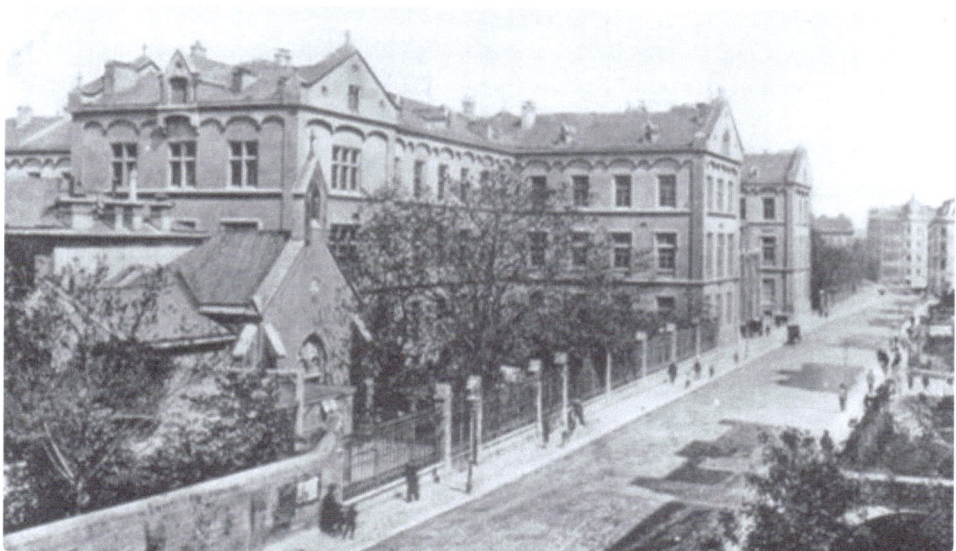

Abb. 4.21 Klinik Rudolfstiftung, Boerhaavegasse um 1900, Sammlung Moll, Repro Moll-Keyn, um 1900

hielt er national und international große Anerkennung. 2007 war er Präsident der Österreichischen und zugleich Co-Präsident der Deutschen Gesellschaft für Urologie (Springer 2020).

Im Jahre 2020 wurde die Rudolfstiftung in **Klinik Landstraße** umbenannt, 2021 wurden urologische Abteilung und die urologische Ambulanz auf andere Kliniken des Wiener Gesundheitsverbund aufgeteilt.[8]

Inzwischen aufgelöst wurde auch die 1925 im **Kaiserin Elisabeth Spital** eingerichtete Urologie-Ambulanz. Im gleichen Jahr wurde deren erster Leiter, Hans Gallus Pleschner (1883–1950) auch Vorsitzender der Wiener Gesellschaft für Urologie. Sein Nachfolger wurde im Jahre 1955 Oskar Polke (1910–1990). Ihm folgte im Jahre 1975 Josef Hiermanseder (1922–?) bis 1986. Sein Nachfolger wurde Victor Seklehner (1943–).

Ebenfalls geschlossen (seit 2017) ist das 1880 eröffnete Sophienspital. Hier wirkten mit Viktor Blum (1877–1954 Chicago) (Butta-Bieck 2011, S. 131–133) in den Jahren 1919–1938 und Alois Ginglar (1877–1954) ab 1938 zwei weitere wichtige Urologen ihrer Zeit. Ab 1971 wirkte hier auch Anton Schimatzek (1921–2009) (Marberger 2009).

Zu derselben Generation wie Blum und Ginglar gehörte auch Rudolf Bachrach (1879–1944 New York). Er wurde in Wien geboren und studierte hier auch Medizin, die Promotion erfolgte 1904.[9] Seine operative Ausbildung erhielt er an der II. Chirurgischen

---

[8] Die Urologie übersiedelt, https://klinik-landstrasse.gesundheitsverbund.at/die-urologie-uebersiedelt/ zugegriffen am 28.12.2024.

[9] VAN SWIETEN BLOG der Universitätsbibliothek der Medizinischen Universität Wien, BBL:

Universitätsklinik bei Julius von Hochenegg ab 1907, seine urologische Ausbildung bei Otto Zuckerkandl ab 1910. Ab 1921 war er Vorstand der Urologischen Abteilung des **Mariahilfer Ambulatoriums und Spitals** (Figdor 2007, S. 32–33). In der Erinnerung geblieben sind insbesondere sein Handbuchbeitrag für das „Handbuch der Urologie" von v. Lichtenberg, Voelcker, Wildbolz, Julius Springer Berlin, das Kapitel „Die Erkrankungen der Harnleiter (Bachrach 1928). Bachrach wurde aufgrund seiner jüdischen Abstammung 1938 in die Emigration gezwungen, zunächst nach Großbritannien, von wo er im September 1940 in die USA ausreiste und sich in New York niederließ. Er verstarb am 24. April 1944 in Manhattan in New York. Vorher war er bei einer Homosexuellenrazzia gefasst und zu einer Geldstrafe verurteilt worden.[10]

Für die 1920er- und 1930er-Jahre lassen sich noch weitere Urologen nachweisen, die urologische Ambulanzen oder Krankenhausgliederungen in Wien leiteten. Dazu gehören Wilhelm Stöckl (1900–1965) am **Krankenhaus der Barmherzigen Brüder** zwischen 1933–1945 und Robert Lichtenstern (1874–1952) am **Krankenhaus der Kaufmannschaft** zwischen 1922–1938. Lichtenstern beschäftigte sich wissenschaftlich mit Hodentransplantationen und führte zusammen mit Magnus Hirschfeld (1868–1935) so genannte „Umstimmungsoperationen" aus (Lichtenstern 1924) (vgl. Kap. 9 in diesem Band).

Seit dem Ende des Zweiten Weltkriegs (1946) verfügte auch das **Hanusch Krankenhaus der Wiener Gebietskrankenkasse** (bis 1945 k. k. Erzherzog-Rainer-Militärspital) über eine Abteilung für Urologie (Tragl 2007, S. 603) (Tab. 4.3), seit 1964 auch das **Krankenhaus der Barmherzigen Brüder Wien** (Ludvik 1994) (Tab. 4.4 und 4.5).

Tab. 4.3 Leiter der Urologischen Abteilung im Hanusch Krankenhaus

Beginn der Tätigkeit	Name
1946	Franz Hawlisch (1902–1962)
1963	Anton Bucher (1922–1982)
1982	Otto Ilk (1925–2001)
1986	Dieter Klein (geb. 1937)
1994	Fridolin Stögemayer (geb. 1946)
2009	Eugen Plas (geb. 1966)

Quellen: Figdor 2007; Eugen Plas CV https://corpus.at/team/prim-univ-doz-dr-eugen-plas/ zugegriffen 15.11.2024

Tab. 4.4 Leiter der Urologischen Abteilung im Krankenhaus der Barmherzigen Brüder Wien

Beginn der Tätigkeit	Name
1965	Georg Gasser (1925–1990)
1974	Walter Ludvik (geb. 1928)
ab 1995	Paul Schrameck
2016	Anton Ponholzer (geb. 1974)

38134 (11.01.2022); Letzte Aktualisierung: 2022 05 17 zugegriffen 25.11.2024, https://ub-blog.meduniwien.ac.at/blog/?p=38134 (Autor Walter Menzel).

[10] Sattler V (2023) „Hoffentlich ist es dann nicht zu spät" – Ein Stolpertext https://54books.de/hoffentlich-ist-es-dann-nicht-zu-spaet-ein-stolpertext/ zugegriffen 15.11.2024.

Tab. 4.5 Leiter der Urologischen Abteilung des Donauspitals- SMZ Ost Donauspital- SMZ Ost

Beginn der Tätigkeit	Name
1993	Peter Poparsky
1995	Gerhard Studler (geb 1947)
1996	Ulrich Maier (1948–2003)
2003	Stefan Madersbacher (geb. 1965
2004	Michael Rauchenwald (geb 1955)
2021	Michael Marzalek

Quellen: 1995 Ernennung Univ Prof. U. Meier NÖGU 5 12 22; Michael Marzalek Klinik Donaustadt, Wien Abteilung für Urologie und Andrologie online: https://www.uro.at/images/uro/downloads/noegu/NOEGU_63-2021.pdf; Lipsky 2012 S. 51.

4.8 Urologische Kliniken und Abteilungen in Graz, Innsbruck, Klagenfurt, Leoben, Linz und Salzburg

„*In den sechziger Jahren war noch Wien das Zentrum der Urologie in Österreich […] Wir Provinzurologen fuhren einmal im Monat nach Wien, um am Mittwochabend gelehrten Vorträgen beizuwohnen […] Mit dem Abgang Übelhörs verschob sich das Zentrum der österreichischen Urologie von Wien nach Innsbruck, wo mit Hans Marberger eine große Persönlichkeit die Klinik leitete.*" (Lipsky 2012, S. 51) Mit dieser Einschätzung traf Herbert Lipsky (geb. 1936), ehemaliger Primarius der Urologischen Abteilung am Landeskrankenhaus Leoben[11] sicherlich nicht die Meinung aller österreichischen Urologen seiner Generation, der Bedeutungszuwachs ehemals peripherer Standorte der Medizin würde wohl aber kaum grundsätzlich angezweifelt.

Dies gilt insbesondere für die **Universitätsklinik Innsbruck** und den genannten Hans Marberger (1917–2002). Marberger hatte, ungewöhnlich für diese Zeit, längere Studienaufenthalte in Polen (Krakau), Schweden (Stockholm) und in den USA (Iowa City) absolviert. Aus den USA brachte Marberger die Methode der transurethralen Prostataresektion (TURP) nach Innsbruck (Janetschek 2002). Nach der Rückkehr aus Amerika übernahm er zunächst die Leitung der in die Chirurgie integrierte urologischen Abteilung an der Universität Innsbruck (Margreiter 2012, S. 115–120). 1958 habilitierte er sich mit dem Thema „Praktische Harnröhrenchirurgie", wurde 1964 zum a. o. Professor für Urologie und 1971 zum ordentlichen Univ.-Prof. ernannt und leitete die Klinik bis 1988 (Figdor 2007, S. 153–154). Vertreter der „Marberger-Schule" besetzten viele Primariate und mit dem Marberger-Nachfolger in Innsbruck Georg Bartsch (1942–2012) und Gerhard Jakse (1945–2018) (Aachen) auch eigene Lehrstühle. Die nationale und internationale Anerkennung verdeutlichen seine Präsidentschaft der Österreichischen (1967–1969) wie auch der Deutschen Gesellschaft für Urologie (1976), zahlreiche Ehrenmitgliedschaften,

---

[11] Die Urologischen Abteilung am LKH Leoben wurde ab 1978 von Herbert Lipsky (geb. 1936), 2002–2018 von Thomas Colombo (geb. 1961) und ab 2019 von Thomas Alber (geb. 1978) vertreten.

etwa des „American College of Surgeons", und Auszeichnungen wie im Jahr 2000 die „Willy Gregoir Medaille", die höchste Ehrung der European Urological Association. Diese verleiht seit 2004 den EAU Hans Marberger Award 2025 "For the best European paper published on Minimally Invasive Surgery in Urology".[12] Von 1988 bis 2011 wurde die Urologie in Innsbruck von Georg Bartsch (1942–2012)[13] geleitet. Bartsch führte erstmals in Tirol die „Vorsorgeuntersuchung von Männern" ein, die zu einem deutlichen Rückgang von Prostatakrebs beitrug.[14] Auch die von Helmut Madersbacher (geb. 1938)[15] gegründete Neuro-Urologische Ambulanz erlangte einen international Ruf mit Referenzcharakter.[16] 2008 erlebte die Klinik einen Forschungsskandal (Strasser et al. 2007; Kaulfuss 2008). Seit 2011 wird die Universitätsklink für Urologie von Wolfgang Horninger geleitet.[17]

Eine lange Tradition hat auch die Urologie am **Allgemeinen Krankenhaus der Stadt Linz**, seit 2015 als Standort Med Campus III ein Teil des **Kepler Universitätsklinikums** (KUK) (Hahn-Oberthaler und Obermüller 2015).

Nach einer Planungs- und Bauphase von 15 Jahren wurde das Linzer Allgemeine Krankenhaus (AKh) im Jahr 1865 mit einer Kapazität von 100 Betten eröffnet.[18] Als im Jahre 1888 der Primararzt und Direktor des Krankenhauses Dirnhofer starb, fiel die Wahl auf den 29-jährigen Alexander Brenner (1859–1936) aus Wien als neuen Chefarzt, der eine besondere urologische Prägung während seiner Tätigkeit an der Klinik von Dittel mitbrachte (vgl. Kap. 6 in diesem Band).

Brenner trieb bereits 1894 in einer Denkschrift die Forderung nach einer Medizinischen Fakultät in Linz weiter voran (Beuerle et al. 1894) (Abb. 4.22).

1927 erfolgte nach Gemeinderatsbeschluss vom 13. Oktober desselben Jahres die Gründung einer Urologischen Abteilung mit 30 Betten, untergebracht im Bau 11 des AKh. Der angeschlossene Operationssaal wurde mit der Gynäkologie gemeinsam genutzt, ein nicht unübliches Vorgehen zu dieser Zeit (Guggenberger 1928).

Brenners Sohn Axel (1889–1944) wurde nach Studium in Wien 1933 in dieser Abteilung Primararzt und am 30. März 1938 als kommissarisch bestellter Leiter des Allgemeinen

---

[12] Hans Marberger Award https://eaucongress.uroweb.org/the-congress/eau-hans-marberger-award/ zugegriffen 8.12.2024.

[13] Prof. Dr. Georg Barsch 1942–2012 online: https://uroweb.org/news/prof-georg-bartsch-1942-2012 zugegriffen 10.12.2024.

[14] Urologie-Professor Georg Bartsch gestorben https://tirol.orf.at/v2/news/stories/2516745/ zugegriffen 10.12.2024.

[15] Stöhrer M (1997) Prof. Dr. med. Helmut Madersbacher:
International Medical Society of Paraplegia Medallist 1997 Spinal Cord 35, 859.

[16] Geschichte der Neuro-Urologischen Ambulanz https://neurourologie.tirol-kliniken.at/page.cfm?vpath=ueber-uns/geschcihte-der-neuro-urologischen-ambulanz zugegriffen 30.12.2024.

[17] Universitätsklinik für Urologie https://uro-innsbruck.tirol-kliniken.at/page.cfm?vpath=index/folge zugegriffen 9.12.2024.

[18] OÖ Nachrichten spezial 150 Jahre AKh Linz https://www.rubicom.at/wp-content/uploads/2019/08/AKh_korr_final.pdf zugegriffen 15.11.2025.

Abb. 4.22 Einband mit montiertem Frontispiz „Denkschrift betreffend die Einrichtung einer Medicinischen Hochschule in Linz a. D. im Auftrag des Actions-Comites verfasst von Dr. C Beurle, Dr. A. Brenner, Dr. L Piskaček und Dr. F. Schnopfhagen" OÖ Landesarchiv online: https://digi.landesbibliothek.at/viewer/image/AC06505850/1/

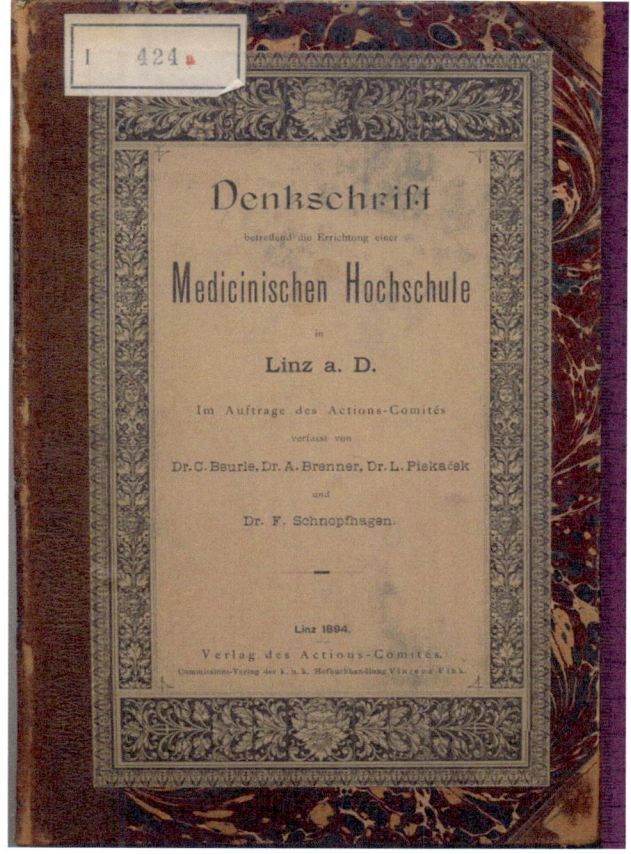

Krankenhauses Linz bestätigt. Bereits ab dem Jahre 1921 hatte der Vater Betten an den aus der Praxis kommenden Sohn abgegeben und ermöglichte die Betriebsaufnahme einer Urologischen Ambulanz. Am 1. Mai 1938 trat Brenner jun. der NSDAP bei (Mitgliedsnummer 6.374.617) (Goldberger 2002, S. 799–906) und wurde zu einem politischen „Spitzenfunktionär" der NS-Medizin in Oberösterreich (Hahn-Oberthaler und Obermüller 2015, S. 117). Dazu gehörte die Durchführung von Zwangssterilisationen an „Erbkranken", wozu er seit 1940 berechtigt war. Mit ihm waren an diesem Krankenhaus noch der Chirurg Andreas Plenk (1892–1959) und der Gynäkologe Gustav Halter dazu berechtigt. Das „Gesetzes zur Verhütung erbkranken Nachwuchses", war für die „Ostmark" zum 1.1.1940 in Kraft getreten. Damit wurden Zwangssterilisationen durch die neu eingeführte Erbgesundheitsgerichtsbarkeit als angeordnete „eugenische Maßnahme" legitimiert.[19, 20] Ende September

---

[19] OÖLA, LReg. 1926 ff., Sch. 286, Sammelakt IIIa/M–1261 aus 1944; zit. n.: Goldberger, NS-Gesundheitspolitik, 853.

[20] OÖLA, LReg. 1926 ff., Sch. 286, Sammelakt IIIa/M-1084 aus 1944.

wurde Brenner durch den Gauhauptmann August Eichgruber (1907–1947) bestätigt. Dem Schreiben gemäß war die

> *„…Übertragung der Operation auf einen Oberarzt oder Assistenzarzt nicht gestattet, da der Eingriff auf dem persönlichen Vertrauensverhältnis des Staates zu dem Operateur beruht…"*[21]

Am Allgemeinen Krankenhauses Linz wurden in der Folge 76 Männer und 56 Frauen aus dem „Gau Oberdonau" von 1941 bis 1945 sterilisiert.[22] Eine dieser Operationen wurde auch nachweislich von Brenner durchgeführt[23] (Goldberger 2002). Bezüglich der anderen Operationen konnten keine direkten Nachweise mehr erhalten werden, da die Krankenakten des Allgemeinen Krankenhauses und das Gauarchiv vernichtet wurden. Ab 1940 standen der Urologie in Linz 45 Betten zur Verfügung.[24]

Nach dem Tode Alexander Brenners (Abb. 4.23) führte Isa Plenk, Ehefrau des Chirurgen Andreas Plenk,[25] der 1928 die Nachfolge Brenners als Primar der Chirurgie angetreten hatte, von 1944–1948 als „praktische Ärztin" interimistisch die urologische Abteilung. Sie war für die Diagnostik, Indikationsstellung und konservative Therapie der urologischen Patienten zuständig. Die urologischen Operationen wurden von ihrem Gatten ausgeführt. Wegen ausgedehnter Bombenschäden übersiedelte die Abteilung von Februar 1945 bis September 1945 nach Bad Hall (Tab. 4.6).

In Linz gab es ab den 1930er-Jahren außerdem am **Krankenhaus der Barmherzigen Schwestern** eine urologische – gynäkologische Abteilung, die von Hermann Meschede (1895– nach 1961) zwischen 1934–1958 geleitet wurde. Meschede war nach Hubenstorf 2011 ebenfalls für Sterilistationsoperationen zugelassen (Hubenstorf 2011, 144–149).

Die **Urologische Universitätsklinik in Graz** entstand 1993 aus dem Zusammenschluss der traditionsreichen urologischen Abteilung der Chirurgischen Universitätsklinik mit der „landschaftlichen Urologischen Abteilung" (Hubmer 1997). (Tab. 4.7) Das Landeskrankenhaus-Universitätsklinikum Graz ist seit November 2002 ein reines Universitätsklinikum.[26]

---

[21] OÖLA, LReg. 1926 ff., Sch. 286, Sammelakt IIIa/M-1084 aus 1944.

[22] NN (1837) Preßburger Zeitung „Pest" An der königl. Universität haben im verflossenen Schuljahre folgende Individuen das Doctorat erhalten. Aus der Wundarzneikunde 7, als: Victor Ivanchich Nr 87 31. October 1837 S 845.

[23] Bericht des allgemeinen öffentlichen Krankenhauses der Stadt Linz über die Jahre 1936–1940. Archiv der Stadt Linz, Linz 1941.

[24] Auskunft Prof. Dr. Heidler 80 Jahre Abteilung für Urologie am AKH – Linz 1927 – 2007. Geschichtlicher Rückblick, unveröffentliches Manuskript.

[25] Vgl hierzu Dauer C Andreas Plenk online: https://stadtgeschichte.linz.at/media/biographien/biographie_plenk_andreas.pdf zugegriffen 27.12.2024.

[26] Geschichte LKH Univ Klinikum Graz https://www.uniklinikumgraz.at/ueber-uns/fakten zugegriffen 8.12.2024.

Abb. 4.23 Alexander Brenner (1856–1936) 1928 bei seinem Ausscheiden aus der Abteilung in Linz aus Guggenberger 1928, Repro Moll-Keyn, mit freundlicher Genehmigung

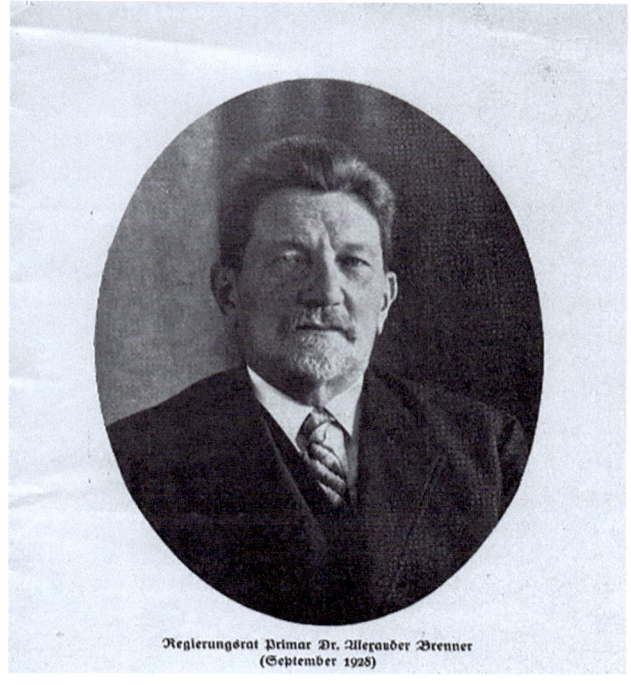

Tab. 4.6 Urologen am AKh Linz a. d. D

Zeitraum der Tätigkeit	Name
1888 (1927)–1936	Alexander Brenner (1859–1936)
1938–1944	Axel Brenner (1889–1944)
1944–1948 (kommiss.)	Isa Plenk
1948–1969	Herbert F. J. Weber (1903–1970)
1969–1987	Max Bergmann (1922–1987)
1988–2010	Helmut Heidler (geb. 1944)
Ab 2010 (ab 2015 Kepler Universitätsklinikum)	Steffen Krause (geb. 1968)

Quelle: Figdor 2007

In den 1960er-Jahren wurden weitere urologische Abteilungen am **Landeskrankenhaus Klagenfurt** (1961) an den und am **Landeskrankenanstalten Salzburg** (1964)[27] (Tab. 4.8) gegründet.

Die urologische Abteilung am LKH Klagenfurt wurde 1961 unter Karl Rauchenwald (1912–1993) gegründet, der bereits seit 1951 Konsiliarius an der Chirurgischen Abteilung unter Adolf Winkelbauer war. 1961 verzichtete er auf die Nachfolge von Winkelbauer als Leiter der Chirurgie, um die Abteilung für Urologie weiterzuentwickeln.

---

[27] Walch Ch 2014 Ein Blick zurück https://salk.at/DMS/pulso_urologie_1302426.pdf zugegriffen 15.11.2024.

Tab. 4.7 Leiter der Urologischen Abteilung der Chirurgischen Klinik Graz, ab 1993 Leiter der Universitätsklinik für Urologie

Beginn der Tätigkeit	Name
1926–1944 (Urol. Abt. Chir. Klinik)	Norbert Moro (1889–1957)
1949	Rudolf Herbst (1901–1970)
1967	Gerhard Wandschneider (1930–2021)
1993 (Universitätsklinik)	Gerhard Hubmer (geb. 1936)
2007	Karl Pummer (geb. 1956)
2021	Sascha Ahyai (geb. 1972)

Quellen: Hubenstorf 2011, S. 143-144; Figdor 2007, S. 121-122; cKarl Pummer Univ.-Prof. Dr. Karl Pummer online: https://www.kup.at/kup/pdf/8339.pdf zugegriffen 8.1.2024; Sascha Ahyai zum Professor für Urologie berufen https://www.medunigraz.at/news/detail/sascha-ahyai-zum-professor-fuer-urologie-berufen zugegriffen 8.12.2024

Tab. 4.8 Leiter der Abteilung für Urologie an den Landeskrankenanstalten Salzburg, ab 2006 private Paracelsius Universität

Beginn der Tätigkeit	Name
1964	Ferdinand Gärtner (1914–1974)[a]
1975 (kommiss.)	Gerhard Kunit (geb. 1940)
1976	Julian Frick (1933–2012)
1999 (ab 2006 Universitätsklinik der Paracelsus Medizinischen Privatuniversität)[b]	Nikolaus Schmeller (geb. 1952)
2012	Günther Janetschek [aut] (geb. 1950)
2015	Karl-Dietrich Sieverth[c,d]
2017	Lukas Lusuardi

Quellen: Figdor 2007, S. 97; Nieschlag 2014; Neuer Chef für Urologie am LKH online: https://sbgv1.orf.at/stories/358379 zugegriffen 15.11.2024; Spital sucht neue Primarärzte https://www.pressreader.com/austria/salzburger-nachrichten/20150608/282235189275912?srsltid=AfmBOooGruGM-yH0l_SHO3yuj5_h9qms-iRDi1TirxkLB2Db7sg11XJZ zugegriffen 15.11.2024; Personalia Univ. Prof. Dr. Karl-Dietrich Sievert NÖGU 2015 25 52 47

1978 übernahm Rauchenwalds langjähriger Oberarzt Hadwin Urlesberger (1931–1999) die Leitung bis ihm 1997 Klaus Henning (1940–2002), ebenfalls schon unter Rauchenwald Oberarzt der Abteilung, nachfolgte.

Die Zeitgenossen erinnern Henning als einen „der begnadetsten und kreativsten urologischen Chirurgen Österreichs" (Figdor 2007, S. 203).

2002 erlag er plötzlich und unerwartet einem Herzanfall. Ihm folgte ebenfalls sein erster Oberarzt als Primarius Klaus Jeschke. Dieser ging 2020 in den Ruhestand und ihm folgte Herbert Augustin, der die Abteilung allerdings nur bis 2023 leitete. Seither fungiert Diego Signorello als Primarius.[28]

---

[28] Jeschke K Historie der Abteilung für Urologie Klagenfurt https://www.klinikum-klagenfurt.at/fileadmin/user_upload/klinikumklagenfurt/urologie/Neu_Historie_der_Abteilung_fuer_Urologie_in_Klagenfurt_aug.pdf zugegriffen 7.12.2024.

4.9 Fazit

Dem wissenschaftlichen Zentrum Wien entsprach für die Urologie bis zur Mitte des 20. Jahrhundert auch das breite Spektrum an stationärer urologischer Krankenversorgung. Die Entwicklung der Krankenabteilungen innerhalb Österreichs verlief analog zu Deutschland und war ebenfalls von der integralistischen Haltung der Chirurgie und der Gesundheitspolitik auf lokaler und nationaler Ebene gerade bei der Gründung neuer Hochschulstandorte bestimmt (Moll und Halling 2015).

Auch wenn für wenige Standorte kleinere oder größere Einzelstudienvorliegen, steht die medizinhistorische Aufarbeitung der Urologie in Österreich in Kranken- und Universitätsabteilungen noch am Anfang. Für viele Fragen ist aufgrund von Sperrfristen auch noch keine Einsicht in öffentliche Archive auf Bundes- oder Landesebene fundiert möglich.

Die exemplarische Darstellung möchte zu einer systematischen Analyse der institutionellen Entwicklung der Urologie in Österreich anregen.

Literatur

Bachrach R (1928) Die Erkrankung der Harnleiter. In: von Lichtenberg A, Voelcker F, Wilbolz H (Hrsg) Band 5: Spezielle Urologie III: Erkrankungen der Harnleiter, der Blase, Harnröhre, Samenblase, Prostata, des Hodens und Samenstranges und der Scheidenhäute, Scrotum. Gynäkologische Urologie. Springer, Berlin, S 1–41. https://doi.org/10.1007/978-3-642-50206-4

Beurle C, Brenner A, Piskaček L, Schnopfhagen F (1894) Denkschrift betreffend die Errichtung einer Medicinischen Hochschule in Linz a. D. Im Auftrage des Actions-Comités. Verlag des Actions Comites, Linz online: https://digi.landesbibliothek.at/viewer/image/AC06505850/1/

Broenner A (1847) Die Blasensteinzerpulverung, eine kritische Beleuchtung der hauptsächlichen Todesursachen bei der jetzt gebräuchlichen Operation der Zerbröckelung, belegt mit Krankengeschichten, Sectionsberichten und Versuchen an Thieren nebst einer historischen Zusammenstellung der zum Behufe der Zerpulverung angegebenen Instrumente. Ferdinand Enke, Erlangen

Butta-Bieck F (2011) „Juden sind nicht erwünscht". Vertreibung jüdischer Urologen aus Österreich in: Krischel M, Moll, F, Bellmann, J, Scholz A, Schultheiss D (Hrsg.) Urologen im Nationalsozialismus. Zwischen Anpassung und Vertreibung. Hentrich & Hentrich, Berlin, S 131–133

Civiale J (1827) De la Lithotritie, ou lettres a un jeune medicine sur la brolement de la pierre dans la vessie, suivies d'un rapport fait à l'Institut Royal de France par M. M. Percy Paris

Civiale J (1864) Création d'un service spécial pour les maladies des organes urinaires dans les hôpitaux de Paris Discours prononcé à l'ouverture des conférences cliniques de l'hôpital Necker. Hachette, Paris

Deimer E (1989) Chronik der Allgemeinen Poliklinik in Wien im Spiegel der Medizin- und Sozialgeschichte. Göschl, Wien, S 196–198

Deuticke P, Haschek H (1965) Über Nierentuberkulose. Urologe 4:46–50

Deuticke P, Laubenberger T (1974) Die Röntgenuntersuchung der Niere und des Harnleiters, 2. Aufl. Banaschewski, München

Direktor der Anstalt (1876) Ärztlicher Bericht des k. k allgemeinen Krankenhauses zu Wien vom Jahre 1875. Wien. Im Auftrage des hohen k k Ministeriums des Inneren veröffentlicht durch die Direction dieser Anstalt. Kaiserliche Hof- und Staatsdruckerei, Wien, S 94–101

Dittel L (1854) Ein fremder Körper in der Harnblase, entfernt durch den Mastdarm Blasenschnitt. Z Ges Ärzte, Wien 10:313–316

Dittel L (1859/1860) Beiträge zur Pathologie und Therapie der männlichen Geschlechtstheile. Allg Wien Med Zeitung 4(1859): 211–212, 235–236, 278–280, 362–363; 5(1860):115–116, 124, 150, 192–193, 231–232, 276–277, 308–309, 328–329, 371–372, 379–381, 412–414, 430–431

Dittel L (1862) Beitrag zur Pathologie und Therapie der Harnrohrenstricturen. Alig Wien Med Zeitung 7:226–227, 236, 245–246, 256–257

Dittel L (1864) Ein Apparat zur Fixierung des Catheters in der Blase. Allg Wien Med Zeitung 9:329–330

Dittel L (1865) Die Indikation zum Blasenstich. Allg Wien Med Zeitung 10(349):357–358, 366–367

Dittel L (1867) Beiträge zur Lehre der Hypertrophie der Prostata. Med Jahrb 14:142–151

Dittel L (1868) Ober Lister's Heilmethode der eiternden Wunden. Alig Wien Med Zeitung 13:155–156

Dittel L (1869) Dilatator für Verengerungen der Harnrohre. Med Jahrb 17:121–129

Dittel L (1870a) Apparat nach dem hohen Blasenstich. Med Jahrb 19:81–87

Dittel L (1870b) Der Steinsauger. Wien Med Zeitung 15:593–594

Dittel L (1871) Die Stricturen der Harnröhre. In: Pith a F, Billroth T (Hrsg) Handbuch der allgemeinen und speziellen Chirurgie, Bd 3, Abt 2B. Enke, Stuttgart, S 1–223

Dittel L (1872a) Beitriige zur Lithotripsie. Alig Wien Med Zeitung 17:1–2, 9–10, 19–20, 26–27, 33–34, 42

Dittel L (1872b) Ober Enuresis. Med Jahrb 1872:123–132

Dittel L (1874) Die Ablosung der vorderen Mastdarmwand. Wien Med Wochenschr 24:5–7

Dittel L (1876) Zur Behandlung der Hypertrophie der Vorsteherdrüse. Wien Med Wochenschr 26:537–540, 561–565, 593–597, 619–624

Dittel L (1877) Erfahrungen uber die Wundbehandlung nach Lister. Kaiserlich-königliche Staatsdruckerei, Wien

Dittel L (1878) Katheter-Stativ nach dem Blasenschnitte. Wien Med Wochenschr 28:473–475

Dittel L (1881a) Uber Kommunikation zwischen dem Darmrohr und den unteren Harnorganen. Wien Med Wochenschr 31:261–265, 293–295, 321–325

Dittel L (1881b) Ober das Verhältnis der Lithotripsie zur Litholapaxie. Wien Med Wochenschr 31:1225–1229, 1249–1253, 1288–1291, 1337–1340, 1372–1374, 1399–1401, 1456–1459, 1479–1481

Dittel L (1881c) Ein neuer Heilversuch gegen unheilbare Blasenscheidenfistel. Med Jahrb 1881:563–574

Dittel L (1884) Ober das Verhältnis der Litholapaxie zum hohen Blasenschnitte. Wien Med Wochenschr 34:61–64, 97–100, 126–129, 156–158, 181–185, 241–243, 279–283, 305–308

Dittel L (1886) Ober Endoskopie der Blase. Wien Med Bl 9(665–667):697–700

Dittel L (1888) Zur jüngsten Geschichte des hohen Blasenschnittes. Wien Med Wochenschr 38:1441–1445, 1477–1480, 1505–1509, 1539–1542

Dittel L (1889) Ober Prostataabscesse. Wien Klin Wochenschr 2:413–415, 438–440, 458–461

Dittel L (1890) Prostatectomia lateralis. Wien Klin Wochenschr 3(339–241):364–366

Dittel L (1892) Über Blasentumore und Blasenblutungen. Allg Wien Med Zeitung 27:441–442, 453–454, 466–467, 478–479, 490–491

Dittel L (1894) Hundert Blasensteinoperationen (700–800). Wien Klin Wochenschr 17:607–609, 634–636, 655–657, 675–677, 733–734, 776–778, 793–795, 813–815, 830–831

Dittel L (1895) Endoskopische Täuschungen. Wien Klin Wochenschr 8:362–364

Dittel LG (1923) Erinnerungen an Leopold von Dittel mit noch nicht veröffentlichten Briefen von Bergmann, Billroth, Czerny, Küster, Hans Richter, Thompson, Trendelenburg u. A. Moritz Perles, Wien/Leipzig

Eiselsberg A von (1908) Diagnose und Therapie der Nierentumoren. Z f Urol 2:1–28
Englisch J (1896) Offenes Schreiben an S. Hochwohlgeboren Herrn Dr. Eduard Albert. Hollinek, Wien
Fangerau H, Imhof C (2015) Medizinische Spezialisierung in beiden deutschen Staaten nach 1945. In: Halling T, Moll F, Fangerau H (Hrsg) Urologie 1945–1990. Entwicklung und Vernetzung der Medizin in beiden deutschen Staaten, S 21–34
Fangerau H, Moll F (2016) Lemma Robert Ultzmann. NDB V, Bd 26. Duncker & Humblot, Berlin, S 619
Figdor PP (2007) Biographien Österreichischer Urologen. Universimed, Wien
Figdor PP (2008) Zur Frage, wer wohl die ersten Urologen waren. NÖGU 17(37):47–54
Fischer I (1938) Geschichte der Gesellschaft der Ärzte in Wien. Springer, Wien, S 48
von Frisch A (1879) Über Desinfektion v. Seide u. Schwämmen zu Chirurg. Zwecken. Arch f klin Chir 24:749
von Frisch A (1891a) Zur Diagnose der tuberculösen Erkrankungen d. Urogenitalsystems. Internat klin Rdsch 5(28):1057–1061, 29:1097–1100, –30:1137–1141
von Frisch A (1891b) Zur operativen Behandlung der Stricturen der. Harnröhre in der Gegend d. Orificium externum, 5(26):961–962, –27:1014–1015
von Frisch A (1899) Die Krankheiten d. Prostata. In: Hdb. f. spezielle Pathol. u. Therapie, von H Nothnagel. Hölder, Wien-Leipzig
von Frisch A (1904) Die klin Untersuchungsmethoden. In: von Frisch A (Hrsg) Zuckerkandl O Hdb. d. Urol., 1903 d. Urologie. Hölder, Wien
von Frisch A, Zuckerkandl O (1904) Handbuch der Urologie, Bd 3. Hölder, Wien/Leipzig
Gerson W (1889) Zur Geschichte der Wiener Universität. Hölder, Wien
Goldberger J (2002) NS-Gesundheitspolitik in Linz und Oberdonau 1938–1945. Die Umsetzung der gesundheitspolitischen Forderungen des NS- Staates durch die staatliche Sanitätsverwaltung, Archiv der Stadt Linz. In: von Mayrhofer F, Schuster W (Hrsg) Nationalsozialismus in Linz, Bd 1. Linz, S 799–906
von Graefe EA (1837) Vorrede des Herausgebers. In: Dr. Civiale's chirurgische Therapeutik der Steinkrankheit aus dem Französischen frei übersetzt und mit einem Anhange versehen, Zech, Berlin, S III–VIII
Gröger (2002) Leopold von Dittel (1815–1898) Die Urologie in der Wiener Medizinischen Schule. In: Schultheiss, Rathert, Jonas U. Wegbereiter der Urologie, Springer, Heidelberg, S 2–17. https://doi.org/10.1007/978-3-642-59377-2_1
Grünfeld J (1879) Zur Geschichte der Endoskopie und der endoskopischen Apparate. Med JB 3(4):237–562
Grünfeld J (1881) Die Endoskopie der Harnröhre und der Blase. Enke Stuttgart,
Grünfeld J (1902) Antiseptik und Judentum. Monatsschr Österr. Israelit Union 14(3) online: https://sammlung.jmw.at/objekt/029445-josef-gr%C3%BCnfeld-antiseptik-und-judenthum/. Zugegriffen am 16.12.2024
Guggenberger E (1928) Regierungsrat Doktor Alexander Brenner Vierzig Jahre Primarius! Zu seinem Abschiede vom Allgemeinen Kranken Hause der Stadt Linz Verfaßt von Dr. Edmund Guggenberger. Linz a. D., am 11. Oktober 1928, Stadt Linz, Linz
Hahn-Oberthaler V, Obermüller G (2015) 150 Jahre Gesundheit im Zentrum. Vom Allgemeinen Krankenhaus der Stadt Linz zum Kepler Universitätsklinikum. AKH Linz, Linz, online: https://www.ordensklinikum.at/de/ueber-uns/ordensklinikum-linz-barmherzige-schwestern/geschichte-unseres-krankenhauses/zugegriffen 25.12.2024.
Haschek H (1968) Kältechirurgie der Prostata. Urologe 7:103–107
Haschek H, Porpaczy P (1971) 100 Jahre Urologie an der Wiener Poliklinik. Urol Int 26:397–409. https://doi.org/10.1159/000279747

Haslinger K (1943) Professor Dr. Hans Rubritius. Wien klin Wschr 56:385–386

Hatzinger M (2011) Anton Ritter von Frisch (1849–1917) Leben und Werk des ersten Präsidenten der DGU. Urologe 50:719–721. https://doi.org/10.1007/s00120-011-2572-0

Hirschfeld J (1876) Galerie Berühmter Kliniker und hervorragende Ärzte unserer Zeit mit deren Biographien als Beitrag zur Geschichte der Medizin. Verlag der Buchhandlung von Moritz Perles, Wien

Hryntschak T (1949) Die Ergebnisse der suprapubischen Prostatektomie nach eigener Methode. Wien Med Wschr 99:425–426

Hubenstorf M (2011) Urologie und Nationalsozialismus in Österreich. In: Krischel M, Moll F, Bellmann, J, Scholz A, Schultheiss, D. Urologen im Nationalsozialismus Zwischen Anpassung und Vertreibung. Hentrich & Hentrich, Berlin, S. 139–172

Huber A (2016) Rückkehr erwünscht: Im Nationalsozialismus aus „politischen" Gründen Vertriebene Lehrende der Universität Wien. Lit, Münster, S 243–244

Hubmer G (1997) Universitätsklinik Urologie Graz. NÖGU 7(16):39–40

von Ivánchich V (1842a) Vorwort in: Kritische Beleuchtung der Blasensteinzertrümmerung, wie sie heute dasteht, gestützt auf eine Erfahrung von 23 gelungenen Fällen. Beck's Universitäts Buchhandlung, Wien, S VII–XIV

von Ivánchich V (1842b) Fragmente aus der Geschichte der Blasensteinzertrümmerung. In: Kritische Beleuchtung der Blasensteinzertrümmerung, wie sie heute dasteht, gestützt auf eine Erfahrung von 23 gelungenen Fällen. Beck's Universitäts Buchhandlung, Wien, S 1–14

von Ivánchich V (1846a) Ein und zwanzig neue Fälle von Blasenstein-Zertrümmerung: aus der Praxis. Kaulfuss Wwe, Wien

von Ivánchich V (1846b) Ueber die organische Verengerung der Harnröhre und ihre auf pathologische Anatomie und zahlreiche Erfahrungen gegründete vollkommenste Behandlung. Kaulfuss Wwe. Pandl & Company, Wien, S 125

von Ivanchich V (1851a) Neuer Bericht über 19 Fälle von ausgeführter Blasensteinzertrümmerung nebst einem Anhange: Über den Fortschritt in der Lithotripsie durch Beiziehung der Aether – Narcose. Sommer, Wien

von Ivanchich V (1851b) Über Corrolarien zur Lehre der möglichst vollkommenen Behandlung der org. Verengung der Harnröhre, nebst näherer Angabe der Gattung eigener Urethrotome. Wien Med Wschr 1:4546–4548

von Ivánchich V (1854) Sechs und zwanzig neue Fälle vollführter Blasenstein-Zertrümmerung zuweilen mit Beihilfe der Chloroform-Narcose, drittes Supplement zur Kritischen Beleuchtung der Blasensteine. Seidl, Wien

von Ivánchich V (1866) Kritische Beleuchtung der Blasensteinzertrümmerung wie sie heute dasteht: Gemischte urologische Abhandlungen didaktischer, casuistischer und kritisch-polemischer Natur. Seidel & Sohn, Wien

von Ivánchich V (1873) Sechster Sammelbericht von weiteren 50 Fällen von Blasensteinzertrümmerung: nebst einem Vorwort: über Lithotripsie und Steinschnitt. Seidel & Sohn, Wien

Janetschek G (2002) In memoriam em. Univ. Prof. Dr. Hans Marberger (1917–2002) Ber Nat Wiss V Innsbruck 89:333–339, online https://www.zobodat.at/pdf/BERI_89_0333-0339.pdf. Zugegriffen am 08.12.2024

Kaulfuss D (2008) Erst gefeiert, nun gefeuert Laborjournal 10:24-online 29. https://www.laborjournal.de/editorials/ed452/ed452.pdf. Zugegriffen am 10.12.2024

Kerrebroeck P (2024) The dawn of Urology as a separate surgical specialty in France. Act Chir Bel 124:187–190. https://doi.org/10.1080/00015458.2023.2236835

Kostyev F I (2008) Urology a course of lectures History of the Odessa Urological School. https://resource.odmu.edu.ua/chair/download/177794/eK_Jq82Csk2Qp7o6VqGNqQ/UROLOGY.pdf. Zugegriffen am 08.12.2024

Leeming W (2001) Professionalization theory, medical specialists and the concept of »national patterns of specialization. Social Science Information 40(3):455–485

Leroy d'Etiolles J (1836) De la Lithotripsie, Memoire 1. J. B Ballière, Paris

Lesky E (1963) Festvortrag „Wien und die europäische Urologie um die Jahrhundertwende" 20 Kongress Deutsche Gesellschaft für Urologie, 16.–19. September 1963, Wien, Verhandlungsbericht 20 Kongress Deutsche Gesellschaft für Urologie. Springer, Berlin/Heidelberg, S 7. https://doi.org/10.1007/978-3-642-46028-9_1

Lesky E (1965) Die Wiener Medizinische Schule im 19. Jahrhundert. Studien zur Geschichte der Universität Wien Bd VI. Hermann Böhlaus Nachf Graz-Köln

Lichtenstern R (1924) Die Überpflanzung der männlichen Keimdrüse. Julius Springer, Wien

Lipsky H (2012) Österreichisch-Bayerische Urologen-Tagung, Nürnberg 2012. NÖGU 22 (46):49–53

Ludvik W (1994) Eine Abteilung stellt sich vor. NÖGU 4(8):12–14

Marberger M (2009) Nachruf Prim. Dr. Anton Schimatzek (1921–2009). NÖGU 18(40):51. https://www.uro.at/images/uro/downloads/noegu/NOEGU_40-2009.pdf

Margreiter R (2012) Geschichte der Innsbrucker Chirurgischen Universitätsklinik. Urologie. Haymon-Verl., Innsbruck/Wien, S 115–120

Moll F (2019) Dittel Leopold Ritter von (1815–1898), Urologe und Chirurg. Austrian Centre for Digital Humanities and Cultural Heritage Österreichisches Biographisches Lexikon ab 1815, 2. überarb. Aufl. – online Überarbeiteter Artikel – nur online https://www.biographien.ac.at/ID-0.3022758-01. Zugegriffen am 25.05.2024. https://doi.org/10.1553/0x002812f9

Moll F, Halling T (2015) Etablierung urologischer Lehrstühle und Herausbildung urologischer Krankenabteilungen in Westdeutschland 1945–1980. In: Halling T; Moll F; Fangerau H (Hrsg.), Urologie 1945–1990. Entwicklung und Vernetzung der Medizin in beiden deutschen Staaten, Springer, Berlin. https://doi.org/10.1007/978-3-662-48178-3_6

Moll F, Marx FJ (1999) Historische Anmerkungen zur Therapie von Harnröhrenstrikturen. Urologe B 39:121–126

Moll F, Halling T, Shariat S (2022) Die Erteilung der Venia legendi als Gradmesser einer einsetzenden Fachdifferenzierung. Urologie 61(9):996–1010. https://doi.org/10.1007/s00120-022-01904-6

Nieschlag E (2014) Nachruf auf Univ.-Prof. Dr. med. Julian Frick J Reprod Med Endokrin 11(2):102

NN (1999) Die Urologische Abteilung am Wilhelminenspital der Stadt Wien. NÖGU 9(19):46–47

Novikov A (2007) The first urological department in Russia Urology 70(3) unmoderated poster sessions. https://doi.org/10.1016/j.urology.2007.06.914

Raabe H (2011) Poliklinik Heiligenstadt mit Außenstellen Uder, Ershausen und Arenshausen-Vom „Hustenkonsum" zur regional wirksamen Gesundheitseinrichtung (1949–1990). FW Cordier, Heiligenstadt

Rittershain GR von (1857) Der poliklinische Unterricht im Allgemeinen und die medizinische Poliklinik zu Prag insbesondere. Kommission bei Alexander Storch, Prag, S 2

Rubritius H (1931) Was sind die Symptome der akuten und der chronischen Prostatitis und welche therapeutischen Maßnahmen sind zu empfehlen? Wien Klin Wschr 44:1228–1230

Rummelhardt S (1971) Prof. Dr. Paul Deuticke zum 70. Geburtstag Acta Chir Austr 3:30–31

Schleiss von Löwenfeld MJ (1839) Lithotripsie in Bezug auf Geschichte, Theorie und Praxis derselben unter Benützung der neuesten Erfahrungen der französischen Ärzte hierüber, mit 8 Tafel Abbildungen, literatische- artistische Anstalt, München

Schönbauer L (1944–1948) Zur Geschichte der Anästhesie Beiträge zur Geschichte der Medizin 3. Deuticke, Wien

Schultheiss D, Mattelaer J (2021) P P Figdor (Obituary). De Historia Urologiae Europaeae 28:12

Seebacher F (2011) Das Fremde im ‚deutschen' Tempel der Wissenschaften – Veröffentlichungen der Kommission für Geschichte der Naturwissenschaften. Mathematik und Medizin 65 Verl Österr Akademie Wiss, Wien

Skrzeczka C, Schönfeld G (1894) Die „Allgemeine Poliklinik" in Wien. In: Guttstadt A Klinisches Jahrbuch. Julius Springer, Berlin, S 470–480. https://doi.org/10.1007/978-3-642-90868-2_23

Sosnovsky R, Demkow R, Rogwski W, Borowka A (2006) UP-02.08: The history of the first urology department in the world. Urology 68:Supp 25. https://doi.org/10.1016/j.urology.2006.08.749

Springer Ch (2020) Nachruf Prim Univ.- Prof. Dr. Walter Stackl (1948–2020). https://www.universimed.com/at/article/urologie-andrologie/patienten-wie-eltern-nachruf-stackl-198373. Zugegriffen 20.11.2024

Staudacher A (2024) Jüdische Konvertiten in Wien – die Schottenpfarre Historischer Kontext und Matrikeln 1868–1914. De Gruyter, Berlin

Staudacher AL (2002) Jüdische Konvertiten in Wien 1782–1868. Peter Lang, Frankfurt am Main/Wien

Staudigl-Ciechowicz KM (2017) Das Dienst-, Habilitations- und Disziplinarrecht der Universität Wien 1848–1938 Kap. Das Habilitationsrecht VR unipress-Vienna University Press, Göttingen

Strasser H, Marksteiner R, Margreiter E, Pinggera GM, Mitterberger M, Frauscher F, Ulmer H, Fussenegger M, Kofler K, Bartsch G (2007) Autologous myoblasts and fi broblasts versus collagen for treatment of stress urinary incontinence in women: a randomised controlled trial. Lancet 369:2179–2186

Tragl KH (2007) Chronik der Wiener Krankenanstalten. Boehlau, Wien/Köln/Weimar

Übelhör R (1952) In memoriam Theodor Hryntschak. Wien Klin Wschr 64:588–589

Übelhör (1935) 25 Jahre urologische Station. Wien klin Wschr 48:1475–1478

Volc-Platzer B, Hlade J, Zeitlhofer H, Czech H (2023) Die Wiener Medizin und der akademische Antisemitismus – 1848 bis 1938. Symposium Wien 11. Oktober 2023 I Billrothhaus und online. https://www.billrothhaus.at/images/pdf/GDA_Programm_111023.pdf. Zugegriffen am 20.05.2024

Weisz G 2006 Divide and Conquer: A Comparative History of Medical Specialization. Oxford University Press, Oxford

Wunderlich KRA (1841) Wien und Paris ein Beitrag zur Geschichte und Beurtheilung der gegenwärtigen Heilkunde in Deutschland und Frankreich. Ebner & Seubert, Stuttgart

Zazgornik J, Derfler K (2015) Pioniere der Hämodialyse und Peritonealdialyse in Österreich: Peter Paul Figdor, Richard Übelhör, Bruno Watschinger. Suppl. 60 Jahre Hämo- und Peritonealdialyse, 50 Jahre Nierentransplantation, 25 Jahre Immunapherese in Österreich. Wien Klin Wochenschr 127 (Suppl 1): S69–S113

Zechner O (2014) Sterne hinter dem Horizont. Erinnerungen an österreichische Urologen, die man nicht vergessen sollte. NÖGU 24 55 55 24. 51–57

5

Internationaler Wissenstransfer in der urologischen Forschung und Lehre: Die Publikationen und Vorlesungen von Robert Ultzmann (1842–1889)

Thorsten Halling, Nils Hansson und Friedrich H. Moll

Inhaltsverzeichnis

5.1	Einleitung	103
5.2	Etablierung der Urologie in Wien zwischen 1870–1890	104
5.3	Robert Ultzmann (1842–1889) – Eine Wiener Karriere	107
5.4	Ein wissenschaftliches Werk mit internationaler Reichweite	109
5.5	Vom Fortbildungskurs zum internationalen Netzwerk: Das Hörerverzeichnis von Robert Ultzmann	116
5.6	Fachkulturelle Erinnerung und lokale Gedenkkultur	124
5.7	Zusammenfassung	127
Literatur		128

5.1 Einleitung

In den 1880er-Jahren wurde der Spezialisierungs- und Globalisierungsprozess in der Medizin als eine Notwendigkeit für die medizinischen Wissenschaften wahrgenommen, die sich aus der Erkenntnis zweier Voraussetzungen ergab: dem Wunsch, mehr Wissen anzuhäufen, und der Tatsache, dass gleiche Fallgruppen in großer Zahl leichter und effizienter behandelt werden konnten. Für das Pariser Medizinsystem hat der Medizinhistoriker George Weisz (1929–2020) diese These in mehreren Publikationen skizziert, allerdings ohne besonderen Fokus auf die Urologie (Weisz 1994, 2003, 2005). Aspekte der Globalisierung in der Chirurgie untersuchte Thomas Schlich (Schlich 2016, 2018; Schlich und Crenner 2017).

T. Halling (✉) · N. Hansson · F. H. Moll
Institut für Geschichte, Theorie und Ethik der Medizin, Centre for Health and Society, Medizinische Fakultät, Heinrich-Heine Universität, Düsseldorf, Deutschland
e-mail: thorsten.halling@hhu.de; Nils.Hansson@hhu.de; friedrich.moll@uni-koeln.de

© Der/die Autor(en), exklusiv lizenziert an Springer-Verlag GmbH, DE, ein Teil von Springer Nature 2025
F. H. Moll et al. (Hrsg.), *Urologie in Österreich*,
https://doi.org/10.1007/978-3-662-70888-0_5

In der zweiten Hälfte des 19. Jahrhunderts und zu Beginn des 20. Jahrhunderts wurde in der medizinischen Fachliteratur über die Vor- und Nachteile dieses Spezialisierungsprozesses diskutiert. Die Vertreter der Allgemeinchirurgie befürchteten viele Patienten an die Spezialgebiete zu verlieren (Billroth 1876, S. 121–122) und dass die Spezialisten im Vergleich zu den Allgemeinmedizinern mehr Geld verdienen könnten (Rohlfs 1862). Im Feld der Harnwegserkrankungen konkurrierte die Chirurgie mit der noch jungen Urologie. Beide boten den Patienten Therapiemodalitäten in der Behandlung von Steinen und Harnröhrenstrikturen an, die sich vor allem in den Modalitäten der offenen Chirurgie bzw. der minimalinvasiven transurethralen Verfahren unterschieden.

Wir werden in diesem Beitrag argumentieren, dass die Universität Wien mit ihrer so genannten „Zweiten Medizinischen Schule" (Lesky et al. 1976; vgl. auch Lohff 2018) ein wichtiger Promotor für die Etablierung der Urologie als eigenes Fachgebiet und als Keimzelle von Netzwerken (Fangerau und Imhof 2015; Lesky et al. 1976) war. In der Wiener Urologie war dieser Prozess nicht primär mit Universitäten verbunden, sondern oft mit Krankenhäusern oder Spezialambulanzen (Polikliniken), in denen entsprechende Vorlesungen stattfanden. Im Fokus dieses Beitrags steht die Frage, inwieweit das wissenschaftliche Werk von Robert Ultzmann (1842–1889) und insbesondere seine Fortbildungskurse, die sich an ein internationales Publikum richteten, als Katalysator für die Einführung urologischer Techniken und Diagnosemethoden in die Medizin über Wien hinaus wirkten (Rothstein 1987, S. 100–101). Auf Grundlage seiner internationalen Publikationen und seines überlieferten Hörerverzeichnisses soll die Strahlkraft seines wissenschaftlichen Werks und seiner Vorlesungen, insbesondere in die Vereinigten Staaten von Amerika, untersucht werden. Das Hörerverzeichnis von Ultzmanns postgradualen Fortbildungskursen ist eine nahezu einzigartige Quelle zur Erforschung von internationalen Netzwerken in der Urologie im letzten Drittel des 19. Jahrhunderts, das sowohl den Stabilisierungsprozess des neuen Fachgebiets in Europa als auch die Einführung der „graduate medical education" (GME) in den USA umfasst (Rothstein 1987, S. 101). In der Urologiegeschichte konnte vergleichbar bislang lediglich das Gästebuch der Urologischen Abteilung der Semmelweis Universität in Budapest, dass den Zeitraum ab 1919 abdeckt, analysiert werden (Romics et al. 2007) (Vgl. Kap. 1 in diesem Band).

5.2 Etablierung der Urologie in Wien zwischen 1870–1890

In der Urologie war Paris einer der ersten Orte, an denen der Spezialisierungs- und Professionalisierungsprozess stattfand. Hier erhielt Felix Guyon (1831–1920) 1890 den ersten Lehrstuhl für Urologie an einer Universität (Weisz 2003, S. 543). Jean Civiale (1792–1867) und seine Konkurrenten wie Charles Louis Stanislas Heurteloup (1793–1864) etablierten zusammen mit einer neuen Generation von Instrumentenbauern wie Joseph-Frédéric-Benoît Charrière (1803–1876) neue minimal-invasive Techniken in der Steinbehandlung (Zykan 2012).

Das Aufkommen von minimalinvasiven neuen Instrumenten für die Steintherapie war nicht nur in Frankreich ein Promotor von neuen Fachärzten und Spezialisierungen. Diese Fachrichtungen benötigen geeignete Abteilungen mit speziell geschultem Personal, um eine größere Anzahl von Patienten effektiver behandeln zu können. Die neuen Technologien verbreiteten sich zusammen mit dem entsprechenden Fachwissen in ganz Europa, sodass die Urologie auf dem Gebiet der Steinbehandlung den „Status" der Barbierchirurgie hinter sich lassen konnte (Civiale 1827; Remer 1827; Wilkie 2023). Dieser Prozess beginnt in Wien mit Vinzenz von Kern (1760–1829) und seinen Nachfolgern. Die Techniken der Steintherapie durch minimalinvasive „blinde" Lithotripsie und später im Bereich der „blinden" Urethrotomie zur Therapie von Harnröhrenstrikturen wurden zwischen 1840–1870 von Joseph von Wattmann (1779–1866) (Wattmann 1835) und seinem Schüler Franz Schuh (1804–1865) (Schuh 1856) sowie dem aus Ungarn stammenden Victor von Ivánchich de Margita (1812–1892) verfeinert (Moll et al. 2016) (vgl. Kap. 2 in diesem Band).

Ab 1861 hatte Leopold von Dittel (1815–1898) (Abb. 5.1) seine III. Chirurgische Abteilung am Allgemeinen Krankenhaus zu einer Abteilung formieren, die sich an der Wiener Universität hauptsächlich dem „neuen" Fachgebiet der Urologie widmete (Lesky 1963, 1965). Er selbst präsentierte neue Operationstechniken (Prostatectomia lateralis) und trug zu dem aufkommenden Gebiet der Lithotripsie von Blasensteinen und der Therapie von Harnröhrenstrikturen bei oder förderte das neue Zystoskop von Maximilian Nitze (1848–1906), das in enger Zusammenarbeit mit dem Instrumentenbauer Josef Leiter (1830–1892) entwickelt wurde (Groeger 2002) (vgl. Kap. 6 in diesem Band). Dies geschah zu einem Zeitpunkt als Theodor Billroth (1829–1894) (Abb. 5.2) als einer der führenden Chirurgen in der Stadt, der ebenfalls über die Lithotripsie publiziert hatte, eine große Diskussion über Henry Bigelows (1818–1890) Technik der Litholapaxie auf dem Gebiet der Lithotripsie auslöste (Billroth 1880).

In der lokalen Literatur der Zeit spiegelte sich dieser Spezialisierungsprozess in der zunehmenden Zahl wissenschaftlicher Artikel wider, die sich auf das neu entstehende Fachgebiet Urologie und spezielle Forschungsfragen in den beiden großen lokalen Zeitschriften der Zeit „Wiener Klinische Wochenschrift" und „Wiener Medizinische Wochenschrift" bezogen (Kerneham 2017).

In dieser wichtigen Phase der Etablierung der Urologie in Wien entfaltete Robert Ultzmann seine berufliche Karriere in Wien.

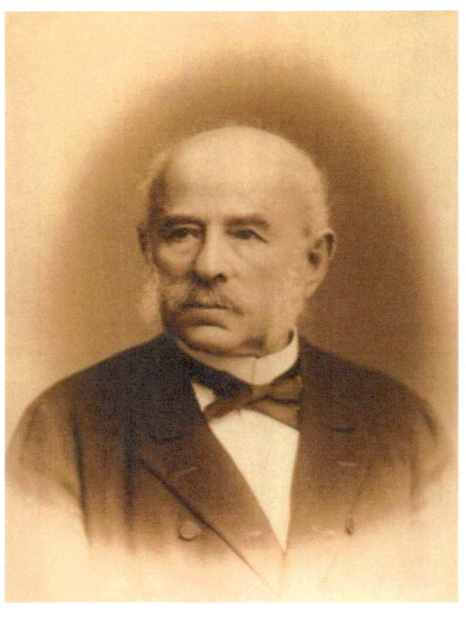

Abb. 5.1 Leopold von Dittel (1815–1898), Archiv MUW Nr 106 I 1732 online: https://geschichte.univie.ac.at/en/images/leopold-ritter-von-dittel-1815-1898-surgery

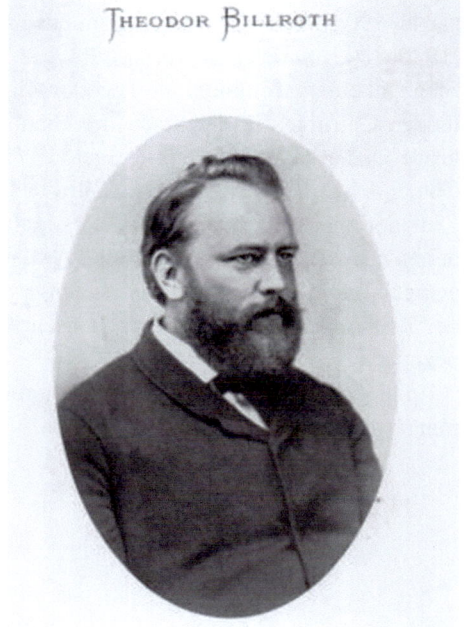

Abb. 5.2 Theodor Billroth (1829–1894) Serie „Berühmte Kliniker", Münchener Medizinische Wochenschrift, Lehmanns, München, Ecken beschnitten. Sammlung Moll Repro Moll-Keyn, mit freundlicher Genehmigung

5.3 Robert Ultzmann (1842–1889) – Eine Wiener Karriere

Robert Ultzmann , evangelischer Religion, wurde am 30. März 1842 in Košice, Slowakei, nahe dem heutigen Bratislava, (damals Kaiserreich Österreich: Kaschau; ung.: Kassa, Oberungarn) als Sohn eines deutschen Kaufmanns geboren. 1861 begann er sein Medizinstudium an der Universität Wien.[1] Seinen vollständigen Doktortitel (Dr. med., Dr. chir., Mag. Obstet.) erhielt Robert Ultzmann 1867.[2] Nach seinem Studienabschluss wurde er im Jahr 1867 Assistent am Wiener Allgemeinen Krankenhaus (AKH) in der Abteilung „Pathologisches- Chemisches Institut" von Johann Florian Heller (1813–1871) (Heller 1847), der selbst die Analyse von Urin im Bereich der klinischen Chemie in Krankenhäusern in die Routine eingeführt hatte und ein gut ausgearbeitetes Buch über die Ätiopathologie von Blasensteinen veröffentlicht hatte (Heller 1860; vgl. Schmidt 1991; Angerer 2008). Von Mai bis Oktober 1869 arbeitete Ultzmann als „Aspirant" in der Klinik des Internisten Joseph Skoda (1805–1881), der einer der Hauptvertreter der II. Wiener Medizinischen Schule neben dem Pathologen Carl von Rokitansky (1804–1878) war. 1869 wurde Ultzmann als Assistent für Chirurgie („Operationszögling") mit Unterstützung eines Stipendiums des kaiserlichen Staates an der Chirurgischen Klinik aufgenommen. 1871 erhielt er das Diplom „Operateur" (Chirurg). Danach wurde er Mitglied der III. Chirurgischen Abteilung von Leopold von Dittel (1815–1898), um seine Ausbildung und Spezialisierung zu vervollständigen und sich auf Erkrankungen der Harnwege zu konzentrieren. 1872 wurde Ultzmann nach seiner Habilitation Privatdozent für Erkrankungen der ableitenden Harnwege und 1885 zum außerordentlichen Professor („a. o. Professor") ernannt (Abb. 5.3).[3] Seit 1851, nach der Reorganisation der Universität im Jahre 1848 /Thun'schen Reformen (Mazol und Aichner 2017), war eine Habilitation und eine „venia legendi" für das Fachgebiet „Krankheiten der Harnwege" in Wien keine Seltenheit (Moll et al. 2022) (Vgl. Kap. 7) (Abb. 5.3)

1871/1872 gehörte Robert Ultzmann zu den Mitbegründern der Wiener Allgemeinen Poliklinik und leitete dort die neue Abteilung „Chirurgie und Krankheiten der Harnorgane", weltweit eine der ersten selbstständigen Abteilungen, die sich ausschließlich diesem neuen Fachgebiet widmete (Haschek und Porpaczy 1971). Als humanitäres Unternehmen kümmerten sich die Ärzte um die Behandlung mittelloser Patienten und leisteten diese Arbeit unentgeltlich, da sie in der Stadt in der Regel noch über eine lukrative Privatpraxis verfügten. Darüber hinaus war diese Institution eine Bildungseinrichtung, die die Lücke zwischen der theoretischen Ausbildung an der Wiener Universität und den praktischen Bedürfnissen der Ärzte in der täglichen Praxis schließen konnte (Deimer 1989). 1885 erhielt Robert Ultzmann die Stelle eines a. o. Professors an der Universität Wien (Vgl. Abb. 5.4).

---

[1] Universitätsarchiv Wien Rigorosenprotokolle: MED 12.1., fol. 274r (Dr. med., Dr. chir.), MED 9.6, fol. 247r (Mag. obstet. Promotionsprotokoll M 33.4, Nr. 123 und 128.

[2] Universitätsarchiv Wien Personalakten 706 Robert Ultzmann Teilakte UA 22 aus 94 Transcript Masch schrift Curriculum Vitae S. 58, 63.

[3] Universitätsarchiv Wien Personalakten 706 Robert Ultzmann Teilakte UA 22 aus 94 Transcript Masch schrift Curriculum Vitae p 64.

Abb. 5.3 Robert Ultzmann (1842–1889). Carte de Visite, Studio Adele, Wien. Sammlung Moll, Repro Moll-Keyn, mit freundlicher Genehmigung

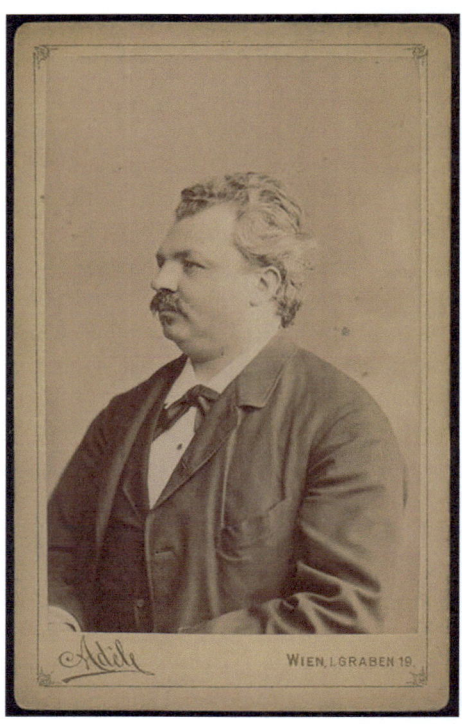

Abb. 5.4 Visitenkarte von Robert Ultzmann mit einer Notiz von eigener Hand, 1887. Quelle: Sammlung Moll, Repro Moll-Keyn, mit freundlicher Genehmigung

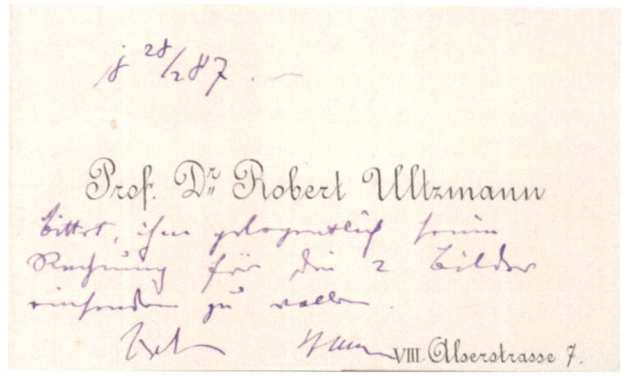

1888 wurde er als einer der ersten Urologen zum Mitglied der renommierten wissenschaftlichen Akademie „Leopoldina" gewählt.[4] Bis zu seinem Tod am 9. Juni 1889 im Alter von nur 47 Jahren infolge eines Schlaganfalls arbeitete er an der Wiener Allgemeinen Poliklinik.[5] Trotz dieser kurzen Lebensspanne und der intensiven klinischen Arbeit, hinterließ Ultzmann ein umfangreiches wissenschaftliches Werk. Seinem Nachruf im British Medical Journal verdeutlicht auch die internationale Wertschätzung, die Ultzmann entgegengebracht wurde:

> „Ultzmann was a very successful operator. He introduced several modifications in litholapaxy, chiefly in the way of simplification of instruments, and was a zealous but discriminating advocate of suprapubic cystotomy. Ultzmann's ability as a teacher was equal to his talent as an investigator. His works on chemico-microscopy and micro-photography were admired in the Paris Universal Exhibition, on which occasion he was named an Officier de l'Academie Francaise." (NN 1889)

5.4 Ein wissenschaftliches Werk mit internationaler Reichweite

Noch während seiner Zeit an der III. Chirurgischen Abteilung von Leopold von Dittel am Wiener Allgemeinen Krankenhaus veröffentlichte Robert Ultzmann zwei umfassende Bücher zur Urinanalyse, die die Grundlage für seine spätere wissenschaftliche Karriere bildeten. Im Jahr 1871 erschien sowohl die „Anleitung zur Untersuchung des Harnes unter besonderer Berücksichtigung der Erkrankungen des Harnapparates" (Ultzmann und Hoffmann 1871a) als auch der „Atlas der physiologischen und pathologischen Harnsedimente" (Ultzmann und Hoffmann 1871b). Beide Werke verfasste er zusammen mit dem medizinischen Chemiker Karl Berthold Hofmann (1822–1922) aus Graz (Pagel 1901). Besonders die hohe Qualität der wissenschaftlichen Illustrationen, die durch Tafeln in Chromolithografie erreicht wurden, wurde von den Zeitgenossen positiv aufgenommen (Cameron 2015, S. 1460). Diese Arbeiten wurden international günstig besprochen (NN 1873), in den größeren Lehrbüchern der Urologie im deutschsprachigen Raum bis in die 1950er-Jahre zitiert (Werle und Schievelbein 1957) und die Grundlage, um die klinische Labordiagnostik im Bereich des wachsenden Fachgebietes der Urologie auch international zu etablieren. Der Atlas erschien 1874 in niederländischer Sprache (Ultzmann 1874).

Eine Übersetzung ins Niederländische (Ultzmann 1873) ins Russische (1873) und ins Ungarische (Ultzmann und Hoffmann 1875) schaffte die erste Auflage der „Anleitung zur Untersuchung des Harns". Die zweite Auflage von 1878 wurde nur ein Jahr später in den USA als „Guide to the Examination of Urine with special reference to the diseases of the Urinary apparatus" in englischer Sprache veröffentlicht (Hoffman und Ultzmann 1879) (Abb. 5.5).

---

[4] Robert Ultzmann https://www.leopoldina.org/mitglieder/mitglieder-seit-1652/?tx_leoperson_member%5BresultPage%5D=2&cHash=1dc63333b97f4504010e7cea640ee51a zugegriffen am 15.12.2024.

[5] Teil-Nachlass Robert Ultzmann Inst. MUW Sammlungen, Josephinum Wien.

Abb. 5.5 Hoffman K. B., Ultzmann, R (1879) Guide to the Examination of Urine with special reference to the diseases of the Urinary apparatus transl. by F. Forchheimer. Peter G. Thomson Cincinnati. Aufgrund der falschen Schreibweise eines Autorennamens (Hoffman statt Hofmann) ist hier unklar, inwieweit die Autoren in diese Übersetzung eingebunden waren

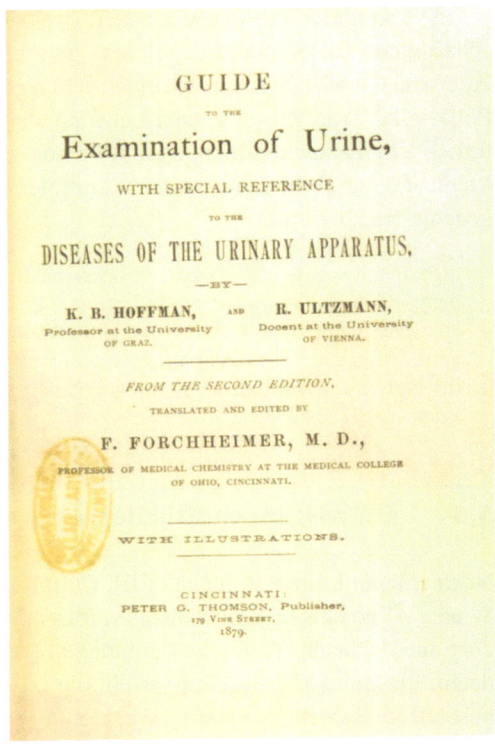

Der Übersetzer, Frederick Forchheimer (1853–1913), wirkte zu diesem Zeitpunkt als Professor für (medizinische) Chemie (NN 1913). Vielleicht auch deshalb fungiert in der englischen Ausgabe der Chemiker Karl Hoffmann als Erstautor. Forchheimer begründet im Vorwort seine Übersetzung mit der großen Popularität der Originalpublikation in Europa und mit ihrem Einsatz als Lehrbuch an nahezu allen deutschsprachigen medizinischen Hochschulen. Er habe, so Forchheimer weiter, den Text aber nicht nur einfach übersetzt, sondern auf Grundlage sein seiner eigenen Erfahrung als „teacher of urinalysis in the Medical College of Ohio" Abbildungen weggelassen und eigene Illustrationen hinzugefügt, die wie er recht unbescheiden hofft, das Buch attraktiver und lehrreicher machen als die deutsche Version (Forchheimer 1879). Das Werk wurde als ein Lehrbuch wahrgenommen, dass dem Praktiker aber ebenso als tägliches Nachschlagewerk nützlich sei, urteilte ein amerikanischer Rezensent der 2. englischsprachigen Auflage von 1886 (Hofmann und Ultzmann 1886a) „As a guide to practitioner and student in their examination of the ingredients of the urine and their possible significance in special cases, no work has been more popular in German schools than that of Hoffmann and Ultzmann" (J.G.H. 1886). Sehr kritisiert worden war allerdings die Qualität der Übersetzung der ersten Auflage: „Hofmann and Ultzman is worth translating, and as a consequence is worth translating well" (W.B.H. 1880; vgl. auch Dulles 1880).

Abb. 5.6 Hofmann, Ultzmann (1886b), Analysis of the Urine, With Special Reference to the Disease of the Genito-Urinary Organs. Übersetzt von T. Barton Brune und H. Hoolbrook Curtis: D. Appleton and Company, sec. Edition NY 1886

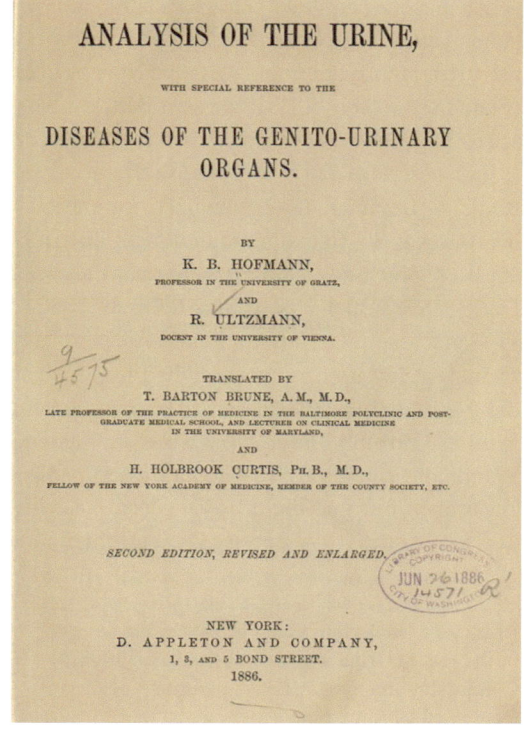

Dieser Forderung kam dann noch im gleichen Jahr eine weitere Übersetzung unter dem Titel „Analysis of the urine, with special reference to the diseases of the genito-urinary organs" (Abb. 5.6) nach, die in insgesamt drei Auflagen im renommierten New Yorker D. Appleton Verlag veröffentlicht wurde (Hofmann und Ultzmann 1879, 1886a, 1889a, b).[6] „We have undertaken the translation of this little work, hoping that it will supply a need which has long felt by American students and physicians" – erst in zweiter Linie argumentieren die Übersetzer Thomas Barton Brune (1856–1891) und Henry Hoolbrook Curtis (1856–1920) in ihrem Vorwort mit der Popularität, die das Werk in Deutschland und Österreich bereits besitze (Brune und Curtis 1889, S. 3). Diese Übersetzung sei möglichst nahe am originalen Text orientiert, zusätzliche Tafeln ausschließlich einem anderen Werk der Autoren, dem „Atlas der physiologischen und pathologischen Harnsedimente" entnommen (Brune, Barton, S. 4). Die direkte Kooperation mit Ultzmann und Hoffmann verdeutlicht das Autorenvorwort zur zweiten Auflage aus dem Jahr 1886, in dem diese ihre Dankbarkeit für die Resonanz ausdrücken, die ihr Buch in der Vereinigten Staaten erfahren habe (Brune, Barton, S. 7) (Abb. 5.6).

---

[6] In einer Doppelrezension heißt es: "Few works will better bear two translations, simultaneously published, than this admirable one of Hoffmann and Ultzmann." Philadelphia Medical Times 1879-11-08: Vol 10 Iss 3 sim_medical-times-and-register_1879-11-08_10_3.

Zu diesem Zeitpunkt war Ultzmann bereits „well known to many English-speaking surgeons", wie sein Übersetzer Walter B. Platt (1853–1922), Chirurg in Baltimore, im Vorwort der amerikanischen Ausgabe von „Ueber Pyurie" (Ultzmann 1883a, b) feststellte (Platt 1884) (Abb. 5.7). In diesem Fall war bereits die deutsche Version in der amerikanischen Fachpresse sehr ausführlich und überaus positiv besprochen worden (Dulles 1884).

Für seine, in der Forschungsliteratur als Hauptwerk beschriebene Studie zu Harnsteinen (Ultzmann 1882) von 1882 konnte bisher keine Übersetzung nachgewiesen werden (Geiger 2016; Fangerau und Moll 2016). Die Konkurrenz von einschlägigen Werken englischsprachiger Autoren waren auf diesem Gebiet offenbar zu groß (Thompson 1871; Dulles 1878; Buchanan 1880; Hellmuth 1882).

Ganz besondere internationale Aufmerksamkeit erregte Ultzmann hingegen mit zwei kleineren Schriften zur männlichen Impotenz. 1879 veröffentlichte er den Beitrag „Über die Neuropathien (Neurosen) des männlichen Harn- und Geschlechtsapparates" (Ultzmann 1879) und 1885 „Über Potenita Generandi et Coeundi" (Ultzmann 1885). Beide Werke, die wichtige Themen der Sexualmedizin behandeln, sind Belege dafür, dass diese zusammen mit und nicht im Gegensatz zur klinischen Urologie entwickelt wurde (Moll und Fangerau 2024). Bereits 1880 erschien zu den „Neuropathien" eine, glaubt man dem

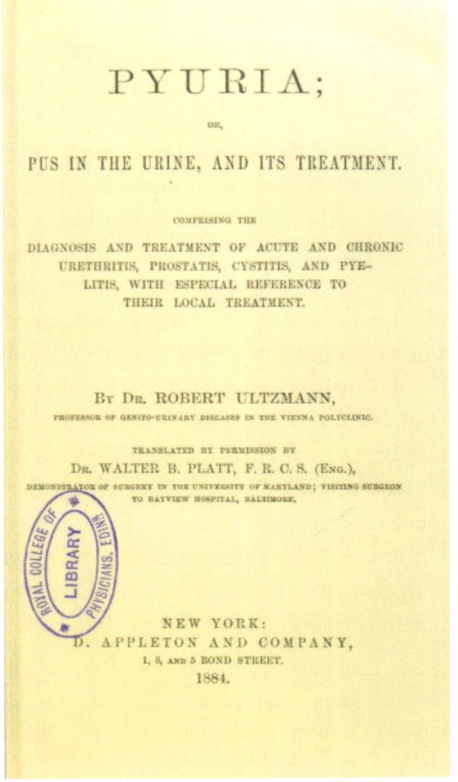

Abb. 5.7 Ultzmann, Platt (1884) Pyuria or the Pus in Urine and its Treatment. Comprising the diagnosis and treatment of Acute and Chronic Urethritis, Prostatitis, Cystitis, and Pyelitis, with especial reference to their Local Treatment. Übers. v. Walter R. Platt. Appleton, New York, Wikicommons (https://archive.org/details/b21966783)

Rezensenten (Michelacci 1880), ausgesprochen schlechte italienische Übersetzung (Ultzmann 1880), gefolgt von einer russischen (1881) (Ultzmann 1881) und einer französischen (Ultzmann 1883a, b).

In London wurde 1887 eine englischsprachige Ausgabe der „Potenita Generandi et Coeundi“ als „On sterility and impotence“ veröffentlicht (Ultzmann 1887) (Abb. 5.8). Der Übersetzer und Londoner Chirurg Arthur Cooper nutzte seine Übersetzung allerdings in erster Linie zur Darlegung seiner eigenen Thesen zum Thema. Seine im Vorwort als „some supplementary notes on Sterility, as well as a few general remarks on Impotence“ angekündigten Ergänzungen entsprechen nahezu dem Umfang der Originalarbeit von Ultzmann (Abb. 5.8).

Die amerikanische Ausgabe von 1889 (Ultzmann 1890a, b) vereint die beiden genannten Publikationen der Wiener „authority Ultzmann“, so der Übersetzer Gardner W. Allen (1856–1944), Chirurg in Boston (Abb. 5.9):

> *„It is hoped that a wider circulation than has heretofore been accorded in this country to the sound pathological teachings and successful methods of treatment of so eminent an authority as Prof. Ultzmann will throw light on the management of this very difficult and refractory class of cases.“* (Allen 1890)

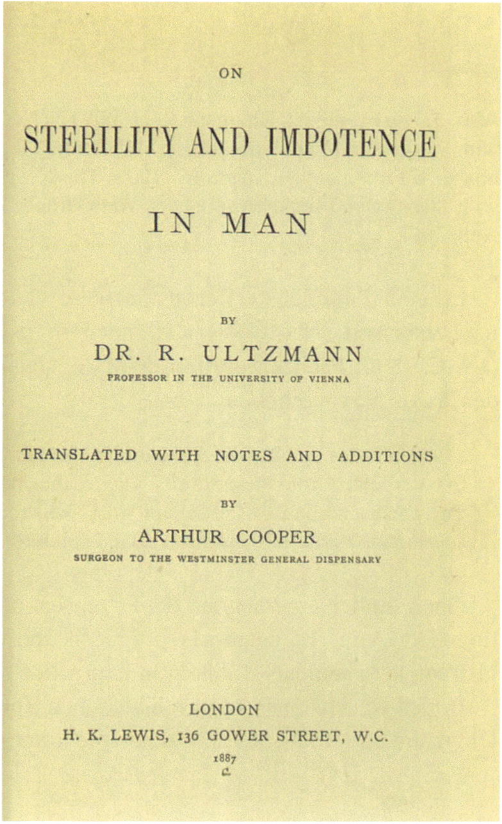

ON

STERILITY AND IMPOTENCE

IN MAN

BY

DR. R. ULTZMANN

PROFESSOR IN THE UNIVERSITY OF VIENNA

TRANSLATED WITH NOTES AND ADDITIONS

BY

ARTHUR COOPER

SURGEON TO THE WESTMINSTER GENERAL DISPENSARY

LONDON

H. K. LEWIS, 136 GOWER STREET, W.C.

1887

Abb. 5.8 Ultzmann, Robert On sterility and impotence in man; Tr. with notes and additions by Arthur Cooper. London, Lewis; 1887. Public Domain Mark. Quelle: Wellcome Collection

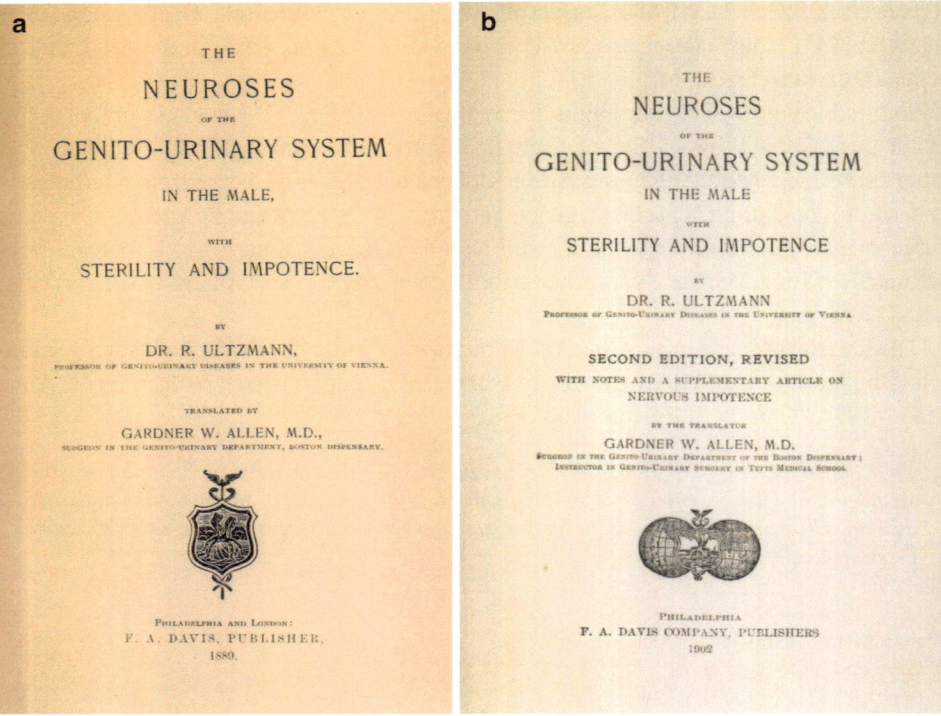

Abb. 5.9 a Frontispiz Ultzmann R, (1890) The Neuroses of the Genito-urinary System in the Male, with Sterility and Impotence, übers. Von Gardner W. Allen. Philadelphia and London F.A. Davis Publisher b Frontispiz Ultzmann R, (1902) The Neuroses of the Genito-urinary System in the Male, with Sterility and Impotence. Übers. von Gardner W. Allen, Philadelphia F.A. Davis Publisher, 2. Aufl. 1902

In den zahlreichen Rezensionen zu der amerikanischen Ausgabe in allgemeinmedizinischen (NN 1888) aber auch in psychiatrischen und sogar gynäkologischen (J.A.C. 1890) Fachzeitschriften wird die Qualität der Arbeit, insbesondere der Nutzen in der Praxis hervorgehoben:

„Two treatises by Dr. Ultzmann are includes in the present little volume […]. Both are, as is to be expected from the authority whence they come, scholarly, thorough and suggestive. […] The conciseness of this excellent work, will recommend it to the busy practitioner, and its substantial worth will make it a valued counsellor." (NN 1890a)

Ganz ähnlich argumentiert der Rezensent im Journal of the American Medical Association (JAMA): „The diagnosis, prognosis and treatment of these affections will be found instructive to students and helpful in practice" (NN 1890b).

In den Rezensionen in psychiatrischen Zeitschriften wurde insbesondere auf die von Ultzmann beschriebene Elektrotherapie hingewiesen:

> *"Dr. Ultzmann has found nothing so satisfactory as electricity, and the safest and most trustworthy method of using this agency is the "indirect stimulation of the sphincter vesicm through the rectum.""* (C.G.W. 1890)

Der Rezensent im Journal of Insanity kommt zu dem Schluss, dass die besonders belastende, wenn auch meist vorübergehende Neurose, nämlich die Impotenz psychischen Ursprungs, in dem Handbuch auf interessante und anregende Weise behandelt werde (C.G.W 1890). Noch weitaus begeisterter äußerte sich der Rezensent im Journal of Nervous and Mental Disease:

> *"The chapter on Impotence and Sterility is especially well written, and, as the author's name alone would be a guarantee, is free from all charlatanism, which, unfortunately, cannot be claimed for some recent publications by otherwise reputable authors."* (A.F.B. 1890)

Eine zweite, vom Übersetzer Gardner W. Allen um ein eigenes Kapitel über „nervous impotence" ergänzte Auflage erlebte diese inzwischen „well-known work"(Ultzmann 1902) noch nach mehr als zehn Jahren nach Ultzmanns Tod. Auch die letzten Bücher von Robert Ultzmann, „Die Krankheiten der Harnblase" (Ultzmann 1890) und „Vorlesungen über die Erkrankungen der Harnorgane" wurden posthum veröffentlicht (Ultzmann 1892). Letzeres erfuhr auch noch eine Übertragung ins Schwedische (Ultzmann 1898).

Die Übersetzung und Verbreitung seiner Werke in den Vereinigten Staaten hatte Ultzmann auch einem besonderen Unterstützer-Netzwerk zu verdanken: den ehemaligen und nicht selten später bekannten und einflussreichen Teilnehmern seiner Fortbildungskurse, die er ab 1873 in jedem Semester für ein internationales Publikum anbot. Dazu zählten beispielsweise die genannten Barton Brune und Henry Holbrook Curtis, die 1878/79 in Wien waren.[7] Curtis wurde später als HNO-Arzt durch seine Tätigkeit als langjähriger Stimmtherapeut an der Metropolitan Opera bekannt. Auch weitere Übersetzer wie Frederick Forchheimer,[8] 1911 Präsident der bis heute sehr exklusiven Association of American Physicians, Walter B. Platt[9] und Gardner W. Allen[10] besuchten während ihrer Studienaufenthalte in Wien die Kurse „Ueber Krankheiten Harnorgane" von Robert Ultzmann. Dies gilt auch für den besonders begeisterten Rezensenten Ultzmanns Werken, Charles W. Dulles (1850–1921).[11]

---

[7] Wintersemester 1878/79, Nr. 204 und Nr. 205. In: Duplikat des Verzeichnisses meiner Hörer R. Ultzmann, Handschriftensammlung Josephinum Wien.

[8] Wintersemester 1874/75, Nr. 29. In: Duplikat des Verzeichnisses meiner Hörer R. Ultzmann, Handschriftensammlung Josephinum Wien.

[9] Wintersemester 1882/83, Nr. 699. In: Duplikat des Verzeichnisses meiner Hörer R. Ultzmann, Handschriftensammlung Josephinum Wien.

[10] Wintersemester 1883/84, Nr. 864. In: Duplikat des Verzeichnisses meiner Hörer R. Ultzmann, Handschriftensammlung Josephinum Wien.

[11] Wintersemester 1876/77, Nr. 114. In: Duplikat des Verzeichnisses meiner Hörer R. Ultzmann, Handschriftensammlung Josephinum Wien.

5.5 Vom Fortbildungskurs zum internationalen Netzwerk: Das Hörerverzeichnis von Robert Ultzmann

Studienreisen spielten in der Medizin im Allgemeinen und in der Urologie im Speziellen zwischen 1870 und 1914 eine wichtige Rolle beim Wissens- und Wissenschaftstransfer (Schlich 2016; Cardinal und Kaell 2017).

Die Johns Hopkins University war eine der ersten US-Universitäten, die 1889 nach dem Vorbild der deutschen medizinischen Kliniken die Einbindung von Vollzeitprofessoren („full-time system"), Unterricht am Krankenbett, klinische Beobachtung und Laborwissenschaft als Postgraduiertenprogramm einführte (Paulsen und Perry 1895). Von diesem Zeitpunkt an basierten Diagnose und Behandlung nicht mehr nur auf der Theorie allein. Eng verbunden mit diesem neuen System der Graduiertenausbildung in der Medizin (GME) ist der Name des kanadischen Internisten William Osler (1849–1919), Professor für Medizin an der Johns Hopkins University (1888–1905). Er hatte selbst in den 1870er-Jahren Studienreisen nach Europa unternommen (Bliss 1999; Hawkins 1984).

Von allen medizinischen Fakultäten Europas übte jene von Wien eine besondere Anziehungskraft auf Amerikaner (Wilson 1884, S. 800), während jene von Paris in diesem Zeitraum an Bedeutung verlor (Warner 1998, S. 364). Wien wurde das „conventional Mecca of American practitioners" genannt, weil hier kurze praktische Kurse in allen klinischen Bereichen der Medizin angeboten wurden (Bonner 1963, S. 1–21). Der Medizinhistoriker Thomas N. Bonner (1923–2003) identifizierte mehr als zehntausend amerikanische Ärzte, die zwischen 1870 bis 1914 in die „medical capital of the USA" kamen, um sich einen ersten Eindruck davon zu verschaffen, was die wissenschaftlichen Zweige der Medizin zur Ausübung der Medizin beitragen könnten (Bonner 1963, S. 69–70; Fye 2010). „For us foreigners, Vienna is a school of specialties", schrieb der spätere Neurologe David F. Lincoln (1847–1921) im Jahr 1871 (D.F.L. 1871). Vor allem amerikanische Ärzte nahmen das reichhaltige Angebot an postgradualen Kursen in Wien wahr (Bliss 1999). Der einflussreiche amerikanische Urologe Hugh Hampton Young (1870–1945) betonte noch in seiner Autobiografie aus dem Jahr 1940, wie wichtig es in dieser Zeit gewesen sei, dass angehende Urologen nach Europa reisten, um dort den Gebrauch des Zystoskops zu erlernen (Young 1940, S. 86–87; Bonner 1963, S. 96)

Ein Studienaufenthalt in Wien galt damals im Gegensatz zu anderen europäischen Universitätsstädten als besonders teuer für Amerikaner. Um für die Kosten von etwa 1000 Dollar für einen einjährigen Aufenthalt in Wien aufbringen zu können, waren also entsprechende finanzielle Ressourcen notwendig (Hart 1874, S. 394). Doch versprachen die mit dieser exklusiven internationalen Ausbildung verbundenen medizinische Professionalisierung und Spezialisierung ein potenzielles höheres Einkommen in der beruflichen Zukunft im Vergleich zu Allgemeinmedizinern. Laut Bonner hatten ein Drittel der Mediziner mit einem Studienaufenthalt in Europa auch einen Eintrag in der American Medical Biography, somit ist von einem generellen Vorteil für die beruflichen Karrieren auszugehen (Bonner 1963, S. 100). Die große Zahl amerikanischer Besucher führte im Jahre 1904 zur Gründung einer „American Medical Association of Vienna" (Harris 1904; Kiene 1952). In Wien und an anderen Studienorten mussten die Studenten und Besucher der postgradualen Kurse „Collegiengelder" entrichten. Die meisten Amerikaner besuchten Kurse, die in englischer Sprache abgehalten wurden (Rothstein, S. 101). Der pädagogische Wert dieser Kurse lag in der großen Anzahl von Patienten, die unter sehr günstigen Bedingungen studiert werden konnten (Rothstein 1987, S. 101). Einige wohlhabende Ärzte bezahlten um 1890 etwa 100 Dollar, um einen persönlichen Kurs zu einem speziellen Patienten zu erhalten (Bonner 1963, S. 76).

Die Vorlesungen an der Wiener Allgemeinen Poliklinik begannen mit dem Sommerkurs 1872 erstmals für alle Fachrichtungen und fanden rasch Anklang und wurden weithin bekannt gemacht. Die postgradualen Kurse wurden in den offiziellen Unterlagen der Universität, in Zeitungen,[12,13] aber auch in nationalen (NN 1890c) und internationalen Zeitschriften (Jackson 1881) und Studienführern (Hart 1874, S. 383–398; Hun 1883, S. 14–30) angekündigt (Abb. 5.10 und 5.11).

Ultzmanns Vorlesungen fanden manchmal eher beiläufig Erwähnung in allgemeinen Berichten zu medizinischen Studienreisen nach Wien (Peterson 1882, S. 419; Johnson 1880, S. 132).

In einem „Letter from Vienna" wird Ultzmanns *„painstaking labors to instruct the novice in urinary pathology"* hervorgehoben, die Popularität seiner Kurse allerdings nach denen mehrerer anderer Wiener Professoren, wie dem Chirurgen Theodor o, dem Syphilidologen Isidor Neumann (1832–1906) oder dem Gynäkologen Carl Braun von Fernwald (1823–1891) eingeordnet (Wilson 1884, S. 801; vgl. auch Buchanan 1889, S. 1; J.W.E 1879, S. 835). Sehr prominent schrieb der amerikanische Neurologe Henry Hun (1854–1924), der während seines zweijährigen Studienaufenthaltes in Europa im Sommersemester 1881 auch die Vorlesungen von Ultzmann gehört hatte,[14] nach seiner Rückkehr in seinem 1883 veröffentlichen Guide to American Medical Students in Europe: „A very excellent course is given by Privat-docent Dr. Ultzmann on diseases of the urinary organs" (Hun 1883) (Abb. 5.12).

---

[12] „Allgemeine Poliklinik" Neue Freie Presse Nr 2774, 15.05.1872, p5 http://anno.onb.ac.at/cgi-content/anno?aid=nfp&datum=18720515&query=%22Allgemeine+Poliklinik%22+%221872%22&ref=anno-search&seite=5 (zugegriffen 21.12.2024).

[13] Oeffentliche Vorlesungen an der k. k. Universität zu Wien Winter- Semester 1873–1874. Allgemeine Zeitung, Augsburg 1873, S. 4166.

[14] Sommersemester 1881, Nr. 496. In: Duplikat des Verzeichnisses meiner Hörer R. Ultzmann, Handschriftensammlung Josephinum Wien.

VERWALTUNGS- UND ZUSTANDSBERICHT

DER

KAISERLICHEN UNIVERSITÄT

WIEN

FÜR DIE

STUDIENJAHRE 1873/4 UND 1874/5.

WIEN, 1875.

VERLAG DER KAISERLICHEN UNIVERSITÄT.

IN COMMISSION BEI ALFRED HÖLDER

K. K. UNIVERSITÄTS-BUCHHÄNDLER.

75

Einzelne Theile der allgemeinen und speciellen Chirurgie.

Privat-Docent Dr. **J. Englisch.** Ueber Fracturen, Luxationen und Orthopädie in achtwöchentlichen Cursen, Winter- und Sommersemester.

Privat-Docent Dr. **C. Gussenbauer,** Vorlesungen über Orthopädie, 3stündig, Winter- und Sommersemester.

Privat-Docent Dr. **J. Neudörfer.** Ueber Resectionen der grossen Gelenke des menschlichen Körpers mit besonderer Berücksichtigung der kriegschirurgischen Operationen, 3stündig, Wintersemester.

Ueber Gefässoperationen mit kritischer Erläuterung der verschiedenen Methoden und praktischen Demonstrationen, 3stündig, Sommersemester.

A. ö. Prof. Dr. **L. Dittel.** Ueber Krankheiten der Prostata und Stricturen der Harnröhre, 4stündig, Winter- und Sommersemester.

Privat-Docent Dr. **J. Englisch.** Ueber Krankheiten der Harn- und Geschlechtsorgane, 4stündig, Winter- und Sommersemester.

Privat-Docent Dr. **Ultzmann.** Ueber Krankheiten der Harnorgane in sechswöchentlichen Cursen, Wintersemester.

Privat-Docent Dr. **G. Jurié,** Chirurgie der Harn- und Geschlechtsorgane und des Mastdarmes, 4stündig, Wintersemester.

Chirurgische Anatomie und Operationslehre der Harn- und Geschlechtsorgane in achtwöchentlichen Cursen, Wintersemester.

Privat-Docent Dr. **R. Ultzmann.** Ueber Krankheiten der Harnorgane, 6stündig, Sommersemester.

Privat-Docent Dr. **A. Zsigmondy,** Operative Zahnheilkunde, 2stündig, Winter- und Sommersemester.

Privat-Docent Dr. **Ph. Steinberger,** Operative Zahnheilkunde, 2stündig, Wintersemester.

Privat-Docent Dr. **M. Scheff,** Operative Zahnchirurgie mit klinischen Demonstrationen, 3stündig, Winter- und Sommersemester.

VII. Geburtshilfe und Gynäcologie.

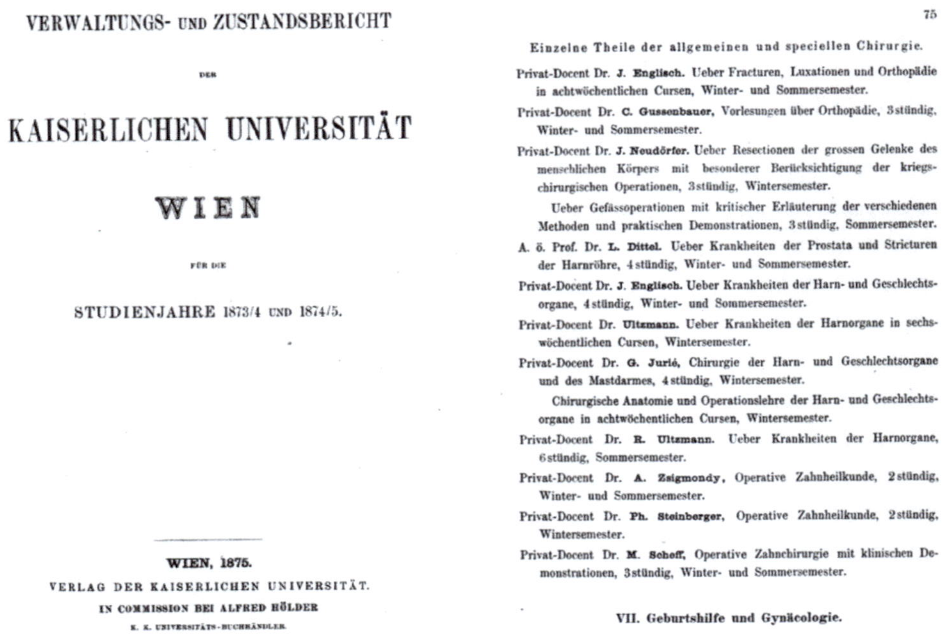

Abb. 5.10 Verwaltungs- und Zustandsbericht der kaiserlichen Universität Wien für die Studienjahre 1873/1874 und 1874/75. Verlag der kaiserlichen Universität in Commission, Alfred Hölder, Wien, S. 75. Online: https://books.google.de/books?id=5SwXV_a4cVAC&printsec=frontcover&hl=de&source=gbs_ge_summary_r&cad=0#v=onepage&q&f=false

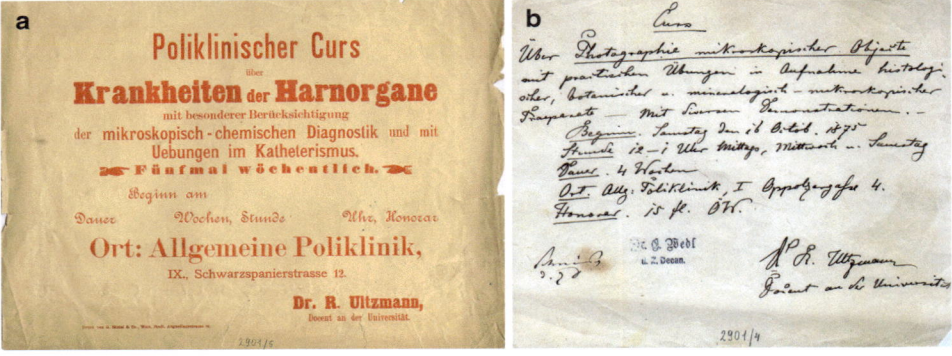

Abb. 5.11 **a** Im Nachlass Robert Ultzmanns im Universitätsarchiv Wien finden sich vorgefertigte gedruckte Hinweisplakate für Ultzmanns Kurse, auf denen die Daten der jeweiligen Veranstaltung eingetragen werden müssen. Dies zeigt, dass diese in Serie angelegt waren und unterstreichen die Professionalität des Vortragenden. **b** Einzelne Kurse wurde, wie an Universitäten zu dieser Zeit allgemein, handschriftlich angekündigt. Quelle: MUW AS 2901/5 MUW AS 2901/4

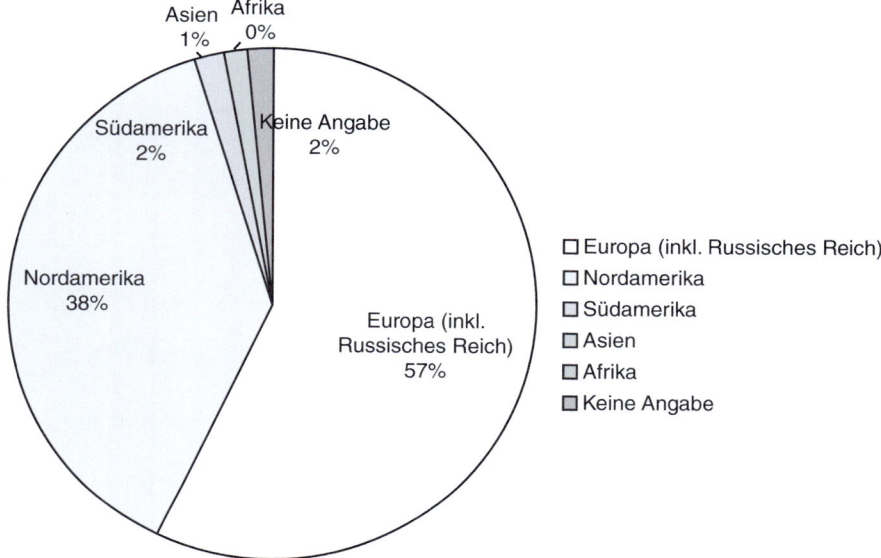

Abb. 5.12 Herkunft der Hörer in Robert Ultzmanns Fortbildungskursen 1873–1889 nach Kontinenten. Ein einziger Teilnehmer stammte aus Afrika (Ägypten), aus Asien 22 (Japan 7; Osmanisches Reich 15). Drei Teilnehmer aus Indien und einer aus Australien sind Großbritannien und damit Europa zugerechnet worden, ebenso die Teilnehmer aus dem Russischen Reich, da sie fast ausschließlich aus dem geografisch Europa zugerechneten Teilen kamen. Hörer aus Kanada sind der Rubrik Nordamerika zugerechnet worden, trotz ihrer formalen Zugehörigkeit zu Großbritannien

Werbung wie diese hatten Ultzmanns Fortbildungskurse zu diesem Zeitpunkt allerdings nicht mehr nötig. Im Sommersemester 1883 folgten 117 Teilnehmer seinen Ausführungen. Eine statistische Auswertung seines Hörerverzeichnisses (Abb. 5.13) bedarf einer gewissen Vorsicht, da mehrere Listen und Abschriften existieren, die in geringem Maße voneinander abweichen. In einer Aufstellung seiner Hörer in der Zeit von 1873–1883 gab Ultzmann selbst eine Zahl von 880 an (Abb. 5.14). Bis zum seinem Todesjahr 1889 besuchten weit über 1500 Mediziner aus etwa 30 Ländern seine Kurse. Die Angaben zur Herkunft der Teilnehmer variieren allerdings zwischen Länder- und Ortsbezeichnungen, zudem folgen die Zuordnungen den zeitgenössischen politischen Verhältnissen (Vgl. Tab. 5.1). Aus den USA stammte die mit Abstand größte Gruppe (566). Auffällig ist, dass New York besonders häufig als Herkunftsort angegeben wurde (96). Geht man von der geschätzten Gesamtzahl von 10.000 Amerikanern im Zeitraum von 1870–1914 aus (Bonner 1963, S. 100), besuchte in unserem Untersuchungszeitraum (1872–1889) mindestens jeder sechste auch die Fortbildungskurse von Robert Ultzmann.

Abb. 5.13 Bucheinband des Ultzmannschen Hörerverzeichnisses. Die Autoren danken Frau Mag. Dr. Ulrike Denk, stellvertretende Leiterin des Universitätsarchivs Wien für die Überlassung von Digitalisaten zur Einsichtnahme und Recherche

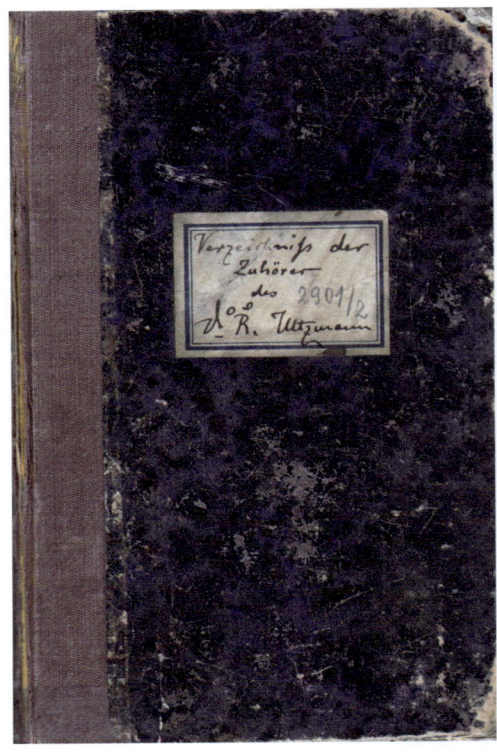

Abb. 5.14 Aufstellung seiner Hörer in der Zeit von 1873–1883. Quelle: UA Wien Signatur MUW-AS-002901 S 33

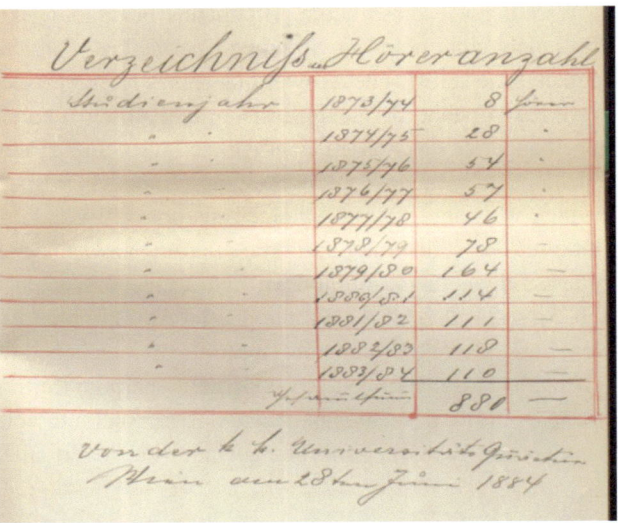

Tab. 5.1 Herkunftsländer der Hörer in Robert Ultzmanns Fortbildungskursen 1873–1889 mit mehr als 20 Teilnehmern im Gesamtzeitraum

USA	566
Russisches Reich	203
Deutsches Reich	200
K.u.K. Monarchie	164
Großbritannien	79
Schweiz	55
Griechenland	37
Polen	33
Schweden	29
Norwegen	24
Kanada	21

Teilnehmer aus dem Russischen Reich (203), dem wir auch zum Teil extra ausgewiesene Herkunftsgebiete und -orte, wie Livland (Lettland), Finnland, Kaukasus, Riga und Dorpat (Tartu) zugeordnet haben, trugen nicht selten Nachnamen, die auf deutschstämmige Familien hinweisen. Dem deutschsprachigen Raum entstammten insgesamt mehr als 400 Hörer. Aus den nordeuropäischen Ländern kamen insgesamt 57 Teilnehmer (Dänemark Norwegen, Schweden), aus Südeuropa (Griechenland, Italien, Portugal, Spanien) 52, davon alleine aus Griechenland 37.

Über diese geografischen Schwerpunkte hinaus, besuchten Ultzmanns Fortbildungskurse Mediziner nahezu aus fast allen Kontinenten (Abb. 5.13).

Ebenfalls herausfordernd ist die Identifizierung der einzelnen Teilnehmer, beispielsweise aufgrund fehlender Vornamen oder latinisierter Schreibweisen, etwa bei osteuropäischen oder asiatischen Hörern. Obwohl also keine vollständige Prosopografie der Hörerschaft möglich ist, beeindruckt die bemerkenswerte Anzahl von einflussreichen Medizinern unterschiedlicher Disziplinen. Bekannte, später chirurgisch-urologisch tätige Hörer waren neben den bereits genannten Übersetzern von Ultzmanns Büchern, u. a. Ramon Guiteras (1858–1917) (794/12) aus New York,[15] der Gründungsvater der American Urological Association (AUA) (Guiteras 1912), der berühmte Neurochirurg H. W. Cushing aus Boston[16] sowie Samuel Alexander (1858–1910),[17] Professor für Klinische Chirurgie, Department of Diseases of the Genito-urinary System, in Cornell University (NN 1910) und William Stewart Halsted (1852–1922),[18] später Johns Hopkins

---

[15] Wintersemester 1883/84, Nr. 794. In: Duplikat des Verzeichnisses meiner Hörer R. Ultzmann, Handschriftensammlung Josephinum Wien.

[16] Wintersemester 1883/84, Nr. 816. In: Duplikat des Verzeichnisses meiner Hörer R. Ultzmann, Handschriftensammlung Josephinum Wien.

[17] Sommersemester 1883, Nr. 782. In: Duplikat des Verzeichnisses meiner Hörer R. Ultzmann, Handschriftensammlung Josephinum Wien.

[18] Wintersemester 1878/79, Nr. 216. In: Duplikat des Verzeichnisses meiner Hörer R. Ultzmann, Handschriftensammlung Josephinum Wien.

Hospital, Baltimore. Interessanterweise wurde Ultzmann in Halsteds Biografie nicht genannt, obwohl hier sehr viele Personen erwähnt wurden. Vielleicht ein Hinweis darauf, dass der Name Ultzmann in den 1930er-Jahren international in Vergessenheit geriet, als Halstedts Biographie gerade verfasst wurde (MacCallum 1930). Viele der amerikanischen Hörer wirkten später erfolgreich in anderen Disziplinen und erhielten einen Eintrag in der American Medical Biography, wie etwa Henry Gradle (1855–1911), Professor für Ophthalmologie am Chicago Medical College Chicago[19] (Shastid 1920) und Nathan Jacobson (1857–1913), Professor für Laryngologie an der Syracuse University[20] (Sears 1920).

Von den zahlreichen Teilnehmern aus Europa können hier nur einige wenige beispielhaft genannt werden. Gleich zweimal (1881 und 1887) besuchte der schwedische Venerologe Edvard Welander (1846–1917) Ultzmanns Fortbildungskurs[21,22] Wie für schwedische Mediziner in dieser Zeit üblich, publizierte Welander in deutscher Sprache (Welander 1904; Welander 1911). Mit dem Augenarzt Allvar Gullstrand (1862–1930) findet sich sogar ein späterer Medizin-Nobelpreisträger (1911) unter den Hörern.[23] Kurz vor Ultzmanns Tod kam Jacques Borelius (1859–1921), später Professor für Chirurgie in Lund, der als einer der Pioniere der Hernien-Chirurgie in Schweden gilt, nach Wien.[24]

Zu den vielen Hörern aus dem Deutschen Reich und aus Wien gehörten Albert Neisser, zu diesem Zeitpunkt noch Privatdozent in Leipzig, später Professor für Dermatologie in Breslau[25] und Sigmund Freud (757/93).[26] In einem Brief vom 15 Oktober 1883 erwähnt er den Kurs am Morgen, sodass er am Nachmittag für eigene Arbeiten Zeit habe (Freud 1960, S. 69).

---

[19] Wintersemester 1875/76, Nr. 78. In: Duplikat des Verzeichnisses meiner Hörer R. Ultzmann, Handschriftensammlung Josephinum Wien.

[20] Sommersemester 1878, Nr. 180. In: Duplikat des Verzeichnisses meiner Hörer R. Ultzmann, Handschriftensammlung Josephinum Wien.

[21] Sommersemester 1881, Nr. 520. In: Duplikat des Verzeichnisses meiner Hörer R. Ultzmann, Handschriftensammlung Josephinum Wien.

[22] Sommersemester 1887, Nr. 1. In: Duplikat des Verzeichnisses meiner Hörer R. Ultzmann, Handschriftensammlung Josephinum Wien.

[23] Wintersemester 1885/86, Nr. 9. In: Duplikat des Verzeichnisses meiner Hörer R. Ultzmann, Handschriftensammlung Josephinum Wien.

[24] Sommersemester 1889, Nr. 69. In: Duplikat des Verzeichnisses meiner Hörer R. Ultzmann, Handschriftensammlung Josephinum Wien.

[25] Sommersemester 1881, Nr. 511. In: Duplikat des Verzeichnisses meiner Hörer R. Ultzmann, Handschriftensammlung Josephinum Wien.

[26] Sommersemester 1883, Nr. 757. In: Duplikat des Verzeichnisses meiner Hörer R. Ultzmann, Handschriftensammlung Josephinum Wien.

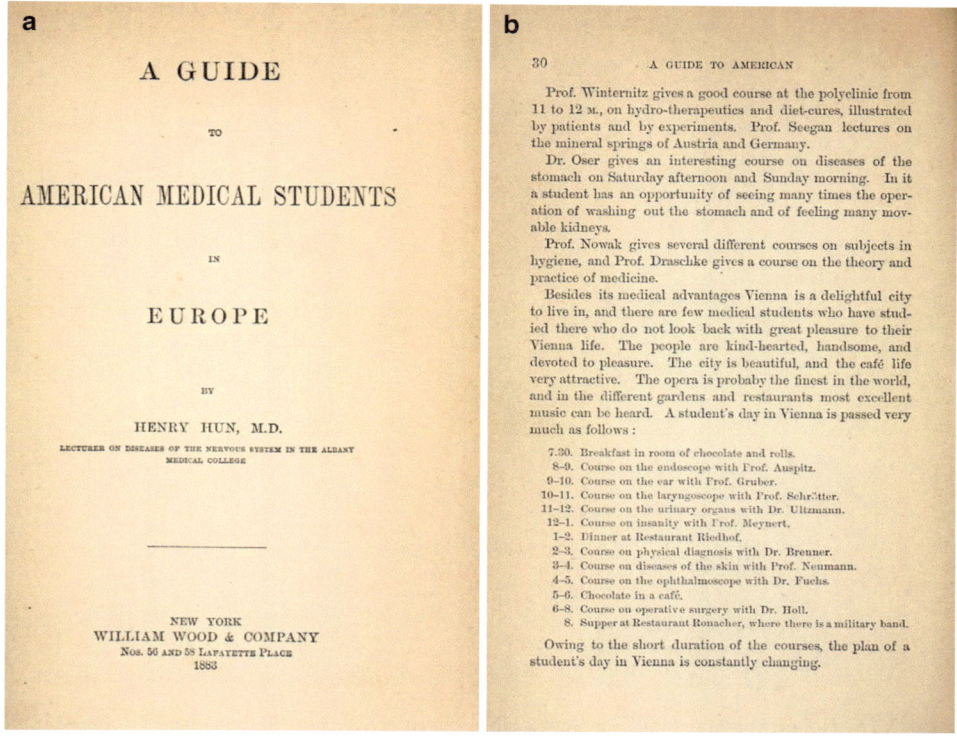

Abb. 5.15 a, b: Aus Hun (1883) A Guide to American Medical Students to Europe, Ausriss S. 30

Ultzmanns Kurse regten einige seiner Schüler nachweislich sehr dezidiert zu eigenen Forschungsarbeiten an, so berichtet der in Baltimore tätige Arzt Allen K. Bond (1859–1953)[27] im Jahr 1887 (Abb. 5.15 und 5.16):

„It is my purpose in this paper to describe a simple and rapid mode of using this test, which I learned from Professor Robert Ultzmann at his clinical lectures in Vienna, in the winter of 1885–86. I do not think that Dr. Ultzmann has yet published anything upon the subject, but the matter is of such importance that I do not hesitate to quote his words. My notes upon his lectures are as follows: 'It is a very simple test, and the most exact of all.'"
(Bond 1887, S. 147)

---

[27] Wintersemester 1885/86, Nr. 103. In: Duplikat des Verzeichnisses meiner Hörer R. Ultzmann, Handschriftensammlung Josephinum Wien.

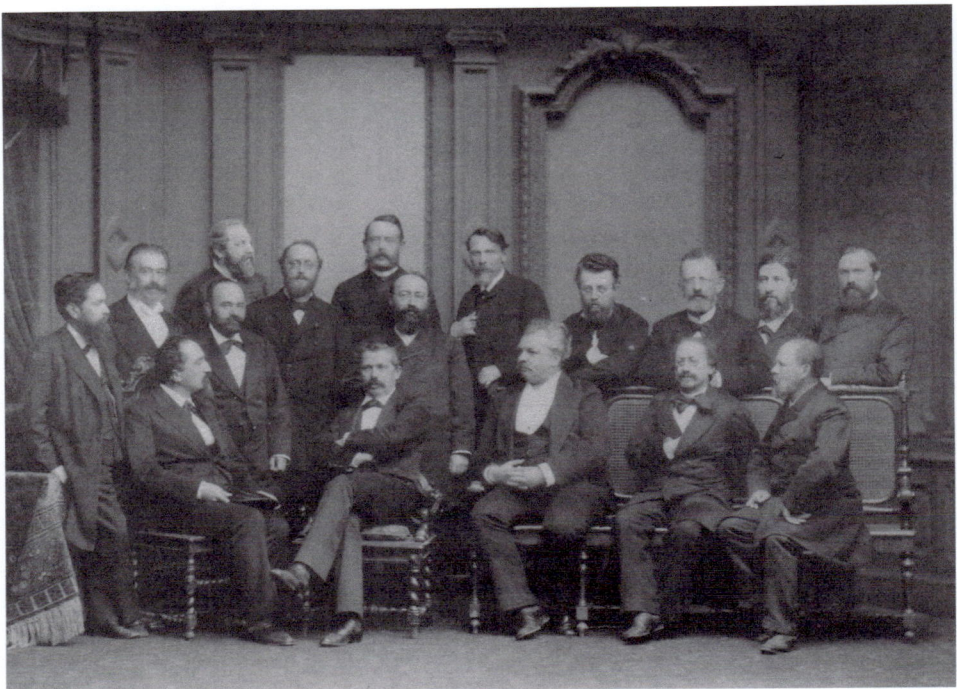

Abb. 5.16 Robert Ultzmann im Kreis seiner Kollegen an der Wiener Allgemeinen Poliklinik MUW 670/224, ebenfalls in Deimer 1989, Repro Moll-Keyn, mit freundlicher Genehmigung. Die Positionierung (1. Reihe, Mitte) im Gruppenfoto lässt erkennen, dass er zu den Führungspersönlichkeiten gehörte

5.6 Fachkulturelle Erinnerung und lokale Gedenkkultur

„Wer die Geschichte der Wiener medizinischen Schule und ihrer Reformatoren gewissenhaft schreiben wird, wird Ultzmann's Namen an hervorragender Stelle anführen müssen" (Grünfeld 1888). Diese von einer engen persönlichen Verbindung geprägte zeitgenössische Einschätzung formulierte Josef Grünfeld (1840–1910), seit 1885 Vorstand an der II. Dermatologischen (syphilidologischen) Abteilung der Wiener Allgemeinen Poliklinik, in seinem Nachruf auf seinen Kollegen Robert Ultzmann (Grünfeld 1888) (vgl Kap. 4).

Auch über Wien hinaus wurde der frühe Tod von Robert Ultzmann und dessen Bedeutung für die Wiener Medizinische Schule pointiert kommentiert, so hieß es im Nachruf des British Medical Journal: „Another luminary of the Vienna School hast just passed away in the person of Professor Robert Ultzmann" (NN 1889a). Das Journal of the American Medical Association nahm zudem Bezug auf die persönlichen Erfahrungen mit Ultzmanns Fortbildungskursen: „Prof. Ultzmann, from his longer residence in Vienna, was particularly well known to us, and numbered his American pupils by the score. Those who were so fortunate as to have attended his admirable clinics at the Policlinic will long retain plea-

Abb. 5.17 Ultzmann Spritze zur urethralen Instillation aus Truax Ch 1899 (reprint 1988) The Mechanics of Surgery, Chicago, (Norman San Francisco)

sant recollections of his skill as well as his kindly demeanor toward his patients" (NN 1889b). Auf die weltweite Ausstrahlung dieser Kurse verwies der Nachruf im Lancet: „His lectures on Diseases of the Uro-genital Organs at the Poliklinik always attracted great attention, and were attended by medical men from all parts of the world" (NN 1889c).

Ultzmanns wissenschaftliches Werk wirkte auch international vor allem bis zum Ersten Weltkrieg weiter. Es wurde vielfach zitiert, einige seiner übersetzten Bücher erlebten eine weitere Auflage, andere wurden wie bereits erwähnt posthum veröffentlicht. Seine Bildtafeln zur Harndiagnostik schafften es aufgrund immer noch unerreichter Qualität als Wiederabdruck in neue Publikationen amerikanischer Autoren (Watson 1908).

> „In the second volume it is pleasant to see so many of the old Ultzmann plates reproduced, for they well merit perpetuation and can hardly be improved upon." (NN 1909, S. 115)

Ultzmanns medizintechnische Innovationen wurden von der nachfolgenden Generation auch in den USA weiterentwickelt, so etwa der Keyes-Ultzmann-Spritze (Abb. 5.17), die leicht mit einer Hand bedient werden konnte (Hinman 1918).

Im „Biographischen Lexikon der Hervorragenden Ärzte der letzten fünfzig Jahre" wurde im Jahr 1933 festgestellt:

> *„Robert Ultzmann (1842–1889,) seit 1872 in seinem Spezialgebiet der Urologie an der Wiener Allgemeinen Poliklinik beschäftigt, gehört zu den führenden Medizinern seiner Zeit auf dem Gebiet der Harnröhrenerkrankungen. Er führte eine exakte Methodik ein und erweiterte den Bestand seines Fachgebietes um zahlreiche noch heute gebräuchliche Instrumente."* (Fischer 1932–1933)

Heute ist Ultzmann als Namensgeber, z. B. für den Test auf Gallenpigmente im Urin unter Verwendung von Kaliumhydrochlorid als Reagenz, den Ultzmann-Katheter (mit mehreren Öffnungen an der Spitze zur Spülung der Harnröhre bei Gonorrhoe oder Zystitis) oder die Dittel-Ultzmann-Drainage (Burckardt 1921, S. 515), die bei extraperitonealen Läsionen der Harnblase eingesetzt wurde, weitgehend vergessen (Bartolucci und Forbis 2005, S. 715).[28]

Einträge zu Ultzmann finden sich in der österreichischen (Geiger 2016) und in der deutschen Nationalbiografie (Fangerau und Moll 2016). Als prominenter protestantischer

---

[28] Universitätsarchiv Wien Personalakten 706 Robert Ultzmann Teilakte UA 22 aus 94 Transkript Masch schriftl Curriculum Vitae, S. 65.

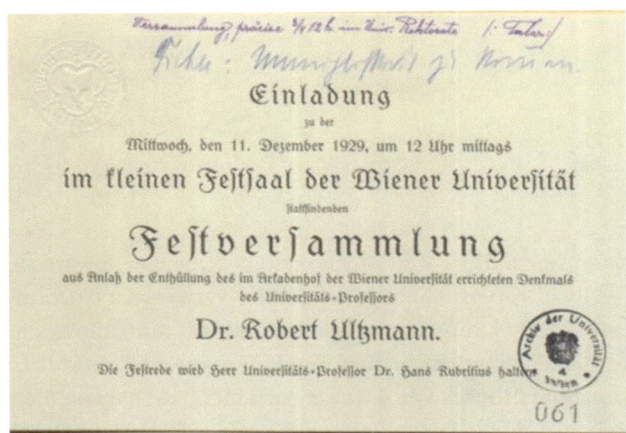

Abb. 5.18 Einladung zur Enthüllung des Ultzmann-Denkmals. Quelle: MED PA 706 Ultzmann, Robert, 1869.05.05-1928.11.21 (Akt)

Wissenschaftler wird auch im virtuellen Evangelischen Museum Österreich an Ultzmann erinnert.[29] In der lokalen Erinnerungskultur Wiens wurde Ultzmann durch ein Denkmal und durch eine Straßenbenennung verankert. Ein Denkmal war bereits 1914 geplant, konnte aber durch den Ausbruch der Ersten Weltkriegs nicht realisiert werden (vgl zur fachpolitischen Dimension dieses Festaktes im Rahmen der Gründung der ÖGU Kap. 8). Die feierliche Enthüllung der Büste im Arkadenhof der Universität (Maisel 2007, S. 10; Rüdiger 2018) fand im Rahmen einer Gedenkfeier am 11. Dezember 1929 statt (Abb. 5.18).[30]

In der fachkulturellen Erinnerung der österreichischen Urologie wird Robert Ultzmann als wichtiger Wegbereiter der modernen Urologie gedacht. Der langjährige Archivar der Österreichischen Gesellschaft für Urologie, Peter Paul Figdor (1926–2020) stellte in einem mehrseitigen Beitrag die wissenschaftlichen Leistungen von „Labordiagnostik in der Urologie" über „Neue Operationstechniken wurden möglich", den „Fachmann für Neurologie in der Urologie und die in viele Sprachen übersetzen Publikationen heraus um dann aus der Trauerrede Leopold Caspers (1859–1959) ausführlich zu zitieren:

> *„Mir ist ein beglückendes Bedürfnis, hier auszusprechen, dass Robert Utzmann es war, der mich vor mehr als 40 Jahren dadurch sine anregenden geistreichen Vorlesungen und Kurse meine reste Liebe für die Urologie erweckt hat, eine Liebe, die so tief war, dass ich von ihr nie wieder losgekommen bin. In unverbrüchlicher, Treue, Dankbarkeit und Liebe gedenk ich meines verehrten Lehrers, der wie kein anderer es verstanden hat, Interesse für das Fach zu erregen, dass erst seit ihm und durch ihn zu einem wissenschaftlichen Zweig der Medizin geworden ist."* (Figdor 2007, S. 202)

---

[29] Robert Ultzmann, https://museum.evang.at/persoenlichkeiten/robert-ultzmann/ zugegriffen 20.12.2024.

[30] Ultzmann-Feier an der Universität. In: Neues Wiener Journal, 12.12.1929, S. 11. Digital: https://anno.onb.ac.at/pdfs/ONB_nwj_19291212.pdf.

In allgemeinen Publikationen zu „Wegbereitern der Urologie" wird aus der Wiener Schule Ultzmanns Lehrer Leopold von Dittel genannt, Ultzmann hingegen nur in einer Randnotiz erwähnt (Schultheiss et al. 2002, S. 14).

Robert Ultzmann ist heute über die Urologie hinaus Bestandteil verschiedener fachkultureller Erinnerungsgemeinschaften. Aufgrund seiner sexualwissenschaftlichen Arbeiten ist beispielsweise auch in einem biografischen Lexikon zu deutschsprachigen Neurologen und Psychiatern verzeichnet (Kreuter 1995, S. 1484). In der Reihe „In The Iconographic Archives of European Nephrology" wird für die nephrologische Wissenschaft in Österreich des 19. Jahrhunderts Ultzmanns und Hofmanns Atlas der physiologischen und pathologischen Harnsedimente als ein solches Bildarchiv angeführt. Zu den Gründen, warum diese von einem Chirurgen und einem Chemiker noch heute von Interesse sein, zählt der Autor die bereits damals erreichten fundierten Kenntnisse auf dem Gebiet der Urinmikroskopie sowie die Qualität der Abbildungen (Fogazzi 1999).

5.7 Zusammenfassung

Robert Ultzmann gehörte neben Leopold von Dittel oder Victor von Ivánchich zu den frühen Vertretern des neuen medizinischen Fachgebiets der Urologie in Wien im letzten Viertel des 19. Jahrhunderts, der sein gesamtes wissenschaftliches Leben diesem Gebiet widmete. In seine Lebensspanne fällt die zweite Blüte der Wiener Medizinischen Schule und damit auch des Wissenschaftsstandorts Wien und zugleich der enorme Einfluss der II. Medizinischen Fakultät auf die Etablierung der Urologie als eigenständiges Fachgebiet in all seinen Dimensionen.

Verstärkt wurde dies durch einen allgemeinen Globalisierungsprozess in der Medizin, die die Möglichkeiten zum Lernen und Kommunizieren in verschiedenen Ländern erweiterten. Ultzmanns erfolgreiche klinische und wissenschaftliche Arbeit setzte entsprechende lokale Wissenschafts- und Gesundheitsinfrastrukturen, aber auch einen hochentwickelten medizintechnischen Instrumentenbau voraus (Schlich 2016, S. 247–270).

Ultzmann gelang mit seinen speziellen Fortbildungskursen zu den Krankheiten des Uro-Genitaltraktes die Vermittlung praktischer Fähigkeiten verbunden mit einem internationalen Wissenstransfer. Festzuhalten ist, dass Ultzmanns Fortbildungskurse internationale Strahlkraft hatten und von den Teilnehmern vielfach als inspirierend wahrgenommen wurden. In den oft als „Letter from Vienna" in amerikanischen medizinischen Fachzeitschriften publizierten Beiträgen über die postgradualen Studienmöglichkeiten in Wien, wurde Ultzmann fast immer hervorgehoben, wobei die Autoren aus eigener Erfahrung berichteten. In den Vereinigten Staaten wurde, das wissenschaftliche Werk Ultzmanns ausführlich rezipiert. Das Interesse an seinen sexualmedizinischen Arbeiten ging dabei weit über die Chirurgie und Urologie hinaus, wie etwa die Rezensionen in psychiatrischen Zeitschriften belegen. Die zahlreichen Übersetzungen von Ultzmanns Publikationen erzielten im Sinne eines praktischen Wissenstransfers in den Vereinigten Staaten zeitgenössisch eine enorme Reichweite, die insbesondere die seines Wiener Lehrer Leopold von Dittel bei weitem übertraf, in dessen erinnerungskulturellem Schatten Ultzmann bis heute steht.

Leben und Werk von Robert Ultzmann verdeutlichen, dass neben der Organisation des Gesundheitswesens, den Ausbildungsmustern, der Approbation und der Arbeitsteilung in der Medizin, auch private Fortbildungskurse für ein internationales Publikum in neu gegründeten Einrichtungen ein wesentlicher Faktor zur Förderung und Internationalisierung des Fachgebiets (Löwy 2010, S. 14, 35) waren.

Literatur

A.F.B (1890) The neuroses of the genito-urinary system in the male, with sterility and impotence. By Dr. R. Ultzmann, Professor of Genito-Urinary Diseases in the University of Vienna. Translated by Gardner W. Allen, M.D., Surgeon in the Genito-Urinary Department, Boston Dispensary. Philadelphia and London: F. A. Davis. J Nerv Mental Dis 17:352–353

Allen GW (1890) Translator's note. In: Ultzmann R (Hrsg) The Neuroses of the Genito-urinary System in the Male, with Sterility and Impotence, übers. Von Gardner W. Allen. F.A. Davis Publisher, Philadelphia/London

Angerer M (2008) Das chemisch-pathologische Laboratorium am k. k. Allgemeinen Wiener Krankenhaus unter den Vorständen Johann Florian Heller und Ernst Ludwig mit besonderer Berücksichtigung der Werke Vincenz Kletzinskys. Wien, Techn. Univ., Dipl.-Arb

Bartolucci S, Forbis P (2005) Stedman's Medical Eponyms. Lippincott, Williams & Wilkins, Baltimore

Billroth T (1876) Über das Lehren und Lernen der medicinischen Wissenschaften an den Universitäten der deutschen Nation. Gerold, Wien

Billroth T (1880) Ueber Lithotripsie und Vergiftung durch chlorsaures Kali. Wien Med Wschr 30(44/45):1197–1202, 1225–123

Bliss M (1999) William Osler: a life in medicine. Oxford University Press, New York

Bond AK (1887) A study of the phenyl-hydrazin test for sugar in urine, as applied by Ultzmann. Med News 51(6):146–148, online: sim_medical-news_1887-08-06_51_6

Bonner TN (1963) American doctors and German universities. University of Nebraska Press, Lincoln

Brune TB, Curtis HH (1889) Translators Preface. In: Hofmann KB, Ultzmann R (Hrsg) Analysis of the Urine, With Special Reference to the Disease of the Genito-Urinary Organs. Übersetzt von T. Barton Brune und H. Hoolbrook Curtis. D. Appleton & Company, New York, S 3–4

Buchanan G (1880) Lithotrity and statistics of Lithotomy. Maclehose, Glasgow

Buchanan WJ (1889) Vienna as a Medical School for Post – Graduate Work. The Indian medical gazette 24(1):1–3

Burckardt H (1921) Die Kriegsverletzungen der Beckengegend. Ergb Chir Orthop 14:417–616

C.G.W (1890) The Neuroses of the Genito-Urlnary System in the Male with Sterility and Impotence. By Dr. Ultzmann, Professor of Genito-Urinary Diseases in the University of Vienna. Translated by Gardner W. Allen, M. D., F. A. Davis, Philadelphia. Am J Insanity 4(46):548–549

Cameron JS (2015) A history of urine microscopy. Clin Chem Lab Med 53(Suppl):S1453–S1464, insb. S 1460

Cardinal L, Kaell A (2017) The role of medical education in the development of the scientific practice of medicine. J Comm Hosp Int Med. Perspect 7:58–60. https://doi.org/10.1080/20009666.2017.1286815

Civiale J (1827) De La Lithotritie, ou Broiement de la Pierre Dans La VessieLe Docteur Civiale. Jean CivialeBechet Jeune, Paris
D.F.L. (1871) Letter from Vienna June 7 1871. The Boston Med Surg J 8(New Series No1):6
Deimer E (1989) Chronik der Allgemeinen Poliklinik in Wien im Spiegel der Medizin- und Sozialgeschichte. Göschl, Wien
Dulles CW (1878) Suprapubic lithotomy. Appelton, New York
Dulles CW (1880) Guide to the Examination of Urine, with special reference to the Diseases of the Urinary Apparatus. Am J Med Sci 79(157):236–237
Dulles CW (1884) Ueber Pyurie (Eiterharnen) und ihre Behandlung. Am J Med Sci 87(174):518–520
Fangerau H, Imhof C (2015) Medizinische Spezialisierung: Wege der Urologie in beiden deutschen Staaten und die Gründung der Deutschen Gesellschaft für Urologie der DDR. In: Halling T, Moll F, Fangerau H (Hrsg) Urologie 1945–1990. Entwicklung und Vernetzung der Medizin in beiden deutschen Staaten. Springer, Heidelberg, S 21–34
Fangerau H, Moll F (2016) Ultzmann, Robert. In: Neue Deutsche Biographie, Bd 26, S 619–620. https://www.deutsche-biographie.de/pnd141412704.html#ndbcontent. Zugegriffen am 20.12.2024
Figdor PP (2007) Robert Ultzmann. In: Biographien. österreichischer. Urologen, S 200–202
Fischer I (1932–1933) Biographisches Lexikon der Hervorragenden Ärzte der letzten fünfzig Jahre 2 vol. Urban & Schwarzenberg, Berlin, S 1597
Fogazzi GB (1999) An atlas on urinary sediment written by a surgeon and a chemist still of interest today. The Iconographic Archives of European Nephrology Austria 19th century. Nephrol Dial Transplant 14(8):2038–2040
Forchheimer F (1879) Preface. In: Hoffman KB, R Ultzmann (Hrsg) Guide to the Examination of Urine with special reference to the diseases of the Urinary apparatus transl. by F. Forchheimer. Peter G. Thomson, Cincinnati
Freud S (1960) Letters from Sigmund Freud. Selected and edited by Ernst L. Freud, transl. by T. and J. Stern Dover. Basic Books, New York, S Fischer, Frankfurt am Main
Fye WB (2010) Presidential Address: The Origins and Evolution of the Mayo Clinic from 1864 to 1939: A Minnesota Family Practice Becomes an International „Medical Mecca". Bullet Hist Med 84(3):323–357. Project MUSE. https://doi.org/10.1353/bhm.2010.0019
Geiger K (2016) Ultzmann, Robert (1842–1889), Urologe und Chirurg. In: Österreichisches Biographisches Lexikon 1815–1950, Bd 15 (Lfg. 67, 2016), S 90. https://www.biographien.ac.at/oebl/oebl_U/Ultzmann_Robert_1842_1889.xml. Zugegriffen am 16.12.2024
Groeger H (2002) Leopold von Dittel (1815–1898) – Die Urologie der Wiener medizinischen Schule. In: Schultheiss D, Jonas U, Rathert P (Hrsg) Wegbereiter der Urologie. Springer, Berlin S 1–17. https://doi.org/10.1007/978-3-642-59377-2_1
Grünfeld (1888) Prof. Dr. Robert Ultzmann †. In: Internationale Klinische Rundschau 3(24):1015–1017
Guiteras R (1912) Urology: the diseases of the urinary tract in men and women: a book for practitioners and students, Appleton, New York/London, before preface, without pag
Harris FG (1904) The Vienna Anglo-American Medical Association. JAMA XLII 16:1035. https://doi.org/10.1001/jama.1904.02490610045020
Hart JM (1874) German Universities. Putnam, New York
Haschek H, Porpaczy P (1971) 100 Jahre Urologie an der Wiener Poliklinik. Urol Int 26:397–409. https://doi.org/10.1159/000279747
Hawkins H (1984) Pioneer: a history of the Johns Hopkins University 1874-1889. Johns Hopkins University Press, Baltimore

Heller F (1847) Chemische Untersuchungen des Harns, der Harnsedimente und Konkretionen am Krankenbette, nebst diagnostischen Beiträgen. Arch phys pathol Chem 4:491–526

Heller F (1860) Die Harnkonkretionen, ihre Entstehung, Erkennung und Analyse. Tentler, Wien

Hellmuth T (1882) Suprapubic Lithotomy The highoperation for Stone-Epicystotomy-.Hypogastric Lithotomy-The high apparatus. Boericke, New York/Philadelphia

Hinman F (1918) A Modification of Ultzmann's syringe for posterior urethral instillations. JAMA 70(18):1297. https://doi.org/10.1001/jama.1918.26010180001009a

Hoffman KB, Ultzmann R (1879) Guide to the Examination of Urine with special reference to the diseases of the Urinary apparatus transl. by F. Forchheimer. Peter G. Thomson, Cincinnati

Hofmann KB, Ultzmann R (1879) Analysis of the Urine, With Special Reference to the Disease of the Genito-Urinary Organs. Übersetzt von T. Barton Brune und H. Hoolbrook Curtis. D. Appleton & Company, New York

Hofmann KB, Ultzmann R (1886a) Guide to the Examination of Urine with special reference to the diseases of the Urinary apparatus transl. by F. Forchheimer. D. Appleton & Company, London/New York

Hofmann KB, Ultzmann R (1886b) Analysis of the Urine, With Special Reference to the Disease of the Genito-Urinary Organs. Übersetzt von T. Barton Brune und H. Hoolbrook Curtis, 2. Aufl. D. Appleton & Company, New York

Hofmann KB, Ultzmann R (1889a) Analysis of the Urine, With Special Reference to the Disease of the Genito-Urinary Organs. Übersetzt von T. Barton Brune und H. Hoolbrook Curtis, 3rd revised and enlarged Aufl., D. Appleton & Company, New York

Hofmann KB, Ultzmann R (1889b) Authors' Preface. In: Hofmann KB, Ultzmann R (Hrsg) Analysis of the Urine, With Special Reference to the Disease of the Genito-Urinary Organs. Übersetzt von T. Barton Brune und H. Hoolbrook Curtis, 3. Aufl. D. Appleton & Company, New York, S 7

Hun H (1883) A guide to American Medical Students to Europe. Printing and Bookbinding Company, New York

J.A.C. (1890) The Neuroses of the Genito-urinary System in the Male. By Dr. R. Ultzmann. Translated by G. W. Allen, M.D., Boston: F.A. Davis Publisher 1889. In: The Archives of Gynaekology, Obstetrics and Paediatrics, S 318

J.G.H. (1886) The Cincinnati Lancet and Clinic. (1886) 16 new series (total vol 56) S 244

J.W.E (1879) Letter from Vienna. „Letter from Vienna". Boston Med Surg J 100(24):834–837

Jackson GT (1881) Practical Suggestions Regarding the Study of Medicine abroad. Med Rec 19:553–557

Johnson RW (1880) Impressions of Vienna as a Medical School. Philadelphia Medical Times Dec:129–138

Kerneham PJ (2017) Surgery becames a specialty: Professional Boundaries and Surgery. In: Schlich T (Hrsg) The Palgrave handbook of the history of surgery. Palgrave Macmillan, London, S 95–113. https://doi.org/10.1057/978-1-349-95260-1_5

Kiene M (1952) American Medical Association of Vienna. JAMA 952(150):428. https://doi.org/10.1001/jama.1952.03680040170023

Kreuter A (1995) Deutschsprachige Neurologen und Psychiater, Ein biographisch-bibliographisches Lexikon von den Vorläufern bis zur Mitte des 20. Jahrhunderts. K. G. Saur, München u. a., S 1484

Lesky E (1963) Die Wiener Urologie in der Zeit Billroths. Klin Med 18:221–230

Lesky E (1965) Wien und die europäische Urologie um die Jahrhundertwende. Verhandlungsber Dt. Gesellschaft für Urologie, 20. Tagung. Springer, Berlin/Heidelberg/New York, S 6–14

Lesky E, Williams L, Levij IS (1976) The Vienna medical school of the 19th century. Johns Hopkins University Press, Baltimore

Lohff B (2018) Gedanken zum Begriff „Wiener Medizinische Schule". In: Angetter C, Nemec B, Posch H, Druml C, Weindling P (Hrsg) Strukturen und Netzwerke Medizin und Wissenschaft in Wien 1848–1955 Series Bd 5, 650 Jahre Universität Wien – Aufbruch ins neue Jahrhundert. V&R unipress, Vienna university press, Göttingen, S 41–72. https://doi.org/10.14220/9783737009164.41

Löwy I (2010) Preventive Strikes. Women, Precancer, and Prophylactic Surgery. Johns Hopkins University Press, Baltimore, S 14–35

MacCallum (1930) William George. William Stewart Halsted: Surgeon Baltimore. The Johns Hopkins University Press, Baltimore

Maisel T (2007) Gelehrte in Stein und Bronze. Die Denkmäler im Arkadenhof der Universität Wien. Böhlau, Wien/Köln/Weimar

Mazol B, Aichner C (2017) Die Thun-Hohenstein'schen Universitätsreformen 1849–1860: Konzeption- Umsetzung- Nachwirkung. Böhlau, Wien/Köln/Weimar

Michelacci M (1880) Sulle neuropatie (neurosi) dell'apparato genito-urinario dell'uomo. Memoria del Prof. Ultzmann (Clinica contemporanea Italiana e straniera). In: Lo Sperimentale. Giornale critico di medicina e chirurgia 36(45):666

Moll F, Halling T, Fangerau H (2016) Victor von Ivánchich de Margita (1812–1892) – ein früher Habilitant für die Krankheiten der Harnorgane in Wien 1851 Vortrag V20.5, 68. Urologenkongress. Leipzig Urologe Supp 1:7. https://doi.org/10.1007/s00120-016-0203-5

Moll F, Halling T, Shariat S (2022) Die Erteilung der Venia legendi als Gradmesser einer einsetzenden Fachdifferenzierung. Victor von Ivánchich de Margita (1812–1892) „Docent für die Chirurgie der Harnorgane" in Wien, 1851. Urologie 61(9):996–1010

Moll FH, Fangerau H (2024) Frühe urologische und venerourologische Quellen zur Sexualmedizin aus Wien. Urologie 63:1137–1150. https://doi.org/10.1007/s00120-024-02392-6

NN (1873) Biographical Record. Ultzmann and Hoffmann on Uroscopy. The British and Foreign Medico-chirurgical Review Or Quarterly 51:155–156

NN (1888) Notes on Books. BMJ (Clinical Research Edition) 2(1438):129

NN (1889a) Professor Robert Ultzmann. BMJ (Clinical Research Edition) 1(1486):1441–1442. https://doi.org/10.1136/bmj.1.1486.1441

NN (1889b) Profs. Breisky and Ultzmann. J Am Med Assoc 13(11):385

NN (1889c) Vienna: The Death of Prof. Ultzmann. The Lancet 133(3433):1216

NN (1890a) The Neuroses of the Genito-urinary System in the Male. By Dr. R. Ultzmann. Translated by M.D. GW Allen. F.A. Davis Publisher, Philadelphia, 160pp. The New-England Medical Gazette XXV(7):334

NN (1890b) Miscellany. The Neuroses of the Genito-Urinary System in the Male; with Sterility and Impotence. JAMA XV(14):520. https://doi.org/10.1001/jama.1890.02410400036021

NN (1890c) Akademischer Kalender für die deutsch-österreichischen Hochschulen Jahrbuch für akademisches Leben und Leitfaden für Studienbetrieb. Moriz Perles, Wien

NN (1902) The Neuroses of the Genito-urinary System in the Male, with Sterility and Impotence. By Dr. R. Ultzmann. Second Edition, Revised, with Notes and a Supplementary Article on Nervous Impotence, by the Translator, Gardner W. Allen, M.D., Philadelphia: F. A. Davis Co., 1902. Therapeutic Gazette 26.9 (1902) 643. Online sim_therapeutic-gazette_1902-09-15_26_9

NN (1909) Diseases and Surgery of the Genito-Urinary System. By Francis S. Watson. Boston Med Surg J 1909:114–115

NN (1910) Obituary Samuel Alexander, M.D. Boston Med Surg J 173(23):891–892

NN (1913) Obituary Frederick Forchheimer, 1853–1913. Boston Med Surg J 169:71–72

Pagel L (1901) Biographisches Lexikon hervorragender Ärzte des neunzehnten Jahrhunderts. Urban & Schwarzenberg, Berlin/Wien, S 765–766

Paulsen F, Perry ED (1895) The German universities: their character and historical development. Macmillan, New York

Peterson F (1882) Letter from Vienna. Buffalo Med Surg J 21(9):418–427

Platt W (1884), Preface. In: Ultzmann R (Hrsg) Pyuria or the Pus in Urine and its Treatment. Comprising the diagnosis and treatment of Acute and Chronic Urethritis, Prostatitis, Cystitis, and Pyelitis, with especial reference to their Local Treatment. Übers. Von Walter R. Platt. Appleton, New York

Remer KJW (1827) Ueber die Lithotritie oder die Zermalmung der Blasensteine innerhalb der Harnröhr. Aus dem Französischen übersetzt durch Karl J.W.P.Remer. Josef Max, Breslau

Rohlfs H (1862) Ueber den Specialismus in der Medicin. Dt. Klinik 14(81–85):93–97

Romics I, Engel R, Stevens T, Nyiradi P (2007) The guestbook of the urology department of Semmelweis University in Budapest: a mirror of international contacts. J Urol 178:409–413. https://doi.org/10.1016/j.juro.2007.03.102

Rothstein WG (1987) American medical schools and the practice of medicine: a history. Oxford University Press, New York

Rüdiger J (2018) Fallstudien zur Ikonografie und Funktion des Medizinerdenkmals in Wien. In: Angetter D C, Nemec B, Posch H, Druml Ch, Weindling P (Hrsg) Strukturen und Netzwerke: Medizin und Wissenschaft in Wien 1848-1955 Series: 650 Jahre Universität Wien – Aufbruch ins neue Jahrhundert, Band 5 V & R unipress, Göttingen Vienna University Press, S 73–93. https://doi.org/10.14220/9783737009164.73

Schlich T (2016) "One and the Same the World Over": The International Culture of Surgical Exchange in an Age of Globalization, 1870–1914. J Hist Med AllSci 71:247–270. https://doi.org/10.1093/jhmas/jrw003

Schlich T (2018) The Palgrave handbook of the history of surgery. Palgrave Macmillan, London

Schlich T, Crenner C (Hrsg) (2017) Technological change in modern surgery: Historical perspectives on innovation. The University of Rochester Press, Rochester

Schmidt G (1991) Zur Entwicklung der Fächer Klinische Chemie und Laboratoriumsdiagnostik in der Wiener Schule Ber Wissenschaftsgesch 14:231–239. https://doi.org/10.1002/bewi.19910140405

Schuh F (1856) Ueber Harnröhrenverengung, und insbesondere den Harnröhrenschnitt von außen nach innen. Wien Med Wschr 9(11):129–133, 145–149, 163–167

Schultheiss D, Rathert P, Jonas U (2002) Wegbereiter der Urologie. 10 Biographien. Springer, Berlin/Heidelberg, S 1–17

Sears FW (1920) Jacobson, Nathan. In: Kelly HA, Burrage WL (Hrsg) American Medical Biographies. Baltimore, S 606. https://en.m.wikisource.org/wiki/Page:American_Medical_Biographies_-_Kelly,_Burrage.djvu/628. Zugegriffen 30.12.2024

Shastid TH (1920) Gradle, Henry. In: Kelly HA, Burrage WL (Hrsg) American Medical Biographies. Norman, Remington, Baltimore, S 452–453

Thompson H (1871) Practical lithotomy and lithotrity, or, an inquiry into the best modes of removing stone from the bladder. J A Churchill, London

Ultzmann R (1873) Handleiding tot het onderzoek der urine, vooral met het oog op de ziekten der pisbereidende organen, übersetzt von M. Meijers, Brinkmann

Ultzmann R (1874) Microscopische atlas der physiologische en pathologische pissedimenten, übersetzt von M. Meijers, C.L. Brinkmann.

Ultzmann R (1879) Über d. Neuropathien (Neurosen) d. männl. Harn- u. Geschlechtsapparates". In: Wiener Klinik 5, 1879, S 119–64, auch als Seperatdruck Ultzmann, R „Über die Neuropathien (Neurosen) des männlichen Harn- u. Geschlechtsapparates". Toeplitz & Deuticke, Wien

Ultzmann R (1880) Sulle neuropatie (neurosi) dell'apparato genito-urinario dell'uomo / pel dott. R. Ultzmann; tradotto dal dott. Eugenio Barbiglia, Napoli, Roma E. Detken

Ultzmann R (1881) O nevrozakh moche-polovoĭ sfery u muzhchin dra U'lttsmanna; perevod s nemietskago V. Strokovskago. Moskva: Tipo-lit. Moskovskago t-va 1881. Katalogeintrag: https://catalog.nlm.nih.gov/discovery/fulldisplay?docid=alma9915376323406676&vid=01NLM_INST:01NLM_INST&lang=en. Zugegriffen 30.12.2024

Ultzmann R (1882) Die Harnconkretionen des Menschen und die Ursachen ihrer Entstehung. Toeplitz & Deuticke, Wien

Ultzmann R (1883a) Ueber Pyurie (Eiterharnen) und ihre Behandlung. Urban & Schwarzenberg, Wien

Ultzmann R (1883b) Névroses des organes génito-urinaires de l'homme, übersetzt von Dr Henri Picard. J.-B- Baillière et fils, Paris

Ultzmann R (1885) Über Potentia Generandi et Coeundi. Wiener Klinik. Urban und Schwarzenberg, Wien

Ultzmann R (1887) On sterility and impotence in man; Tr. with notes and additions by Arthur Cooper. Lewis, London. Online https://wellcomecollection.org/works/enw287hp. Zugegriffen 30.12.2024

Ultzmann R (1890a) The Neuroses of the Genito-urinary System in the Male, with Sterility and Impotence. Übers. von Gardner W. Allen. F.A. Davis Publisher. Philadelphia/London

Ultzmann R (1890b) Die Krankheiten der Harnblase Nach dessen Tode Hrsg von M. Schustler. Series: Deutsche Chirurgie. ed by Billroth, Th., Luecke, G. A., Lfg. 52. Enke, Stuttgart

Ultzmann R (1892) Vorlesungen über Krankheiten der Harnorgane hrsg. von J. H. Birk. Breitensteins Buchhandlung, Wien/Leipzig

Ultzmann R (1898) Föreläsningar öfver urinorganernas sjukdomar, übers. Von A. Bergstrand, Hrsg. von J. H. Brik. Bille, Stockholm

Ultzmann R (1902) The Neuroses of the Genito-urinary System in the Male, with Sterility and Impotence. Übers. von Gardner W. Allen. F.A. Davis Publisher, Philadelphia

Ultzmann R, Hoffmann KB (1871a) Anleitung zur Untersuchung des Harnes unter besonderer Berücksichtigung der Erkrankungen des Harnapparates. Wilhelm Braumüller, Wien

Ultzmann R, Hoffmann KB (1871b) Atlas der physiologischen und pathologischen Harnsedimente. Wilhelm Braumüller, Vienna

Ultzmann R, Hoffmann KB (1875) Károly, Útmutatás a húgyvizsgálatra, különös tekintettel a húgykészülék bántalmaira; übersetzt von Széll, Lajos. M. Orvosi Kvk. Társ, Budapest

W.B.H. (1880) Guide to the Examination of Urine, with Special Reference to the Diseases of the Urinary Apparatus. By K. B. Hofmann, Professor at the University of Graz, and R. Ultzmann, Docent at the University of Vienna. From the Second Edition. Translated and edited by F. Forchheimer, M. D., Professor of Medical Chemistry at the Medical College of Ohio, Cincinnati. With Illustrations. Cincinnati: Peter G. Thomson. 1879. Boston Med J 1880:13 (Online: sim_americanjournal-of-psychiatry_1890-04_46_4)

Warner JH (1998) Paradigm Lost or Paradise Declining? American Physicians and the "Dead End" of the Paris Clinical School In: Hannaway, C., LaBerge, A. Constructing Paris Medicine. Clio Med 50:337–384, 364

Watson FS (1908) Diseases and surgery of the Genito-Urinary System, Bd 2. Lea & Febiger, Philadelphia/New York

Wattmann J (1835) Die Steinzerbohrung und ihr Verhältniß zum Blasenschnitte. J. G. Heubner, Wien

Weisz G (1994) Mapping medical specialization in Paris in the nineteenth and twentieth centuries. Soc Hist Med 7:177–211

Weisz G (2003) The emergence of medical specialization in the nineteenth century. Bull Hist Med 77:536–575

Weisz G (2005) Divide and conquer a comparative history of medical specialization. Oxford University Press, Oxford/New York

Welander E (1904) Über die Prinzipien für die Behandlung der venerischen Krankheiten. Wilhelm Billes bokförlags aktiebolag, Stockholm

Welander E (1911) Einige Versuche zur Behandlung der Syphilis mit Asurol, Atoxylquecksilber (intramuskulärer und subcutaner) Injection von Ehrlichs <606> sowie mit Hectine und Hectagyre. Nord. Med Arkiv 44:1–35. https://doi.org/10.1111/j.0954-6820.1911.tb00210.x

Werle E, Schievelbein H (1957) Die Ausscheidungen und ihre Organe. 1. Niere und Harn. In: Bielig HJ et al (Hrsg) Der Stoffwechsel. Physiologische Chemie (Ein Lehr- und Handbuch für Ärzte Biologen und Chemiker Hervorgegangen aus dem Lehrbuch der Physiologischen Chemie von Olof Hammarsten), Bd 2/2. Springer, Berlin/Heidelberg, S 1–202, ref S 163. https://doi.org/10.1007/978-3-662-30610-9_1

Wilkie L (2023) Civiale's litholabe. Brit J Surg 110:1688–1690. https://doi.org/10.1093/bjs/znad269

Wilson CM (1884) Letter from Vienna, Austria. Philadelphia Medical Times 14(22):800–802, online: https://archive.org/details/sim_medical-times-and-register_1884-07-26_14_22/page/801. Zugegriffen 30.12.2024.

Young HH (1940) A surgeons Autobiography. Harcourt, Brace and Co, New York, S 86–87

Zykan M (2012) Konstellationen der Macht: Zur Durchsetzung technischer Innovationen und neuen Wissens. Der Streit zwischen dem Chirurgen Jean Jacques Leroy d'Étoilles und dem Instrumenten-Fabrikanten Frédéric Benoit Charrière. In: Fangerau H, Müller I (Hrsg) Faszinosum des Verborgenen. Der Harnstein und die (Re-) Präsentation des Unsichtbaren in der Urologie. Steiner, Stuttgart, S 65–76

Der Wiener Instrumentenmacher Josef Leiter und die internationale Urologie

6

Friedrich H. Moll

Inhaltsverzeichnis

6.1	Einleitung	135
6.2	Vom Eleven zur Etablierung einer eigenen Firma	138
6.3	Die Firma Leiter und die Urologie	143
6.4	Von Wien in die Welt	145
6.5	Fazit	152
Literatur		153

6.1 Einleitung

„Die Entwicklung von Medizinprodukten ist die Entwicklung von Spezialgeräten, Implantaten oder anderen Instrumenten für Gesundheitszwecke".[1] In der Regel sind diese das Ergebnis einer engen Zusammenarbeit zwischen Instrumentenmachern und Medizinern.

---

[1] Entwicklung von Medizinprodukten https://www.ptc.com/de/technologies/application-lifecycle-management/medical-device-development zugegriffen 19.4.2024.

F. H. Moll (✉)
Institut für Geschichte, Theorie und Ethik der Medizin, Centre for Health and Society, Heinrich-Heine Universität, Düsseldorf, Deutschland
e-mail: friedrich.moll@uni-koeln.de

© Der/die Autor(en), exklusiv lizenziert an Springer-Verlag GmbH, DE, ein Teil von Springer Nature 2025
F. H. Moll et al. (Hrsg.), *Urologie in Österreich*,
https://doi.org/10.1007/978-3-662-70888-0_6

Modern und historisch spielen hier Idee und Konzept, Forschung und Entwicklung, Prototyp und Austestung, Designkontrolle und Risikomanagement eine Rolle.[2] Rückblickend wird diese in den *science and technology studies* seit den 1980er-Jahren zumeist als eine zukunftsorientierte Technikgeschichte beschrieben (Pinch und Bijker 1987), die das oftmals psychologisch schwierige Verhältnis zwischen akademischem Arzt und zunächst handwerklich, später ingenieurwissenschaftlich ausgebildetem Instrumentenmacher ausklammert, gerade bei für einen bestimmten Zeitabschnitt wichtigen Produkten, Instrumenten oder Geräten (Siegelen 2018).

Vielfach wird sich hier auch auf das klassische chirurgische Instrumentarium beschränkt und die häufig differenzierteren Instrumente der sich im 19. Jahrhundert entwickelnden Spezialitäten nicht untersucht. Interessanterweise liegen zu diesem Forschungsfeld wenige wissenschafts- bzw. wirtschaftshistorische Einzeluntersuchungen vor, die in der Regel auch nur das rein chirurgisch-operative Inventar, allenfalls noch die Geburtshilfe berücksichtigen (Boschung 1987; Weston-Davis 1989; Edmonson 1997; Kirkup 2006; Zykan 2009; Echols 2022; Jones 2017; Rutkow 1998a, b). Museologisch stellen Instrumente eine besondere Herausforderung dar. Daher nimmt das Deutsche Medizinhistorische Museum im Jahre 2025 diese Fragen in einem Symposium der IAMCC (International Association of Medical Museums and Collections formerly European Association of Museums of the History of Medical Sciences) über Materialität in den Forschungsfokus (Arnold und Söderquist 2011).[3]

Anders als die beteiligten Ärzte sind die Instrumentenmacher auch nur selten in die Erinnerungskultur der jeweiligen Fachdisziplin eingegangen. In der gesamten Medizin erreichten Namen wie Charrière – bis heute eine Maßeinheit für Katheterdurchmesser (nach Joseph-Frédéric-Benoît Charrière (1803–1876), Paris) – oder Tiemann – eine Katheterform mit gekrümmter Spitze (Rutkow 1998a, b) (nach Georg(e) Tiemann (1795–1868), New York) – den Status eines Eponyms. Hingegen sind viele ehemals bekannte Firmen, wie die Pariser Instrumentenmacher Collin (Untersuchungssonden für Harnröhren) oder Benas, Verugue & Chose bzw. Galante (Katheter) oder Matthieu (Fremdkörperzangen für Harnröhren), die auch auf der Weltausstellung in Wien im Jahre 1873 vertreten waren, heute weitgehend vergessen (Gurlt 1874). Auch bedeutende Instrumentenmacher mit deutschen Wurzeln wie John Weiss (1773 Rostock–1843 London), George Guillaume Amatus Luer (Lueer, Luër) (1802 Braunschweig–1883 Paris) oder Reinhold Wappler (1870 Oranienbaum–1933 New York) sind heute nur noch Spezialisten oder Museologen ein Begriff.

In Wien wird immer noch der Name von Joseph Malliard (1748–1814) erinnert, der mit Giovanni Alessandro Brambilla/Alexander von Brambilla (1728–1800), dem ersten Leiter der Medizinisch-chirurgischen Josephs-Akademie, ein Musterinstrumentarium (Instrumentarium Chirurgicum Viennense) entwickelte, das in 56 roten Lederkassetten nach chi-

---

[2] Umfassender Leitfaden zur Herstellung medizinischer Instrumente https://www.rapiddirect.com/de/blog/medical-device-manufacturing/ zugegriffen 15.9.2024.

[3] Material Matters. Powerful Objects in Medical Museums and Collections 2025 online.

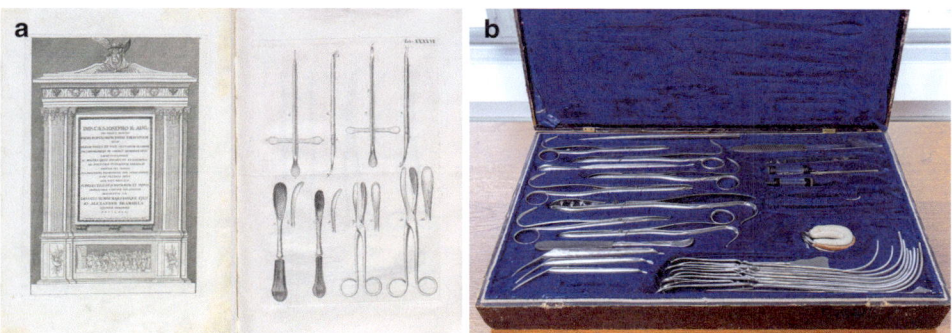

Abb. 6.1 a Frontispiz links, Tafel XXXXVI rechts. Die Tafeln von Kilian Ponheimer dem Älteren (1757–1840) gestochen mit Darstellungen chirurgischer Instrumente, (S. 258) mit Steinzangen und Löffeln, die Tafeln Repro Moll-Keyn, mit freundlicher Genehmigung. Original Bayerische Staatsbibliothek, München (https://bildsuche.digitale-sammlungen.de/index.html?c=viewer&lv=1&bandnummer=bsb00009220&pimage=00001&suchbegriff=&l=de zugegriffen 21.08.2024). Die Abbildungen konnten auch als Vorlage dienen für „Künstler, deren Verrichtung es eben nicht ist, chirurgische Werkzeuge zu verfertigen …" S. 6, Vorrede) **b** Instrumentenset zur Lithotomie ca. 120–1840, Foto S. Shahriat, mit freundlicher Genehmigung

rurgischen Therapieansätzen geordnete Instrumentensätze enthielt (Brambilla 1781; Rudtorffer 1817–1820) (Abb. 6.1).

Weniger bekannt ist der Name von Matthias Gockel, der ebenfalls für das k. k. Josephinum tätig war (Keess 1820–1824). Dieser Instrumentenmacher wurde an der Wende zum 19. Jahrhundert unter die Messer- und Zeugschmiedwaren- Hersteller eingereiht. Ein Lithotomiesatz aus seiner Werkstatt ist in der Sammlung des Josephinums für die Lithotripsie vorhanden. Ein weiterer befindet sich in ähnlicher Zusammensetzung in der urologischen Universitätsklinik Wien. Zusammen mit detaillierten Beschreibungen diente dieser sowohl der Ausbildung angehender Chirurgen im Josephinum als auch zur Vorlage für eine standardisierte Anfertigung zum Gebrauch im gesamten Herrschaftsbereich der Habsburgermonarchie.[4]

Eine weitere in Wien beheimatete Sammlung von historischen medizinischen Instrumenten, die Nitze-Leiter-Sammlung, trägt den vielleicht bekanntesten Wiener Instrumentenmacher des späten 19. Jahrhunderts im Namen: Josef Leiter (1830–1892) (Abb. 6.2) (Haslinger 1942; Zykan 2011). Seine Entwicklungen beeinflussten die Entwicklung der urologischen Endoskopie ganz wesentlich und strahlten weit über Wien hinaus.

---

[4] Zur Sammlung: Josephinum online: https://www.josephinum.ac.at/sammlungen/detail/instrumente/ zugegriffen 31.8.2024.

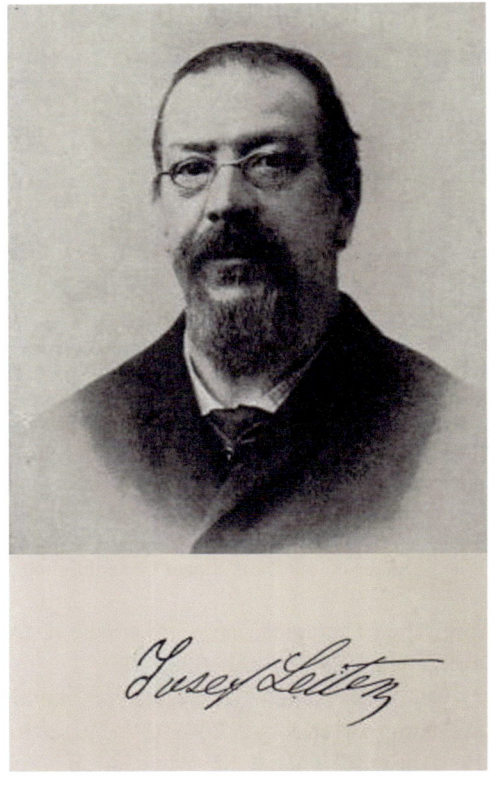

Abb. 6.2 Josef Leiter 1830–1898, Bildersammlung Deutsche Gesellschaft für Urologie, ebenfalls Sonderdruck F. C. Leiter 1928 50 Jahre Kystoskopbau der Firma J Leiter, Wien Rückblick über die Jahre 1878–1928. Chir techn. Korrespondenzblatt für Chirurgie Mechanik 36 1–5. Repro Moll-Keyn, mit freundlicher Genehmigung

6.2 Vom Eleven zur Etablierung einer eigenen Firma

Als zweitältester von vier Söhnen eines armen Militärschuhmachermeisters besuchte Josef Leiter nur die ersten drei Klassen der Elementarschule und machte dann nach den Handwerksregeln der Zeit eine vierjährige Lehre zum chirurgischen Instrumentenmacher. Die sich hieran anschließenden Wanderjahre führten den jungen Eleven zunächst nach Süddeutschland (München), später nach Belgien (Brüssel) und England (London?) und schließlich zur Wiege der Krankenhausmedizin nach Paris. Hier vervollkommnete er sein Wissen bei Georg Wilhelm Amatus Luer (1802–1883) und Joseph-Frédéric-Benoît Charrière. Sein großes Interesse galt der Elektrizität und besonders dem Bau von Batterien, die er später in zahlreichen seiner Modelle einsetzte (Reuter 1997, 1998a, b, c, d, e). Die Elektrizität war um 1850 das neue Medium in der Gesellschaft und das Synonym für technischen Fortschritt in vielen Bereichen (Lawrence 1986; Hubensdorf 1993; Löffelbein und Fangerau 2023; Moll et al. 2020; Löffelbein und Fangerau 2024)

Aus Paris zurückgekehrt verdingte sich Josef Leiter zunächst bei anderen Unternehmen in Wien und Graz, um auch seine eigenen Versuche auf dem Gebiet der Elektrizität weiterzuführen. Ein Arbeitszeugnis des 23-jährigen von der Grazer Gasbeleuchtungsgesellschaft hat sich erhalten:

6 Der Wiener Instrumentenmacher Josef Leiter und die internationale Urologie

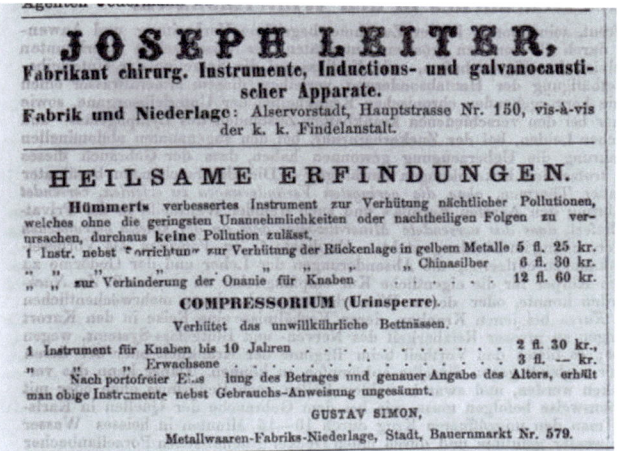

Abb. 6.3 Anzeige der Firma Leiter in der „Allgemeinen medizinischen Zeitung" 5 1860 S26 Man erkennt, dass neben allgemeinen Firmenanzeigen wie der Firma Leiter, hier noch unter erster Adresse weiter auch Produkte im urologischen Bereich angeboten wurden, die uns heute seltsam anmuten, zu diesem Zeitpunkt zum allgemeinen, durchschnittlichen Therapiestandard gehörten

„Zeugnis
Daß Herr Josef Leiter, von Wien gebürtig, 23 Jahre alt, von Profession, chirurgischer Instrumentenmacher, bei uns als Appareilleur & Metalldreher seit 20. April 1852 zur vollkommendsten Zufriedenheit gearbeitet und nicht sowohl seine Intelligenz und Verwendbarkeit, als auch eines guten gesitteten Lebenswandels als sehr taugliches Individuum jedermann zum empfehlen ist." (Reuter 1998a, b, c, d, e).

Ab 1855 mietete er in der Alservorstadt eine kleine Werkstatt und gründet mit zwei Gehilfen seine eigene Firma (Abb. 6.3).

Seit 1861 ist das Unternehmen im Alsergrund (Alserstraße 16) ansässig. Wahrscheinlich war er seiner Berufsorganisation, dem „Vereinten Mittels der bürgerlichen Messer-, Zeugschmiede, Chirurgischen Instrumentenmacher und Feilenhauer in Wien" zugehörig und profitierte von der zunehmenden Gewerbefreiheit in Wien und Österreich, die lange von überkommenen Zunftzwängen behindert wurde (Mayer 1897).

Sogar der kurze Eintrag in das allgemeiner Wiener Adressbuch, wo in der Regel Berufe von Opernsänger bis Handlungsagent, Briefträger oder Schumacher gängig waren, wird zur Bekanntgabe internationaler Auszeichnungen werbewirksam genutzt.

Werblich lässt sich das breitere Firmenangebot mit Hinweisen auf „eigene Erfindungen" deutlich erkennen (Abb. 6.5). Die Nähe zur Poliklinik, in der spezielle Kurse zur Zystoskopie abgehalten wurden, begünstigte sicherlich den Absatz: Die aus dem Ausland stammenden Gäste konnten sich sehr einfach mit den entsprechenden Instrumenten versorgen (vgl. Kap. 5) (Abb. 6.4).

Abb. 6.4 Anzeige in der „Wiener Klinischen Wochenschrift" 1888, Anschrift IX. Bezirk, Mariannengasse 11 gegenüber der Wiener Poliklinik und in der Nähe des Allgemeinen Krankenhauses, Haupteingang Alserstraße. Repro Moll –Keyn, mit freundlicher Genehmigung

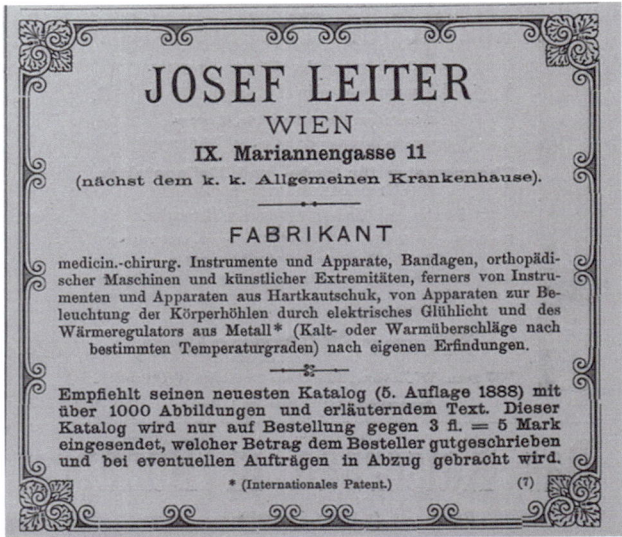

Aufgrund präziser Instrumente und herausragender Einzelanfertigungen hatte Josef Leiter besonders das Interesse der Chirurgen der Medizinischen Fakultät am AKH erweckt, wie beispielsweise von Johann Heinrich Dumreicher Freiherr von Österreicher (1815–1880), Franz Schuh (1804–1865), Leopold von Dittel (1815–1898), Theodor Billroth (1829–1894) oder später auch Eduard Albert (1841–1900). Rasch gelang es dem aufstrebenden Instrumentenbauer, seine Instrument auch in die USA zu exportieren und sogar amerikanische Operateure mit urologischem Schwerpunkt wie Henry Jacob Bigelow (1810–1890) (Makris et al. 2022), Boston, zu seinen Kunden zu zählen.

Das Unternehmen prosperierte, bereits im Jahre 1860 zählte es 16 Angestellte (Abb. 6.5).

Im Jahre 1866 ließ Leiter neue Fabrikgebäude errichten. Die Ausstattung mit einer Dampfmaschine und Dynamomaschine zur Erzeugung von Elektrizität wurde von den Zeitgenossen hervorgehoben (Gross Industrie 1898, S. 223). Er war wohl der erste, der die Verarbeitung von Hartgummi mit Formprägung in die Medizintechnik einführte (Leiter 1876). Auch konstruierte er einen besonderen Wärmeapparat (Leiter 1881).

Leiter bildete sich in Anatomie bei Josef Hyrtl (1810–1894) weiter als außerordentlicher Hörer der Vorlesung, um sein Wissen zum Bau orthopädischer Instrumente und Bandagen zu erweitern (Gross Industrie 1898, S. 223). Da Vorlesungen nicht öffentlich waren und zur Zulassung zum Medizinstudium die Reifeprüfung erforderlich war, kommt auch hier die Wertschätzung zum Ausdruck, die Leiter damals in Universitätskreisen bereits genoss.

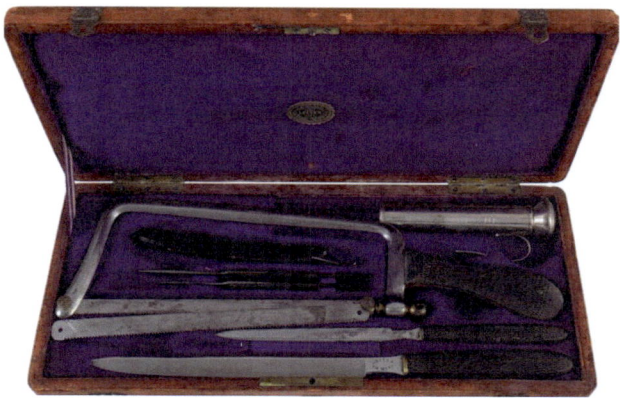

Abb. 6.5 Amputationsset um 1860 amerikanischer Provenienz, wie es in den kriegerischen Auseinandersetzungen der Zeit (Krieg Preußen gegen Dänemark, Preußen- Österreich, Amerikanischer Sezessionskrieg, Deutsch- Französischer Krieg) benutzt wurde. An die französische Beeinflussung Leiters erinnert der purpurfarbene Samt Überzug des Instrumentenkastens. Das runde Firmenetikett und die Markung der Instrumente, die seit der Römerzeit eingeführt ist, legt den renommierten Hersteller eindeutig fest. Vielfach wurden Instrumentenkästen aber auch mit Instrumenten mehrerer Firmen bestückt, was man dann nur an der Instrumentenmarkierung ablesen kann. Bestand AUA Repro Tupper Stevens, mit freundlicher Genehmigung

Abb. 6.6 Tafel XVI Lithotriptoren. Autor unbekannt, Grafiksammlung DGU, Repro Moll-Keyn, mit freundlicher Genehmigung

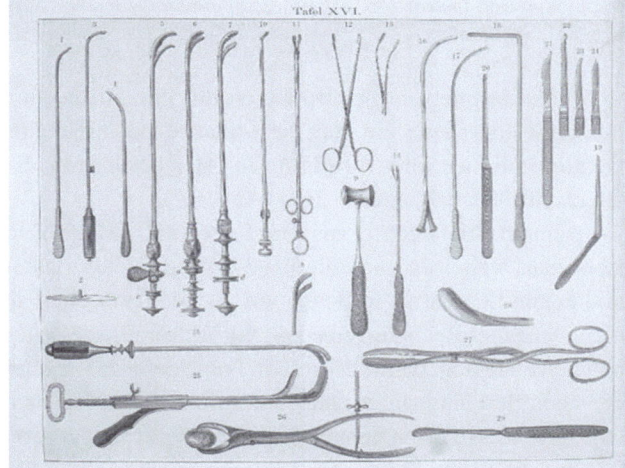

Im Jahre 1875 (Beschluss des akademischen Senates vom 31.5.1875) erhielt das Unternehmen „Josef Leiter, Fabrik chirurgischer Instrumente und medicinischer Apparate" den Titel „Lieferant der Universitäts-Kliniken" (bis 1939) und wurde so in den entsprechenden Hochschulverzeichnissen, die eine breite Außenwirksamkeit besaßen, geführt. In der Reputation entsprach dies der Auszeichnung „Hoflieferant" bei allgemeinen Wirtschaftsgütern (Abb. 6.6).

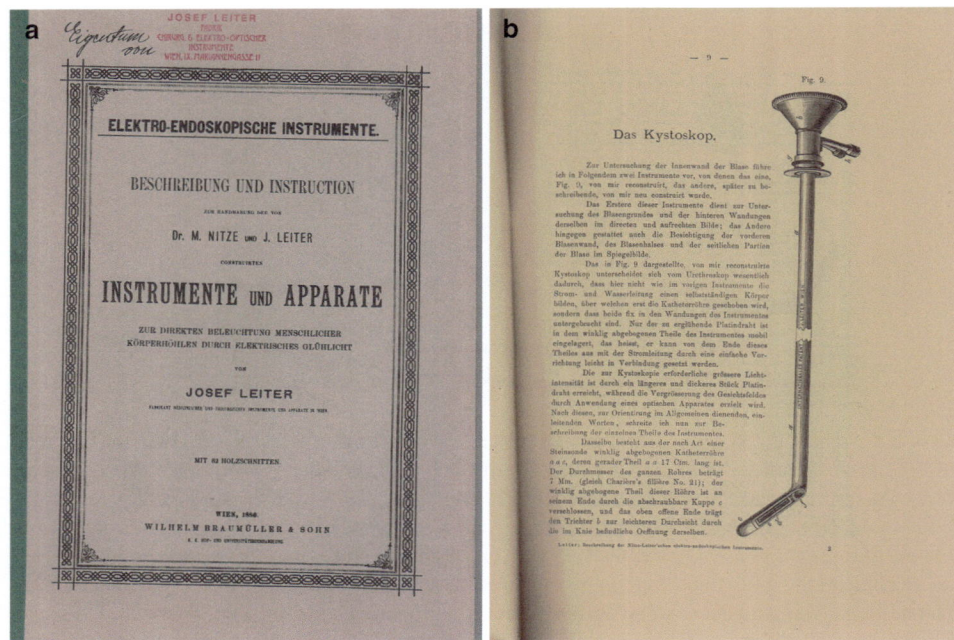

Abb. 6.7 **a** Frontispiz und **b** Kystoskop aus: Nitze Leiter Elektro-Endoskopische Instrumente Beschreibung und Instruktion Wilhelm Braumüller, Wien, Nachdruck, Repro Moll-Keyn, mit freundlicher Genehmigung

Weiterhin pflegten die Ordinarien mit ihm einen sehr engen Umgangston, da sie ihn immer wieder auch auf die Performance oder Patientenauswahl bei den technischen Demonstrationen und Vorführungen oder besonderen Eigenarten der Klinik hinwiesen (Reuter 1998a, b, c, d, e, S. 212) (Abb. 6.7).

In einem Briefwechsel aus dem Jahre 1892 zwischen Josef Leiter und Theodor Billroth sieht man weiterhin auch die enge taktische Zusammenarbeit von Instrumentenmacher und einem Ordinarius in Bezug auf die Medizinische Fakultät: Wegen vom Ministerium nicht bezahlter Rechnungen empfiehlt Billroth Josef Leiter das Instrumentarium beschlagnahmen zu lassen, damit Billroth in Folge dem Unterrichtsministerium mitteilen kann, das er wegen Beschlagnahme dann keine klinische Vorlesung halten könne. Hier werden somit strategische Allianzen genutzt (Reuter 1998a, b, c, d, e, S. 210).

Dass die Firma Leiter aber nicht nur die Universität Wien belieferte, sondern auch auf den internationalen Markt abzielte, belegt der Produktkatalog aus dem Jahr 1876, dem eine Währungsumrechnungstabelle beigegeben war (Abb. 6.8).

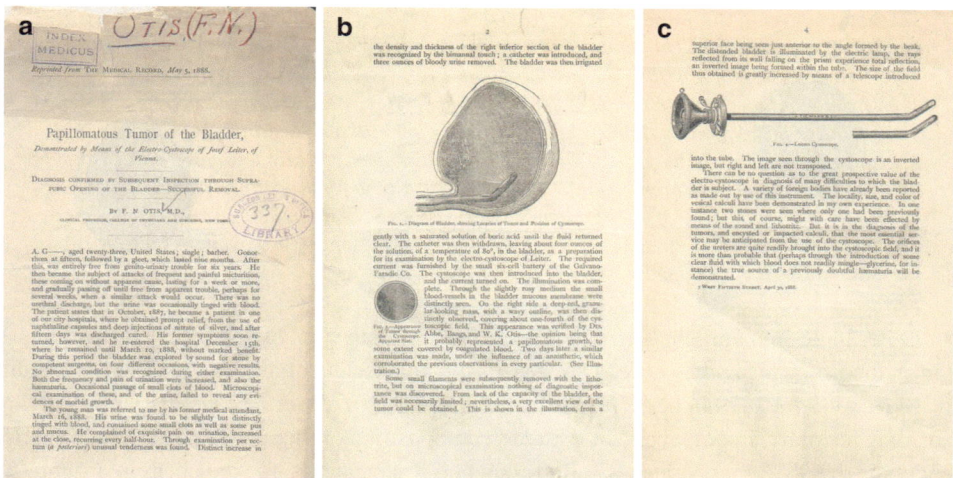

Abb. 6.8 a, b, c Publikation von Fessenden Nott Otis (1825–1900) zur Zystoskopie mit Verwendung von Abbildungen der Leiterschen Firma. The Medical Record 1888, Nr. 5 5onderdruck

6.3 Die Firma Leiter und die Urologie

Viele der chirurgischen Instrumente der Firma Leiter dienten speziell urologischen Operationen. Im Katalog von 1870 finden sich – aus heutiger Sicht – rein urologische Produkte, wie Katheter und eine ganze Reihe verschiedener Lithotriptoren (Abb. 6.6).

Eine ganz besondere Bedeutung für die Entwicklung der Urologie im Allgemeinen und der Endoskopie im Speziellen hatte die Begegnung von Josef Leiter mit Maximilian Nitze (1848–1906) im Jahr 1879. Der Dresdener und dann in Berlin tätige Proto-Urologe Nitze hatte in Dresden ein Zystoskop mit einem Platinglühdraht am distalen Ende entwickelt, das jedoch technisch nicht ausgereift war. Der charakterlich nicht einfache Nitze hatte bereits in Berlin und Dresden die Zusammenarbeit mit mehreren Instrumentenmachern insbesondere Wilhelm Deicke (1834–1913), Dresden, Johannes-Straße 13, gepflegt, war aber nicht wirklich in der Entwicklung weiter gekommen *„und die Instrumente mancherlei Mängel zeigten"* (Nitze 1889). Es gelang Nitze ein erstes Modell in Dresden vor dem Sächsischen Landesmedizinalkollegium an der Leiche 1876 zu präsentieren (Reuter 1998a, b, c, d, e). „Wegen der beschränkten Werkstätte Deickes sowie pecuniären Gründen" (Lewandowski 1892a, b, c) nahm Nitze nach Anraten Deickes Kontakt mit der in Wien tätigen, über die Landesgrenzen hinaus bekannten leistungsfähigen Firma von Josef Leiter, der mit Deicke bekannt war, auf und reiste nach Wien. Leiter bedung sich aus, in einer Neukonstruktion der von Nitze vorgelegten Deicke-Modelle völlig freie Hand zu haben. Es gelang, besonders durch die besonderen Konstruktionsvorschläge Leiters, der sich massiv in die Materie eingearbeitet hatte, dem Zystoskop in Wien zur „Weltpremiere" zu verhelfen, die heute noch gerne in Wien erinnert wird (Walter 2003).

„… Von Wien ging die Kunde von den zuerst hier praktisch brauchbar hergestellten Nitze-Leiter'schen Platinglühlicht- Endoskopen in die Welt, in Wien steht aber auch die Wiege der praktischen Kystoskopie selbst, die an der Klinik Prof. von Dittel's zuerst klinisch-praktische Verwertung und an dem Vorstande dieser Klinik den ersten, wärmsten und eifrigsten Verteidiger, Vertreter und Freund gefunden hat, von Wien ging endlich zuerst die Vereinfachung der Instrumente, die Herstellung des Leiter'schen Kystoskopes mit Mignonlampe ohne Wasserkühlung in die Welt, wodurch eigentlich erst die Nitze'sche Methode ihre jetzige Bedeutung, Verbreitung erlangt hat …" (Lewandowski 1892a, b, c, S. 256) stellte hierzu Rudolf Lewandowski (1847–1902), Mediziner am Garnisonsspital und Wiener Chronist der Elektromedizin im Jahre 1892 fest" (Lewandowski 1892a, b, c, S. 92).

Leiter hatte sich vorbehalten, dass sein Name mit dem von Nitze bei diesen Instrumenten gemeinsam genannt wurde. Das Zystoskop mit Beleuchtung durch Platinglühdraht wurde am 9. Mai 1879 in der „Gesellschaft der Ärzte", zu dieser Zeit in der Teintfallstraße ansässig, erfolgreich am lebenden Patienten demonstriert[5] (Nitze 1879). Leiter optimierte ebenfalls die „Nebenapparate" wie Batterien und Rheostaten, ohne die aber ein ordnungsgemäßer Gebrauch erst gar nicht möglich war (Gärtner und Leiter 1887). Weiterhin gab er verbesserte Urethroskope, Rektoskope, Vaginoskope u. a. an, was letztlich zu einem Prioritätsstreit mit Maximilian Nitze führte, der nicht akzeptieren konnte, dass der nichtakademische Instrumentenbauer als Handwerker grundlegende wichtige eigene Verbesserungen verwirklichen konnte und das Grund-Prinzip auf viele Anwendungsbereiche ausweitete (Lewandowski 1892a, b, c, S. 255–289). Angesichts des teilweise anfänglichen Misserfolgs der Platin-Glühlicht-Zystoskope und der daraus resultierenden scharfen Kritik an seinen Instrumenten, zog sich Nitze aus der Tätigkeit als Konstrukteur zurück, hielt indes an seiner urologischen Privatpraxis in Berlin weiterhin für ihn äußerst lukrative Kurse in „Kystoskopie" ab (Martin Fangerau 2011). Leiter kaufte Nitze mit einem Vertrag vom 20.2.1879 Patente, Risiko und weitere Instrumentenentwicklung für 5000 Gulden, (nach Umrechnung heute ca. 100.000 €)[6] ab. Nitze wurde allerdings zur Publikation über die Endoskope und Wohnsitz in Wien verpflichtet. Hieran erkennt man, dass der Instrumentenbauer auch auf die klinische Brillanz des Mediziners angewiesen war, ohne diese Reputation wäre ein Verkaufserfolg nicht möglich gewesen. Aufgrund des Zerwürfnisses zwischen den Beiden wurde dieser Vertragsbestandteil aber nicht eingehalten (Reuter 1998a, b, c, d, e, III, S. 207).

---

[5] Sitzung der k. k. Gesellschaft der Ärzte vom 9. Mai 1879. Anz Ges Ärzte Wien 8 123–125.
[6] Bei einer Umrechnung von 1 Gulden auf 2 Kronen und einem Wert der Krone in Euro von ca. 20 € https://www.1133.at/document/view/id/475.

6.4 Von Wien in die Welt

Im Jahre 1886 nahm Josef Leiter die Idee der Zystoskope wieder aktiv auf, als mit der Mignon-Lampe eine Technik zur Verfügung stand, mit der das zentrale Problem der Beleuchtung von Körperhöhlen gelöst werden konnte (Reuter 2006). Leiter konnte in Wien das erste Glühlampenzystoskop vorstellen. Unklar ist, auf welchem Weg er die Information über die verkleinerten Edison-Glühbirnen erhielt, etwa durch Kundenkontakte in die USA, Berichte von Ärzten oder die „Internationale Electrische Ausstellung in Wien" von 1883 (Klein 1885). Nach der Weltausstellung von 1873 war sie das nächste Großereignis, das für Innovationsschübe in der Stadt sorgte (Abb. 6.12).

Leopold Casper (1859–1959) beschreibt als Zeitzeuge die Wiener Situation ausführlich:

> „Leiter hatte lange (auf Veranlassung Dittels F. M.) vergeblich gearbeitet, bis er im August 1886 ein mit einer Mignonlampe armiertes Cystoskop fertigstellte. Im Beginne des Jahres 1887 hatte ich die Freude, von meinem unvergeßlichen Lehrer Dittel zur Besichtigung dieses neuen Cystoskopes eingeladen zu werden; ich fuhr sogleich nach Wien und konnte mich überzeugen, daß nun endlich das Problem der Cystoskopie gelöst war. Das neue Instrument demonstrierte Brenner, der Assistent Dittels, auf dem Chirurgenkongress in Berlin im Jahre 1887. Nitze der drei Monate zuvor erklärt hatte, man dürfe die Edison Lampe für die Cystoskopie nicht verwenden, weil Gefahr bestünde, daß sie platzen und die Splitter in die Blase fielen, veränderte sein Cystoskop in gleicher Weise, nachdem er sich offenbar von der Brauchbarkeit der kleinen Glühlampen überzeugt hatte. Er demonstrierte sein Glühlampencystoskop an gleichen Tage und an gleicher Stelle." (Casper 1906; Brenner 1887).
>
> Ein weiterer Zeitzeuge führte hierzu aus „… Batterie, Rheostat und Wasserleitungseinrichtung ergänzen das Gesammt- Instrumentarium für Elektro- Endoskopie und fügen sich (…) würdig in den Rahmen der Leiter'schen Arbeit und Tätigkeit, die brauchbare Herstellung endoskopoischer Instrumente nach der von Nitze erweiterten Bruck'schen Methode betreffend, ein. Leiter (…) gebührt der Ruhm, dieser Neubelebung der Elektro- Endoskopie durch seine vorzüglichen Arbeiten die praktische Grundlage gewonnen zu haben." (Lewandowski 1892a, b, c, S. 36)

Aus Zeitzeugensicht wird hier die Eigenständigkeit und Kreativität von Josef Leiter gerade bei der Entwicklung des Glühbirnen-Zystoskops hervorgehoben.

> „… Da Leiter bei seinem ungewöhnlich hohen wissenschaftlichen Sinne keine Opfer scheute und sowohl grosse Capitalien, als auch seine volle Arbeitskraft und seine ganze disponible Zeit durch mehr denn drei Jahre diesem Gegenstande zuwandte, gelang es ihm, bei seinem grossen Fleisse und seiner grossen Geschicklichkeit, technisch vorzügliche und praktische brauchbare Instrumente für die Elektroendoskopie zu schaffen …" (Lewandowski 1883, S. 336; Martin und Fangerau 2011)

Die Aussage muss vor dem Prioritätsstreit mit Nitze gesehen werden, der bis heute in der deutschsprachigen Urologie erinnert wird (Halling und Moll 2016).

Auf Anregung von Hurry Fenwick (1856–1944), London, führte Josef Leiter weitere Verbesserungen aus (Lewandowski 1892a, b, c). Auch konstruierte er ein erstes Spülzystoskop nach einer Idee aus England.[7] Geschickt wusste Leiter auch weitere Stellungnahmen zur Zystoskopie und Ureterenkatheterismus durch einen Assistenten (Sekundararzt ab 1887) der Dittel' schen Klinik, Alexander Brenner (1859–1936) (Guggenberger 1928), später Primarius in Linz, in seinen Werbeschriften einzusetzen:

> „Mit dem von Herrn J. Leiter ausgeführten diesbezüglichen Instrumente (Fig 261) gelang es mir, gleich bei dem ersten Versuche an einem Weibe den dünnen englischen Katheter in einen und dann auch in den anderen Ureter einzuführen. Bei einem Manne missglückte der Versuch, weil die Ureterenmündungen nicht gut sichtbar waren." (Lewandowski 1892a, b, c, S. 36; Leiter 1889, S. 8).[8]

Vor Einführung des Albarran Hebels 1906 (benannt nach Joaquin Albarran (1860–1912) war der Ureterenkatheterismus technisch äußerst aufwendig, worauf Leopold Casper in seinem „Lehrbuch der Cystoskopie" besonders hinwies (Casper 1901). Fessenden Nott Otis (1825–1900), früher amerikanischer Urologe in New York, wies in seiner Arbeit zu Blasentumoren extra auf die Leiterschen Instrumente in der Überschrift hin und verwendete auch Abbildungen der Firma. Da die Cliché Herstellung zu dieser Zeit sehr aufwendig war, bedeutete die Überlassung durch die Firma Leiter eine indirekte Werbung innerhalb einer wissenschaftlichen Publikation im Ausland, die das interessierte Fachpublikum ohne Streueffekte direkt erreichte (Engel und Moll 2008).

Sie trugen wesentlich zur Popularität der Leiterschen Produkte während der ersten Phase der Zystoskopentwicklung bis kurz nach der Wende zum 20. Jahrhundert bei (Withehead 1888).

Leiter stand in engem Briefkontakt mit führenden ausländischen Urologen wie Hurry Fenwick, Großbritannien oder Hugh Hampton Young (1875–1975), Baltimore (Reuter 1998a). Hierbei nutzte er auch immer wieder Empfehlungsschreiben beispielsweise Theodor Billroths oder Leopold von Dittels, die ihm in großen Klinik- und Universitätsstädten beispielsweise die Demonstration seiner Instrumente und insbesondere seiner Zystoskope vor Zielpublikum ermöglichten.

Die Besprechung der Instrumente durch international langjährig ausgewiesene Kollegen, wie Sir Henry Thompson, in überregionalen Journals mit einem hohen Impact Faktor förderten darüber hinaus den internationalen Absatz, da diese renommierten Kollegen – modern gesprochen – als Markenbotschafter eingesetzt wurden (Abb. 6.14).

Agenten der Firma Leiter in Metropolen anderer Länder besorgten einen engen Firmenkontakt zum Stammhaus in der Wiener Mariannengasse 11 (Abb. 6.9 und 6.10):

> „I must gratefully acknowledge the kindness of Mr. Leiter, and his agent in London, Mr. Schall, of Wigmore Street, for their prompt and courteous assistance," stellte Fenwick, Promotor der neuen Technik der Glühlampen- Zystoskopie in England, hierzu bereits im Jahre 1888 in einer Publikation fest, ebenfalls eine herausragende Werbung für die Firma Leiter in Wien.

---

[7] Lancet 2 März 1889, Reginald Harrison Liverpool Med. J July 1888.

[8] Diese Katalogstelle ist der seltene Fall, dass ein Firmentext zu einer wissenschaftlichen Publikation und Fußnote in einem Handbuch festgehalten wird. vgl Casper L 1898 1. Auflage Handbuch der Cystoskopie. Georg Thieme, Leipzig, S. 141.

April 14, 1888.] *THE BRITISH MEDICAL JOURNAL.* 775

CLINICAL LECTURE

ON

LEITER'S ENDOSCOPE IN THE TREATMENT OF VESICAL DISEASE.

Delivered at University College Hospital, March 25th, 1888.

BY SIR HENRY THOMPSON, F.R.C.S.,

Surgeon-Extraordinary to H.M. the King of the Belgians; Consulting Surgeon and Emeritus Professor of Clinical Surgery to the Hospital.

GENTLEMEN,—Some important improvements have been recently made in endoscopic apparatus for examining the various cavities of the body. During the thirty years that I have been connected with the hospital, I have from time to time demonstrated here the various contrivances which have been adopted for this purpose. They have long been used for the more accessible cavities, notoriously for the throat, ear, and vagina: but they have been also used for cavities which are more difficult to enter, such as the bladder, and more recently the stomach. The first instrument that I brought here, some twenty-five years ago, was the well-known endoscope of Desormeaux, of Paris, and it was employed in the wards under my care. It was used not only for the

maximum of resistance, that is, to diminish the current as much as possible before making contact with the little electric lamp, which would be destroyed by too large a charge. The amount of light displayed will show you whether you require more, and if so you will move the slide until sufficient brilliancy is attained. The apparatus is now ready for action.

But certain rules must be followed in order to employ the apparatus safely and efficiently.

First, it is necessary that the bladder should contain fluid; the light cannot be employed in an empty bladder, as a considerable degree of heat is produced; a quantity not less than six ounces is desirable, eight or ten may sometimes be better.

Secondly, the fluid must be transparent; it is desirable to remove all cloudy urine, and more especially if any source of hæmorrhage exists there, to wash out the bladder so gently as not to excite, if this be possible, any fresh flow of blood. Since the examination is, as we shall presently see, chiefly useful for the discovery of papillomatous growths, or for ascertaining the fact of their absence, the greatest care and gentleness must be employed in every step of the process.

Thirdly, this having been done, the sound No. 1 must be carefully passed into the bladder before the circuit is completed and the light produced; otherwise injury might be inflicted on the urethra by passing the lighted sound along the canal. For the same reason the light must be extinguished before the sound is withdrawn from the bladder. The best way is to pass the sound before attaching to it the connecting wires, and to do this latter

Abb. 6.9 Ausriss Thompson British Med. Journal 1888

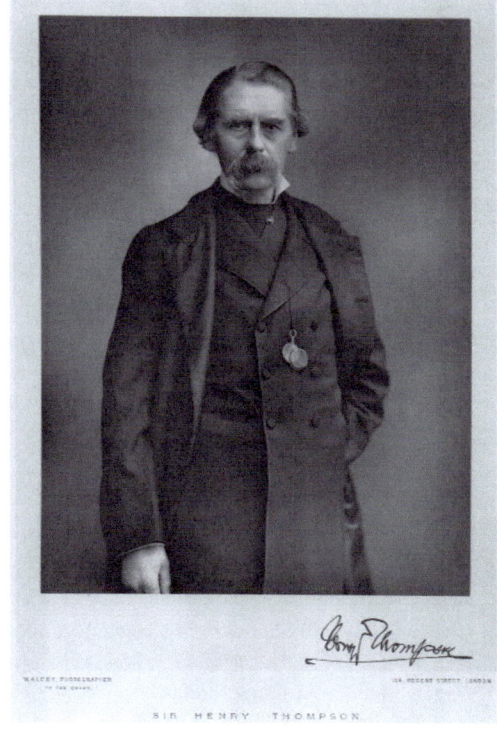

Abb. 6.10 Sir Henry Thompson, Lichtdruck, Sammlung Moll, Repro Moll –Keyn, mit freundlicher Genehmigung

Gerne setzte die Leitersche Firma Modifikationen durch weitere Urologen aus dem In- und Ausland um. Noch heute finden sich solche Objekte in internationalen Sammlungen zur Endoskopiegeschichte und verdeutlichen den weiten Verbreitungsgrad von Modifikationen österreichischer Urologen – hier Alois Ginglar in Übersee oder auch amerikanischer Urologen wie Bransford Lewis (1862–1941), St. Louis im Jahre 1898, der später ein in den USA weit verbreitetes Lehrbuch verfasste und auf die Priorität der Leiterschen Firma in Bezug auf das Glühlampenzystoskop im Jahre 1887 und der Präsentation vor der Gesellschaft der Ärzte in Wien im März des Jahres extra hinwies (Lewis 1908; Lewis und Mark 1916).[9] Auch das WP Didusch Center for Urologic History besitzt 45 Instrumente der Firma Leiter, die sich in den USA erhalten haben, in seiner Sammlung.[10]

Die Firma Leiter produzierte auch die zwischen 1850–1890 viel gebrauchten „Elektrisierapparate", die auch Anwendung in der Urologie fanden (Abb. 6.11).

Im Jahr 1898 waren bereits rund 60 Arbeiter im Betrieb beschäftigt. Vertretungen der Firma bestanden in England, Dänemark, Schweden, Norwegen und den USA.[11, 12, 13]

> *„Die Leistungen Josef Leiter's wurden von Sr Majestät dem Kaiser schon im Jahre 1862 anlässlich der Londoner Ausstellung, auf welcher die Firma die chirurgische Instrumenten -Industrie Oesterreichs erfolgreich vertrat, mit dem goldenen Verdienstkreuz und der Krone gewürdigt. Von den sonstigen zahlreichen Auszeichnungen seien hier nur die Preismedaillen der Ausstellungen in München (1854), London (1862), Paris (1867), Wien (1873), der erste Preis und zwei Ehrendiplome des Internationalen medicinischen Congresses in London (1881), das Ehrendiplom der balneologischen Ausstellung in Frankfurt a. M. (1881), die silberne Ehrenmedaille der Kaiserin Augusta von der hygienischen Ausstellung in Berlin (1883) erwähnt."* (Gross Industrie 1898)

Die Erwähnung der „Preismedaillen" kann als weiterer guter Werbebeitrag gewertet werden, wobei gerade die Präsentation der Instrumente auf den Internationalen medizinischen Kongressen besonders zur europäischen und amerikanischen Verbreitung beigetragen hatten. Die Präsentation der Endoskope und weiterer „Medicinalprodukte" auf der Weltausstellung in Paris im Jahre 1900 sowohl im medizinischen als auch veterinärmedizinischen Bereich verdeutlichen die Weltgeltung und Strahlkraft des Unternehmens

---

[9] Cysto-Urethroscope set Date Circa Aug 1925. https://collections.mdhs.unimelb.edu.au/objects/30821/cysto-urethroscope-set Zugegriffen 23.5.2024.

[10] Schriftl. Mitteilung Tupper Stevens (AUA) an den Autor vom 22.05.2024.

[11] Wiener Stadt- und Landesarchiv, Handelsgericht, B74/28: Handelsgericht E 28/304, Josef Leiter 1894–1898, --> 47, 23.

[12] Wiener Stadt- und Landesarchiv, Handelsgericht, B76/4: Handelsregister A 4/232, Leiter Josef 1907–1940, vorher 47, 23.

[13] Wiener Stadt- und Landesarchiv, Handelsgericht, A47: Handelsregisterakt, HRA 5410.

Abb. 6.11 Lewandowski R 1883 Herstellung von Induktorien zu ärztlichen Zwecken Z für Elektrotechnik (3): 405. Die Überlassung der Druckvorlage von Leiter an den Autor und die Präsentation des Induktors der Firma Leiter als exzellentes Beispiel in einem wissenschaftlichen Artikel verdeutlicht die besondere Zusammenarbeit zwischen Instrumentenbauer und Wissenschaftler

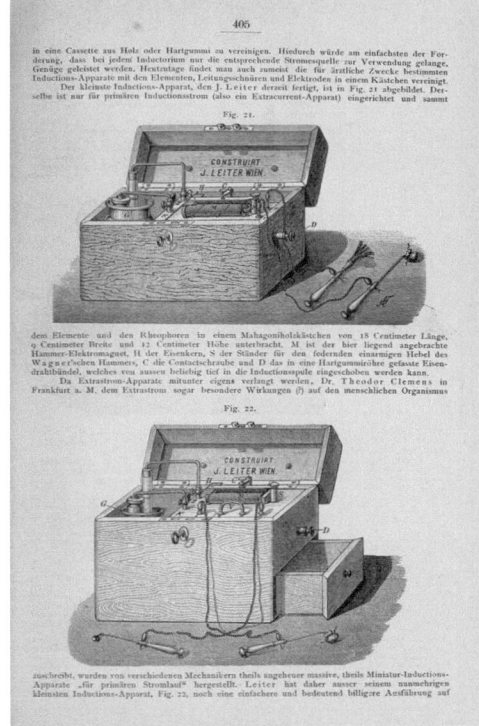

Leiter auch nach dem Tode des Gründers in besonderem Maße.[14] In weiteren Übersichten zu dieser Weltausstellung werden auch die aktuellen Zystoskopentwicklungen der Firma Leiter erwähnt (Abb. 6.12):

> „Die Firma Leiter bringt vorerst die von ihrem genialen Gründer im Vereine mit Dr. Nietze [sic] in Oesterreich zuerst ausgeführten elektro-endoskopischen Apparate mit den neuesten Verbesserungen nebst einem neuen Urethro-Cystoskop nach Dr. Schliefka. Kühl- und Erwärmungsvorrichtungen (System Leiter), dann galvanokaustische, diverse Scheide- und Operationsinstrumente und ein sehr schön ausgeführtes Modell eines Respirationsapparates nach Dr. Boghean zur Regelung der Athmung auf maschinellem Wege." (Pendl 1900, S. 112).

Einen enormen Einbruch erlebte der Absatz in Amerika, nachdem im Jahr 1900 Reinhold Wappler, ein Instrumentenbauer, der aus Oranienbaum in Anhalt in die USA emigriert war, seine eigene Firma in New York, die American Cystoscopy Company, später ACMI gegründet hatte. Er begann ab 1902 angeregt durch Ferdinand C. Valentine (1859–1909), Ramon Guiteras (1858–1917), Leo Buerger (1873–1949), New York, Joseph

---

[14] https://gallica.bnf.fr/ark:/12148/bpt6k939575w/f13.item.r=%22Josef%20Leiter%22 zugegriffen 5.12.2024.

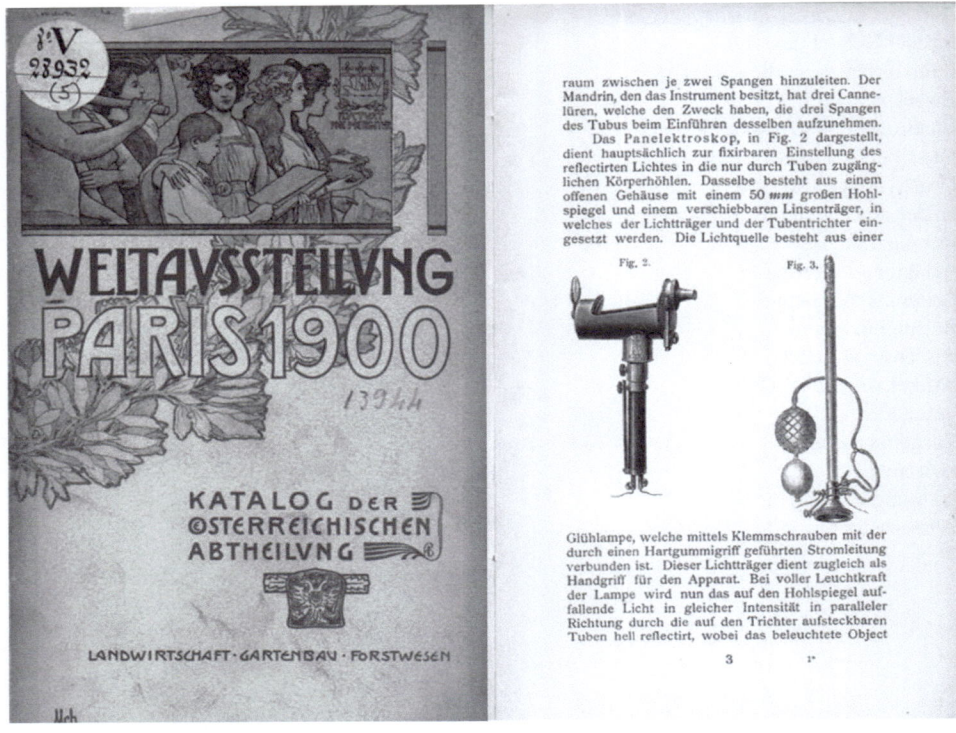

Abb. 6.12 Katalog Weltausstellung Paris 1900 Landwirtschaftliche Abteilung mit einem speziellen Artikel mit Endoskopen für die Veterinärmedizin. Bildmontage. (Quelle: Bibliothèque nationale de France BnF Gallica online Repro Moll-Keyn, mit freundlicher Genehmigung)

Francis McCarthy (1874–1965) und F. Tilden Brown (? –1910), Baltimore, eigene Produkte zu vertreiben, nachdem er sich bis dahin besonders um Reparaturen europäischer Instrumente gekümmert hatte (Moran und Moll 2018).

Zu dieser Zeit um 1900 bedeutete eine Reparatur in Wien, Berlin (Louis und H. Löwenstein, Paul Hartwig) oder Erlangen (Reiniger, Gebbert und Schall) einen Instrumentenausfall von mehreren Monaten, da diese Instrumente umständlich auf dem Seeweg versandt werden mussten, bevor diese repariert werden konnten.

Nach dem Tod Joseph Leiters ging die Leitung des Unternehmens an seinen Bruder Ferdinand Leiter und dessen Sohn Friedrich und danach an dessen Sohn Friedrich Junior 1928 über. Seit diesem Zeitpunkt firmierte man als offene Handelsgesellschaft.[15] Das Unternehmen hielt eine Reihe von Patenten u. a. für ein Instrument zur Messung des „Lumens und der Spannung der Harnröhre" 1901 oder einen „chirurgischen Nähapparat" 1902 wie auch ein Patent zur Optimierung des Lichtweges in Zystoskopen oder ein

---

[15] Handelsregister Wien A 4/232 online: https://www.wien.gv.at/actaproweb2/benutzung/image.xhtml?id=56399410254d81e079410dab6f512a9e zugegriffen 5.12.2024.

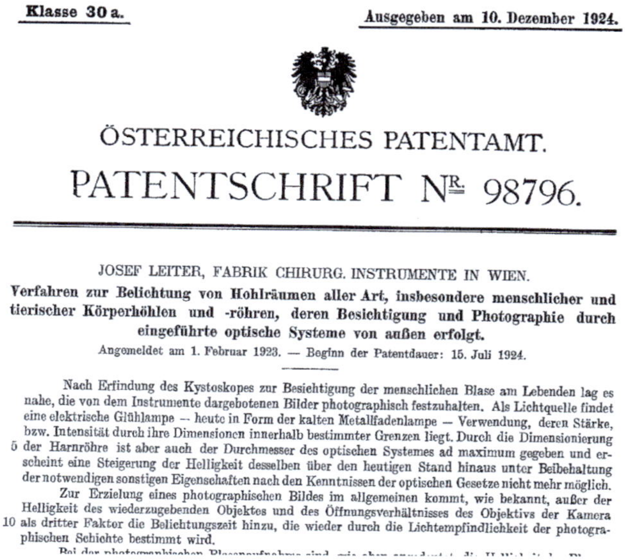

Klasse 30 a. Ausgegeben am 10. Dezember 1924.

ÖSTERREICHISCHES PATENTAMT.

PATENTSCHRIFT Nr. 98796.

JOSEF LEITER, FABRIK CHIRURG. INSTRUMENTE IN WIEN.

Verfahren zur Belichtung von Hohlräumen aller Art, insbesondere menschlicher und tierischer Körperhöhlen und -röhren, deren Besichtigung und Photographie durch eingeführte optische Systeme von außen erfolgt.

Angemeldet am 1. Februar 1923. — Beginn der Patentdauer: 15. Juli 1924.

Nach Erfindung des Kystoskopes zur Besichtigung der menschlichen Blase am Lebenden lag es nahe, die von dem Instrumente dargebotenen Bilder photographisch festzuhalten. Als Lichtquelle findet eine elektrische Glühlampe — heute in Form der kalten Metallfadenlampe — Verwendung, deren Stärke, bzw. Intensität durch ihre Dimensionen innerhalb bestimmter Grenzen liegt. Durch die Dimensionierung der Harnröhre ist aber auch der Durchmesser des optischen Systemes ad maximum gegeben und erscheint eine Steigerung der Helligkeit desselben über den heutigen Stand hinaus unter Beibehaltung der notwendigen sonstigen Eigenschaften nach den Kenntnissen der optischen Gesetze nicht mehr möglich.

Zur Erzielung eines photographischen Bildes im allgemeinen kommt, wie bekannt, außer der Helligkeit des wiederzugebenden Objektes und des Öffnungsverhältnisses des Objektivs der Kamera als dritter Faktor die Belichtungszeit hinzu, die wieder durch die Lichtempfindlichkeit der photographischen Schichte bestimmt wird.

Abb. 6.13 Patent A098796B von 1924 für ein lichtstarkes Fotografierzystoskop Repro Moll – Keyn, mit freundlicher Genehmigung

Fotografierzystoskop 1924 oder den optimalen Einbau der Glühbirne am Zystoskop 1926 (Abb. 6.13).[16, 17, 18, 19, 20]

Im Jahre 1955 firmierte das Unternehmen weiter in der Rechtsform einer OHG „Josef Leiter Inh. Friedrich Leiter jun. und Wilhelm Pabisch" HRA5410[21] Nach der Abwicklung der Firma in den 1980er-Jahren gingen wesentliche Inventarbestandteile zur Universität Wien, andere wurden Teil der Sammlung des Stuttgarter Urologen Hans Joachim Reuter (1923–2003), der diese der 1996 gegründeten „Internationalen Nitze Leiter Forschungsgesellschaft für medizinische Endoskopie"[22] zur Verfügung stellte (Abb. 6.14).

---

[16] https://depatisnet.dpma.de/DepatisNet/depatisnet?action=bibdat&docid=AT000000004190B&famSearchFromHitlist=1.

[17] https://worldwide.espacenet.com/publicationDetails/biblio?FT=D&date=19021125&DB=EPODOC&CC=AT&NR=9918B#.

[18] https://worldwide.espacenet.com/publicationDetails/biblio?FT=D&date=19101203&DB=EPODOC&CC=FR&NR=418202A#.

[19] https://depatisnet.dpma.de/DepatisNet/depatisnet?action=pdf&docid=AT000000098239B&XXXfull=1.

[20] https://depatisnet.dpma.de/DepatisNet/depatisnet?action=pdf&docid=AT000000107396B&XXXfull=1.

[21] Handelsregister Wien 1955 Mit dem amtlichen Wortlaut der Protokollierung. Jupiter Verlag, Wien S. 55, 150.

[22] Internationale Nitze- Leiter-Forschungsgesellschaft Wien https://www.nitze-leiter-endoskopie.at/ zugegriffen 24.5.2024.

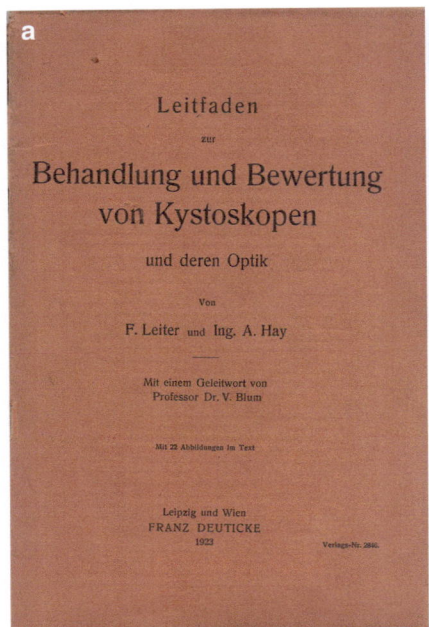
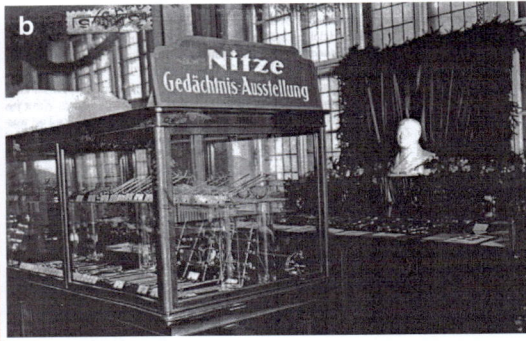

Abb. 6.14 a In ausführlichen Kundenanweisungen wurde immer wieder der Gebrauch von Instrumententeilen und Optiken beschrieben. Sammlung Moll, Repro Moll-Keyn, mit freundlicher Genehmigung. **b** Die Firma Leiter gehörte zu den frühen industriellen Repräsentanten einer wissenschaftshistorischen Ausstellung auf den Deutschen Urologenkongressen, hier 8. Urologenkongress zwischen dem 26.–30.9.1928 in Berlin. Original Nitze Leiter Sammlung für medizinische Endoskopie, ebenfalls in Reuter 1998a, b, c, d, e, S. 180, Repro Moll-Keyn, mit freundlicher Genehmigung

6.5 Fazit

In Wien konnten sich bereits früh – aufbauend auf eine differenzierte höfische Handwerkerstruktur und die lange etablierte Universität – bereits zu Beginn des 19. Jahrhunderts verschiedene Spezialbetriebe, die aus den Messerschmieden hervorgegangen waren, zur Herstellung medizinischer Instrumente herausbilden, die über mehrere Generationen bestanden. Neben der Firma Carl Reiner,[23] Mariannengasse 17, die bis heute existiert und sich auf den Bereich HNO spezialisierte, war es die Firma Josef Leiter, Mariannengasse 11, die einen Schwerpunkt in der Herstellung medizinisch-elektrischer Geräte wie Endoskope in allen Formen oder auch Elektrisierapparaten hatte, hier weltführend. Zum Bekanntheitsgrad und Renommee trugen neben einer großen Zahl von Patenten und guter Zusammenarbeit mit Ordinarien und Wissenschaftlern der Medizinischen Fakultät, sicherlich für die Urologie die Zusammenarbeit mit wichtigen Promotoren der Zystosko-

---

[23] Carl Reiner Firmengeschichte online: https://www.carlreiner.at/home/geschichte zugegriffen 15.9.2024.

Abb. 6.15 Wien Elektrotechnische Ausstellung. Wikicommons sowie Museum für Gestaltung Zürich. Von dieser Plakat existieren Versionen in mehreren Sprachen. Da Leiter kurze Zeit später wieder die Arbeiten an der Elektrifizierung des „Kystoskops" aufnahm, kann man annehmen, dass er hier entscheidende Impulse durch die Miniaturisierung der Edison- Glühbirne erhielt

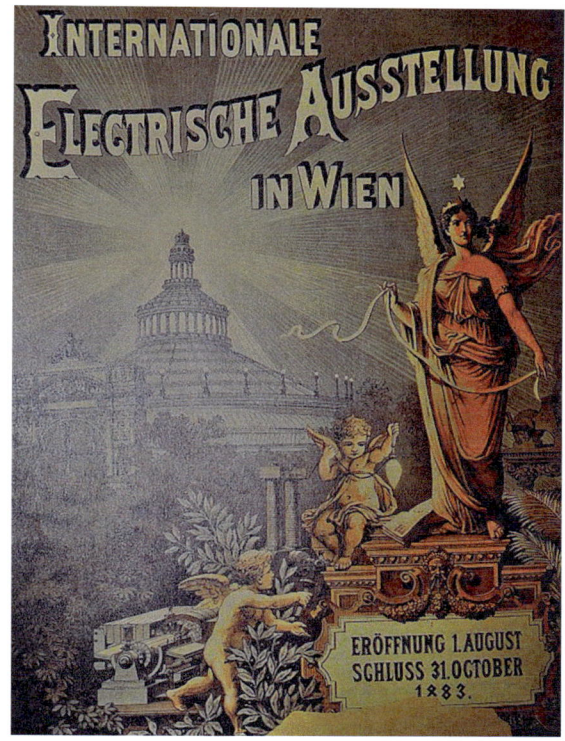

pie wie Maximilian Nitze oder Hurry Fenwick, London und die exponierte Stellung in der Mariannengasse im Universitätsviertel vis a vis der Poliklinik und nur wenige Gehminuten vom alten AKH entfernt eine Rolle. Diese Institutionen zogen aufgrund der „Ferialkurse" eine große Zahl ausländischer Fachkollegen an, die sich so, gerade für den amerikanischen Markt bis zum Aufbau der Firma Wappler nach dem Jahre 1900, einfach mit europäischen Markeninstrumenten versorgen konnten (Abb. 6.15).

Literatur

Arnold K, Söderquist T (2011) Medical instruments in museums immediate impressions and historical meanings. Isis 102:718–729

Boschung U (1987) Joseph-Frédéric-Benoît Charrière. In: Les Fribourgeois sur la Planète. Die Freiburger in aller Welt. Bibliothèque Cantonale et Universitaire, Fribourg, S 47–55

de Brambilla GA (1781) Instrumentarium Chirurgicum Viennese oder wiennerische chirurgische Instrumenten Sammlung. Matthias Andreas Schmidt, Wien 159 Seiten Text, LXV Blätter Tafeln. https://download.digitale-sammlungen.de/BOOKS/download.pl?id=bsb00009220. Zugegriffen am 31.08.2024

Brenner A (1887) Demonstration der von Herrn Leiter in Zusammenwirken mit Herrn Prof. Dr. von Dittel neu konstruierten elektroendoskopischen Apparate. Verhandlungen der Deutschen Gesellschaft für Chirurgie, 16. Kongress, Berlin, 13.–16. April 1887. Hirschwald, Berlin, S I/89–93

Casper L (1901) Handbuch der Cystoskopie. Georg Thieme, Leipzig

Casper L (1906) Handbuch der Cystoskopie, 2. Aufl. Georg Thieme, Leipzig

Die Gross-Industrie Oesterreichs (1898) Festgabe zum glorreichen fünfzigjährigen Regierungs-Jubiläum seiner Majestät des Kaisers Franz Josef I: dargebracht von den Industriellen Oesterreichs 1898 unter dem hohen Protectorate seiner K. und K. Hoheit des durchlauchtigsten Herrn Erzherzogs Franz Ferdinand, Bd 6. Leopold Weiss, Wien. https://gallica.bnf.fr/ark:/12148/bpt6k939575w/f13.item.r=%22Josef%20Leiter%22. Zugegriffen 31.8.2024

Echols M (2022) Makers of Pre-1870 American Surgical Sets American Surgical Instrument Makers. https://www.medicalantiques.com/civilwar/Articles/Surgical_instrument_makers.htm. Zugegriffen am 25.12.2024

Edmonson J (1997) American surgical instruments. Jeremy Norman, Novato

Engel R, Moll F (2008) Fessenden Nott Otis (1825–1900): Vielseitiger Pionier der Urologie in den USA. Akt Urol 39(3):184–186

Fenwick EH (1888) The electric illumination of the male bladder by means of the new incandescent-lamp cystoscope. Br Med J 1:24–241. https://doi.org/10.1136/bmj.1.1414.240

Gärtner G, Leiter J (1887) Rheostat für ärztliche Zwecke. Z Elektrotechnik 5(5):224–228

Guggenberger E (1928) Regierungsrat Dr. Alexander Brenner Vierzig Jahre Primarius! Zum Abschiede vom Allgemeinen Krankenhaus der Stadt Linz. Stadt Linz, Linz. https://digi.landesbibliothek.at/viewer/image/AC09589068/1/LOG_0000/

Gurlt E (1874) Gruppe XIV Sektion III Chirurgische Technik und Instrumente in Amtlicher Bericht über die Wiener Weltausstellung im Jahre 1873 erstattet von der Centralcommission des Deutschen Reiches für die Wiener Weltausstellung in drei Bänden 2. Band, Vieweg, Braunschweig, S 557. https://digital.ub.uni-duesseldorf.de/ihd/content/pageview/10750133?query=Josef%20Leiter%20instrumente%20wien. Zugegriffen am 25.08.2024

Halling T, Moll F (2016) Fachkulturelles Gedächtnis und Erinnerungsorte in den medizinischen Wissenschaften: Maximilian Nitze (1848–1906) und die Etablierung der Urologie. Urologe A 55(9):1221–1232. https://doi.org/10.1007/s00120-016-0214-2

Haslinger K (1942) Ein genialer Techniker Josef Leiter zum 50. Todestag am 21. März 1942. Neues Wien Tageblatt 76(79):3

Hubensdorf M (1993) Elektrizität und Medizin. In: Winau R (Hrsg) Technik und Medizin, Bd 4. Springer, Berlin, S 243–255. https://doi.org/10.1007/978-3-662-01060-0_7. Corpus ID: 161155850

Jones C (2017) Surgical instruments: history and historiography. In: Schlich T (Hrsg) The Palgrave handbook history of surgery. Springer Nature Palgrave Macmillan, London. https://doi.org/10.1057/978-1-349-95260-1_12

von Keess SE (1820–1824) Darstellung des Fabriks- und Gewerbe-Wesens im Österreichischen Kaiser-Staate Vorzüglich in Technischer Beziehung, 4 Bd. Wallishauser. Kraus, Wien

Kirkup J (2006) The evolution of surgical instruments an illustrated history from ancient times to the twentieth century. Jeremy Norman, Novato

Klein F (1885) In: Gewerbeverein N (Hrsg) Bericht über die Internationale elektrische Ausstellung Wien 1883. I. W. Seidel & Sohn, Wien

Lancet (1889) Reginald Harrison Liverpool. Med J July 1888

Lawrence DL (1986) Electrotherapy in gynecology; the american experience. Bull Hist Med 60:343–366

Leiter J (1876) Catalog chirurgischer Instrumente, physikalischer Apparate für Electrotherapie, Electrolise und Galvanokaustik (etc.). Braumüller, Wien

Leiter J (1881) Ein neuer Wärmeregulator zur Wärmeentziehung und Wärmezufuhr: für den erkrankten menschlichen Körper und ein neuer Irrigations-Apparat. Braumüller, Wien

Leiter J (1889) Katalogauszug Neue Beleuchtungsapparate. Braumüller, Wien

Lewandowski R (1883) Die Elektrotechnik der praktischen Heilkunde. Band 18 Elektro-technische Bibliothek. Hartleben, Wien Pest

Lewandowski R (1891) Zur Elektro-Kystoskopie. Wien Klinik 17:353–386

Lewandowski R (1892a) Das Elektrische Licht in der Heilkunde. Kapitel: Zur Elektro- Kystoskopie. Urban und Schwarzenberg, Wien

Lewandowski R (1892b) Das Elektrische Licht in der Heilkunde. Kapitel: Zur Elektro- Kystoskopie. Urban und Schwarzenberg, Wien

Lewandowski R (1892c) Das Elektrische Licht in der Heilkunde. Kapitel: Zur Elektro- Kystoskopie, Bd 36. Urban und Schwarzenberg, Wien

Lewis B (1908) Originality and priority in modern cystoscopes. A REPLY TO DR. F. TILDEN BROWN. Buff Med J 64:1–17

Lewis B, Mark E (1916) Cystoscopy and urethroscopy for general practitioners. Kimpton, London

Löffelbein N, Fangerau H (2023) Blitze, Funken, Sensationen: Sinnüberschuss und Sinnreduktion elektrischer Heilapparate in Deutschland 1750–1930. Steiner, Stuttgart

Löffelbein N, Fangerau H (2024) Sexualisierte Technik. Hochfrequenz-Apparate zwischen Therapie und Erotikartikel in den 1920er Jahren. In: Kühl R, Link D, Heiberger L (Hrsg) Sexualitäten und Geschlechter. Historische Perspektiven im Wandel. transcript, Bielefeld, S 233–257

Makris EM, Makhoul K, Lee TB, Desai MS (2022) Henry Jacob Bigelow (1818–1890) A champion for anesthesia and catalyst for the advancement of surgery. Ann Surgery Open 3(1):e118. https://doi.org/10.1097/AS9.0000000000000118

Martin M, Fangerau H (2011) Einblicke nehmen –die Sichtbarmachung des Unsichtbaren in der Urologie Zur Geschichte der Technik und Evidenz in der urologischen Endoskopie. Urologe 50:1311–1318. https://doi.org/10.1007/s00120-011-2612-9

Mayer S (1897) Handwerk und Grossindustrie in Wien 1700–1850. In: Beiträge zur Geschichte der Stadt Wien IV, S 256

Moll FH, Löffelbein N, Halling T, Fangerau H (2020) Die Urologie wird elektrisch – Elektrotherapie. Moderne Therapien zur Behandlung moderner Erkrankungen – Beispiele aus der Urologie. Urologe 59:326–340. https://doi.org/10.1007/s00120-020-01122-y

Moran M, Moll F (2018) History of cystoscopy. In: The history of technologic advancements in urology, S 3–20. https://doi.org/10.1007/978-3-319-61691-9_2

Nitze M (1879) Eine neue Beobachtungs- und Untersuchungsmethode für Harnröhre. Harnblase und Rectum. Wien Med Wschr 29(24):650–652

Nitze M (1889) Lehrbuch der Kystoskopie, 1. Aufl. Bergmann, Wiesbaden

Pendl E (1900) Österreich auf der Weltausstellung Paris 1900 zusammengestellt und illustriert von Erwin Pendl. Hartleben, Wien, S 112. https://upload.wikimedia.org/wikipedia/commons/9/96/%C3%96sterreich_auf_der_Weltausstellung_Paris_1900._%28IA_gri_33125009910445%29.pdf. Zugegriffen am 25.05.2024

Pinch T, Bijker W (1987) The social construction of facts and artifacts: or how the sociology of science and the sociology of technology might benefit each other. In: Bijker WE, Hughes TP (Hrsg) Pinch the social construction of technological systems. MIT Press, Cambridge, S 17–50

Reuter HJ (1997) Josef Leiter. In: Skopec M, Nederost R (Hrsg) Das Wiener Endoskopiemuseum: Eröffnungssymposium 1996. Literas, Wien

Reuter HJ (1998a) Biographie von Josef Leiter, Instrumentenmacher (1830–1892) In: Matthias Reuter Geschichte der Endoskopie. Krämer, Stuttgart, S 212

Reuter HJ (1998b) Biographie von Josef Leiter, Instrumentenmacher (1830–1892). In: Matthias a Reuter Geschichte der Endoskopie. Krämer, Stuttgart, S 210

Reuter HJ (1998d) Biographie von JOSEF LEITER, Instrumentenmacher (1830–1892). In: Matthias a Reuter Geschichte der Endoskopie. Krämer, Stuttgart, S 188–211

Reuter HJ (1998e) Biographie von Josef Leiter, Instrumentenmacher (1830–1892). In: Reuter M (Hrsg) Geschichte der Endoskopie. Krämer, Stuttgart, S 187

Reuter M (2006) Maximilian Nitze (1848–1906). Geburtshelfer der Urologie. Urologe 45:1076–1083. https://doi.org/10.1007/s00120-006-1166-8

Reuter MA (1998c) Geschichte der Endoskopie Handbuch und Atlas, Bd 1–4. Krämer, Stuttgart

von Rudtorffer FXR (1817–1820) Armamentarium chirurgicum selectum, oder Abbildung und Beschreibung der vorzüglichsten älteren und neueren chirurgischen Instrumente. & Tabulae armamentarii chirurgici selecti. Wien

Rutkow IM (1998a) The American surgical instrument trade in the aseptic era. Arch Surg 133(4):467–469. https://doi.org/10.1001/archsurg.133.4.467

Rutkow IM (1998b) George Tiemann and the American Surgical Instrument Trade in the Preantiseptic Era. Arch Surg 133(3):338. https://doi.org/10.1001/archsurg.133.3.338

Siegelen A (2018) Vom Aderlass zum Nanoskop Eine Geschichte der Medizintechnik. L+H Verlag, Berlin

Walter ME (2003) Der Wund – und Zahnarzt Julius Bruck (1840–1902), sein „Urethroskop" und „Stomatoskop" und deren Bedeutung für die Endoskopie. Diss Med Frankfurt

Weston-Davis WH (1989) The surgical instrument maker: an historical perspective. Roy Soc Med 82:40–43

Withehead W (1888) A new incandescent lamp cystoscope. Br Med J (07 April 1888):1768. https://doi.org/10.1136/bmj.1.1423.768-b

Zykan M (2009) Der Streit zwischen dem Chirurgen Jean Jaques Leroy d'Etiolles und dem Instrurmenten Fabrikanten Frederic Benoit Charrière. In: Fangerau H, Müller I (Hrsg) Faszinosum des Verborgenen Der Harnstein und die (Re-)Präsentation des Unsichtabaren in der Urologie. Reihe Kulturanamnesen, Bd 2. Steiner, Stuttgart, S 65–76

Zykan M (2011) Josef Leiter weltbekannter Wiener Instrumentenmacher. Akt Urol 42(4):223–234. https://doi.org/10.1055/s-0031-1284750

Teil IV

Akademische Fachetablierung, Vertreibung im Nationalsozialismus, Nachkriegszeit

„Speerspitze" der Wiener Urologie: Habilitanden und Habilitationen 1910 bis 1938

Andreas Huber

Inhaltsverzeichnis

7.1	Einleitung	159
7.2	Habilitationen an den österreichischen Universitäten: Ablauf und gesetzliche Grundlagen	161
7.3	Habilitationen, Professuren und Antisemitismus	163
7.4	Die Habilitanden	164
7.5	Die Habilitationsverfahren	169
7.6	Bemühungen um die Titularprofessor bis 1938	177
7.7	Der „Anschluss" 1938: Vertriebene und Beförderte, Lebens- und Karrierewege danach	179
7.8	Resümee und Ausblick	183
Literatur		184

7.1 Einleitung

Am 10. Juli 1910 wandte sich der damals 33-jährige Viktor Blum (1877–1953 Chicago), erster Assistent der Urologischen Abteilung der Wiener Allgemeinen Poliklinik, an das Professorenkollegium der Wiener Medizinischen Fakultät. Sein Anliegen: Man möge ihn zur Habilitation als Privatdozent zulassen. Für die Fakultät war das ein mehr oder weniger

A. Huber (✉)
Institut für Ethik, Sammlungen und Geschichte der Medizin,
Medizinische Universität Wien, Josephinum, Wien, Österreich
e-mail: andreas.x.huber@meduniwien.ac.at

alltäglicher Vorgang, langten doch pro Jahr etwa zehn bis fünfzehn Habilitationsgesuche im Dekanat ein. Um ein Novum handelte es sich trotzdem, beantragte Blum doch die Dozentur für Urologie. Das Fach hatte an der Universität Wien gerade erst entscheidende Schritte hin zu seiner Etablierung gesetzt. Der Vorstand der II. Chirurgischen Klinik im Allgemeinen Krankenhaus Julius Hochenegg (1859–1940) schuf im gleichen Jahr, „trotz diverser Widerstände", wie er 1929 schrieb,[1] die Urologische Abteilung an seiner Klinik (Figdor 2007). Hochenegg war es auch, der das Professorenkollegium der Wiener Fakultät davon überzeugte, die Urologie zum Habilitationsfach zu erheben.[2] Viktor Blum schloss sein Verfahren am 11. April 1912 – das Ministerium für Kultus und Unterricht bestätigte an diesem Tag den befürwortenden Beschluss des Professorenkollegiums – erfolgreich ab. Er war damit der erste Privatdozent für Urologie im deutschsprachigen Raum. Die Vorreiterrolle der Wiener Universität in der Urologie unterstreicht ein Blick auf die Friedrich-Wilhelms-Universität Berlin, wo mit Karl Heusch erst 1942 ein Mediziner ausschließlich in diesem Fach habilitierte (Moll et al. 2022, S. 1000).

Bis zum „Anschluss" Österreichs an das Deutsche Reich im März 1938 langten an der Medizinischen Fakultät noch acht weitere Habilitationsgesuche für das Fach Urologie ein. Der Beitrag widmet sich dieser „Speerspitze" wissenschaftlich tätiger Urologen in Wien und zieht dabei eine enge Grenze bei der Auswahl: So bleiben etwa jene Dozenten unberücksichtigt, deren Venia auf Chirurgie mit besonderer Berücksichtigung der Urologie lautete. Den Schwerpunkt des Artikels bilden die Habilitationsverfahren selbst, die im zeit- und universitätshistorischen Kontext und vor dem Hintergrund soziodemografischer Merkmale und der Karrierewege der Antragsteller analysiert werden. Dabei zielt der Artikel nicht zuletzt auf die „Gatekeeper" – die Berichterstatter, deren Urteil als Grundlage aller weiteren Abstimmungen diente, aber auch die Mitglieder der Habilitationskommission (an der Medizinischen Fakultät unter dem Label „ständiger Ausschuss") und des – in letzter Instanz entscheidenden – Professorenkollegiums. Infolge der Analyse dieser neun Habilitationsverfahren stehen schließlich die weiteren Karriereschritte an der Universität Wien im Zentrum, aber auch die Lebens- und Berufswege nach dem – nicht in allen Fällen erfolgreich abgeschlossenen – Habilitationsverfahren. Vertreibungen oder auch die Involvierung in den Nationalsozialismus bilden hier naturgemäß wichtige Episoden. Abschließen soll den Beitrag neben dem Resümee ein kurzer Ausblick auf die Dozenten danach, konkret jene, die ihre Lehrbefugnis zwischen dem „Anschluss" 1938 und dem Ordinariat Uebelhör 1967 erlangten.

---

[1] Archiv der Universität Wien [im Folgenden: UA], MED PA 185, fol. 47, Julius Hochenegg an das Dekanat der Medizinischen Fakultät Wien, 1. Juli 1929.
[2] Ebd.

7.2 Habilitationen an den österreichischen Universitäten: Ablauf und gesetzliche Grundlagen

Die Habilitation und die damit verbundene Verleihung der Venia legendi ist bis heute in den meisten Wissenschaftsbereichen die wichtigste und entscheidende Hürde auf dem Weg zur Professur. In der österreichischen Reichshälfte der Habsburgermonarchie war sie ab der Mitte des 19. Jahrhunderts institutionalisiert. Die gesetzlichen Regelungen änderten sich im Abstand von etwa 30 bis 40 Jahren, wobei den hier behandelten Verfahren die Habilitationsordnung aus dem Jahr 1888[3] und die Habilitationsnorm von 1920 zugrunde lagen.[4] Jene aus 1888 legte erstmals klar fest, dass Bewerber um die Venia docendi „nicht für einen willkürlich begrenzten Theil einer Wissenschaft, sondern nur für den ganzen Umfang einer Disciplin oder ein größeres Gebiet derselben, welches als ein für sich abgeschlossenes Ganzes angesehen werden kann, erlangt werden".[5] Als ein solches „abgeschlossenes Ganzes" galt die Urologie spätestens mit der Bestätigung der Habilitation Viktor Blums 1912 durch das Unterrichtsressort. Rund drei Jahrzehnte später verfügte die Habilitationsnorm von 1920 ganz ähnlich, dass die Venia „nur für den ganzen Umfang eines Faches oder für ein größeres, für sich selbstständiges Teilgebiet eines Faches erworben werden" konnte.[6] Die Verordnung aus 1888 (die jene von 1848 ersetzte) brachte zudem eine Verschärfung mit sich, als die Bewerber nun eine Bestätigung über die für die Lehre benötigten Lehrmittel vorzulegen hatten und aus persönlichen Gründen vom Professorenkollegium abgelehnt werden konnten (Staudigl-Ciechowicz 2017, S. 249). Zweitere Klausel sollte dem Kollegium über Jahrzehnte hinweg die Verweigerung der Venia aus politischen oder rassistischen Gründen ermöglichen, was vor allem in der Zwischenkriegszeit öfters vorkam (Taschwer 2015, S. 106–129). Auch deshalb schien in der Habilitationsnorm von 1920 ein neuer Passus auf: Das Professorenkollegium hatte eine Ablehnung des Habilitationsgesuchs schriftlich zu begründen,[7] was wiederum in manchem Rektorat, so in Innsbruck, größeres Unbehagen hervorrief.[8]

Die Voraussetzungen zur Erlangung der Dozentur sowie der Ablauf des Verfahrens sind seit dem Ende des 19. Jahrhunderts von einem hohen Maß an Kontinuität gekennzeichnet. Bewerber hatten dem Professorenkollegium eine Habilitationsschrift und eine Liste ihrer

---

[3] Verordnung des Ministers für Cultus und Unterricht vom 11. Februar 1888, betreffend die Habilitirung der Privatdocenten an Universitäten, RGBl 19/1888 [im Folgenden: HabilO 1888].

[4] Vollzugsanweisung des Staatsamtes für Inneres und Unterricht vom 2. September 1920, betreffend die Zulassung und die Lehrtätigkeit der Privatdozenten an den Hochschulen (Habilitationsnorm), StGBl 415/1920 [im Folgenden: HabilO 1920].

[5] HabilO 1888, § 2.

[6] HabilO 1920, § 2.

[7] HabilO 1920, § 6 und § 8.

[8] Österreichisches Staatsarchiv [im Folgenden: ÖStA]/Allgemeines Verwaltungsarchiv [im Folgenden: AVA], BMU 4990 ex 1919, Rektorat der Universität Innsbruck an das Unterrichtsamt in Wien, 9. Juli 1920.

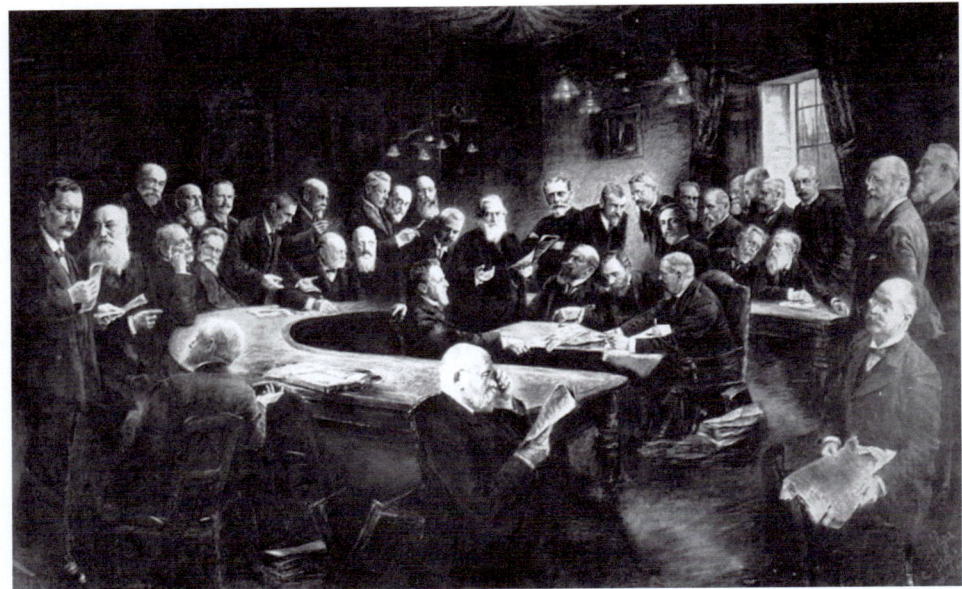

Abb. 7.1 Wiener Professorenkollegium 1908–1910, Zeichnung von Olga Prager AT-UAW135.528, mit freundlicher Genehmigung, wikicommons, ebenfalls in Lesky 1965, Abbildungsbeilage

sonstigen Publikationen vorzulegen, zudem einen Lebenslauf, das Doktordiplom, die Bezeichnung des Fachgebietes, in dem der Betreffende zu lehren beabsichtigte (samt Vorlesungsprogramm) und die oben genannte Bestätigung betreffend der Lehrmittel, sofern solche nötig waren.

An der Wiener Medizinischen Fakultät gestaltete sich das Prozedere wie folgt: Ein ständiger Ausschuss, dem rund zehn Mitglieder und damit ein knappes Drittel des Professorenkollegiums (1910 zählte dieses 36 Mitglieder, siehe Abb. 7.1) angehörte, prüfte die Vollständigkeit des Gesuchs, das Fach (ob es mit der Ausrichtung der Fakultät d'accord ging) und die persönliche Eignung des Antragstellers. Bezeichnenderweise findet sich in den Übersichtstabellen zu den medizinischen Habilitationsverfahren nur die Passage „Abstimmung nach § 6, 1 der Habilitationsnorm betreffend pers.[önliche] Eignung".[9] Es war die erste große Hürde, die zu nehmen war und über welche – nach dem das Ausschussergebnis vorlag – das Professorenkollegium in der nächsten Sitzung abstimmte.[10] Fiel das Votum zugunsten des Antragstellers aus, holte der Ausschuss ein Gutachten (in manchen Fällen waren es zwei) ein, in der Regel von einem Mitglied des Professorenkollegiums. Sobald dieses eingelangt war, trat der Ausschuss ein zweites Mal

---

[9] Vgl. etwa UA, MED GZ 393 ex 1930/31, Tabelle zum Habilitationsverfahren von Paul Blatt.
[10] Vgl. etwa UA, MED S 52.66.3, Protokoll zur Sitzung des Medizinischen Professorenkollegiums vom 28. Jänner 1931.

zusammen und stimmte wiederum ab, desgleichen das Professorenkollegium. Fand sich im Kollegium eine Mehrheit, wurde der Bewerber zum Kolloquium und zur Probevorlesung eingeladen.[11] Die dritte Abstimmung im Professorenkollegium war denn auch die entscheidende – sie behandelte die Verleihung der Lehrbefugnis. War das Kollegium dafür, musste das Dekanat noch die Bestätigung des Unterrichtsministeriums einholen, damit der Antragsteller oder die Antragstellerin rechtmäßig Privatdozent war.[12]

7.3 Habilitationen, Professuren und Antisemitismus

Im Studienjahr 1909/10, als Viktor Blum um die Dozentur für Urologie ansuchte, verzeichnete die Medizinische Fakultät zehn erfolgreich abgeschlossene Habilitationsverfahren. Damit lag sie – wie auch in den Studienjahren davor und danach – vor den anderen drei Fakultäten, lediglich die Philosophische verzeichnete ähnlich hohe Zahlen. Der Personalstand der Fakultät belief sich zu Beginn des Wintersemesters 1909/10 auf 22 Ordinarien, 40 Extraordinarien (von denen elf Teil des Professorenkollegiums waren)[13] und 183 Privatdozenten. Zu Beginn des letzten Studienjahres vor dem „Anschluss", am 1. November 1937, waren es bereits 258 Dozenten und Dozentinnen, darunter acht der hier behandelten Urologen. Die Medizinische Fakultät hatte so ihren Teil dazu beigetragen, dass die Universität Wien eine ihrer zentralen Aufgaben, nämlich „unter den Hochschulen deutscher Sprache […] für den wissenschaftlichen Nachwuchs zu sorgen" (so Ludwig Adamovich, Nachkriegsrektor 1945 bis 1947), erfüllte (Adamovich 1948, S. 47). Allerdings war die Zahl der Ordinarien und Extraordinarien auf jeweils 19 zurückgegangen. Waren also im Studienjahr 1909/10 vier Dozenten einem beamteten Professor gegenübergestanden, waren es 1937/38 bereits sieben. Der Kampf um die Professuren hatte sich damit intensiviert, und es verdeutlicht auch, weshalb für die Urologie und ihre acht Privatdozenten – die „Mutterdisziplin" Chirurgie zählte 30 (bei zwei Ordinarien und einem Extraordinariat) – 1937/38 kein Extraordinariat geschaffen war. Angesichts der Stellenverknappung hatten sich junge Fächer in der Regel hintanzustellen, die Urologie noch für ein weiteres Vierteljahrhundert.

---

[11] Zwar hätte das Kollegium nach geltendem Recht zuerst über das Kolloquium abstimmen müssen und danach – sofern bei der Abstimmung eine Mehrheit für den Bewerber gestimmt hatte – ein weiteres Mal über die Probevorlesung. Tatsächlich beließ es die Medizinische Fakultät aber bei einer Abstimmung nach diesen letzten beiden Aufgaben für den Habilitanden.

[12] Aufgrund der sich mehrmals ändernden Bezeichnungen des Ministeriums im behandelten Zeitraum, ist hier der Einfachheit halber vom Unterrichtsministerium die Rede.

[13] Im Professorenkollegium durfte die Zahl der außerordentlichen Professoren maximal die Hälfte jener der Ordinarien ausmachen.

Hintanstellen mussten sich in vielen Fällen auch Mediziner und Medizinerinnen jüdischer Herkunft – nicht nur aufgrund der Stellenverknappung, die erst ab 1933/34 voll einsetzte (Erker 2021, S. 173–192). Die Emanzipation des österreichischen Judentums infolge des Staatsgrundgesetzes von 1867 war eine Erfolgsgeschichte – 1910 waren 58 % der 929 Millionäre Wiens Juden (Sandgruber 2013, S. 151–154). Diese Entwicklung rief aber bereits wenige Jahre später, insbesondere nach dem Börsenkrach von 1873, massive Widerstände hervor, auch und vor allem im akademischen Milieu. So konnte sich auch der rassistische Antisemitismus, dessen Apologet Georg Ritter von Schönerer war, erstmals in studentischen Kreisen voll etablieren (Pauley 1993, S. 64–66). Vereine mit sogenannten „Arierparagraphen" griffen um sich. Beginnend mit deutschnationalen Studentenverbindungen und der Wiener Burschenschaft Libertas, die ab 1878 keine Juden mehr aufnahm, schritt die Ausgrenzung von Juden – einer völkischen Definition folgend – stetig voran. 1903 konstituierte sich der Verein deutscher Ärzte in Österreich, der den „Arierparagraphen" in seinen Statuten verankert hatte. Drei Jahrzehnte später zählte er 2900 Mitglieder.[14] Nach der Kriegsniederlage von 1918 und in der von politischen und ökonomischen Krisen gezeichneten Ersten Republik Österreichs radikalisierte sich die antisemitische Bewegung zunehmend. Rechte Christlichsoziale und Deutschnationale fanden im 1919 gegründeten Geheimbund Deutsche Gemeinschaft zusammen, dessen 600 Mitglieder auf den Ausschluss von Juden, aber auch Sozialdemokraten und anderen Linken und Liberalen aus Spitzenpositionen hinarbeiteten. Dieser stellte auch eine Fachgruppe Hochschulen, der über zwei Dutzend Professoren und Dozenten angehörten (Huber 2019). Die Medizinische Fakultät und insbesondere das I. Anatomische Institut unter Julius Tandler – als Sozialdemokrat jüdischer Herkunft galt er in völkischen und antisemitischen Kreisen als besonderes Feindbild – war regelmäßig Schauplatz wüster Schlägereien mit Tätern aus der deutschnationalen und nationalsozialistischen Studentenschaft (Nemec und Taschwer 2013). Die Biografien und Habilitationsverfahren der „jüdischen"[15] Wiener Urologen blieben von derlei Entwicklungen nicht unberührt.

7.4   Die Habilitanden

7.4.1   Lebens- und Bildungswege

Neun Männer wandten sich in den Jahren 1910 bis 1938 mit einem Habilitationsgesuch im Fach Urologie an die Wiener Medizinische Fakultät (siehe Tab. 7.1), in alphabetischer Reihenfolge waren das Paul Blatt (1889–1981 Sydney), Viktor Blum, Rudolf Chwalla (1900–1966), Koloman Haslinger (1889–1944), Theodor Hryntschak (1889–1952), Karl

---

[14] Eigene Erhebungen, basierend auf: Mitglieder-Verzeichnis des Vereines deutscher Ärzte in Österreich (1933), Verlag des Vereines: Wien.

[15] Wird „jüdisch" in diesem Text unter Anführungszeichen gesetzt, sind damit Personen jüdischer Herkunft gemeint, darunter auch solche, die aus dem Judentum ausgetreten sind. Sind keine Anführungszeichen angebracht, handelt es sich um Personen mit jüdischer Konfessionszugehörigkeit.

7 „Speerspitze" der Wiener Urologie: Habilitanden und Habilitationen 1910 bis 1938

Tab. 7.1 Habilitanden der Urologie an der Universität Wien bis 1938

Name	Geburtsdatum	Geburtsort	Sterbedatum/-jahr	Sterbeort	Promotion	Konfession*	Spital/Klinik*
Blatt, Paul	14.03.1889	Wien	1981	Sydney Australien	23.01.1914	jüdisch	Wiener Allgemeine Poliklinik
Blum, Viktor	10.01.1877	Wien	02.07.1953	Chicago	26.05.1900	ohne Bekenntnis	Wiener Allgemeine Poliklinik
Chwalla, Rudolf	19.04.1900	Wien	1966		13.05.1925	römisch-katholisch	Krankenhaus der Stadt Wien-Lainz
Haslinger, Koloman	30.06.1889	Puszta-Kerepecs	09.03.1944	Wien	19.12.1914	römisch-katholisch	II. Chirurgische Klinik der Universität Wien
Hryntschak, Theodor	15.07.1889	Wien	28.06.1952	Wien	24.01.1913	griechisch-orthodox	Erzherzogin-Sophie-Spital
Hutter, Karl	28.12.1892	Wien	19.06.1954		23.03.1923	römisch-katholisch	Krankenhaus der Wiener Kaufmannschaft
Paschkis, Rudolf	19.01.1879	Wien	1964	New York	19.06.1903	jüdisch	Spital der IKG
Pleschner, Hans Gallus	03.01.1883	Karlsbad	01.04.1950	Seefeld/Tirol	14.03.1907	römisch-katholisch	II. Chirurgische Klinik der Universität Wien
Schwarz, Oswald	31.10.1883	Brünn	14.10.1949	London	22.12.1906	jüdisch	Wiener Allgemeine Poliklinik

*zum Zeitpunkt des Habilitationsgesuchs

Hutter (1892–1954), Rudolf Paschkis (1879–1964 New York), Hans Gallus Pleschner (1883–1950) und Oswald Schwarz (1883–1949). Obwohl es sich bei diesen Habilitanden um eine relativ kleine Gruppe handelt, spiegeln sowohl ihre biografischen Daten als auch ihre Habilitationsverfahren maßgebliche Entwicklungen der österreichischen Hochschulen im 20. Jahrhundert wider.

Der Großteil der Habilitationswerber, nämlich sechs von neun, waren in Wien geboren und aufgewachsen, hatten hier auch das Gymnasium besucht. Lediglich Koloman Haslinger hatte das Gymnasium nicht in der Umgebung seines Geburtsortes, des damals ungarischen Puszta-Kerepecs bei Munkacs, sondern im niederösterreichischen Stockerau absolviert. Die wichtigsten schulischen Eliteanstalten in Österreich, das waren etwa das Theresianum oder das Schottengymnasium in Wien, scheinen in keinem der Lebensläufe auf (Stimmer 1997, S. 100–107). Zwei Mal findet sich hingegen das Wiener Piaristengymnasium im achten Wiener Gemeindebezirk: Sowohl Viktor Blum (1894) als auch Theodor Hryntschak (1907) hatten hier maturiert. Der achtjährige, durchgehende Besuch des gleichen Gymnasiums war in der Gruppe die Regel, lediglich Karl Hutter hatte mehrmals die Ausbildungsstätte gewechselt – seine Schullaufbahn verlief von Teschen über Prag nach Wien. Eher ungewöhnlich für einen späteren Privatdozenten der Medizin war auch Hutters Ausbildungsstätte nach Abschluss der Schule: die Theresianische Militärakademie in Wiener Neustadt (1911 bis 1914). Hutter, von 1914 bis 1919 Berufsoffizier, war folglich zum Zeitpunkt seiner Promotion mit 30 Jahren auch der älteste der Gruppe. Die übrigen Urologen standen bei Verleihung des *Doctor medicinae universae* im 24. bis 26. Lebensjahr. Mit Ausnahme von Hans Gallus Pleschner – er hatte in Prag (Promotion 1907) und Heidelberg studiert – erlangten sie diesen Grad an der Universität Wien.

Der familiäre Hintergrund der neun Urologen war – der damaligen Sozialstruktur der Studierenden entsprechend – ein durchwegs bürgerlicher. Drei der neun Männer waren beruflich in die Stapfen ihrer Väter getreten: Theodor Hryntschak senior war praktischer Arzt, Hans Pleschner senior Stadtphysikus und Primarius am Allgemeinen Krankenhaus in Karlsbad, und der Vater Rudolf Paschkis' war der Wiener Privatdozent für Pharmakologie und Bibliothekar der Gesellschaft der Ärzte in Wien Heinrich Paschkis (1849–1923). Mit Karl Hutter hatte sogar ein Vierter den Beruf seines Vaters ergriffen, allerdings nur vorübergehend (siehe oben): Josef Hutter war Oberst der kk Armee gewesen. In der sozialen Herkunft spiegelt sich aber auch die Berufsstruktur österreichischer Eliten nach Konfessionszugehörigkeit wider: So scheinen in den Nationalien (Inskriptionsscheinen) von Paul Blatt, Viktor Blum, Rudolf Paschkis und Oswald Schwarz in der Rubrik „Name, Stand und Wohnort seines Vaters" die Berufe Fabrikant, Kaufmann, Privatdozent und Advokat auf – und damit durchwegs Berufe, die charakteristisch für das aufstrebende jüdische Bürgertum Ende des 19. Jahrhunderts waren. Ein Katalysator für einen solchen Aufstieg konnte angesichts des immer weiter verbreiteten Antisemitismus, der in Wien vor allem unter dem von 1897 bis 1910 amtierenden Bürgermeister Karl Lueger (1844–1910) ein breitenwirksames Phänomen wurde, der Austritt aus dem jüdischen Glauben sein. Von den neun Urologen waren vier bei der Geburt jüdisch, von diesen war mit Viktor Blum einer aus dem jüdischen Glauben ausgetreten, und zwar während seines Studiums im Jahr

1898.[16] Damit war er alles andere als ein Einzelfall: Rund ein Drittel der „jüdischen" Wissenschaftler und Wissenschaftlerinnen der Universität Wien in den Jahren 1918 bis 1938 tat es ihm gleich.[17] Dass ein solcher Austritt der Karriere förderlich sein konnte, zeigt das um 1907 entstandene Memorandum Josef Redlichs, der eine verhältnismäßig hohe Zahl an Konvertiten unter den „jüdischen" Professoren festhielt (Redlich 1907/2013, S. 283–285).

7.4.2 Berufswege

Die Konfessionszugehörigkeit beeinflusste nicht nur die Chancen auf ein Ordinariat, sondern auch die Möglichkeit, an einer Universitätsklinik oder an einem öffentlichen Spital unterzukommen. So war es kein Zufall, dass die Urologen jüdischer Herkunft zum Zeitpunkt ihres Habilitationsgesuchs entweder an der Wiener Allgemeinen Poliklinik oder am Spital der Israelitischen Kultusgemeinde (Rothschild-Spital) angestellt waren. Ein Blick auf die Berufswege bis zum Habilitationsgesuch soll dieses Phänomen der zunehmenden Ausgrenzung nachzeichnen, aber auch die berufliche Entwicklung hin zur Urologie veranschaulichen.

Während des Studiums und in den ersten Jahren nach der Promotion waren mehrmalige Klinikwechsel und eine stetige Änderung in den Arbeitsgebieten – auch im Sinne einer vielseitigen Ausbildung – die Regel. Blum etwa war 1897/98 Hospitant an der IV. medizinischen Abteilung des Wiener AKH und ab 1897 (bis 1901) Hospitant an der II. medizinischen Klinik, bevor er 1898 in die Poliklinik eintrat.[18] Rudolf Chwalla war noch in der Studienzeit für drei Jahre Demonstrator an der II. Anatomischen Lehrkanzel gewesen und danach für ein Jahr als Hospitant am Pathologischen-anatomischen Institut der Universität Wien tätig. Es folgten, ebenso als Hospitant, einige Wochen an der Klinik für Dermatologie unter Ernst Finger (1856–1939) und schließlich 1924/25 die Universitätsklinik für Interne Medizin.[19] So mobil die späteren Urologen in puncto Kliniken und Spitälern waren, so lag der Schwerpunkt ihrer beruflichen Aktivitäten doch ganz klar auf Wien. Nur der in Prag promovierte Hans Gallus Pleschner hatte zum Zeitpunkt seiner Habilitationsbewerbung ein knappes Dutzend an Städten und Orten in seiner Vita verzeichnet: Bereits während seines Einjährigen-Freiwilligen-Jahres hatte es ihn für ein halbes Jahr in die Chirurgische Abteilung des Marinespitals Pola verschlagen, danach blieb er 1908/09 in Prag (Demonstrator und Assistent am Pathologisch-anatomischen Institut), ging dann nach Innsbruck (Chirurgische Klinik unter Hermann Schloffer (1868–1937), 1909), war jeweils

---

[16] Austritte in Wien aus der Israelitischen Kultusgemeinde (IKG) 1868–1914, online unter: https://www.genteam.at.

[17] Diese Zahlen sind die vorläufigen Ergebnisse von Erhebungen durch den Autor.

[18] UA, MED PA 48, fol. 23, Anton Ritter von Frisch, Bericht zum Habilitationsgesuch Viktor Blums, 1. Dezember 1911.

[19] UA, MED PA 71, fol. 18, Curriculum vitae, o. J.

für kurze Zeit am Wiener Rothschildspital unter Otto Zuckerkandl (1861–1921) (1910) und als Arzt im Sanatorium Tobelbad bei Graz (1910) tätig und danach Assistent in Prof. Caspers Privatklinik für Urologie Berlin (1911). Erst mit knapp 30 Jahren blieb er für zwei Jahre (1912–1914) als Operationszögling an der II. Chirurgischen Klinik.

Eine solche Tätigkeit als Operateur an einer der beiden Chirurgischen Universitätskliniken in Wien ist auch die gemeinsame Klammer in den Lebensläufen. Einzig der älteste der Gruppe, Viktor Blum, hatte einen Bogen um die beiden Kliniken gemacht, auch weil ihm bereits in jungen Jahren die Leitung des Röntgen-Instituts der Wiener Allgemeinen Poliklinik übertragen wurde und er 1898 Aspirant und 1900 Assistent – vorerst an der Chirurgischen, schließlich an der Urologischen Abteilung – wurde.[20] Davon abgesehen scheinen die Namen Anton Eiselsberg (1860–1939) oder Julius Hochenegg (1859–1940) aber in jeder Biografie auf. Operationszöglinge unter Eiselsberg waren Paul Blatt (1915–1918), Rudolf Chwalla (1926–1927), Theodor Hryntschak (1913–1918, ab 1914 als Teil der V. Chirurgengruppe „im Felde"), Karl Hutter (1923–1927) und Oswald Schwarz (1908–1909). An der II. Chirurgischen Klinik waren Koloman Haslinger (1918–1923), Rudolf Paschkis (1905–1906, bereits 1904 Aspirant an der I. Chirurgischen Abteilung unter Primararzt Konrad Büdinger (1867–1944)) und Hans Gallus Pleschner (1912–1914) in gleicher Funktion tätig gewesen.

Die Arbeit als Operationszögling an einer der beiden Kliniken war in vielen Fällen auch das Eintrittstor zum Fach der Urologie, aber auch das Sprungbrett für eine längerfristige Anstellung, die in den meisten Fällen dann auch jene zum Zeitpunkt des Habilitationsgesuchs war. Die konfessionelle Trennung war dabei augenscheinlich. So führte der weitere Berufsweg der beiden jüdischen Operateure unter Eiselsberg in die Poliklinik. Diese hatte sich um 1900 zu einer Art Auffangbecken für talentierte jüdische Mediziner entwickelt, die bei Postenvergaben in den öffentlichen Wiener Spitälern außen vor blieben. Paul Blatt wechselte erst als Aspirant an die Urologische Abteilung in die Klinik und wurde 1928 Erster Assistent. Oswald Schwarz war rund zwei Jahrzehnte davor, flankiert von einer Zwischenstation (Geburtshilfliche Universitätsklinik Wien, zudem ein Studienaufenthalt in Deutschland) im Jahr 1912 und damit drei Jahre nach dem Abgang von der Eiselsberg'schen Klinik an die gleiche Abteilung gekommen. Die Karriereverläufe von Rudolf Chwalla, Theodor Hryntschak und Karl Hutter lesen sich ähnlich – mit dem bedeutenden Unterschied, dass sie ihren Beruf in öffentlichen Spitälern ausübten. Chwalla wechselte 1927 an die Urologische Abteilung in Wien-Lainz, Theodor Hryntschak 1919 an die Urologische Station des Sophienspitals und Karl Hutter 1928 nach St. Pölten, wobei er allerdings noch im gleichen Jahr ans Krankenhaus der Wiener Kaufmannschaft wechselte.

Die weiteren Berufsstationen nach der Klinik Hochnegg lesen sich ganz ähnlich: Rudolf Paschkis, Jude, ging 1906 ans Spital der Israelitischen Kultusgemeinde, wohingegen

---

[20] UA, MED PA 48, fol. 23, Anton Ritter von Frisch, Bericht zum Habilitationsgesuch Viktor Blums, 1. Dezember 1911.

der Katholik Koloman Haslinger an der Universitätsklinik bleiben konnte und ab 1923 einer von fünf Assistenten Hocheneggs war. Hans Gallus Pleschner, dessen jüdische Herkunft – er galt den Nationalsozialisten als „Mischling" – wohl erst 1938 einem größeren Personenkreis bekannt wurde (er war übrigens 1910 kurzzeitig Volontär am Wiener Rothschild-Spital unter Zuckerkandl gewesen), konnte an der Klinik bleiben, wo er ab 1914 Selbstständiger Leiter der Urologischen Abteilung und ab 1916 zusätzlich chirurgischer Assistent war.[21]

7.5 Die Habilitationsverfahren

Den Anfangs- und Schlusspunkt eines erfolgreich abgeschlossenen Habilitationsverfahrens bilden, wie oben beschrieben, die Einreichung des Gesuchs im Dekanat der zuständigen Fakultät und die Bestätigung von Seiten des Unterrichtsministeriums. Die acht zu Dozenten ernannten Urologen hatten im Schnitt 722 Tage warten müssen, bis das Ministerium das gewünschte Dokument aufsetzte (siehe Tab. 7.2). Am schnellsten war das Verfahren zu Hans Gallus Pleschner (421 Tage) abgehandelt worden, am längsten warten musste Rudolf Paschkis mit 902 Tagen. Paschkis war auch einer von drei Wissenschaftlern, die bei der Einreichung jüdischer Konfession waren. Diese drei hatten durchwegs über zwei Jahre bis zur Verleihung der Dozentur gewartet (841 Tage) – und damit rund ein halbes Jahr länger als jene vier, die bei der Geburt einer christlichen Glaubensgemeinschaft angehörten (654 Tage). Angesichts der geringen Fallzahl und des langen Zeitraums hat das per se wenig zu bedeuten, immerhin hatte sich auch die Habilitation des Katholiken Karl Hutter weit über zwei Jahre hingezogen. Unter Berücksichtigung der Abstimmungsergebnisse in den Gremien zeigt sich aber doch ein klares Bild: Der Weg für Urologen jüdischer Herkunft zur Dozentur war um einiges beschwerlicher.

So belief sich der Anteil der Ja-Stimmen bei der letzten Abstimmung vor Verleihung der Venia legendi bei den positiv abgeschlossenen Verfahren – das negativ behandelte Gesuch des Koloman Haslinger wird weiter unten abgehandelt – auf mindestens 76 %. Die Verfahren mit den höchsten Zustimmungswerten behandelten allerdings die Gesuche von Katholiken (Chwalla 100 %, Hryntschak 96 %, Pleschner 94 %), jene mit den niedrigsten Werten waren die Verfahren von Wissenschaftlern jüdischer Herkunft (in absteigender Reihenfolge: Blum, Paschkis und Blatt). Relativ gut abgeschnitten hatte Oswald Schwarz. Er hatte vier Jahre im Ersten Weltkrieg gedient und befand sich zumindest kurz vor der Abstimmung noch in italienischer Kriegsgefangenschaft.[22] Verständlich werden die Divergenzen zwischen Urologen jüdischer und nicht jüdischer Herkunft (die bei den ersten zwei Abstimmungen im Professorenkollegium noch stärker zutage traten) erst durch einen

---

[21] Lebensläufe basierend auf den Angaben in den Personal- und Habilitationsakten im Österreichischen Staatsarchiv (ÖStA) und im Archiv der Universität Wien (UA).

[22] UA, MED PA 771, Handschriftlicher Vermerk von Otto Zuckerkandl auf dem Brief (Abschrift) von Irma Schwarz an das Dekanat der Medizinischen Fakultät Wien, o. J.

Tab. 7.2 Habilitationsgesuche aus dem Fach Urologie an der Universität Wien bis 1938

Name	Datum Habilitationsgesuch	Datum Ernennung Privatdozent	End-Abstimmung			1. Gutachter 1	2. Gutachter 2	3. Gutachter 3
			Ja	Nein	Enthalten			
Blatt, Paul	10.10.1930	15.12.1932	22	4	1	Denk, Wolfgang		
Blum, Viktor	10.07.1910	11.04.1912	24	5	0	Frisch, Anton		
Chwalla, Rudolf	08.05.1931	09.03.1933	27	0	0	Denk, Wolfgang		
Haslinger, Koloman	05.11.1927	-	8	16	3	Eiselsberg, Anton	Maresch, Rudolf	Rubritius, Hans
Hryntschak, Theodor	28.05.1923	06.04.1925	25	1	1	Rubritius, Hans	Eiselsberg, Anton	
Hutter, Karl	23.02.1932	14.06.1934	23	4	1	Denk, Wolfgang		
Paschkis, Rudolf	19.10.1912	09.04.1915	19	6	0	Zuckerkandl, Otto	Frisch, Anton	
Pleschner, Hans Gallus	14.02.1919	10.04.1920	15	1	0	Zuckerkandl, Otto		
Schwarz, Oswald	16.01.1917	18.04.1919	20	2	0	Zuckerkandl, Otto		

Blick auf jene Herren, die an den Schalthebeln der Fakultät saßen – Gutachter, Mitglieder des ständigen Ausschusses und des Professorenkollegiums. Eine Analyse der Berichte und ihrer Verfasser birgt aber auch wichtige Erkenntnisse zur sich etablierenden Urologie.

7.5.1 Gatekeeper – Gutachter, Ausschuss- und Kollegiumsmitglieder

Sechs Mediziner verfassten auf Ersuchen der Wiener Fakultät Gutachten zu den Habilitanden und ihrem wissenschaftlichen Werk. Einer von ihnen war Anton (Ritter von) Frisch, außerordentlicher Professor der Chirurgie (als solcher auch Mitglied des Professorenkollegiums) und Vorstand der Abteilung für Krankheiten der Harnorgane (später: Urologie) an der Poliklinik. Dessen Nachfolger als Primar ebenda war ab 1917 Otto Zuckerkandl, der zum Zeiputnkt seiner Habilitationsgutachten aber Leiter der Chirurgischen Abteilung im Spital der Israelitischen Kultusgemeinde war und zudem als Extraordinarius für Chirurgie an der Universität Wien lehrte. Beide zeichneten 1919 für die Gründung der Wiener Urologischen Gesellschaft verantwortlich (Tragl 2007, S. 309–310). Mit Hans Rubritius (1876–1943) taucht schließlich ein dritter ehemaliger Leiter der Urologischen Abteilung (ab 1919) der Poliklinik als Berichterstatter auf, der an der Fakultät Dozent mit dem Titel eines außerordentlichen Professors war – und damit der Einzige unter den sechs, der keine wirkliche Professur innehatte. Anton Eiselsberg sowie Wolfgang Denk (1882–1970), der gemeinsam mit Otto Zuckerkandl die meisten Gutachten verfasst hatte (jeweils drei), standen zum Zeitpunkt ihrer Gutachten an der Spitze der I. und II. Chirurgischen Klinik. Mit nur einem Bericht, der allerdings das Verfahren des Koloman Haslinger zunichtemachte, ist schließlich Rudolf Maresch (1868–1936) in der Liste verzeichnet. Er war ordentlicher Professor für pathologische Anatomie. Aus den institutionellen Zugehörigkeiten geht nochmals klar hervor, dass die Poliklinik im hier behandelten Zeitraum neben dem AKH das wissenschaftliche Zentrum der Urologie in Wien war. Auffallend an der Liste ist, dass Julius Hochenegg, unter dessen Klinik immerhin die Urologische Abteilung untergebracht war, keinen einzigen Bericht verfasste, wobei zu hinterfragen bleibt, ob schlicht Desinteresse oder Machtkämpfe im Professorenkollegium dafür verantwortlich waren.

Den meisten Habilitanden waren ihre Gutachter wohlbekannt, auch wenn die Tätigkeit an der gleichen Abteilung oft Jahrzehnte zurücklag. Paul Blatt zum Beispiel war Operationszögling an der Klinik Eiselsberg gewesen, als Wolfgang Denk dort als Assistent angestellt war. Die Begutachtung ehemaliger Assistenten war auch keine Seltenheit: Rudolf Paschkis war unter seinem Gutachter Otto Zuckerkandl über mehrere Jahre Aspirant, Sekundararzt und schließlich Assistent am Rothschild-Spital gewesen. Theodor Hryntschak hatte immerhin fünf Jahre lang an der Klinik seines Gutachters Eiselsberg gearbeitet. Somit war der Gutachter in manchen Fällen auch der erste Unterstützer einer Habilitationsbewerbung und für den Habilitanden – angelehnt an die Terminologie aus der Geschichte des Feudalismus – so etwas wie der Patron (Müller 2000, S. 291–292). In diesen zwei konkreten Fällen scheint am Ende des Berichts allerdings auch die Unterschrift eines zweiten Gutachters auf.

Nächste Instanz auf dem Weg zur Privatdozentur war die ständige Kommission. Sie bestand aus etwa zehn Mitgliedern des Professorenkollegiums, ihre personelle Zusammensetzung war durchaus stabil, neue Mitglieder wurden in der Regel – etwa infolge von Emeritierungen – am Beginn oder Ende eines Studienjahres hinzugewählt. Die Ausschussmitglieder des Studienjahres 1918/19 sollen einen Eindruck vom Charakter dieses Gremiums vermitteln. Vertreten waren die die Ordinarien (in Klammer Lebensdaten und Fach) Friedrich Schauta (1849–1919, Geburtshilfe und Gynäkologie), Julius Wagner-Jauregg (1857–1940, Psychiatrie und Neuropathologie), Ferdinand Hochstetter (1861–1954, Anatomie), Richard Paltauf (1858–1924, Allgemeine und experimentelle Pathologie), Friedrich Dimmer (1855–1926, Augenheilkunde), Anton Eiselsberg (Chirurgie), Gustav Riehl (1855–1943, Dermatologie und Syphilidologie), Hans Horst Meyer (1853–1939, Pharmakologie), Norbert Ortner (1865–1935, Spezielle medizinische Pathologie und Therapie) und Josef Schaffer (1861–1939, Histologie).[23] Sie waren nicht nur ausschließlich Angehörige der obersten Statusgruppe, unter ihnen fanden sich auch die neun dienstältesten Ordinarien. Für Habilitationen waren also in erster Linie die mächtigsten Vertreter der Fakultät verantwortlich. Keiner dieser Professoren war jüdischer Herkunft (von den

---

[23] UA, S 52.54.1, Protokoll zur Sitzung des Professorenkollegiums der Medizinischen Fakultät Wien vom 16. Oktober 1918.

übrigen elf Ordinarien waren es immerhin zwei), vier gehörten dem Verein deutscher Ärzte in Österreich an,[24] ein weiterer (Schaffer) dem ebenso antisemitisch ausgerichteten Akademischen Turnverein Graz. Gustav Riehl soll einst ebenso dem Verein deutscher Ärzte angehört haben und seine Klinik „judenrein" gemacht haben[25] (Kniefacz 2024).

7.5.2 Das Habilitationsverfahren von Paul Blatt – im Vergleich zu jenem Rudolf Chwallas

Um den Weg vom Habilitationgesuch zur Privatdozentur im Fach Urologie zu veranschaulichen, aber auch um Unterschiede zwischen jüdischen und nicht-jüdischen Antragstellern deutlich zu machen, eignen sich die Verfahren von Paul Blatt und Rudolf Chwalla (Abb. 7.2). So erfolgten beide Anträge im Studienjahr 1930/31 und damit unter dem gleichen Dekan und den gleichen „Torwächtern", darüber hinaus zeichnete Wolfgang Denk für beide Gutachten verantwortlich. Die Dokumente aus dem Verfahren Blatt sind vollständig im Personal- und Habilitationsakt enthalten, bei Chwalla fehlen einige Dokumente, darunter das Gutachten.

Die erste große Hürde für beide Habilitanden war die Abstimmung nach § 6, 1 der Habilitationsnorm – es ging um die Frage der persönlichen Eignung. Rudolf Chwalla erhielt am 18. November 1931 17 von 19 Stimmen, drei Mitglieder enthielten sich.[26] Mit mehr Gegenwehr war Paul Blatt konfrontiert. Zwar hatte der ständige Ausschuss ihm mit 8:1 Stimmen am 17. Dezember 1930 klar die persönliche Eignung zugesprochen, das Professorenkollegium konnte sich sechs Wochen später, am 28. Jänner 1931, aber zu keinem derart klaren Votum durchringen: 12 Ja-Stimmen standen fünf Nein und zwei Enthaltungen gegenüber. Bis zur weiteren Bearbeitung ließ sich die Fakultät dann mehr als zehn Monate Zeit. Erst gegen Jahresende, am 10. Dezember, ersuchte das Dekanat Wolf-

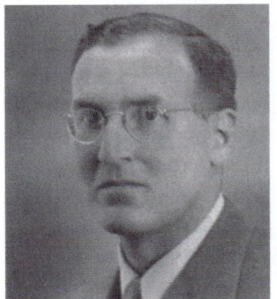

Abb. 7.2 Rudolf Chwalla (1900–1966), aus Figdor PP Biografien Österreichischer Urologen, S. 65

---

[24] Dies waren Julius Wagner-Jauregg, Ferdinand Hochstetter, Anton Eiselsberg und Norbert Ortner.

[25] Riehl scheint allerdings weder 1926 noch 1933 im Mitgliederverzeichnis dieses Vereins auf.

[26] UA, MED S 52.67.1, Protokoll zur Sitzung des Professorenkollegiums der Medizinischen Fakultät Wien vom 18. November 1931.

gang Denk, Bericht zu erstatten.[27] Das ging im Falle Chwallas merklich schneller: Denk erhielt am 10. Dezember nämlich zwei Briefe mit der jeweiligen Bitte um ein Gutachten.[28] Die Vermutung, dass neben dem jüdischen Urologen Blatt möglichst ein „arischer" Urologe habilitiert werden sollte, liegt nahe.

Das Habilitationsverfahren um Rudolf Chwalla zog sich in weiterer Folge aber doch merklich in die Länge, zumal Denk die Wahl einer anderen Publikation als Habilitationsschrift wünschte und das Gesuch am 20. April 1932 wieder an das Dekanat retournierte.[29] Nun ließ sich auch das Dekanat Zeit: Erst am 9. Dezember, fast auf den Tag genau ein Jahr nachdem das Gesuch an ihn übersandt worden war, teilte das Dekanat unter Bezugnahme auf den ständigen Ausschuss mit, dass Chwalla nun aufzufodern sei eine andere Arbeit als Habilitationsschrift auszuwählen.[30] Dieser kam dem Begehr anderthalb Wochen später auch nach und bat, statt „Die Entwicklung der Harnblase und der primären Harnröhre des Menschen etc." einen Artikel aus dem Archiv für klinische Chirurige aus 1930 auswählen zu können, nämlich „Zur Aetiologie der Blasendivertikel".[31] Ersterer Artikel war in der Zeitschrift für Anatomie und Entwicklungsgeschichte erschienen, der zweite hingegen in einem chirurgischen Journal – im Archiv für klinische Chirurgie. Damit war der Chirurg Denk zufrieden, und der weiteren Behandlung des (erneuerten) Gesuchs stand nichts mehr im Wege.

Kurz nachdem das Chwalla-Gesuch wieder im Dekanat eingelangt war, stellte Denk am 30. April das Gutachten zum wissenschaftlichen Gesamtwerk von Paul Blatt fertig. Jenes fiel durchwegs positiv aus. Denk zufolge waren 22 der 23 vorgelegten Arbeiten dem Gebiet der Urologie zuzuordnen, in fast allen Beiträgen, nämlich 20, schien der Habilitand als Alleinautor auf. Die Habilitationsschrift handelte vom renorenalen Reflex und war im Pharmakologischen Institut durchgeführt worden, mit der zugrunde liegenden Fragestellung, ob Reize, die auf eine Niere oder deren Harnleiter ausgeübt werden, auch in der anderen, gekreuzten Niere, eine Reaktion auslösten. Blatt fand seine Hypothese mittels onkometrischer Untersuchungen an 28 Kaninchen und Katzen bestätigt, samt der Feststellung, dass die Reizübertragung vor allem auf vasomotorischem Weg erfolgte. Blatts

---

[27] UA, MED GZ 393 ex 1930/31, Tabelle zum Habilitationsverfahren von Paul Blatt.

[28] UA, MED PA 71, fol. 11, Dekanat der Medizinischen Fakultät Wien an Wolfgang Denk, 10. Dezember 1931.

[29] UA MED PA 71, fol. 14, Wolfgang Denk an das Dekanat der Medizinischen Fakultät Wien, 20. April 1932.

[30] Ebd., fol. 15, Dekanat der Medizinischen Fakultät Wienn an Wolfgang Denk, 9. Dezember 1932.

[31] Ebd., fol. 16, Rudolf Chwalla an das Dekanat der Medizinischen Fakultät Wien, 21. Dezember 1932. Vollständigee Zitate: Chwalla, Rudolf, Über die Entwicklung der Harnblase und der primären Harnröhre des Menschen unter besonderer Berücksichtigung der Art und Weise, in der sich die Ureteren von den Urnierengängen trennen, nebst Bemerkungen über die Entwicklung der Müllerschen Gänge und des Mastdarms. In: Zeitschrift für Anatomie und Entwicklungsgeschichte 83 (1927); Chwalla, Rudolf (1930), Zur Ätiologie der Blasendivertikel. In: Archiv für urologische Chirurgie 30 (1930) 1/2.

Gesuch wurde von Denk „wärmstens befürwortet".[32] Das Gutachten zu Chwallas Gesuch liegt nicht (mehr) im Habilitationsakt auf, fiel offenbar aber nicht weniger befürwortend aus.[33] Es lag erst ein Dreivierteljahr nach jenem von Blatt, nämlich im Jänner 1933 vor.[34] Chwallas Schriftenverzeichnis umfasste inklusive der Habilitationsschrift 24 Arbeiten– und damit um eine mehr als bei Blatt –, wobei der Autor 23 Alleinautorschaften verzeichnete.[35]

Nach dem Gutachten folgte die zweite vorentscheidende Abstimmung im Professorenkollegium. Über Chwalla wurde noch im gleichen Monat, in dem das Gutachten eintraf, abgestimmt – am 25. Jänner 1933. Mit 27 Ja-Stimmen bei einem Nein und einer Enthaltung war dies eine klare Angelegenheit.[36] Nicht so bei Paul Blatt: Nachdem das Gutachten Denks am 6. Mai 1932 im Dekanat eingelangt war, votierte der Ausschuss am 1. Juni einstimmig für das Habilitationsgesuch und dessen weitere Behandlung, bei immerhin neun stimmberechtigten Mitgliedern. Fünf Wochen später, am 6. Juli, wiederholte sich aber das Szenario des vorhergehenden Jänner: Zwar stimmte der Großteil der Professoren und Dozenten mit „Ja", neben den 18-Pro-Stimmen waren allerdings ganze neun dagegen.[37] Angesichts des wohlwollenden Urteils von Wolfgang Denk und der zweifellos gegebenen Eignung der wissenschaftlichen Arbeiten für eine Habilitation im Fach Urologie stellt sich die Frage, warum neun Kollegiumsmitglieder dagegen waren.

Die zweite Abstimmung war auch insofern bedeutend, als das folgende Kolloquium und die Probevorlesung für die Bewerber in der Regel Formsache waren. Ablehnungen im dritten Durchgang waren also tendenziell schwer zu rechtfertigen, wenn die vorhergehenden Abstimmungen positiv ausgefallen waren. Tatsächlich fiel das abschließende Votum bei Blatt wieder deutlicher pro Dozentur aus: Am 16. November 1932 stimmten 22 dafür, vier dagegen, einer enthielt sich der Stimme.[38] Chwalla erhielt am 22. Februar 1933 ausschließlich Ja-Stimmen, 27 an der Zahl.[39] Am 15. Dezember 1932 war Blatt Privatdozent, am 9. März Chwalla.

---

[32] UA, MED GZ 393 ex 1930/31, Wolfgang Denk, Bericht zum Habilitationsgesuch von Paul Blatt, 30. April 1932.

[33] ÖStA/AVA, MED PA 71, Dekanat der Medizinischen Fakultät Wien an das Bundesministerium für Unterricht [im Folgenden: BMU], 23. Februar 1933.

[34] Vgl. UA, MED PA 71, fol. 8, Bogen 1051-1930/31.

[35] UA, MED PA 71, fol. 23, Dr. Rudolf Chwalla, Verzeichnis der bisher erschienenen 24 wissenschaftlichen Arbeiten.

[36] ÖStA/AVA, PA Chwalla, Dekanat der Medizinischen Fakultät Wien an an das BMU, 23. Februar 1933.

[37] UA, MED GZ 393 ex 1930/31, Tabelle zum Habilitationsgesuch von Paul Blatt.

[38] Ebd.

[39] ÖStA/AVA, PA Chwalla, Dekanat der Medizinischen Fakultät Wien an das BMU, 23. Februar 1933.

7.5.3 Das Scheitern des Koloman Haslinger. Eine Spurensuche

Trotz der hier beschriebenen Zurücksetzung „jüdischer" Wissenschaftler und Wissenschaftlerinnen war es ausgerechnet ein nicht jüdischer Urologe, dessen Habilitationsgesuch abgelehnt wurde – Koloman Haslinger.[40] Der bei der Antragstellung 38-jährige Assistent an der II. Chirurgischen Universitätsklinik unter Julius Hochenegg und Leiter der Urologischen Abteilung reichte sein Gesuch am 5. November 1927 im Dekanat ein. Anfangs schien es für Haslinger gut zu laufen: Der ständige Ausschuss trat ein gutes Monat später, am 7. Dezember 1927, zum ersten Mal zusammen und wählte Anton Eiselsberg als Gutachter, der sogleich am 13. Dezember um den Bericht gebeten wurde.[41] Danach kam das Verfahren aber ins Stocken. Als im Dezember 1928 noch immer kein Bericht Eiselsbergs im Dekanat eingelangt war, erinnerte dieses den Klinikvorstand daran, dass das Professorenkollegium binnen eines Jahres eine Entscheidung zu treffen habe.[42] Eiselsberg lieferte dann auch. Sein Bericht schien hastig niedergeschrieben worden zu sein, war gezeichnet von Schlampigkeitsfehlern oder auch Sätzen, in denen etwa ein Verb fehlte. Zudem beschränkte sich das Gutachten auf Inhaltsangaben, so heißt es zu den kasuistischen Mitteilungen: „Meist sehr interessante Fälle, unter denen ich besonders die Arbeit ‚Lebensrettende Nephrostomie bei akuter Harnretention' hervorheben will, in welcher mitgeteilt wird, dass es durch Nephrostomie gelang, einer 48 stündige Anurie mit Erfolg zu begegnen." Um Haslingers Habilitationsschrift, den in der Zeitschrift für urologische Chirurgie erschienen Aufsatz „Die pyelonephritische Schrumpfniere",[43] machte Eiselsberg einen Bogen – mit der Begründung „über das beschriebene Krankheitsbild keine eigene Erfahrung" gemacht zu haben. Er reichte die Habilitationsschrift – offenbar ohne Konsultation des ständigen Ausschusses – an den pathologischen Anatom Rudolf Maresch weiter – mit der Bitte, diese zu begutachten.[44] Mareschs Urteil war ein vernichtendes: Es handle sich bei Haslingers Arbeit um „eine gewiss sehr fleissige Zusammenstellung der über diesen Gegenstand bestehenden Literatur ohne dass irgend etwas eigenes Neues beigebracht wird". Auf dem pathologisch-anatomischen Gebiet fühle sich der Bewerber „nicht ganz sicher", es werde „Verschiedenartiges zusammengeworfen", und so genüge „diese Arbeit nicht den Anforderungen […], die man an eine Habilitationsschrift stellen muss".[45] Das Schreiben war datiert mit 5. Juli 1928. Eiselsberg hatte demnach ein Jahr verstreichen lassen, ohne sich eingehend mit Haslingers Arbeiten auseinanderzusetzen. Er be-

---

[40] Vgl. zu Haslinger auch Hubensdorf 2011, S. 152–155.
[41] UA, MED PA 185, fol. 5, Protokoll No 153 zum Habilitationsgesuch Koloman Haslingers.
[42] UA, MED PA 185, fol. 33, Dekanat der Medizinischen Fakultät Wien an Anton Eiselsberg, 20. Dezember 1928.
[43] Volständiges Zitat: Haslinger, Koloman, Die pyelonephritische Schrumpfniere. In: Zeitschrift für urologische Chirurgie 22 (1927) 1/2.
[44] UA, MED PA 185, fol. 36, Anton Eiselsberg an das Professorenkollegium der Medizinischen Fakultät Wien, Dezember 1928.
[45] Ebd., fol. 34, Rudolf Maresch an Anton Eiselsberg, 5. Juli 1928.

daure, so Eiselsberg, dass Mareschs „Urteil nicht günstiger ausgefallen ist", da er Haslinger „für einen ausserordentlich tüchtigen, modern ausgebildeten Chirurgen [...], der wohl wie nur wenige das gesamte Gebiet der praktischen Urologie vollkommen beherrscht".[46] Ob das erstgemeint war, darf bezweifelt werden.

Das Gutachten war mit „Dezember 1928" datiert, erreichte aber erst am 30. Jänner 1929 den ständigen Ausschuss. Dieser beauftragte am 27. Februar Hans Rubritius, ein weiteres Gutachten zu schreiben.[47] Der Leiter der Urologischen Abteilung der Wiener Allgemeinen Poliklinik und Titularprofessor an der Universität Wien, lieferte binnen zwei Monaten – und gestand Haslinger zu, „durch exacte und geistvolle Anwendung modernster Untersuchungsmethoden, auch komplizierte Krankheitsfälle zu klären", ein ausgezeichneter Operateur zu sein und „nicht nur die urologische Chirurgie" zu beherrschen, sondern auch „als Vollchirurg entsprechend zu werten" sei. Rubritius konnte auch dem publizistischen Gesamtwerk etwas abgewinnen und empfahl die Verleihung der Venia legendi für Urologie.[48]

Tag der Entscheidung war der 12. Juni 1929. Dem Professorenkollegium lagen nun drei Bewertungen vor: ein nichtssagendes Gutachten Eiselsbergs, ein kurzes negatives Urteil ausschließlich zur Habilitationsschrift und schließlich ein dreiseitiger, wohlwollender Bericht von Hans Rubritius. Haslingers Patron, Julius Hochenegg, konnte sich nun im Professorenkollegium direkt den Einwänden stellen. Es sollte aber anders kommen: Hochenegg fand sich zum Zeitpunkt der Abstimmung nämlich nicht im Sitzungssaal. „Ein plötzliches Unwohlsein" sei der Grund dafür gewesen, dass er den Saal früher verlassen habe müssen, teilte er dem Dekanat am 1. Juli 1929 mit.[49] Währenddessen stimmte das Kollegium über das Gesuch seines Schülers ab: Mit 16 Gegenstimmen, acht Stimmen dafür und drei Enthaltungen wurde dieses klar abgelehnt.[50] Wie Hochenegg in Erfahrung brachte, hatte sich der Embryologe Alfred Fischel gegen eine Habilitation Haslingers ausgesprochen. Dieser, so empörte sich Hochenegg, sei „durchaus nicht die berufene Persönlichkeit", über ein praktisches Fach wie die Urologie zu urteilen, weshalb er beantragte, abermals über den Antrag abzustimmen.[51] Das Professorenkollegium lehnte mit fast identischen Votum ab – 17 waren dagegen, neun dafür.[52]

Die Ablehnung war nicht nur ein Dämpfer für die akademische Laufbahn Koloman Haslingers, sie kam auch einer Brüskierung Julius Hocheneggs gleich. Dieser stand

---

[46] Ebd., fol. 36, Anton Eiselsberg an das Professorenkollegium der Medizinischen Fakultät Wien, Dezember 1928.
[47] Ebd., fol 5, Protokoll No 153 zum Habilitationsgesuch Koloman Haslingers.
[48] Ebd., fol. 40, Hans Rubritius, Berichterstattung über das Habilitationsgesuch Koloman Haslingers, 27. April 1929.
[49] Ebd., fol. 47, Julius Hochenegg an das Dekanat der Medizinischen Fakultät Wien, 1. Juli 1929.
[50] Ebd., fol. 5, Protokoll No 153 zum Habilitationsgesuch Koloman Haslingers.
[51] Ebd., fol. 47, Julius Hochenegg an das Dekanat der Medizinischen Fakultät Wien, 1. Juli 1929.
[52] Ebd., fol. 4, Auszug aus dem Protokoll zur Sitzung des Professorenkollegiums der Medizinischen Fakultät Wien vom 10. Juli 1929.

1928/29 zwar seit einem Vierteljahrhundert der II. Chirurgischen Klinik vor, hatte in diesem Zeitraum aber nie als Dekan oder Rektor amtiert und stand nun kurz vor seiner Emeritierung. Hochenegg war auch in keinem der damals einflussreichsten Vereine und Netzwerke vertreten, verfügte dementsprechend über keine große Machtfülle. Mit einem kurz vor der Emeritierung stehenden Ordinarius hatte sich niemand mehr gutzustellen – oder zu befürchten, dass dieser bei den Habilitationen eigener Schüler zurückschlagen werde. Die Erzählung, die Haslinger nach dem „Anschluss" 1938 verbreitete, wonach jüdische Kreise seine Habilitation verhindert hätten, hatte bereits Michael Hubenstorf mit dem Hinweis auf die Zahl „jüdischer" Mitglieder im Professorenkollegium vor einigen Jahren als Mär enttarnt (Hubensdorf 2011, S. 155–157). Dass „Professor Eiselsberg mit Hochenegg auf Kriegsfuß stand", wie Haslinger 1943 in einem Brief an Franz Hamburger behauptete, könnte schon eher der Wahrheit entsprochen haben.[53] Etwa zehn Jahre später sollte das nunmehrige NSDAP-Mitglied Haslinger ohneweiters als Opfer von Intrigen anerkannt und als solches zum Dozenten und außerplanmäßigen Professor ernannt werden.

7.6 Bemühungen um die Titularprofessor bis 1938

Eine wirkliche Professur an der Universität Wien blieb allen neun Habilitanden bis 1938 – und darüber hinaus – versagt. Es blieb Richard Übelhör vorbehalten, im Jahr 1962 zum ersten außerordentlichen Universitätsprofessor der Urologie ernannt zu werden. Eine andere Auszeichnung war aber durchaus in Reichweite: die titulierte außerordentliche Professur. Diese ging zwar mit keiner Besoldung, geschweige denn mit einer Verbeamtung einher, sie brachte aber Renommee und war für die Berufslaufbahn ein wichtiges Asset. Zwei der acht habilitierten Urologen schafften es bis zum März 1938, den Titel eines außerordentlichen Universitätsprofessors zu erlangen. Das war an der Medizinischen Fakultät, wo – zurückgehend auf einen Vorschlag Julius Wagner-Jaureggs – eine Zweidrittelmehrheit im Professorenkollegium nötig war, kein leichtes Unterfangen.[54] Voraussetzungen für den Titel waren die regelmäßige Abhaltung von Lehrveranstaltungen und die erfolgreiche Fortsetzung der wissenschaftlichen Arbeit nach der Habilitation.[55] Viktor Blum und Rudolf Paschkis konnten sich ab Juli 1921 bzw. August 1927 als (außerordentliche) Universitätsprofessoren bezeichnen, nachdem die nötigen Zweidrittelmehrheiten, wenn teilweise auch knapp (Blum: 18 Ja, 7 Nein,[56] Paschkis: 22 Ja, 7 Nein) erreicht

---

[53] UA, MED PA 185, fol. 110, Koloman Haslinger an Franz Hamburger, 5. Juni 1943.
[54] ÖStA/AVA, BMU, 4990 ex 1919, Referat Julius Wagner-Jaureggs im Professorenkollegium der Wiener Medizinischen Fakultät, o. J. (1919).
[55] HabilO 1920, § 20.
[56] UA, MED S 52.56.4, Protokoll zur Sitzung des Professorenkollegiums der Medizinischen Fakultät Wien, vom 16. März 1921.

worden waren.⁵⁷ Dass ausgerechnet zwei „jüdische" Dozenten die Auszeichnung erhielten, verdeutlicht, dass Widerstände bei der Titularprofessur weitaus geringer waren als im Falle der vorangegangenen Habilitation. Mit Anton Eiselsberg fand sich sogar ein Mitglied des antisemitischen Vereins deutscher Ärzte in Österreich als Unterstützer des jüdischen Dozenten Oswald Schwarz. Eiselsberg beantragte in nicht weniger als vier aufeinanderfolgenden Studienjahren, beginnend mit 1927/28 die Titularprofessur für Schwarz. Als sich der ständige Ausschuss im Februar 1931 wieder einmal der Causa annahm, kam dieser überein, Eiselsberg um einen Bericht zu ersuchen.⁵⁸ Der Vorstand der I. Chirurgischen Klinik lobte Schwarz, der seit der Habilitation 25 Arbeiten veröffentlicht und ein Buch herausgegeben hatte, in den höchsten Tönen, nicht nur dessen wissenschaftliches Wirken (mit Schwerpunkten etwa in den Bereichen Nierenfunktionsdiagnostik und Sexualpathologie), sondern auch seine freiwillige Meldung an die Front im Ersten Weltkrieg – ein Aspekt, der wohl auch den Gegnern im Professorenkollegium den Wind aus den Segeln nehmen sollte. Er verwies auf eine vertrauliche Mitteilung Hans Rubritius', wonach Schwarz „mit dem ganzen Apparat von komplizierten Untersuchungsmethoden, mit der Beurteilung einschlägiger Krankheitsbilder hinsichtlich Diagnose, Prognose und Therapie bestens vertraut" sei. Ein halbes Jahr vor seiner Emeritierung warf Eiselsberg nochmals alles in die Waagschale, suchte den Kontakt zum einst mächtigsten Mann der Fakultät, zum mittlerweile emeritierten Julius Wagner-Jauregg sowie zum Vorstand der Psychiatrisch-Neurologischen Klinik Otto Pötzl – und bat beide um ein Urteil, um dem Antrag mehr Schlagkraft zu verleihen. Wagner-Jaureggs Urteil kam nicht über eine Inhaltsangabe hinaus und war bestenfalls als nüchtern zu werten, Pötzl klang schon eher unterstützend, bezeichnete Schwarz' Arbeit zur Sexualpathologie als „sehr bemerkenswert, stark theoretisch, geistvoll-philosophisch".⁵⁹ Der ständige Ausschuss konnte sich am 4. März 1931 zu keiner Befürwortung durchringen, stimmte mit vier zu fünf dagegen, wonach im Professorenkollegium mit 14 zu 14 Stimmen (bei einer Enthaltung) ein Patt gegeben war. Der Antrag galt somit als abgelehnt.⁶⁰ Kurz danach wurde auch Schwarz' Bewerbung um eine Facharztstelle an den Wiener öffentlichen Fondskrankenanstalten abgelehnt.⁶¹ Theodor Hryntschak, dessen Habilitationsgesuch in der letzten Abstimmung nur eine Gegenstimme erhalten hatte, scheiterte (vorerst) ebenso an der Hürde Titularprofessur. Von 1934 bis 1938 langten vier Anträge, unterstützt von den Vorständen der beiden Chir-

---

⁵⁷ UA, MED S 52.62.0, Protokoll zur Sitzung des Professorenkollegiums der Medizinischen Fakultät Wien vom 22. Juni 1927.

⁵⁸ UA, MED PA 771, fol. 32, Dekanat der Medizinischen Fakultät Wien an Anton Eiselsberg, 5. Februar 1931.

⁵⁹ Ebd., fol. 35, Anton Eiselsberg an das Professorenkollegium der Medizinischen Fakultät Wien, Februar 1931.

⁶⁰ Ebd., fol. 42, Abstimmungsergebnisse zum Antrag Anton Eiselsbergs auf Verleihung des Titels eines außerordentlichen Professors an Oswald Schwarz.

⁶¹ Ebd., fol. 51, Bundesministerium für soziale Verwaltung an das Dekanat der Medizinischen Fakultät Wien, 30. Juni 1931.

urgischen Kliniken Egon Ranzi und Wolfgang Denk auf Verleihung der Titularprofessur ein. Der letzte dieser Anträge datiert vom 15. April 1938.[62] Mit den politischen Verhältnissen änderten sich auch die zugrunde liegenden Universitätsgesetze. Mit Verweis auf die Reichshabilitationsordnung teilte die Abteilung IV des Ministeriums für innere und kulturelle Angelegenheiten mit, Hryntschak solle die Ernennung zum Dozenten neuer Ordnung sowie zum außerplanmäßigen Professor beantragen.[63]

7.7 Der „Anschluss" 1938: Vertriebene und Beförderte, Lebens- und Karrierewege danach

Die Wiener Medizinische Fakultät erfuhr mit dem „Anschluss" 1938 und der Machtübernahme durch die Nationalsozialisten Massenvertreibungen in einem Ausmaß, wie sie in der Geschichte der Universitäten so noch nicht vorgekommen waren. Acht von 19 Ordinarien, 12 von 19 außerordentlichen Professoren, 57 von 100 Dozenten mit Professorentitel und 88 von 158 Privatdozenten – und damit 56 % der aktiven Professoren und Dozenten – wurden infolge des März 1938 aus der Universität vertrieben. Auch zehn Emeriti wurden verfolgt.[64] Der überwiegende Großteil dieser Vertreibungen (fast 90 %)[65] erfolgte aus „rassischen" Gründen, die Betroffenen oder ihre Ehegattinnen oder -gatten galten gemäß der Nürnberger Rassengesetze als nicht „arisch". Auch für fünf der neun hier behandelten Urologen bedeutete der 12. März 1938 die Enthebung vom Lehramt an der Universität – und den Beginn einer oft mehrjährigen Phase, die von Vertreibung, Entrechtung und Flucht gekennzeichnet war. Hans Gallus Pleschner, der gemäß NS-Rassendoktrin als „Mischling ersten Grades" galt, konnte als Einziger im Deutschen Reich bleiben und zog sich nach Seefeld in Tirol zurück. Er konnte in den folgenden Jahren in Innsbruck praktizieren und lehrte aber 1947 an der Universität Innsbruck wieder als Privatdozent. Nach Kriegsende war er als NS-Geschädigter und in Österreich verbliebener verdienter Urologie prädestiniert für den Vorsitz in der neu gegründeten Österreichischen Urologischen Gesellschaft (Hubenstorf 2011, S. 162).

Für die drei jüdischen Dozenten und den schon lange vor 1938 aus dem Judentum ausgetretenen Viktor Blum (Abb. 7.3) war an einen Verbleib in der nunmehrigen „Ostmark" nicht zu denken. Blum wurde per 30. April 1938 als Vorstand der Urologischen Abteilung am Sophienspital entlassen und flüchtete gemeinsam mit seiner Frau Alice Blum nach Paris. Nachdem sie Visa für die USA erhalten hatten, erreichten sie am 1. November 1939,

---

[62] Vgl. UA, MED PA 219, fol. 45, Wolgang Denk an das Professorenkollegium der Medizinischen Fakultät Wien, 15. April 1938.
[63] Ebd., fol. 77, Ministerium für innere und kulturelle Angelegenheiten/Abteilung IV an das Rektorat der Universität Wien, 2. Mai 1939.
[64] Die Zahlen und Anteilswerte basieren auf eigenen Erhebungen.
[65] Von den 1937/38 noch aktiven Lehrenden waren es 89 %, gemessen an sämtlichen Lehrenden im Personalverzeichnis der Fakultät mit 88 ein Prozentpunkt weniger.

Abb. 7.3 Viktor Blum 1877–1954, Institut für Geschichte der Medizin, Wien

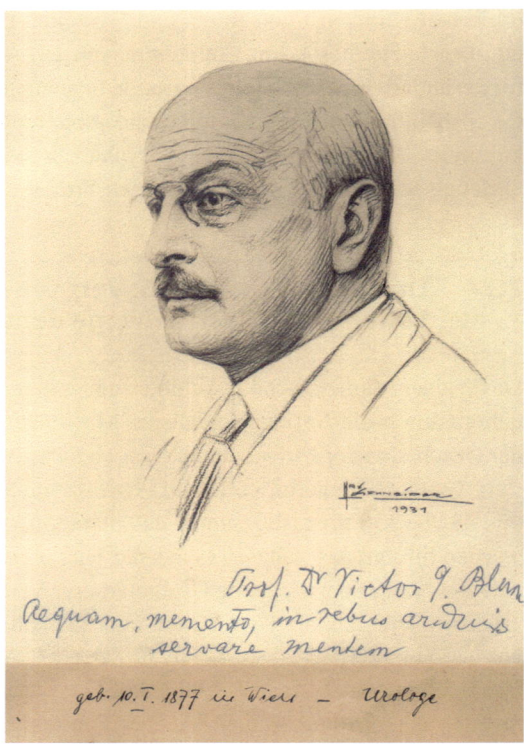

nach einer sechstätigen Schifffahrt über Le Verdon (Frankreich) New York City. Blum war in den USA weiter medizinisch tätig und wurde Professor an der Loyola University Chicago/Illinois. Ebenda lebte er bis zu seinem Tod im Jahr 1954.[66] Auch Rudolf Paschkis gelang 1940 die Flucht in die USA, wo er wieder als Urologe praktizieren konnte (Merinsky 1980, S. 185–186). Paul Blatt, der letzte in Österreich habilitierte jüdische Urologe vor dem „Anschluss", galt als Vorstand einer Loge der jüdischen Organisation B'nai B'rtih als besonders exponiert – und gefährdet. Er wurde im März 1938 inhaftiert und erst Anfang Juni – mutmaßlich nach Bezahlung eines Betrages in US-Dollar – aus der Haft entlassen. Gemeinsam mit seinem älteren Sohn Hans konnte er nur kurze Zeit später nach Frankreich ausreisen, seine Frau und sein jüngerer Sohn Franz folgten im August. Die Familie lebte gemeinsam ein Jahr in Paris und reiste dann – kurz vor Beginn des Zweiten Weltkrieges – in die USA, nach Cincinnati/Ohio aus. Blatt praktizierte ab 1940 in einer Privatpraxis wieder als Urologe und arbeitete zudem im Cincinnati Jewish Hospital. Nach seiner Pensionierung 1971 ging er nach Australien, wo sein älterer Sohn mittlerweile als Universitäts-

---

[66] Herbert Posch, Biografie zu Viktor Blum, online unter: https://gedenkbuch.univie.ac.at/page/14/person/viktor-blum (22.12.2024).

professor lehrte.⁶⁷ Einer der vier „jüdischen" Urologiedozenten hatte Österreich bereits Jahre vor dem „Anschluss" in Richtung England verlassen: Oswald Schwarz. Ab 1934 in London, wandte er sich verstärkt der Psychologie zu, die bereits davor einen großen Stellenwert in seinen Arbeiten eingenommen hatte. Mittlerweile etablierter Psychologe,⁶⁸ kehrte er angesichts der politischen Entwicklungen nicht mehr nach Österreich und an die Universität Wien zurück, wo ihm die Nationalsozialisten 1938 seine Dozentur entzogen.⁶⁹

Für die vier nicht-jüdischen Urologen, die nach dem März 1938 keinen Verfolgungsmaßnahmen ausgesetzt waren, eröffneten sich mit den Massenvertreibungen aus den Universitäten und Krankenanstalten hingegen neue Karrierechancen. Ausgerechnet Koloman Haslinger, der 1929 vom Professorenkollegium abgewiesen worden war, schaffte es in der NS-Zeit zum mächtigsten Wiener Urologen. Seit März 1933 Beisitzer im Gau Wien des Vereins deutscher Ärzte in Österreich und seit März 1937 formal NSDAP-Mitglied, eigenen Angaben zufolge seit 1934 (Hubenstorf 2011, S. 152), konnte er bereits ein Jahr nach dem „Anschluss" drei neue Funktionen in seinem Lebenslauf verzeichnen: Obmann der Wiener Urologischen Gesellschaft, Senator der Wiener Medizinischen Akademie und I. Schriftführer der Wiener Medizinischen Gesellschaft, der vormaligen Gesellschaft der Ärzte in Wien. Im Krankenhaus Wien-Wieden, wo er seit 1931 dem Urologischen Ambulatorium vorstand, eröffneten sich auch neue Optionen: Er leitete ab Oktober 1940 die Direktionsgeschäfte.⁷⁰ Unter den neuen politischen Rahmenbedingungen konnte Haslinger, der seit Studententagen dem Akademischen Corps Hansea zu Wien angehörte, nun auch die Schmach von 1929 vergessen machen. Sein Habilitationsgesuch vom 20. Oktober 1940 war bereits am 5. Februar 1941 erfolgreich abgehandelt.⁷¹ Am 2. Juli war Haslinger Dozent neuer Ordnung. Leopold Schönbauer und Wolfgang Denk, die Vorstände der beiden Chirurgischen Kliniken, hatten als Gutachter fungiert.⁷² Zwei Jahre später setzte sich vor allem Franz Hamburger, Vorstand der Universitätskinderklinik für die Ernennung zum außerplanmäßigen Professor ein, und behauptete vehement, Haslingers Scheitern sei wegen dessen politischer Haltung („H. war als Nationaler, später als Nationalsozialist bekannt") erfolgt.⁷³ Trotz anfänglichen Widerstands im zuständigen Kollegium, etwa von

---

⁶⁷ Katharina Kniefacz/Herbert Posch, Biografie zu Paul Blatt, online unter: https://gedenkbuch.univie.ac.at/page/12/person/paul-blatt (22.12.2024).

⁶⁸ Biografie zu Oswald Schwarz, https://www.geschichtewiki.wien.gv.at/Oswald_Schwarz.

⁶⁹ Vgl. Personalstand der Universität Wien für das Studienjahr 1937/38 (1937). Herausgegeben vom Rektorat der Universität Wien nach dem Stande vom 1. November 1937, Verlag von Adolf Holzhausens Nfg.: Wien, 37.

⁷⁰ UA, MED PA 185, fol. 54, Curriculum vitae vom 20. Oktober 1940. Der Lebenslauf stammt von 1940, die genannten Funktionen hatte Haslinger ab 1939 eingenommen. Vgl. Hubenstorf 2011, S. 153.

⁷¹ Ebd., fol. 96, REM, 2. Juli 1941.

⁷² Ebd., fol 173, Wolfgang Denk und Leopold Schönbauer an das Dekanat der Medizinischen Fakultät Wien, 28. November 1940.

⁷³ Ebd., fol 109, Franz Hamburger an das Medizinische Dekanat der Universität Wien, 9. Juni 1943.

Seiten des Physiologen Friedrich Plattner,[74] und obwohl das Gutachten von Wolfgang Denk durchaus kritisch ausfiel („wenn man einen strengen kritischen Masstab (sic) anlegt, wissenschaftlich nicht von überragender Bedeutung"),[75] war Haslinger mit Erlass vom 9. März 1944 außerplanmäßiger Professor.[76] Am gleichen Tag verstarb „einer der führenden Urologen Wiens", so Wolfgang Denk in seinem Nachruf, an einem Herzleiden.[77]

Für die übrigen drei verbliebenen Dozenten von 1938 zeigte die Karriereleiter nicht derart steil nach oben wie im Fall des bereits mit 54 Jahren verstorbenen Haslinger. Dem NS-Regime wussten sich die meisten anzudienen. Rudolf Chwalla war ab dem 2. Februar 1940 Dozent neuer Ordnung.[78] Sein Austritt aus der römisch-katholischen Kirche und die Selbstbeschreibung als „gottgläubig" lässt auf ein hohes Maß an Identifikation mit dem Nationalsozialismus schließen.[79] Vor diesem Hintergrund erscheint es wenig glaubwürdig, dass Chwalla 1945 – bezogen auf eine Anwärterschaft in der NSDAP ab 1943 – zu Protokoll gab, er sei „damals schon längst überzeugter Gegner" gewesen.[80] Auch beklagte er, „[t]rotz Habilitierung seit 1933 und reger wissenschaftlicher Betätigung unter dem NS-regime (sic) nicht ao. Prof. [außerordentlicher Professor] geworden" zu sein.[81] Chwalla schien in den Nachkriegsjahren nicht mehr als Privatdozent an der Universität Wien auf. Bemühungen um die Wiederaufnahme der Lehrtätigkeit sind zumindest in den Personalakten nicht dokumentiert.

Auch Theodor Hryntschak wurde am 19. September 1939 zum Dozenten neuer Ordnung ernannt,[82] am 20. November zum außerplanmäßigen Professor.[83] Hauptberuflich leitete er weiterhin (seit 1927/28) das Urologische Ambulatorium im Wilhelminenspital, ging dann aber 1944 an die Urologische Abteilung der Poliklinik. Auch Hryntschak hatte sich wie Haslinger offenbar schon vor 1938 für die NSDAP betätigt. Zumindest bescheinigte ihm der Wiener Vizebürgermeister Josef Richter, sich mit Spenden und der Bereitstellung seines Wagens für die illegale NSDAP und SA eingesetzt zu haben. Nachdem er von September 1939 bis 1941 in der Wehrmacht gedient hatte (Standortlazarett in Wien) und mit Versehrtenstufe III entlassen wurde, fand er 1942 auch Aufnahme in die NSDAP – formal per 1. Mai 1938. So war er in der NS-Zeit, nach dem Tod Haslingers

---

[74] UA, MED PA 185, fol 102, Protokoll zur zweiten Kommissionssitzung am 16. Juni 1943.

[75] Ebd., fol 118, Wolfgang Denk an das Dekanat der Medizinischen Fakultät Wien, o. J.

[76] Ebd., fol. 180, Rektorat an das Dekanat der Medizinischen Fakultät Wien, 17. März 1944.

[77] Ebd., fol 3, Wolfgang Denk, Koloman Haslinger, o. J.

[78] UA, MED PA 71, fol 66, REM, Urkunde zur Ernennung Rudolf Chwallas zum Dozenten, 19. Februar 1940 (Abschrift).

[79] UA, Senat S 265.4, Personalstandesblatt von Rudolf Chwalla, o. J. (1942/43 ausgefüllt).

[80] UA, MED PA 71, fol 72, Personalblatt von Rudolf Chwalla, 4. Juni 1945.

[81] Ebd., fol 73, Personalblatt von Rudolf Chwalla, 12. August 1945.

[82] UA, MED PA 219, fol 85, REM an den Reichskommissar für die Wiedervereinigung Österreichs mit dem Deutschen Reich, 19. September 1939.

[83] Ebd., fol 133, REM, Urkunde zur Ernennung Theodor Hryntschaks zum außerplanmäßigen Professor, 20. November 1939 (Abschrift).

auch qualifiziert für die Obmannschaft in der Wiener Urologischen Gesellschaft (1930 sowie 1936 bis 1937 war er Vizepräsident gewesen) (Hubenstorf 2011, S. 155–157). Nach Kriegsende blieb Hryntschak in der Poliklinik. Die Lehrbefugnis verlor er 1945 bis auf weiteres. Als Minderbelasteter mit der Versehrtenstufe III – er war im November 1941 aus der Wehrmacht entlassen worden[84] – war er laut NS-Verbotsgesetz 1947 von den Sühnefolgen befreit.[85] Im Dezember 1947 war er wieder Dozent, ein Jahr später fand sich auch der Titel außerordentlicher Professor vor seinem Namen,[86] und 1950 war die Entnazifizierung zumindest soweit aufgeweicht worden, dass Hryntschak wieder als Präsident der Fachgesellschaft – der nunmehrigen Österreichischen Gesellschaft für Urologie – amtieren konnte. Zwei Jahre später verstarb er mit 62 Jahren in Wien.

Karl Hutter war der wohl politisch Unauffälligste unter den im Personalstand der Universität verbliebenen Urologen. Auch ihm wurde die Dozentur neuer Ordnung zugestanden.[87] Er tauchte bislang in keinem der einschlägig antisemitischen Netzwerke wie etwa dem Verein deutscher Ärzte in Österreich auf und war offenbar auch nicht Mitglied oder Anwärter der NSDAP, zumal er 1945 weiterlehren konnte und im September 1946 als Titularprofessor ausgezeichnet wurde.[88] Hutter verstarb im Juni 1954.

7.8 Resümee und Ausblick

Die Gruppe der neun Habilitanden der Urologie in den Jahren 1910 bis 1938 war in vielerlei Hinsicht charakteristisch für die Dozentschaft der Wiener Medizinischen Fakultät in diesen Jahren: Der Großteil war in Wien geboren und hatte hier das Studium abgeschlossen, die soziale Herkunft war durchwegs (bildungs-)bürgerlich, und etwa die Hälfte jüdischer Herkunft. Die Unterschiede, um nicht zu sagen: die Spaltung, zwischen „jüdischen" und nicht „jüdischen" Wissenschaftlern tritt in den Lebensläufen besonders drastisch zutage: So blieb die Anstellung in öffentlichen Spitälern und Universitätskliniken vor allem Zweiteren vorbehalten, lediglich die Tätigkeit als Operationszögling an einer der beiden Chirurgischen Universitätskliniken war eine Gemeinsamkeit. Auch in den Habilitationsverfahren spielten außerwissenschaftliche Kriterien durchaus eine Rolle, und ein Teil des Professorenkollegiums stimmte per se und unabhängig davon, wie die Gutachten ausgefallen waren, gegen „jüdische" Kandidaten. Im Laufe eines Verfahrens mit den insgesamt drei Abstimmungen im Professorenkollegium ging der Anteil der Nein-Stimmen aber merklich zurück. Der einzige Abgewiesene war nichtsdestotrotz „arisch" – und

---

[84] Ebd., fol. 105, Curriculum vitae vom 15. Mai 1948.
[85] Ebd., fol. 94, Hryntschak an das MED Dekanat, 27. Mai 1947.
[86] Ebd., BMU an das Dekanat der Medizinischen Fakultät Wien, 5. Dezember 1947; BMU an Theodor Hryntschak (Abschrift), 3. September 1948.
[87] UA, MED PA 226, fol 24, REM, Urkunde zur Ernennung Karl Hutters zum Dozenten, 6. April 1940 (Abschrift).
[88] Ebd., fol 14, BMU an Dekanat der Medizinischen Fakultät, 27. September 1946.

zehn Jahre nach seiner Ablehnung mächtigster Urologe auf dem Gebiet des einstigen Österreich: Koloman Haslinger. Paul Blatt, Viktor Blum und Rudolf Paschkis gelang nach dem „Anschluss" die rettende Flucht ins Ausland, oder aber sie kehrten angesichts der politischen Entwicklung nicht mehr nach Österreich zurück (Oswald Schwarz). Es war schließlich durchaus charakteristisch für die Wiener Medizinische Fakultät und Nachkriegsösterreich, dass Bemühungen um ihre Rückkehr weitgehend ausblieben.

Für die Urologie und ihre Entwicklung hin zu Klinikgründung und Professur Anfang der 1960er-Jahre ist schließlich ein Blick auf die Habilitationen in den drei Jahrzehnten danach aufschlussreich: Nach dem „Anschluss" ernannte das Reichsministerium für Wissenschaft, Erziehung und Volksbildung [im Folgenden: REM] zwei Wissenschaftler zu Dozenten der Urologie an der Universität Wien: Paul Deuticke (1901–1981) und Koloman Haslinger (beide 1941). Bertrand Bibus (1906–1973), Alois Glingar und Herbert Henninger hatten zwar allesamt in den Jahrenn 1940 bis 1944 habilitiert, nicht aber die Lehrbefugnis für Urologie erhalten, Als nun Deuticke und Henninger im Rahmen eines neuerlichen Habilitationsverfahrens Ende der 1940er-Jahre wieder die Lehrbefugnis erhielten, lautete diese in beiden Fällen auf Chirurgie mit besonderer Berücksichtigung der Urologie.[89] Mit Herbert Weber (1903–1970), der 1940 Dozent neuer Ordnung geworden war und auch in der Zweiten Republik als Privatdozent lehrte, waren Mitte der 1950er-Jahre nun drei Dozenten mit diesem Fach im Personalstand verzeichnet. Ihnen gegenüber stand mit Bertrand Bibus gerade einmal ein Privatdozent (Habilitation 1948) für Urologie, Richard Übelhör war als Chirurg verzeichnet. Erst 1958 habilitierte mit Sepp Rummelhardt (1919–1987) wieder jemand ausschließlich im Fach Urologie, gefolgt von Horst Haschek (1920–2004, Dozent 1963), Martin Pecherstorfer (Dozent 1966) und Peter Paul Figdor (1926–2020, Dozent 1969). So scheint es durchaus plausibel, dass die Vorstände der beiden Chirurgischen Universitätskliniken Wolfgang Denk (1953 pensioniert) und Leopold Schönbauer (1960 pensioniert) – in der NS- und Nachkriegszeit als regelmäßige Gutachter die wichtigsten Gatekeeper – ihren Teil dazu beitrugen, die Urologie (vorerst) unter dem Dach der Chirurgie zu behalten.

Literatur

Adamovich L (1948) Hochschulverwaltung und Universitäten. In: Loebenstein E (Hrsg) 100 Jahre Unterrichtsministerium 1848–1948. Festschrift des Bundesministeriumns für Unterricht in Wien. Österreichischer Bundesverlag, Wien, S 43–52

Erker L (2021) Die Universität Wien im Austrofaschismus. V&R unipress, Göttingen

Figdor PP (2007) Biographien österreichischer Urologen. Universimed, Wien

---

[89] Vgl. Personalstand der Universität Wien für das Studienjahr 1955/56 (1956). Herausgegeben vom Rektorat der Universität Wien nach dem Stande vom 1. November 1955, Verlag von Adolf Holzhausens Nfg.: Wien.

Hubenstorf M (2011) Urologie und Nationalsozialismus in Österreich. In: Krischel M, Moll F, Bellmann J, Scholz A, Schultheiss D (Hrsg) Urologen im Nationalsozialismus. Zwischen Anpassung und Vertreibung, Bd 1. Hentrich & Hentrich, Berlin, S 139–172

Huber A (2019) Antisemitische Schaltzentrale. Die Deutsche Gemeinschaft und Österreichs Hochschulen in der Ersten Republik. Jahrbuch für Universitätsgeschichte 22(2019):215–236

Kniefacz K (2024) Gustav Riehl sen., 650 plus – Geschichte der Universität Wien. https://geschichte.univie.ac.at/de/personen/gustav-riehl-sen. Zugegriffen 31.12.2024

Moll FH, Halling T, Shariat SF (2022) Die Erteilung der Venia legendi als Gradmesser einer einsetzenden Fachdifferenzierung. Victor von Ivánchich de Margita (1812–1892) „Docent für die Chirurgie der Harnorgane" in Wien, 1851. Die Urologie 61:996–1010

Müller A (2000) Grenzziehungen in der Geschichtswissenschaft: Habilitationsverfahren 1900–1950 (am Beispiel der Universität Wien). In: Österreichische Zeitschrift für Soziologie, Sonderband 5: Soziologische und historische Analysen der Sozialwissenschaften. Westdeutscher Verlag, Opladen, S 287–307

Nemec B, Taschwer K (2013) Terror gegen Tandler. Kontext und Chronik der antisemitischen Attacken am I. Anatomischen Institut der Universität Wien, 1910 bis 1933. In: Rathkolb O (Hrsg) Der lange Schatten des Antisemitismus. Kritische Auseinandersetzungen mit der Geschichte der Universität Wien im 19. und 20. Jahrhundert. V&R unipress, Göttingen, S 147–171

Pauley B (1993) Eine Geschichte des österreichischen Antisemitismus. Von der Ausgrenzung zur Auslöschung. Kremayr und Scheriau, Wien

Redlich J (2013) Über die Situation für jüdische Gelehrte an den österreichischen Universitäten (Anhang 2). In: Rathkolb O (Hrsg) Der lange Schatten des Antisemitismus. Kritische Auseinandersetzungen mit der Geschichte der Universität Wien im 19. und 20. Jahrhundert, V&R unipress, Göttingen, S 277–317

Sandgruber R (2013) Traumzeit für Millionäre. Die 929 reichsten Wienerinnen und Wiener 1910. Styria, Wien/Graz/Klagenfurt

Staudigl-Ciechowicz KM (2017) Das Dienst-, Habilitations- und Disziplinarrecht der Universität Wien, 1848–1938. Eine rechtshistorische Untersuchung zur Stellung des wissenschaftlichen Universitätspersonals. V&R unipress, Göttingen

Stimmer G (1997) Eliten in Österreich 1848–1970. 2 Bände. Böhlau, Wien/Köln/Graz

Taschwer K (2015) Hochburg des Antisemitismus. Der Niedergang der Universität Wien im 20. Jahrhundert. Czernin Verlag, Wien

Tragl KH (2007) Chronik der Wiener Krankenanstalten. Böhlau Verlag, Wien/Köln/Weimar

Die Geschichte der Wiener Urologischen Gesellschaft (WUG) und der Österreichischen Gesellschaft für Urologie und Andrologie (ÖGU)

Friedrich H. Moll und Shahrokh F. Shariat

F. H. Moll (✉)
Institut für Geschichte, Theorie und Ethik der Medizin, Centre for Health and Society, Medizinische Fakultät, Heinrich-Heine-Universität, Düsseldorf, Deutschland

Urologische Klinik, Kliniken der Stadt Köln gGmbH, Köln, Deutschland

Curator Deutsche Gesellschaft für Urologie e. V, Düsseldorf-Berlin, Deutschland
e-mail: friedrich.moll@uni-koeln.de

S. F. Shariat
Urologische Klinik, Comprehensive Cancer Center, Medizinische Universität Wien, Wien, Österreich

Institut für Urologie und Reproduktionsmedizin, Sechenov Universität, Moskau, Russland

Urologische Klinik, University of Texas Southwestern Medical Center, Dallas, USA

Urologische Klinik, Weill Cornell Medical College, New York, USA

Abteilung für Urologie, Zweite Medizinische Fakultät der Karlsuniversität, Prag, Tschechische Republik

Urologische Klinik, Abteilung für Spezialchirurgie, Universität von Jordanien, Amman, Jordanien

Karl-Landsteiner-Institut für Urologie und Andrologie, Wien, Österreich

Forschungszentrum für Evidenzmedizin, Abteilung für Urologie, Tabriz University of Medical Sciences, Tabriz, Iran

Präsident der Österreichischen Gesellschaft für Urologie und Andrologie (ÖGU), Wien, Österreich
e-mail: shahrokh.shariat@meduniwien.ac.at

© Der/die Autor(en), exklusiv lizenziert an Springer-Verlag GmbH, DE, ein Teil von Springer Nature 2025
F. H. Moll et al. (Hrsg.), *Urologie in Österreich*,
https://doi.org/10.1007/978-3-662-70888-0_8

Inhaltsverzeichnis

8.1	Einführung...	188
8.2	Österreichische Urologen in der Deutschen Gesellschaft für Urologie bis 1933................	189
8.3	Gründung und erste Jahre der Wiener Urologischen Gesellschaft (WUG)........................	195
8.4	Präsidenten und Vorstandsmitglieder der WUG und späteren ÖGU...............................	200
8.5	Die Wiener Urologische Gesellschaft in den Jahren 1927–1938..................................	204
8.6	ÖGU im Nationalsozialismus (1938–1945)..	209
8.7	Die ÖGU nach 1945 – Von der Wiedergründung bis in die 1960er-Jahre........................	214
8.8	Internationale Vernetzung und Akademisierung des Fachgebiets....................................	217
8.9	Strukturentwicklung und Modernisierung seit den 1990er-Jahren...................................	219
8.10	Fazit und Ausblick..	220
Literatur..		224

8.1 Einführung

Die Entwicklung wissenschaftlicher medizinischer Disziplinen erfordert insbesondere in ihrer Gründungsphase eine tragfähige institutionelle Infrastruktur. Diese gewährleistet die langfristige Kontinuität des Fachgebiets sowie der wissenschaftlichen Arbeit, unabhängig von einzelnen Persönlichkeiten (Stichweh 1984; Laitko 1999).

Für die Urologie, die lange Zeit an Hochschulen nicht eigenständig etabliert war, übernahmen Fachgesellschaften eine zentrale Rolle. Sie dienten als Bindeglied zwischen den Angehörigen der Disziplin, unterstützten die Entwicklung und Pflege einer eigenen Fachkultur und ermöglichten es, die Urologie sowohl in der akademischen Welt als auch in der breiteren Öffentlichkeit zu vertreten.

Im deutschen Sprachraum prägte im 19. Jahrhundert insbesondere die von Lorenz Oken (1779–1851) gegründete Deutsche Naturforscherversammlung diese Entwicklung. Sie wurde zum Ausgangspunkt weiterer wissenschaftlicher Gesellschaften, darunter die Deutsche Gesellschaft für Urologie (DGU), die 1906 gegründet wurde. Bis 1918 fungierte die DGfU als deutsch-österreichische Gesellschaft, in der die Vorstandsposten doppelt – für Deutschland und Österreich – besetzt waren (vgl. Kap. 1).

Die Beschäftigung mit der Geschichte medizinischer Fachgesellschaften war lange ein vorwiegend internes Anliegen, das vor allem von Zeitzeugen und historisch interessierten Fachvertretern gepflegt wurde. Anlass boten häufig Jubiläen oder Festveranstaltungen. Solche Beiträge zeichneten sich oft durch eine unkritische Fortschrittsgeschichte aus, die nicht selten mit der bekannten Bemerkung eingeleitet wurde: „We are standing on the shoulders of giants." Eine Formulierung, die wohl bis ins 12. Jahrhundert zurückreicht (Bernhard von Chartre) und von Sir Isaak Newton (1643–1727) in einem Brief an Robert Hooke (1635–1703) wieder aufgenommen wurde[1] (Schipperges 1968; Beck 1986).

---

[1] Issak Newton 1675 an Robert Hooke (Isaac Newton letter to Robert Hooke, 1675) online: https://digitallibrary.hsp.org/index.php/Detail/objects/9792, Zugegriffen 15. 10.2025.

Eine stärkere Professionalisierung der historischen Auseinandersetzung setzte ab den 1990er-Jahren ein, insbesondere im Kontext der kritischen Aufarbeitung der Rolle der Medizin während des Nationalsozialismus (NS). Fachgesellschaften wurden sich zunehmend ihrer Verantwortung bewusst, beauftragten Fachhistoriker mit der Erforschung ihrer Geschichte und widmeten sich verstärkt dem Gedenken an ihre verfolgten und ermordeten jüdischen Mitglieder (Baumann 2023; Bruns 2009; Biermanns und Groß 2022; Dross 2016; Dross et al. 2020; Groß et al. 2018; Krischel et al. 2024; Kühl 2015; Seidler 2000).

Im Auftrag der Deutschen Gesellschaft für Urologie (DGU) veröffentlichte eine Gruppe von Fachvertretern in Zusammenarbeit mit Medizinhistorikern eine umfassende Dokumentation zur Rolle deutschsprachiger Urologen im Nationalsozialismus (Krischel 2014; Krischel et al. 2011, 2016). Ein spezifischer Beitrag widmete sich der Urologie in Österreich (Hubenstorf 2011; Butta-Bieck 2011). Später rückte auch die Auseinandersetzung mit dem Regime in der ehemaligen DDR in den Forschungsfokus, wiederum auch hier mit vielen Bezügen zur Urologie in Österreich (Halling et al. 2016).

Im Folgenden wird die Entwicklung der Urologie in Österreich nachgezeichnet, insbesondere unter Berücksichtigung ihrer mannigfachen akademischen Verflechtungen in Wien sowie ihrer Verbindungen zum Deutschen Reich und zur Bundesrepublik Deutschland. Wie bei vielen medizinischen Fachgesellschaften üblich, lagen die Verwaltungsgeschäfte und die Geschäftsführung zwischen den Kongressen in der Regel bei wechselnden Präsidenten und Schriftführern. Das organisatorische Tagesgeschäft wurde häufig von wissenschaftlichen Verlagen, wie der Hirschwald'schen Buchhandlung oder dem Julius Springer Verlag in Berlin, abgewickelt. In Wien übernahmen etablierte Institutionen wie der Verein der Ärzte im Billrothhaus diese Aufgaben.

Für die Wiener Urologische Gesellschaft haben sich jedoch nur wenige Originalakten erhalten. Daher stützt sich dieser Beitrag auf sekundäre Quellen und Zeitzeugenberichte, um die Geschichte der Gesellschaft zu rekonstruieren. Dabei bleiben naturgemäß Lücken bestehen. Dieser Beitrag möchte daher auch als Anregung für weitere Forschung dienen.

8.2 Österreichische Urologen in der Deutschen Gesellschaft für Urologie bis 1933

Die Entwicklung urologischer Fachgesellschaften im deutschen Sprachraum überschritt, insbesondere bis 1918, aber auch darüber hinaus, nationale Grenzen. Ein herausragendes Beispiel hierfür ist die 1906/1907 gegründete DGU,[2] die Anton Ritter von Frisch

---

[2] Da vereinsrechtlich die 1906/1907 gegründete DGU mit der heutigen Fachgesellschaft nur Namensgleichheit besitzt und die heutige Fachgesellschaft problematische personelle Kontinuitäten mit der „Gesellschaft Reichsdeutscher Urologen" aufweist, soll im historischen Zusammenhang die alte Gesellschaft zur besseren Unterscheidung DGfU bezeichnet werden, auch wenn diese selber unter DGU „firmierte" und vereinsrechtlich in Berlin eingetragen war. Die 1906 gegründete Gesellschaft wurde nach dem 2. Weltkrieg aufgelöst, das Restvermögen auf die neue Gesellschaft DGU nach Währungsumstellung übertragen.

(1849–1917) von der Wiener Allgemeinen Poliklinik zu ihrem ersten Präsidenten wählte. Der Schüler von Theodor Billroth (1829–1894) hatte zusammen mit Otto Zuckerkandl (1861–1921) das erste deutschsprachige Handbuch der Urologie verfasst (Frisch und Zuckerkandl 1904–1906). Dieses Werk, das in der von Hermann Nothnagel (1841–1905) herausgegebenen Reihe „Specielle Pathologie und Therapie" erschien, setzte mit den beiden Teilbänden „Die Erkrankungen der Blase" und „Die Erkrankungen der Prostata" (Senator et al. 1897–1899) wichtige Meilensteine. Die Autoren fassten das konstituierende Fachwissen der neuen, aufstrebenden Spezialdisziplin erstmals im deutschen Sprachraum auf Handbuchebene zusammen. Damit definierten sie deutlich die Grenzen zur Chirurgie und schufen damit endgültig eine eigenständige Identität für die Urologie.

Auch in der Organisationsstruktur der DGfU spiegelte sich diese enge Zusammenarbeit zwischen Österreich und Deutschland wider. Otto Zuckerkandl wurde zum stellvertretenden Vorsitzenden gewählt, wodurch der Vorstand bewusst paritätisch aus Vertretern beider Länder besetzt war (Abb. 8.1, 8.2 und 8.3).

Auf den Sitzungen der Deutschen Naturforscherversammlung wurden urologische Themen in verschiedenen Sektionen, wie Chirurgie, Venerologie oder Innere Medizin, behandelt. Diese thematische Aufteilung unterstrich das Bedürfnis nach einer eigenständigen institutionellen und akademischen Organisationsstruktur für die Urologie. Ein Narrativ besagt jedoch, dass die Gründung einer solchen Struktur lange durch den eigenwilligen Max Nitze (1848–1906) behindert wurde (Moll 2018).

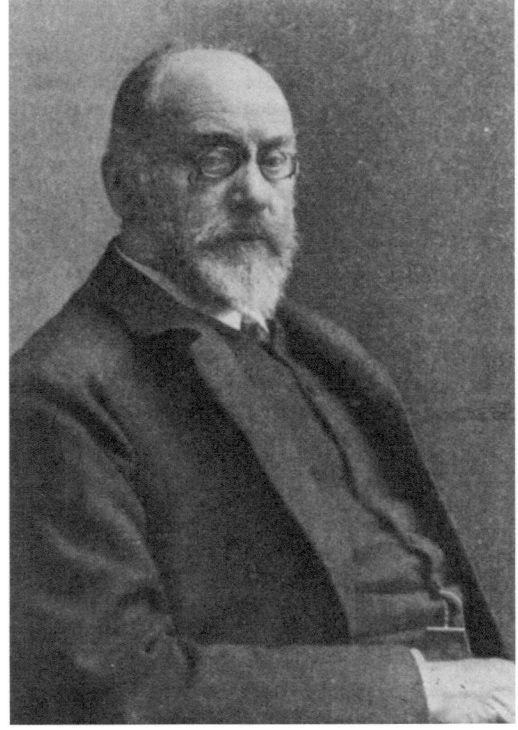

Abb. 8.1 Anton Ritter von Frisch (1849–1917), um 1905. Museum, Bibliothek und Archiv, Deutsche Gesellschaft für Urologie, Bildarchiv, Repro Moll-Keyn, mit freundlicher Genehmigung, ebenfalls MUW 280/4a

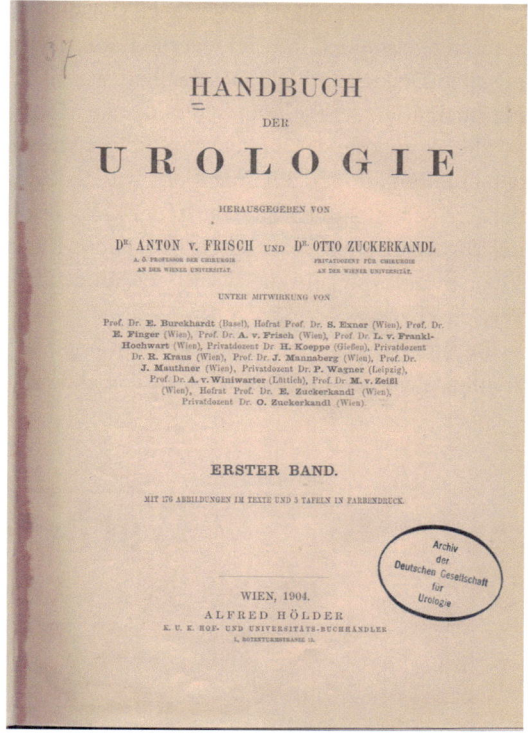

Abb. 8.2 Frontispiz Handbuch der Urologie Anton von Frisch (1849–1917), Hölder, Wien. Deutsche Gesellschaft für Urologie, Repro Moll-Keyn, mit freundlicher Genehmigung

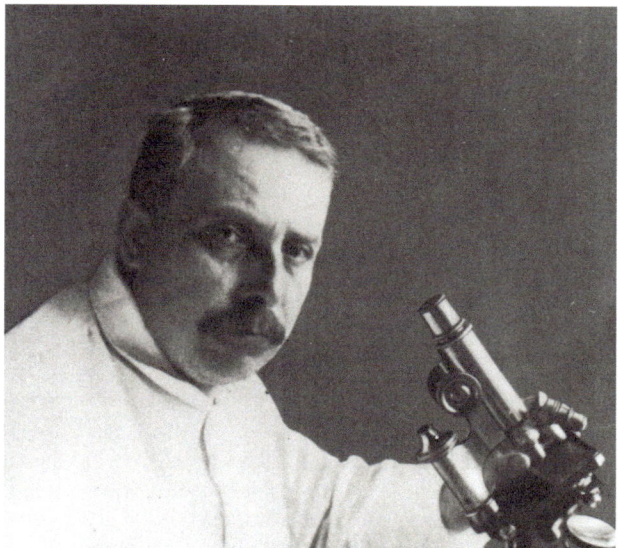

Abb. 8.3 Otto Zuckerkandl (1861–1921) am Mikroskop. Museum, Bibliothek und Archiv, Deutsche Gesellschaft für Urologie, Bildarchiv Deutsche Gesellschaft für Urologie, Repro Moll-Keyn, mit freundlicher Genehmigung. Die Erinnerungskultur an diesen Urologen wird durch den Otto Zuckerkandl Preis der ÖGU bis heute wachgehalten

In Wien wurde bereits 1832 die Gesellschaft der Ärzte als lokale wissenschaftliche Vereinigung gegründet. Ihr Ziel war die Förderung der Vernetzung von Ärzten und der akademischen Diskussion. Die Gesellschaft war in verschiedene Sektionen unterteilt, darunter Pharmakologie, Pathologie und klinische Medizin (Tragl 2011).

Die Protokolle der wissenschaftlichen Vorträge und Diskussionen wurden in verschiedenen Publikationen dokumentiert, wie der „Zeitschrift der k. k. Gesellschaft der Ärzte", dem „Wochenblatt der Zeitschrift der k. k. Gesellschaft der Ärzte" und später in der „Wiener Medizinischen Wochenschrift". Diese Berichte enthalten immer wieder urologische Themen und spiegeln die wachsende Bedeutung des Fachs innerhalb der medizinischen Wissenschaft wider (Abb. 8.4).

Bereits beim dritten Deutschen Urologenkongress, der im Jahr 1911 erneut in Wien stattfand, wurden lokale Wiener Leseabende als ein konstituierendes lokales Element für

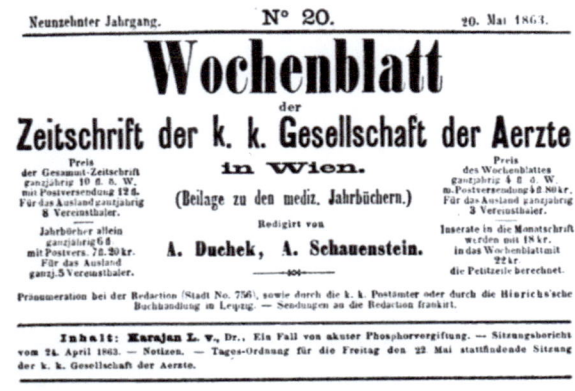

Abb. 8.4 Sitzungsbericht k k Gesellschaft der Ärzte aus: Wochenblatt der k k Zeitschrift der Ärzte Wien 1863 Bd 19. Nr 20, S. 155 Ausriss, Repro Moll-Keyn, mit freundlicher Genehmigung. Fremdkörper in der Blase stellten lange Zeit eine wichtige Publikationsform für das sich konstituierende Fachgebiet der Urologie dar und waren bis in die 1980er-Jahre eine Publikationsform, um einerseits die Fingerfertigkeit der Operateure oder Endoskopiker herauszustellen und andererseits sexualmedizinische Fragen, bei denen die aufstrebende Urologie ebenfalls Überschneidungslinien besaß, zu diskutieren

die Stadt erwähnt. Der Autor äußerte damals den Wunsch, dass eine „in Aussicht genommene Vereinigung Wiener Urologen" bald ihre „wissenschaftlichen Beratungen" in einer der chirurgischen Universitätskliniken abhalten möge.

Auch von urologischen „Referierabenden" ist die Rede, die „weit vor dem ersten Weltkrieg" (Figdor 2007, S. 26–29)[3] ohne nähere Zeitangaben in der Wiener Poliklinik oder im Rothschildspital stattgefunden haben sollen. Diese Veranstaltungen unterstreichen die frühzeitigen Bemühungen um die institutionelle und wissenschaftliche Vernetzung der Urologen in Wien (Abb. 8.4, 8.5 und 8.6).

Im Jahr 1904 listete Notthafft's Spezialisten-Verzeichnis 88 Personen in Wien auf, die sich auch mit urologischen Fragestellungen beschäftigten, einschließlich der Venerologen (Notthafft 1904). Für den ungarischen Reichsteil der k. k. Monarchie sowie Böhmen und Mähren, darunter Karlsbad (tschech. Karlovy Vary), werden in derselben Quelle etwa 18 weitere Kollegen genannt (Oberländer 1908).

Im Jahr 1907 gehörten der damaligen Deutschen Gesellschaft für Urologie (DGfU) 34 Ärzte aus Wien an. Darunter fanden sich auch später prominente Chirurgen wie Paul Clairmont (1875–1942), der Ordinarius für Chirurgie in Zürich wurde, und Hans von Haberer (1875–1958), der in Düsseldorf und Köln als Ordinarius tätig war.[4]

Beim dritten Urologenkongress der DGfU im Jahr 1909 wurden allein aus Wien 19 neue Mitglieder aufgenommen, ergänzt durch 12 weitere Kollegen aus der k. k. Monarchie und 4 aus Berlin.[5] Diese hohen Zahlen unterstreichen das Bedürfnis, eine lokale urologische

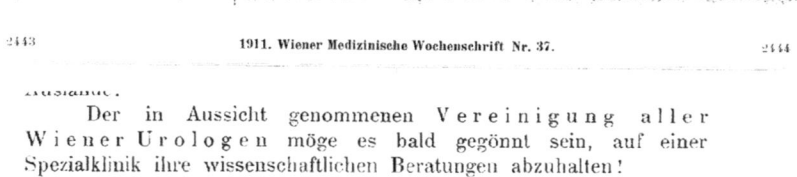

Abb. 8.5 Ausriss Wiener Medizinische Wochenschrift 1911 Nr. 37, Spalte 2444 mit dem hoffnungsvollen Abschluss im Text zur Gründung einer Fachgesellschaft. Der Text folgt nach einem historischen Abriss zur Entwicklung der Urologie in Wien. Man kann davon ausgehen, dass Otto Zuckerkandl oder Viktor Blum inhaltlich an diesem nicht namentlich gekennzeichneten Artikel beteiligt waren. Repro Moll Keyn, mit freundlicher Genehmigung

---

[3] Figdor scheint sich hier auf Hans Rubritius 1929 zu stützen: … In den letzten Jahren vor dem Krieg wurden teils an der poliklinischen Abteilung, teils am Rothschild- Spital regelmäßige Referierabende abgehalten." Rubritius H 1930 Bericht über die Tätigkeit der Gesellschaft in den ersten 10 Jahren ihres Bestehens Z Urol Chir 29 S 158.

[4] Mitgliederverzeichnis in: Oberländer F M 1908 Verhandlungen der deutschen Gesellschaft für Urologie I. Kongress in Wien 2– 5 Oktober 1907. Coblentz, Berlin, Georg Thieme, Leipzig, S 11–16.

[5] Verhandlungen der deutschen Gesellschaft für Urologie III.. Kongress in Wien 2– 5 Oktober 1907. Coblentz, Berlin, Georg Thieme, Leipzig, S 22.

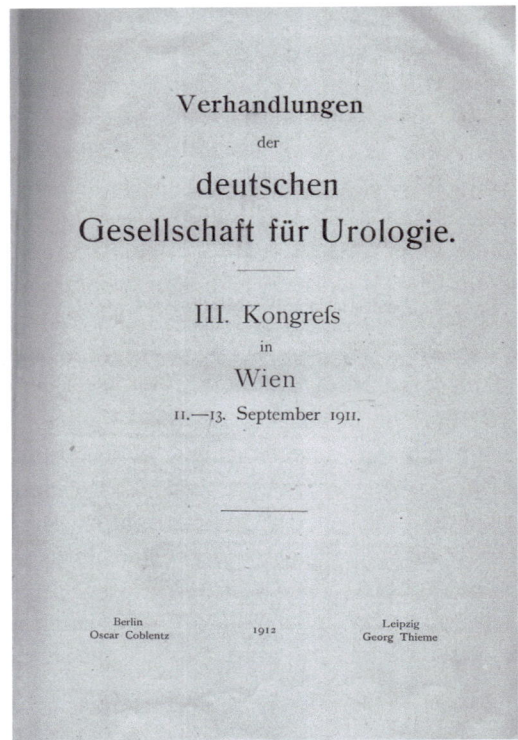

Abb. 8.6 Frontispiz 3. Deutscher Urologenkongress 1911 in Wien, Präsident Otto Zuckerkandl (1861–1921). Sicherlich haben während der K. K. Monarchie die Kongresse der DGU auch zum Zusammenhalt der Wiener Urologen beigetragen. Die Erwähnung der „Leseabende" zeigt jedoch, dass das Interesse, einen lokalen Austausch zu fördern, stärker wurde, Repro Moll-Keyn, mit freundlicher Genehmigung

Vereinigung in Wien zu institutionalisieren – analog zur 1913 in Berlin gegründeten Fachgesellschaft (Rubritius 1930). Zudem bestanden bereits andere lokale Fachgesellschaften, wie etwa die „Wiener geburtshilflich-gynäkologische Gesellschaft". Die Gründung einer urologischen Fachgesellschaft in Wien wurde jedoch erst nach dem verlorenen Ersten Weltkrieg im Jahr 1919 verwirklicht. Sie ging aus einer Ärztegruppe hervor, die sich zunächst mit wirtschaftlichen Fragen befasst hatte (Rubritius 1930).

Der erste Kongress der DGU nach dem Ersten Weltkrieg fand 1921 in Wien statt. Dabei wurde in der Grußadresse explizit an die Vorkriegsstrahlkraft und das Erbe von Anton Ritter von Frisch erinnert. Otto Zuckerkandl, der maßgeblich an der Planung des Kongresses beteiligt war, war jedoch kurz zuvor verstorben. Sein Platz wurde von Friedrich Voelcker (1872–1955) übernommen, der als Ersatz einsprang (Abb. 8.7).

Im Jahr 1926 fand in Wien der VII. Urologenkongress der Deutschen Gesellschaft für Urologie (DGU) statt. Während dieses Kongresses, am 24. Februar 1926, gedachte Gallus Pleschner (1883–1950, Saalfeld) in einer Trauersitzung ausführlich dem verstorbenen James Israel (1848–1926) aus Berlin. Israel hatte sich insbesondere durch seine Verdienste um die operative Nierenchirurgie und die Entwicklung des neuen Spezialfachs ausgezeichnet (Pleschner 1926). Ein weiterer Wiener Urologe, Hans Rubritius, war ursprünglich für den Jahreskongress 1929 vorgesehen, doch dieser wurde aufgrund der Weltwirtschaftskrise nicht durchgeführt.

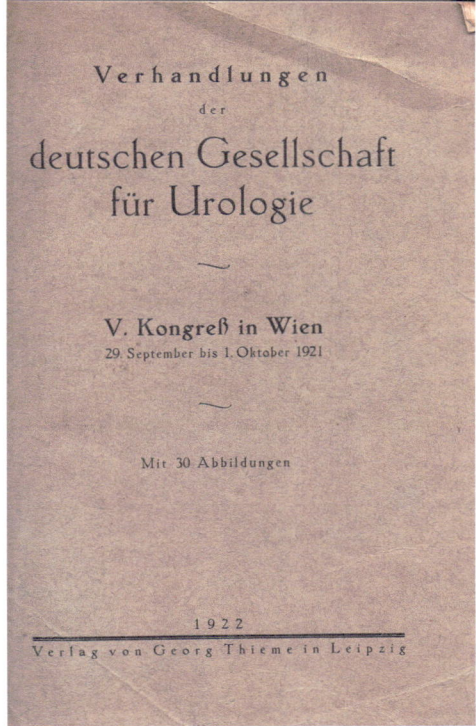

Abb. 8.7 Frontispiz Verhandlungsbericht V. Kongress der Deutschen Gesellschaft für Urologie in Wien 1921. Repro Moll-Keyn, mit freundlicher Genehmigung

8.3 Gründung und erste Jahre der Wiener Urologischen Gesellschaft (WUG)

Die Gründungsversammlung der Wiener Urologischen Gesellschaft fand am 12. November 1919 statt (Figdor 2007, S. 28). Bereits am 11. Dezember 1919 wurde eine erste wissenschaftliche Sitzung abgehalten,[6, 7] während die erste Geschäftssitzung mit der Aufnahme neuer Mitglieder am 22. Januar 1920 stattfand.

Ein früher Veranstaltungsort in den Jahren 1919 und 1920 war der „Hörsaal Hochenegg"[8] der II. Chirurgischen Klinik im Allgemeinen Krankenhaus Wien (AKH), in dem bereits Theodor Billroth gelehrt hatte (Abb. 8.8). Im Januar 1920 diente auch der Hörsaal der Klinik Eiselsberg (I. Chirurgische Klinik)[9] als Tagungsort. Diese Wahl verdeutlicht, dass die Gründungsväter der Gesellschaft einen engen Kontakt zur Universität Wien und dem AKH pflegten.

---

[6] Zschr Urol Chir 5 (1920) 112.

[7] Zschr. Urol. Chir 5 (1920) vor 1 u. 188.

[8] Sitzungs- Kalendarium Donnerstag 19. Februar 6. Uhr Wiener Urologische Gesellschaft. Hörsaal Hochenegg (IX, Alserstraße 4).Med Klink 1920 Bd 6 Nr 61 2. Februar S 161.

[9] Sitzungs-Kalendarium Donnerstag 22. Jänner 6 Uhr Wiener Urologische Gesellschaft Hörsaal Klinik Eiselsberg Med Klink 1920 Bd 6 Nr 61 2 15 Januar S 56.

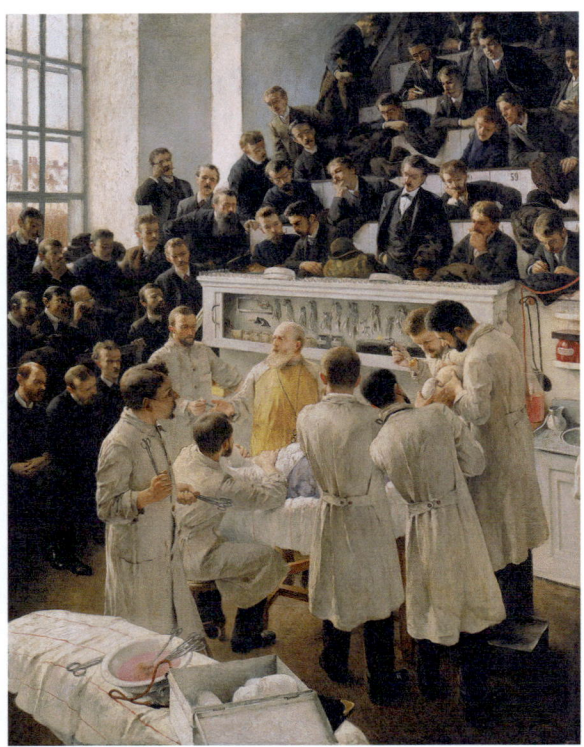

Abb. 8.8 Der Billroth'sche Hörsaal im Wiener Allgemeinen Krankenhaus. Franz Albert Seligmann (1862–1945), Öl auf Leinwand 114. X 87 cm Nr 796, Ankauf 1907. Online: wikicommons. Der Maler Albert Franz Seligmann Sohn des ersten Wiener Professors für Medizingeschichte Franz Romeo Seligmann und mit dem Chirurgen Theodor Billroth befreundet. Das Ölgemälde entstand zwischen 1888–1890 und hing unter der laufenden Nummer 1164 im Münchner Glaspalast in der Jahresausstellung 1890. Es entstanden eine Vielzahl schwarz-weiße Reproduktion des Gemäldes um die Jahrhundertwende und es ist bis heute bei Medizinern sehr populär. Im Mittelpunkt steht hier die eindrucksvolle weißbärtige Gestalt des 60 jährigen Chirurgen, umgeben von weiß gekleideten Assistenten und schwarz gekleideten Zuhörern in den ansteigenden Bankreihen hinter ihm. Die weiße Instrumentenvitrine wirkt wie ein Altar, Wissenschaftler und Ärzte erscheinen hier als Kleriker eines neuen Kultes. Im farbigen Original verstärkt sich der Eindruck durch das leuchtende Goldgelb von Billroths Schürze, die den wirksamsten Akzent in der ansonsten schwarz-weißen Farbgebung liefert. Seligmann hat den Hörsaal im ersten Stock des Allgemeinen Krankenhauses zwischen dem I. und IV Hof in Wien detailgetreu wiedergegeben. Auch im Publikum und unter Billroths Assistenten sind mehrere historische Personen erkennbar festgehalten: Anton von Eiselsberg (1860–1939) reicht dem Operateur den Stiltupfer. In der ersten Bankreihe beispielsweise (3. v. l.) sitzt der spätere Augenarzt Carl Theodor Herzog in Bayern (1839–1909), der Bruder der damaligen österreichischen Kaiserin Elisabeth. Die Tropfnarkose verabreicht der Sohn Dittel Leopold (1861–1940). Ganz rechts in der ersten Reihe sehen wir den Künstler selbst über eine Skizze gebeugt. In seiner Komposition ist das Gemälde ähnlich dem von Thomas Eakins (1844–1916) „The Gross Clinic" 1875 konzipiert. Die Haltung der Operateure sind ähnlich, der Maler hat sich ebenfalls verewigt. Zunächst hing das Bild im Chefzimmer der Klinik, später in der Bibliothek, im Jahre 2011 wurde es nach Restaurierung dem Belvedere übergeben

Hans Rubritius (1876–1943), der 1919 die Leitung der Poliklinik in Wien übernahm, trat erstmals als Kassier der Gesellschaft in Erscheinung. Nach dem Tod von Anton Ritter von Frisch im Jahr 1917 wurde Otto Zuckerkandl 1919 zum ersten Vorsitzenden der neu gegründeten Fachgesellschaft gewählt. Rudolf Paschkis (1879–1964, New York), der 1938 aufgrund seiner jüdischen Abstammung vertrieben wurde, übernahm im Gründungsjahr 1919/1920 das Amt des Sekretärs (Vgl. auch Anhang Liste der Vorsitzenden/Präsidenten von WUG und ÖGU).

Die Vorträge der Gesellschaft wurden in der renommierten „Zeitschrift für urologische Chirurgie" veröffentlicht. Ende der 1920er-Jahre waren zahlreiche Wiener Kliniken durch ihre Abteilungsvorstände oder Assistenten in der Wiener Urologischen Gesellschaft vertreten. Zu diesen Kliniken gehörten:[10]

- **II. Chirurgische Klinik**: Rudolf Herbst
- **Jubiläumsspital**: Koloman Haslinger
- **Franz-Josef-Ambulatorium und Spital**: Rudolf Paschkis
- **Wiener Allgemeine Poliklinik**: Hans Rubritius
- **Rothschild-Spital**: Otto Zuckerkandl, später Raimund Schwarzwald
- **Rudolfspital**: Karl Gagstatter
- **Sophienspital**: Viktor Blum
- **Rudolfinerhaus**: Friedrich Necker[11]

Die Geschäftsstelle der Wiener Urologischen Gesellschaft befand sich im Wiener Billroth-Haus, Frankgasse 8, im IX. Bezirk (Alsergrund) (Abb. 8.9 und 8.10).[12]

Die Gründung der Wiener Urologischen Gesellschaft fiel in die Zeit nach dem Ersten Weltkrieg, eine Periode, die von stark eingeschränkten Reisemöglichkeiten geprägt war. Deutschsprachige Urologen waren von der 1919 gegründeten Société Internationale d'Urologie (SIU) ausgeschlossen (Jardin und Moll 2011). Die Idee einer „großdeutschen" Repräsentanz der Urologie war angesichts der politischen und gesellschaftlichen Umstände nicht mehr realisierbar.

Aus einem ehemaligen Kaiserreich mit 52 Mio. Einwohnern und einer Fläche von 700.000 Quadratkilometern war ein kleines Land mit 84.000 Quadratkilometern und rund sieben Millionen Einwohnern geworden. Wien, einst das politische, kulturelle und wirtschaftliche Zentrum eines großen Reiches, sah sich einem drastischen Bedeutungsverlust gegenüber. Gleichzeitig war Österreich durch innenpolitische Krisen und eine prekäre wirtschaftliche Lage gezeichnet.

Die Gründung einer eigenständigen Fachgesellschaft sollte unter diesen schwierigen Bedingungen dazu beitragen, die Urologie in Österreich vor den Auswirkungen der allgemeinen Depression und der internationalen Isolation zu schützen (Stiefel 1988, 2008).

---

[10] Frontispiz Z Urol Urol Chirurgie 28. Band 1929.

[11] Figdor PP 2007, S 158.

[12] Nachweis von Vorträgen der Wiener Urologischen Gesellschaft 1919–1943 Z f Urol Chir ab Bd 4 1919.

Abb. 8.9 Hörsaal Albert im alten AKH ca. 1900 Deutsche Gesellschaft für Urologie, Bildarchiv, Repro Moll-Keyn, mit freundlicher Genehmigung, ebenfalls Med Univ Wien 670/594

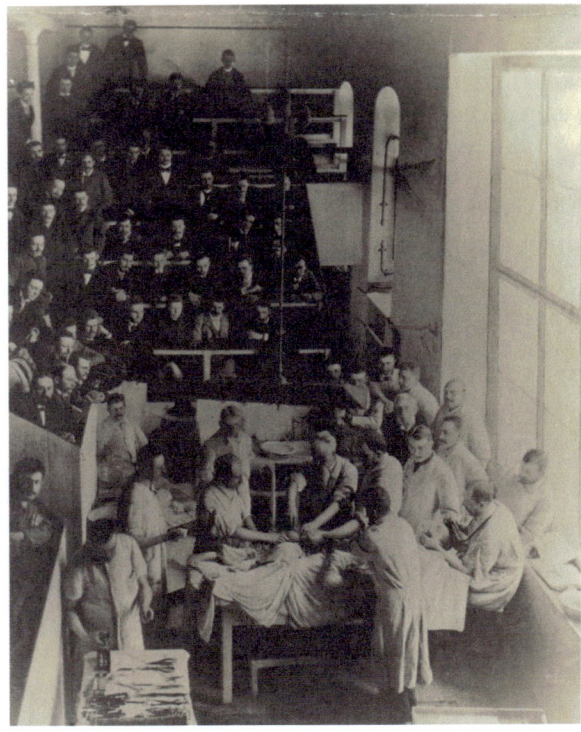

Abb. 8.10 Bericht über die Sitzung der WUG vom 22. 1. 1920 im Hörsaal Eiselsberg (I. Chirurgische Klinik) mit Mitgliederwahl. Ausriss Montage Z f Urol Chir 5 1920

Wiener urologische Gesellschaft.

Sitzung am 22. I. 1920.

1. Geschäftssitzung. Vorsitz: Herr **Zuckerkandl.**

Wahl neuer Mitglieder: Abeles, Altmann, Felber, Kornitzer, Porges, Preindlsberger, Brenner, Glas, Pekarnik, Sywek, Teltscher, Teleky.

Spezielle Begrüßung Preindlsbergers durch Herrn **Kroiss.**

2. Wissenschaftliche Sitzung. Vorsitz: Herr **Kroiss.**

Herr Dr. S. **Kraft:** Selbstheilung bei Hypernephromen. (Mit Demonstrationen.) Erscheint ausführlich in der Zeitschrift für urologische Chirurgie.

Vortr. demonstriert aus der urol. Abteilung des Jubiläumsspitales der Stadt Wien einen faustgroßen, von einer derben Bindegewebskapsel umgebenen, wie ein multilokuläres Cystom aussehenden Tumor der linken Niere, der scharf von ihr abgegrenzt ist und ausschließlich aus Cysten bis zur Walnußgröße besteht; makroskopisch nirgends eine Andeutung von Tumorgewebe. Inhalt der Cysten eine fast klare, hellgelbe, nicht blutige, gallertartige Substanz. Das Präparat stammt von

Die Stimmung dieser Zeit wurde auf dem Wiener Urologenkongress der Deutschen Gesellschaft für Urologie (DGU) eindringlich zusammengefasst:

> „… Schwer lastet die Hand der Sieger auf unserem deutschen und österreichischen Vaterlande. Unsere vorher blühenden Staatswesen sind der Verarmung anheimgefallen, mit banger Sorge schauen wir in die Zukunft. Unter diesen traurigen Verhältnissen leiden wir alle schwer… Wenn man uns noch so sehr niederhält, eines kann man uns nicht nehmen, das ist die ehrliche Freude an unserer Arbeit und die Begeisterung für unsere Wissenschaft… Deshalb ficht es uns auch wenig an, wenn der internationale Hass in der Nachkriegszeit die ärzt-

liche Gesellschaft anderer Länder ergriffen hat und wenn internationale medizinische Vereinigungen in ihren Statuten den Ausschluss der Deutschen und Österreicher beschlossen. …"[13]

Nachdem in New York schon 1890 eine Genitourinary Section der „New York Academy of Medicine" durch Ferdinad C Valentine (1851–1909), Edward Lawrence Keyes (1843–1924) (Zorgniotti 1976; Carons et al. 2015) u. a. gegründet worden war, in Berlin 1912 eine lokale urologische Gesellschaft, die Berliner Urologische Gesellschaft (BUG) (Schmitz 1969; Durnick 2002) durch Carl Posner (1854–1928) (Krischel et al. 2018) etabliert worden war, passte die lokale Gründung einer Wiener Urologischen Gesellschaft in das Bild der Zeit nach dem ersten Weltkrieg. Aufgrund der stark in Wien konzentrierten Zahl von Urologen und an der Urologie interessierter in Österreich, die Zahl in Gesamtösterreich war überschaubar, Ungarn und die Tschechoslowakei waren selbständige Staaten geworden nach 1919. Nur in Linz existierte mit Alexander Brenner sen. ein größeres Zentrum für Urologie an einem allgemeinen Krankenhaus. So bot sich in Wien für Österreich die Gründung einer lokalen Fachgesellschaft besonders an (Dietrich 2006).

Im Jahre 1920 konnte die Gesellschaft ihr erstes weibliches Mitglied aufnehmen: Dora Teleky-Brücke (1879–1963), eine Schülerin von Otto Zuckerkandl und bereits Mitglied der alten DGfU (Moll und Halling 2019). Sie setzte ein wichtiges Zeichen für die Rolle der Frauen in der Urologie und trug wesentlich zur Weiterentwicklung des Fachs bei.

Im Jahr 1921 hielt die Wiener Urologische Gesellschaft eine Trauerfeier im Hörsaal der Klinik von Hochenegg (II. Chirurgische Klinik) ab, um ihres verstorbenen Gründers und Ehrenvorsitzenden Otto Zuckerkandl zu gedenken.[14] Dieses Ereignis fand auch außerhalb der Fachwelt breite Beachtung und wurde in der allgemeinen Wiener Presse ausführlich gewürdigt (Abb. 8.11).

Das Andenken an Otto Zuckerkandl lebt bis heute im „Otto Zuckerkandl-Preis" fort, der als die renommierteste Auszeichnung der ÖGU gilt. Mit dieser Ehrung werden herausragendes wissenschaftliches Potenzial und vielversprechende Perspektiven junger Forschender gewürdigt, die sich als zukünftige führende Persönlichkeiten der akademischen Urologie in Österreich auszeichnen.

Die Vorträge der Wiener Urologischen Gesellschaft (WUG) fanden weiterhin regelmäßig in den Hörsälen der beiden chirurgischen Universitätskliniken statt. Sie konzentrierten sich insbesondere auf Fallvorstellungen von Operationen und Operationspräparaten. Der Schwerpunkt lag auf operationstechnischen und pathophysiologischen Fragestellungen. Die Themen spiegelten das klinische Forschungsspektrum in Wien wider, das sich auf Operationsfälle der Vortragenden sowie die dazugehörigen Präparate stützte.

Berichte zur Grundlagenforschung, die nicht pathologisch-anatomisch ausgerichtet waren, wurden hingegen – wie eine serielle Analyse der Veröffentlichungen in der „Zeitschrift für urologische Chirurgie" zeigt – aufgrund des primär klinisch orientierten Zuhörerkreises nicht präsentiert.

Im Jahr 1929 hielt Hans Rubritius als Präsident der WUG anlässlich der Einweihung des Ultzmann-Denkmals im Arkadenhof der Universität Wien eine Gedächtnisrede bei der aka-

---

[13] Z f Uro Chir Bd (1920) 5 S 187–188.
[14] Neues Wiener Tageblatt 55 Jhg Nr 185 Donnerstag 7. Juli 1921.

Abb. 8.11 Die öffentliche Trauerfeier der Wiener Urologischen Gesellschaft für Otto Zuckerkandl fand auch in der Wiener Tagespresse Beachtung. Ausriss Neues Wiener Tageblatt 7 Juli 1921 55 Jahrgang, Nr 184. Repro Moll-Keyn, mit freundlicher Genehmigung

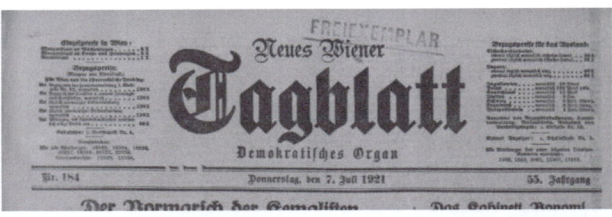

demischen Trauerfeier. Die Gesellschaft legte zudem einen Kranz nieder, um den Gründer der urologischen Abteilung der Wiener Allgemeinen Poliklinik zu ehren.[15] Die Büsten und Denkmäler im Arkadenhof der Universität, oft als „Walhalla der Universität Wien" bezeichnet, haben seit dem 18. Jahrhundert eine besondere Bedeutung als Repräsentationsort österreichischer Wissenschaft (Maisel 2007; Rüdiger 2001). Die Büste von Ultzmann, die bei dieser Gelegenheit enthüllt wurde, war eine Kopie des Originals von Viktor Tilgner (1844–1896), das sich auf Ultzmanns Grabmal befindet. Die Replik wurde von Karl Selinger, einem akademischen Bildhauer der Wiener Akademie der bildenden Künste, gefertigt.

Diese Einweihung bot der Wiener Urologie eine Gelegenheit, ihre Sichtbarkeit an der Universität Wien zu erhöhen, ohne von den chirurgischen Ordinarien weitere Zugeständnisse in Richtung eines eigenen Lehrstuhls oder einer universitären Selbstständigkeit einzufordern.

8.4 Präsidenten und Vorstandsmitglieder der WUG und späteren ÖGU[16]

Eine vollständige Überlieferung der Präsidenten der Wiener Urologischen Gesellschaft (WUG) und der späteren ÖGU ist leider nicht erhalten geblieben. Informationen zu einzelnen Jahren finden sich jedoch in der Fachliteratur oder in den Vereinsakten des Wiener Stadt- und Landesarchivs.[17] Eine Rekonstruktion anhand der „Zeitschrift für urologische

---

[15] Ostdeutsche Rundschau Deutschösterreichische Tageszeitung 12.12.1929, S. 4.

[16] Auswertung Z f Urol Chir 1919–1943. Vgl. auch Anhang Liste der Vorsitzenden/Präsidenten von WUG und ÖGU.

[17] Wiener Stadt und Landesarchiv Bundespolizeidirektion Wien Wiener Urologische Gesellschaft XIV 894 1.3.2.119.A32.5194/1931.

Chirurgie" erfordert eine Unterscheidung zwischen Vortragsvorsitzenden und Präsidenten. Der Präsident trat meist nur bei Trauerreden oder in Vereinsmitteilungen in Erscheinung. Zeitweilig scheint es zudem zwei Präsidenten gleichzeitig gegeben zu haben.

Otto Zuckerkandl (1919–1921) ist als erster Präsident dokumentiert, gefolgt von Hans Rubritius (1921–1922). Bei der Gründung der WUG wurden folgende Personen in den Vorstand gewählt (Abb. 8.12 und 8.13):

- Friedrich Kroiss und Viktor Blum (1877–1953) als Stellvertreter,
- Rudolf Paschkis (1879–1964, später New York) und Hans Gallus Pleschner (1883–1959) als Schriftführer,
- Hans Rubritius (1876–1943) als Schatzmeister.

Diese frühen Vorstandsmitglieder legten aufgrund ihrer lange im deutschen Sprachraum anerkannten Fachexpertise den Grundstein für die erfolgreiche Etablierung der WUG in der medizinischen Fachwelt.

Für das Geschäftsjahr 1923–1924 wurde Josef Preindlsberger zum Vorsitzenden der Wiener Urologischen Gesellschaft gewählt. Als Stellvertreter wurden Hans Gagstatter (1875–1968; Figdor 2007, S. 95) und Alfred Zinner (1881–1967; Figdor 2007, S. 208–210)

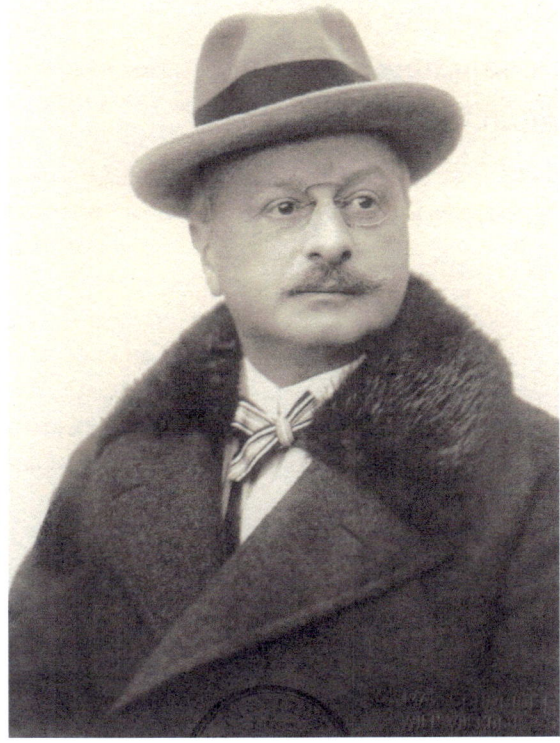

Abb. 8.12 Viktor Blum (1877–1954 Chicago) Museum, Bibliothek und Archiv, Bildersammlung, Deutsche Gesellschaft für Urologie, Repro Moll-Keyn, mit freundlicher Genehmigung, ebenfalls

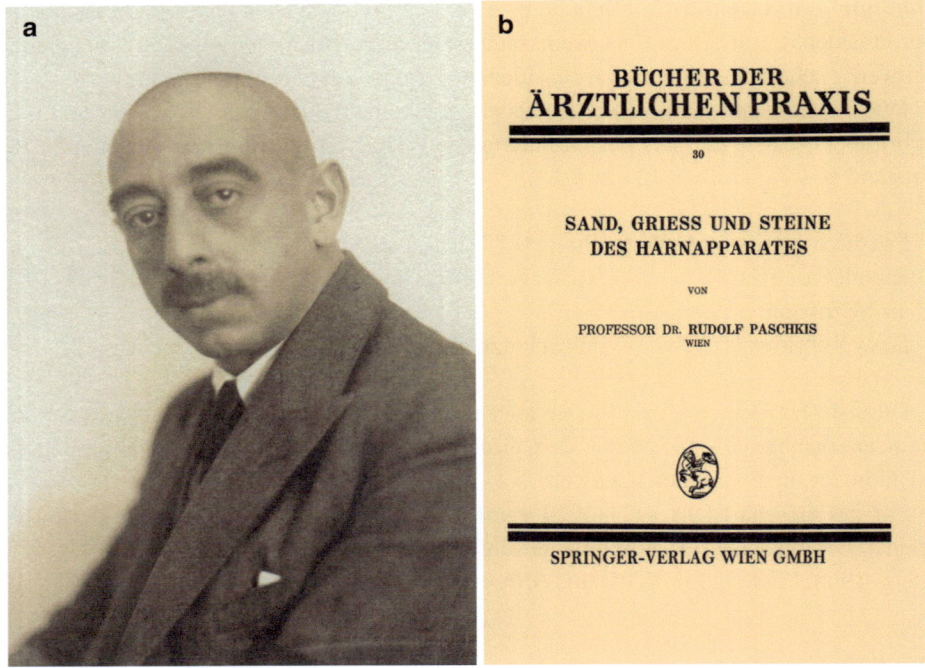

Abb. 8.13 **a** Rudolf Paschkis (1879–1964 New York), Institut für Geschichte der Medizin, Wien, mit freundlicher Genehmigung. **b** Frontispiz Rudolf Paschkis Sand, Griess und Steine des Harnapparates. Repro Moll-Keyn, mit freundlicher Genehmigung. Die Publikationen von Blum und Paschkis, die sich an eine allgemeine Ärzteschaft wandten, trugen zur Wissensmultiplikation des neuen Spezialgebietes durch solche themenbezogenen Einzeldarstellungen für Allgemeinärzte wesentlich bei. Durch die Publikation bei Julius Springer in Wien sprechen diese insbesondere ein Publikum in Österreich und den damit verbundenen Ländern an

bestimmt. Die Posten der Schriftführer übernahmen Robert Bachrach und Oswald Schwarz (1883–1949, später London; Berberich et al. 2015), während Theodor Hryntschak (1889–1952) das Amt des Kassierers innehatte.[18]

In diesem Zeitraum wurde beschlossen, zu Ausbildungszwecken ein Röntgenarchiv in der Allgemeinen Poliklinik einzurichten. Zum vorbereitenden Komitee gehörten Friedrich Necker (1877–1947), Robert Bachrach und Koloman Haslinger (1889–1944) Hubenstorf 2011).

Für das Geschäftsjahr 1925 wurden Viktor Blum, Gallus Pleschner und Prigl zu Stellvertretern gewählt, während Koloman Haslinger und Glas als Schriftführer sowie Lieber als Kassierer bestimmt wurden.[19] In der Jahresgeschäftssitzung am 9. Dezember 1925

---

[18] Wiener Urologische Gesellschaft Sitzung 29.11.1922. Z Uro. Chir 15 S 83.
[19] Wiener Urologische Gesellschaft Sitzung 21. Januar 1925 Z Urol Chir 17 S 368.

Abb. 8.14 Das früheste Schriftstück in den Akten der Wiener Polizei zum Verein „Wiener Gesellschaft für Urologie" existiert aus dem Jahre 1926 mit Nennung der Amtsträger, von Rudolf Paschkis eingereicht, Wiener Stadt- und Landesarchiv, Repro Moll-Keyn, mit freundlicher Genehmigung

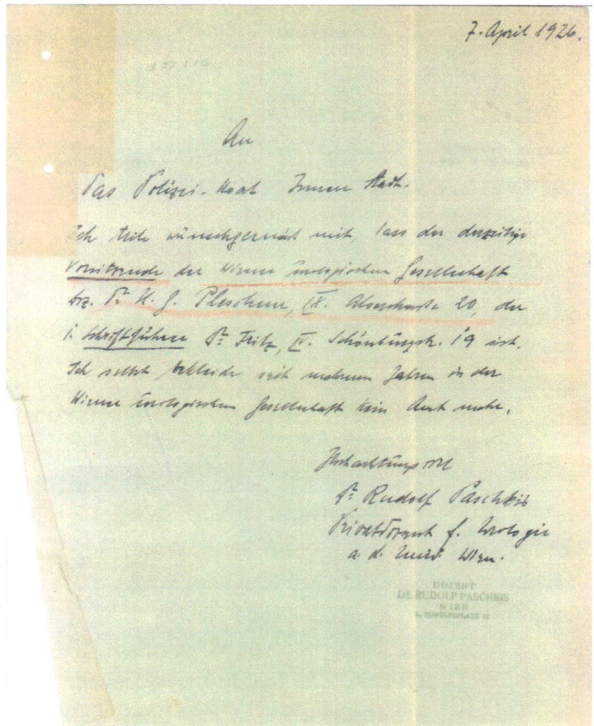

wurde Gallus Pleschner für das Jahr 1926 zum Präsidenten gewählt. Seine Stellvertreter wurden Koloman Haslinger und Friedrich Necker, die Schriftführer Fritz und Frisch, und erneut übernahm Lieber die Position des Kassierers (Abb. 8.14).[20]

1926 erweiterte die Gesellschaft ihren Kreis durch die Ernennung neuer korrespondierender Mitglieder. Diese Maßnahme half, die Isolation nach dem Ersten Weltkrieg zu überwinden und der jungen Gesellschaft eine stärkere internationale Ausstrahlung zu verleihen. Zu den neu ernannten Mitgliedern gehörten:

- **Deutschland**:
  Eugen Joseph (1879–1933, später Ehrenmitglied)
  Alexander von Lichtenberg (1880–1949)
  Arthur Lewin (1866–1939)
  Otto Ringleb (1875–1946)
  Ludwig Kielleuthner (1876–1972)
  Eduard Pflaumer (1872–1957)
- **Ungarn**: Geza von Illyes (1870–1951)[21]

---

[20] Wiener Urologische Gesellschaft Sitzung vom 9. Dezember 1925. Z Urol Chir 24 S 379.
[21] Budapest, St. Rochus Krankenhaus, Leiter der Urologischen Universitätsklinik 1920–1941.

- **Spanien**: Angel Pulido Martín (1878–1970)[22]
- **Italien**: Luigi Ferria, Carmelo Bruni (1865–1951),[23] Roberto Alessandri (1867–1948),[24] Gino Lasio[25, 26]
- **Schweiz**: Hans Wildbolz (1873–1941)[27]

Diese Ernennungen markierten einen wichtigen Schritt in der internationalen Vernetzung der Wiener Urologischen Gesellschaft und symbolisierten den Aufbruch aus der Isolation, die durch die Kriegsfolgen bedingt war. Gleichzeitig festigte sich die Position der Gesellschaft als zentrale Institution der Urologie im deutschsprachigen Raum und darüber hinaus.

8.5 Die Wiener Urologische Gesellschaft in den Jahren 1927–1938

Im Jahr 1927 wurde die Bibliothek der Wiener Urologischen Gesellschaft (WUG) in den Räumen der Gesellschaft der Ärzte in Wien (GdÄW) eingerichtet (Fischer I 1938). Rudolf Paschkis war 1927–1928 Präsident der WUG und hielt eine Trauerrede auf das verstorbene Ehrenmitglied Carl Posner (1854–1928) (Krischel et al. 2018) (Vgl. auch Anhang Liste der Vorsitzenden/Präsidenten von WUG und ÖGU).

Am 11. Dezember 1929 feierte die WUG ihr 10-jähriges Bestehen. Trotz der politischen und wirtschaftlichen Instabilität – wie dem Brand des Wiener Justizpalastes 1927 und dem Börsencrash von 1929 – hielt die Gesellschaft unter dem Vorsitz von Hans Rubritius an ihrer wissenschaftlichen Arbeit fest (Stiefel 1989, 2002). Viktor Blum hielt den Festvortrag „Die geschichtliche Bedeutung Wiener Urologie", während Alexander von Lichtenberg (Berlin) mit „Konservative Nierenchirurgie" das wissenschaftliche Selbstverständnis der Urologie gegenüber der dominierenden Chirurgie betonte (Figdor 1994; Rubritius 1930).

Zum Abschluss der Festsitzung berichtete der Schriftführer, dass zahlreiche Glückwunschtelegramme eingegangen seien, vor allem von korrespondierenden Mitgliedern:

---

[22] Leiter der Urologie am Madrid Krankenhaus, Präsident der Spanischen Gesellschaft für Urologie und Gründungsmitglied der Internationalen Gesellschaft für Urologie.

[23] Carmelo Bruni Online: https://www.icsaicstoria.it/dizionario/bruni-carmelo/ zugegriffen 12.12.2024.

[24] Vincenzo Cappelletti 1960 Roberto Alessandri. Dizionario biografico degli italiani, vol. 2, Roma, Istituto dell'Enciclopedia Italiana.

[25] Lasio G 1904 Über die Regeneration der Schleimhaut der Harnblase in Beziehung zur operativen Behandlung der chronischen Cystitis Virch Arch 178 65–82 https://doi.org/10.1007/BF02058397.

[26] Allesamt Präsidenten der Società Italiana di Urologia https://siu.it/i-presidenti-della-siu (zugegriffen 30.12.2024).

[27] Rubritius, H1941 Nachruf für Hans Wildbolz Z. urol. Chir., 46/6.

„von den Ehrenmitgliedern Kümmell, Casper Voelcker, Eiselsberg, Hochenegg, Feria, Wildbolz, von der Italienischen, Ungarischen und Berliner Urologischen Gesellschaft, ferner von den Herren Schlagintweit, Müller, Da Silva, Kielleuthner, Lewin, Frisch, Illeyes, Lasio, Joseph, Axel Brenner, Ravasini." (Rubritius 1930, S. 161)

Diese Nennungen unterstreichen die wissenschaftlichen Netzwerke der WUG besonders im süddeutschen- und auch norditalienischen Raum, die die österreichische Urologie seit ihren Anfängen zu Beginn des 19. Jahrhunderts pflegte. In seiner Gedenkrede stellte Hans Rubritius, selbst für Chirurgie habilitiert (Hubenstorf 2011, S. 146–148), die chirurgische Ausrichtung der Fachgesellschaft als besonderes Charakteristikum für Wien heraus:

„…. Und das ist ja vielleicht eine besondere Note der Wiener Urologenschule, daß sie ganz aus der Chirurgie hervorgegangen ist. Alle unsere Lehrmeister waren tüchtige Chirurgen, welche sich erst von der chirurgischen Mutterdisziplin der Urologie zugewandt haben und auch von ihren Schülern zunächst einmal eine vollständige Beherrschung allgemeiner chirurgischer Technik verlangten. So ist also in Wien die Urologie eine richtige Tochterwissenschaft der Chirurgie geworden…" (Rubritius 1930, S. 161).

In diesen pathetischen Worten lässt sich eine gewisse Anbiederung sowie das Bemühen um Gleichwertigkeit der Wiener Urologie mit der universitär etablierten Chirurgie erkennen – insbesondere in Richtung der Ehrenmitglieder der WUG, v. Eiselsberg und v. Hohenegg. Dies steht jedoch in einem gewissen Widerspruch zur Tradition der III. Chirurgischen Klinik am AKH, die unter Leopold von Dittel besondere Verdienste nicht nur bei der Einführung der Endoskopie erworben hatte.

Zudem blieben in dieser Rede die herausragenden Leistungen von Viktor von Ivanchich (vgl. Kap. 4), Franz Schuh (1804–1865) und Josef Wattmann (1789–1866) im Bereich der blinden Blasensteinlithotripsie (vgl. Kap. 2) sowie die Pionierarbeit von Joseph Grünfeld (1840–1910) an der Wiener Allgemeinen Poliklinik, Abteilung für Syphilidologie, auf dem Gebiet der Urethroskopie (Grünfeld 1877, 1881) unerwähnt.

Im Wiener Stadt- und Landesarchiv tauchen erst Anfang der 1930er-Jahre wieder Hinweise zur Zusammensetzung des Vereins auf, festgehalten auf einem offiziellen Briefbogen an die Städtische Polizeibehörde (Abb. 8.15). Auffällig ist dabei, dass sowohl zwei Präsidenten als auch zwei Vorsitzende genannt werden.

Nach der Gründung der nationalsozialistisch geprägten „Gesellschaft Reichsdeutscher Urologen" 1933 wurde die WUG am 20. November 1935 in die „Österreichische Gesellschaft für Urologie" (ÖGU) umbenannt. Diese Umbenennung sollte einerseits die Mitglieder aus den Bundesländern einbeziehen, verdeckte jedoch den wahren Grund: die Abgrenzung von der „arisierten" Gesellschaft im Deutschen Reich (Hubenstorf 2011).

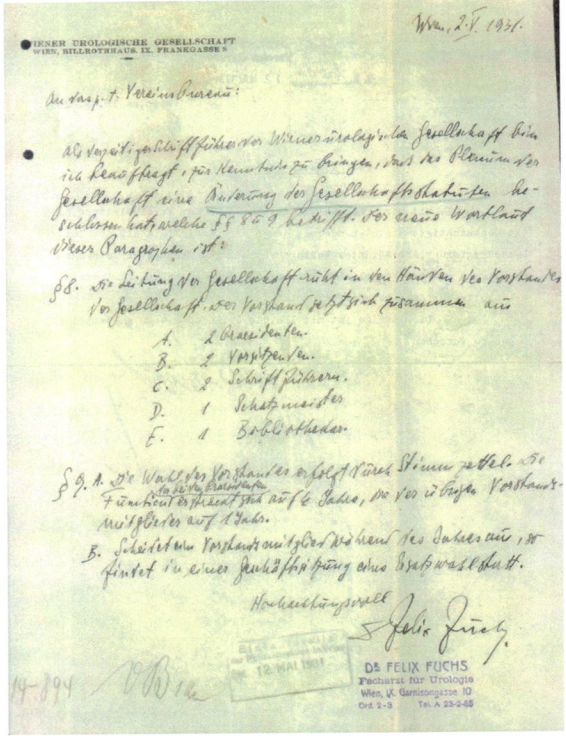

Abb. 8.15 Schreiben über die Vorstandsposten an das Wiener Polizeipräsidium 1931. Wiener Stadt und Landesarchiv, Repro Moll-Keyn, mit freundlicher Genehmigung

Am 23.1.1933 erfahren wir aus der „Zeitschrift für Urologische Chirurgie", dass Alexander v. Lichtenberg, Berlin zum Ehrenmitglied, Robert Lichtenstern (1874–1955) und Gallus Pleschner zu neuen Vorsitzenden sowie Lion wieder zum Bibliothekar ernannt worden waren.[28]

In einer programmatischen Rede, die auch in allgemeinen Blättern wie der „Medizinischen Klinik" prominent abgedruckt wurde, widmete sich Hans Rubritius in der Sitzung der WUG vom 16. Januar 1935 der Stellung der Urologie, die mit der klinischen Etablierung der transurethralen Resektion der Prostata neu definiert werden müsse. Er wies auf die Notwendigkeit einer dreijährigen chirurgischen und internistischen Ausbildung hin und sah gerade in Österreich gute Ausbildungsmöglichkeiten durch die in Wien etablierten Spezialeinrichtungen gegeben (Rubritius 1935) (Abb. 8.16).

In der „Zeitschrift für urologische Chirurgie" wurde im Rahmen einer Festsitzung der Wiener Urologischen Gesellschaft vom 20. Februar 1935[29] der „25-jährige Bestand der urologischen Station der II. Chirurgischen Klinik", die am 10. Mai 1910 von Julius von Hochenegg gegründet worden war, besonders hervorgehoben. Diese universitäre Einrichtung wurde damit bewusst in den Historisierungsprozess der Wiener Urologie integriert.

---

[28] Z Urol. Chir. 37 (1933) 142.
[29] Z Urol Chir 41 (1935) 549.

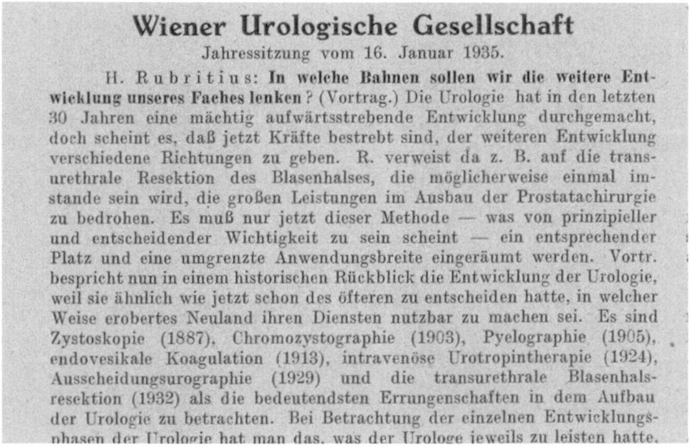

Wiener Urologische Gesellschaft

Jahressitzung vom 16. Januar 1935.

H. Rubritius: **In welche Bahnen sollen wir die weitere Entwicklung unseres Faches lenken?** (Vortrag.) Die Urologie hat in den letzten 30 Jahren eine mächtig aufwärtsstrebende Entwicklung durchgemacht, doch scheint es, daß jetzt Kräfte bestrebt sind, der weiteren Entwicklung verschiedene Richtungen zu geben. R. verweist da z. B. auf die transurethrale Resektion des Blasenhalses, die möglicherweise einmal imstande sein wird, die großen Leistungen im Ausbau der Prostatachirurgie zu bedrohen. Es muß nur jetzt dieser Methode — was von prinzipieller und entscheidender Wichtigkeit zu sein scheint — ein entsprechender Platz und eine umgrenzte Anwendungsbreite eingeräumt werden. Vortr. bespricht nun in einem historischen Rückblick die Entwicklung der Urologie, weil sie ähnlich wie jetzt schon des öfteren zu entscheiden hatte, in welcher Weise erobertes Neuland ihren Diensten nutzbar zu machen sei. Es sind Zystoskopie (1887), Chromozystographie (1903), Pyelographie (1905), endovesikale Koagulation (1913), intravenöse Urotropintherapie (1924), Ausscheidungsurographie (1929) und die transurethrale Blasenhalsresektion (1932) als die bedeutendsten Errungenschaften in dem Aufbau der Urologie zu betrachten. Bei Betrachtung der einzelnen Entwicklungsphasen der Urologie hat man das, was der Urologe jeweils zu leisten hatte,

Abb. 8.16 Hans Rubritius „In welche Bahnen sollen wir die weitere Entwicklung unseres Faches lenken". Med Klinik 1935 Heft 10 8. März 1935 S 330, Ausriss Repro Moll-Keyn, mit freundlicher Genehmigung

In einer weiteren Sitzung am 22. Mai 1935[30] wurde dem langjährigen Mitglied der „Deutschen Gesellschaft für Urologie", Theodor Cohn (1867–1935) aus Königsberg, gedacht, der im Alter von 68 Jahren verstorben war. Cohn hatte bedeutende Beiträge zur Nierenchirurgie publiziert (Cohn 1920, 1922, 1926). Damit gehörte die WUG zu den wenigen verbliebenen Institutionen in der deutschsprachigen Urologie, die jüdischer Kollegen aus dem Deutschen Reich, trotz der politischen Umstände noch öffentlich gedachten.

In dieser Zeit gelang es der ÖGU, ihre internationale Ausstrahlung zu stärken. Sie war Gastgeberin des 6. Internationalen Urologenkongresses der Société Internationale d'Urologie (SIU)[31] 1936 in Wien, mit Viktor Blum als Präsident und Theodor Hryntschak als Kongresssekretär (Abb. 8.17, 8.18 und 8.19).

Zwischen 1935 und 1938 war Hans Rubritius Präsident der ÖGU, abwechselnd mit Viktor Blum oder Theodor Hryntschak. Als Schriftführer fungierten Sternbach und Burger, während Robert Ultzmann jun. das Amt des Kassiers innehatte und Lion weiterhin als Bibliothekar tätig war.[32] In der Sitzung vom 19. November 1936 gedachte man des verstorbenen Ehrenmitglieds Alexander Brenner sen. aus Linz a. d. Donau (1859–1936). Brenner hatte sich insbesondere während seiner Ausbildung in der Klinik von Dittel um die Einführung der zystoskopischen Diagnostik verdient gemacht und war maßgeblich daran beteiligt, die Präsenz des Fachs in die österreichischen Bundesländer zu bringen. Obwohl er als Primar einer chirurgischen Abteilung tätig war, räumte er der Urologie bereits einen hohen Stellenwert ein, was dem klassischen Differenzierungsmuster innerhalb des Fachs entsprach.[33, 34]

---

30 Z Urol Chir 41 (1935) 529.

31 Wiener Montagsblatt 42 Nr 45 11.November 1935 S 8.

32 Vgl verschiedene Beiträge Z. f Urol Chir 1935.1938.

33 Z Urol Chir 43 (1936) 80.

34 Zschr. Urol. 33 (1939) 304–309.

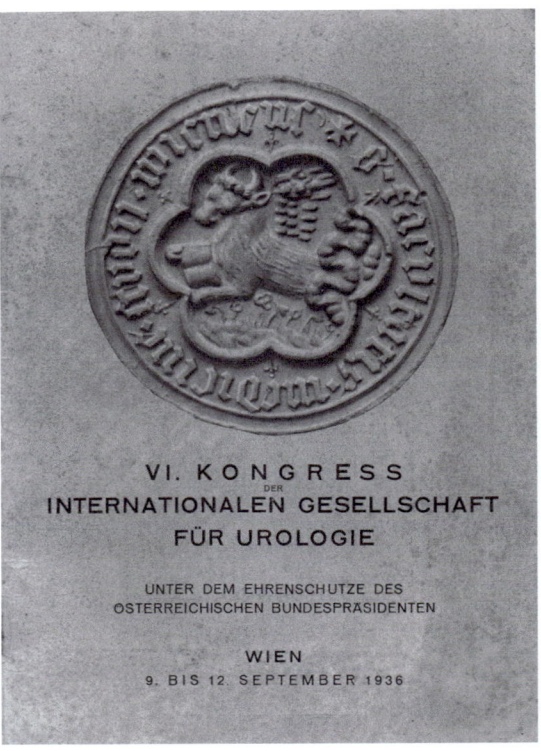

Abb. 8.17 Frontispiz Programm SIU 1936, Repro Moll-Keyn, mit freundlicher Genehmigung

Die Entwicklung der Urologie in Oesterreich

Zum 6. Internationalen Urologenkongreß in Wien (9. bis 12. September 1936)

Unter Urologie versteht man bekanntlich jenes medizinische Spezialfach, das sich mit der vorwiegend chirurgischen und strahlentherapeutischen Behandlung der Harn- und Geschlechtsorgane, also der Niere, Nierenleiter, Prostata (Vorsteherdrüse), Samenblase, Harnblase usw., beschäftigt.

Der Internationale Urologenkongreß hält seit 1919 alle drei Jahre in einer anderen europäischen Stadt seine für die Aussprache der Fachurologen untereinander und für die Medizin im allgemeinen sehr wichtigen Sitzungen ab. Nachdem Paris, Brüssel, Rom, Madrid und London Gelegenheit hatten, den Gelehrten aus aller Herren Länder Reichtum und Glanz ihrer Staaten zu zeigen, wurde über Vorschlag des bekannten österreichischen Urologen Professor Dr. Viktor Blum in London beschlossen, als diesjährigen Kongreßort Wien zu wählen.

jetzigen Wiener Urologen Glinger verändertes Instrument, daß man die Harnröhre genau besichtigen konnte; durch die Modifikation Glingers wurden auch gleichzeitig Heileingriffe mit diesem Instrument ermöglicht.

Durch diese Traditionen und Erfindungen war der Boden so weit vorbereitet, daß die Saat der Begründer der Urologie im strengsten Sinne des Wortes, der Professoren Anton von Frisch und Otto Zuckerkandl voll und ganz aufgehen konnte. Trotz der Verselbständigung der Urologie ist sie natürlich durch starke Fäden mit allen Gebieten der Medizin verflochten.

Von wirklich hohem Interesse ist es, daß fast alle Verfahren der Beleuchtung und Sichtbarmachung innerer Organe von Wien ausgegangen sind.

So haben Ludwig Türk gemeinsam mit I. N. Cermak den Kehlkopf-

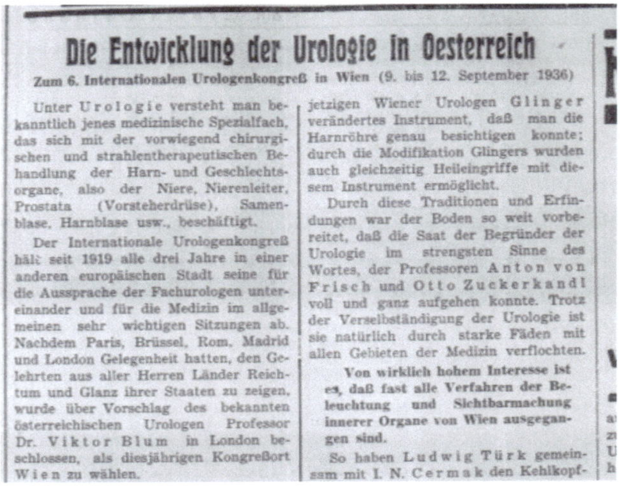

Abb. 8.18 Zeitschriftenausriss „Gerechtigkeit" 17.9.1936, S. 10, Repro Moll-Keyn, mit freundlicher Genehmigung. Historisierung der österreichischen Urologie durch einen unbekannten Autor, der Inhalt wird sicherlich durch Viktor Blums historische Beiträge inspiriert worden sein

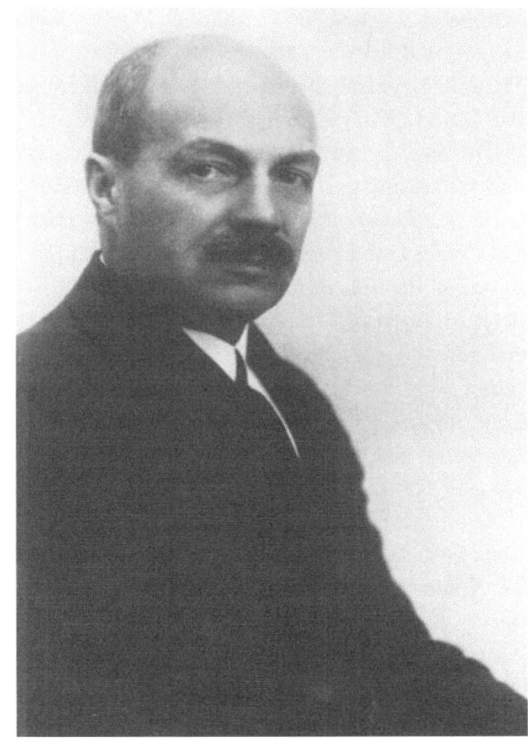

Abb. 8.19 Hans Rubritius (1876–1943), Wiener Allgemeine Poliklinik, war von „1929 bis 1933 letzter Präsident der Deutschen Gesellschaft für Urologie. Von 1935 bis 1938 war er Präsident der Österreichischen Gesellschaft für Urologie. Als Vorsitzender der „Gesellschaft Reichsdeutscher Urologen" zum Präsidenten für den III. Kongress Oktober 1939 gewählt: somit der Präsident mit der längsten Amtsperiode, der aber selbst nie einen Kongress geleitet hat." (Schultze-Seemann 1979 in Betonung historischer Kontinuitäten, die vereinsrechtlich bei der DGU nie existierten). Inst. Gesch Med. Wien sowie Bildersammlung sowie DGU, Altbestand Schultze- Seemann, Repro Moll-Keyn, mit freundlicher Genehmigung

8.6 ÖGU im Nationalsozialismus (1938–1945)

Mit dem „Anschluss" Österreichs an das Deutsche Reich im März 1938 änderten sich die Strukturen der ÖGU grundlegend. Die Gesellschaft wurde zunächst als „Wiener Medizinische Gesellschaft, Fachgruppe Urologie" geführt. Jüdische Mitglieder wurden ausgeschlossen, und wissenschaftliche Präsentationen waren nur für „politisch einwandfreie" Redner zugelassen (Hubenstorf 2011).

Koloman Haslinger,[35] ein prominenter Funktionär der nationalsozialistischen Medizinpolitik, wurde 1939 Vorsitzender der neu gegründeten Wiener Urologischen Gesellschaft. Haslinger, der 1941 habilitiert wurde, spielte eine zentrale Rolle bei der nationalsozialistischen Umgestaltung der Urologie in Wien. Er wurde zum ärztlichen Direktor des Wiedener Krankenhauses ernannt und war bereits seit dem 15. März 1933 Beisitzer im Gau Wien des Vereins „Deutscher Ärzte in Österreich".[36] Zudem fungierte er als 1. Schriftführer der

---

[35] Bundesarchiv R 9361-II/370485 Mitgliedsnummer 6.201.678.
[36] Der Verein deutscher Ärzte in Österreich wurde 1903 gegründet und hatte seinen Sitz in Wien. In den 1920er-Jahren hatte der Verein ca. 3000 Mitglieder. Ziel der Organisation war es, die antisemitischen Ärzte zu organisieren und die jüdische-, tschechische- und polnische Ärzteschaft durch Boykottmaßnahmen wirtschaftlich zu schädigen.

nationalsozialistischen Gründung „Wiener Medizinische Gesellschaft" (Hubenstorf 2011, S. 139) und wurde später zum „Obmann" bestellt – eine Funktion, die er gemeinsam mit Theodor Hryntschak[37] ausübte (Vgl. auch Anhang Liste der Vorsitzenden/Präsidenten von WUG und ÖGU).

Haslinger, von Hubenstorf als „exponiertester Medizinpolitik-Multifunktionär des nationalsozialistischen Wien" bezeichnet (Hubenstorf 2011, S. 153), bekleidete den Posten des „Obmann" bis zu seinem Tod im Jahr 1944. In ihm sah der Chirurg und spätere Rektor der Universität Wien für das Studienjahr 1948/1949, Wolfgang Denk (1882–1970), „…einen der führenden Urologen Wiens […] Er hat viele ausgezeichnete wissenschaftliche Arbeiten veröffentlicht, auf Grund deren er, aus äußeren Gründen reichlich verspätet, erst vor wenigen Jahren zum Docenten für urologische Chirurgie ernannt wurde. … Neben seiner wissenschaftlichen Tätigkeit widmete sich Haslinger mit Begeisterung der Lehrtätigkeit. … Selbstlose Pflichttreue, Wahrhaftigkeit und Aufopferung für seine Kranken, Adel der Gesinnung und Lauterkeit des Charakters waren die Grundzüge seines Wesens."[38]

Hintergrund dieser Bemerkung war unter anderem, dass das Habilitationsgesuch Haslingers im Jahr 1929 von der Universität abgelehnt worden war. Dennoch wurde er 1941, im Kontext der nationalsozialistischen Machtverhältnisse, überraschend schnell habilitiert[39] (vgl. Kap. 7 in diesem Band). Trotz seiner wissenschaftlichen Verdienste steht seine Karriere im Schatten der NS-Ideologie und ihrer Verbrechen.

Die letzte eigenständige Sitzung der ÖGU fand am 16. Februar 1938 in Wien statt.[40] Danach führte die NS-Ideologie zur Zerschlagung der pluralistischen und internationalen Ausrichtung der Gesellschaft, und der „brain drain" jüdischer Wissenschaftler veränderte die Urologie in Österreich nachhaltig.

Während der Präsidentschaft von Haslinger (1889–1944), die stark von den nationalsozialistischen Strukturen geprägt war,[41] dominierten NSDAP-nahe Urologen die Vorträge in der Wiener Urologischen Gesellschaft. Die Zahl der Vorträge verdeutlicht diese Dominanz:

- Wilhelm Stöckl (1900–1965): 8 Vorträge
- Koloman Haslinger (1889–1944): 7 Vorträge
- Rudolf Chwalla (1900–1966): 6 Vorträge

---

[37] Theodor Hryntschak: Mitglied NSV 6. 10. 1938 Nr. 11.117.03, SS förd. Mitgl. 9. 06. 1938 NSDAP 11. 7. 1942 Nr. 6.229.486.

[38] Nekrolog von Wolfang Denk auf Koloman Haslinger UAW Senat S 305.92 Haslinger, Koloman, gestorben 9.3.1944, Nekrolog, https://scopeq.cc.univie.ac.at/Query/detail.aspx?ID=67301.

[39] Öster A AdR 02/2 B MI, Gauakt NR 51571, SD Leitungsabschnitt Wien an Gaupersonalamt 56. 2. 1941.

[40] Zschr. Urol. 33 (1939) 304–309.

[41] Der Verein deutscher Ärzte in Österreich wurde 1903 gegründet und hatte seinen Sitz in Wien. In den 1920er-Jahren hatte der Verein ca. 3000 Mitglieder. Ziel der Organisation war es, die antisemitischen Ärzte zu organisieren und die jüdische-, tschechische- und polnische Ärzteschaft durch Boykottmaßnahmen wirtschaftlich zu schädigen.

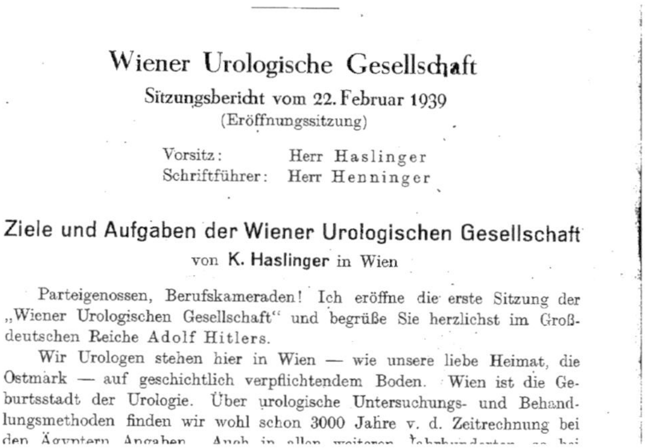

> **Wiener Urologische Gesellschaft**
> Sitzungsbericht vom 22. Februar 1939
> (Eröffnungssitzung)
>
> Vorsitz: Herr Haslinger
> Schriftführer: Herr Henninger
>
> **Ziele und Aufgaben der Wiener Urologischen Gesellschaft**
> von K. Haslinger in Wien
>
> Parteigenossen, Berufskameraden! Ich eröffne die erste Sitzung der „Wiener Urologischen Gesellschaft" und begrüße Sie herzlichst im Großdeutschen Reiche Adolf Hitlers.
> Wir Urologen stehen hier in Wien — wie unsere liebe Heimat, die Ostmark — auf geschichtlich verpflichtendem Boden. Wien ist die Geburtsstadt der Urologie. Über urologische Untersuchungs- und Behandlungsmethoden finden wir wohl schon 3000 Jahre v. d. Zeitrechnung bei den Ägyptern. Angaben...

Abb. 8.20 Koloman Haslinger schwor am 22. Februar 1939 die Wiener Urologen der neugegründeten Wiener Urologischen Gesellschaft als „Obmann" – Vorsitzender – auf die NS Ziele der wissenschaftlichen Fachgesellschaft in der „Ostmark" ein. Z Urol Chir 33 304, Repro Moll-Keyn, mit freundlicher Genehmigung

- Karl Hutter (1892–1954): 5 Vorträge
- Hans Rubritius (1876–1943): 5 Vorträge
- Herbert Henniger (1901–1962): 4 Vorträge
- Ernst Riedl (1912–1952): 4 Vorträge

Diese Zahlen spiegeln nicht nur die politische Ausrichtung der Gesellschaft während dieser Zeit wider, sondern auch den Einfluss, den die nationalsozialistische Ideologie auf die Fachwelt und deren Akteure hatte (Abb. 8.20).

In seiner Einführungsrede stellte Koloman Haslinger die Wiener Urologische Gesellschaft (WUG) bewusst in den Kontext der nationalsozialistischen Ideologie (Abb. 8.16). Er argumentierte:

„Allmählich schlichen sich in diese Urologengesellschaft – wie in andere medizinische Gesellschaften in Wien – Praktiken ein, die unserem deutschen Volkswesen fremd waren. Rassenfremde Elemente machten sich breit. Sie stritten in ihrer Art, verdrängten die bodenständigen Kollegen und arbeiteten ausschließlich für ihre geschäftlichen Interessen. Kein Wunder, wenn die arischen Kollegen sich immer mehr und mehr zurückzogen und kein Interesse an der Gesellschaft zeigten. Vor dem vollkommen Niederbruche unsers Faches kam die befreiende Tat unseres Führers, der Österreich ins Reich heimführte." [...] „Die Wiener Urologische Gesellschaft ist ein Bestandteil der ‚Deutschen Gesellschaft für Urologie', die in ihrer alten Form wieder aufgerichtet werden soll. Es ist also unsere Pflicht, Mitglieder der Deutschen Gesellschaft für Urologie zu sein. Wir sind dadurch natürlich verpflichtet, an den Arbeiten dieser Gesellschaft mitzuwirken. Die Deutsche Gesellschaft veranstaltet Kongresse. An diesen werden wir rege teilnehmen, aber nicht nur durch persönliche Anwesenheit, sondern auch durch Mitarbeit. Trachten Sie also auch in dieser Beziehung den guten Ruf der Wiener Schule zu wahren. Es ist in diesem Jahre ein Kongress in Wien vorgesehen. Die Themen zur Besprechung hoffe ich ihnen bald mitteilen zu können" (Haslinger 1939, S. 308).

Haslingers Rede verdeutlicht seinen politisch motivierten Geschichtsrevisionismus. Die ursprüngliche DGU war nach 1933 de facto inaktiv, da ihre nicht-arischen Mitglieder, die einen überproportionalen Anteil ausmachten, ausgeschlossen worden waren. Vereinsrechtlich konnte die DGfU jedoch nicht aufgelöst werden. Stattdessen dominierte die „Reichsdeutsche Gesellschaft für Urologie" unter der Leitung der nationalsozialistischen Protagonisten Hans Boeminghaus und Karl Heusch.

Die Präsidentschaft von Hans Rubritius,[42] die 1933 auf die Reichsdeutsche Gesellschaft übergegangen war, verlor durch den Kriegsbeginn 1939 an Bedeutung. Bereits beim Urologenkongress 1937 in Eisenach war ein rein „reichsdeutsches" Tagungsformat umgesetzt worden. Nach dem „Anschluss" Österreichs gab es Bestrebungen, eine reichseinheitliche DGU unter den politischen Vorgaben der „Reichsdeutschen Gesellschaft für Urologie" zu schaffen (Schultze-Seemann 1979).[43]

Nach dem Erlass der nationalsozialistischen Gesetzgebung wurden jüdische Mitglieder unmittelbar aus der ÖGU bzw. der Wiener Urologischen Gesellschaft (WUG) ausgeschlossen. Nach dem „Anschluss" Österreichs waren etwas mehr als die Hälfte der habilitierten Ärzte der Universität Wien direkt von den Verfolgungsmaßnahmen des NS-Regimes betroffen (Czech 2018). Von insgesamt 4900 Ärzten in Wien waren etwa 3200 gemäß dem Reichsbürgergesetz von 1935 als „Juden" registriert. Dies bedeutete, dass etwa 65 % der Wiener Ärzteschaft unmittelbar in ihrer sozialen und wirtschaftlichen Existenz bedroht waren (Hubenstorf 1988).

> **Umsetzung NS Medizinalgesetzgebung in Österreich – „Ostmark"**
> Ab März 1933 keine Anstellung jüdischer Assistenten in öffentlichen Spitälern
> 24. März 1933 Diensteid Erlass
> 6. April 1938 Nichtarische Priv. Doz. dürfen nicht mehr lehren
> 10. April 1938 „Danksagung an den Führer" Deutsch. österreichische Ärztezeitung
> 20 Mai. 1938 Übernahme Nürnberger Rassegesetze

---

[42] Am 20. Februar 1940 beantragte er die Aufnahme in die NSDAP und wurde am 1. April 1940 aufgenommen (Mitgliedsnummer 9.017.693). Da sich der Aufnahmeakt bis 1943 hinzog, konnte Rubritius die Mitgliedskarte nicht mehr ausgehändigt werden, sodass er streng genommen nicht mehr NSDAP-Mitglied wurde. Bundesarchiv Berlin R 9361-II/857679.

[43] Zu Haslingers unkorrekter wissenschaftlicher Arbeitsmethode vgl Hubensdorf M 2011 Urologie und Nationalsozialismus in Österreich in Krischel, M, Moll F, Bellmann, J, Scholz A, Schultheiss D Urologen im Nationalsozialismus Zwischen Anpassung und Vertreibung. Hentrich und Hentrich, Berlin S 139–172, S 168 Fußnote 110.

> 31 Mai 1938 Entlassungen und Zwangspensionierungen in Österreich „Verordnung zur Neuordnung des österreichischen Berufsbeamtentums" Übernahme Gesetz Berufsbeamtentum
> Mai 1938 „Gesetz über die Überleitung und Eingliederung von Vereinen, Organisationen und Verbänden"
> 1 Juli 1938 Entzug der Kassenzulassungen
> 25. Juli 1938 4. Verordnung zum Reichsbürgergesetz: Entzug der Approbation und akademischen Grade bis zum 30.9.1938
> 30. September 1938 Approbationsentzug aller jüdischen Ärzte im Deutschen Reich und Österreich
> Oktober 1938 „erfolgreiche Entjudung des österreichischen Ärztestandes" abgeschlossen
> November 1938 Rektor Knoll meldet die Universität Wien „judenfrei"
> 29.11.1938 Gesetz über die Vereinheitlichung des Gesundheitswesens im Land Österreich
> 1940 Gesetz zur Verhütung erbkranken Nachwuchses gilt in Österreich (Zwangssterilisationen)

Obwohl es wegen der unterschiedlichen Systeme und Rechtsordnungen immer wieder zu Streitigkeiten zwischen „reichsdeutschen" und österreichischen Behörden kam, erfolgte die Entrechtung und „Säuberung" in Österreich innerhalb weniger Monate nach dem „Anschluss" an das Deutsche Reich (Huber 2016).

Im Jahr 1939 hielt Otto Ringleb, Berlin, am 9. Mai einen Vortrag[44] in der Gesellschaft der Ärzte in Wien anlässlich des 60-jährigen Jubiläums der „1. Vorweisung des Zystoskops durch Max Nitze". Diese unverfängliche Veranstaltung ersetzte das ursprünglich anstehende 20-jährige Jubiläum der WUG. Es liegt nahe, dass die Wahl des Themas bewusst getroffen wurde, um die Erinnerung an jüdische Gründungsmitglieder wie Otto Zuckerkandl, den ersten Präsidenten der Gesellschaft, zu vermeiden.

Mit den Kriegsereignissen nahm die Aktivität der WUG rapide ab.[45] Die Tagungstätigkeit beschränkte sich zunehmend auf Mitarbeiter und ehemalige Mitarbeiter der II. Chirurgischen Klinik. Dies war unter anderem darauf zurückzuführen, dass viele Repräsentanten der Gesellschaft zum Kriegsdienst eingezogen wurden (Hubenstorf 2011, S. 158–159).

Während des Krieges wurde die „Zeitschrift für Urologische Chirurgie" eingestellt und die verbleibenden Vorträge wurden in der „Zeitschrift für Urologie" publiziert.

Nach dem Tod von Koloman Haslinger übernahm Theodor Hryntschak die Präsidentschaft der ÖGU. Unter seiner Leitung verblieb die Gesellschaft bis zum Kriegsende weitgehend inaktiv.

---

[44] NN 1939 Wiener ärztliche Gesellschaften Tagesgeschichte Med. Klinik 35 18 628.
[45] Z f Urol 1941 35 392–394, Z f Urol 1943 37 210, Z f Urol 1944 38 331–333.

8.7 Die ÖGU nach 1945 – Von der Wiedergründung bis in die 1960er-Jahre

Ein erster Hinweis auf die Neugründung einer urologischen Fachgesellschaft in Wien unter der Bezeichnung „Österreichische Gesellschaft für Urologie (ÖGU)" findet sich im Jahr 1948 in der „Wiener klinischen Wochenschrift".[46] Bereits am 7. Januar 1947 wurde Hans Gallus Pleschner zum Präsidenten der „neuen" Fachgesellschaft gewählt. Pleschner hatte zuvor bereits zahlreiche Vorstandsposten in der alten WUG inne und war ab 1912 Leiter der Urologischen Station der II. Chirurgischen Klinik sowie ab 1924 im Elisabethspital tätig. Im Jahr 1938 wurde er aufgrund der jüdischen Abstammung seiner Ehefrau entlassen, was ihn nach 1945 als unbelastet gelten ließ.

Zum Stellvertreter wurde Richard Übelhör (1901–1977) gewählt, der ebenfalls 1938 aus seiner Position im Krankenhaus Lainz entlassen worden war (vgl. Kap. 11 in diesem Band). Die weiteren Vorstandsmitglieder waren:

- Franz Hawalitsch (1906–1983) und Franz Josef Oldofredi (1906–1983) als Sekretäre
- Erich Teltscher (1894–1967) als Kassier
- Paul Deuticke (1901–1981)

In den veröffentlichten Tagungsberichten der neugegründeten ÖGU wurde auf die Vorgänge vor 1945 nicht eingegangen. Insbesondere die Tatsache, dass die Gesellschaft ab 1938 wieder als „Wiener Urologische Gesellschaft" firmieren musste, blieb unerwähnt. Stattdessen knüpfte die ÖGU nahtlos an die Traditionen und Strukturen der Periode vor 1938 an (Abb. 8.21) (Vgl. auch Anhang Liste der Vorsitzenden/Präsidenten von WUG und ÖGU).

Diese bewusste Auslassung kann als Versuch gewertet werden, die NS-belastete Vergangenheit der Fachgesellschaft zu übergehen und den Fokus auf den Wiederaufbau und die Neugestaltung der österreichischen Urologie zu legen.

Ähnliche Entwicklungen wie bei der ÖGU sind auch bei anderen medizinischen Fachgesellschaften erkennbar. So wurde die „Gesellschaft für Orthopädie und Orthopädische Chirurgie"[47] 1937 als Wiener Gesellschaft gegründet und 1948 unter dem Namen „Vereinigung der Orthopäden Österreichs" reaktiviert (Hubenstorf 2011).

Für die ÖGU lassen sich die Vorsitzenden der 1950er-Jahre weitgehend rekonstruieren. Dabei werden personelle Kontinuitäten sichtbar, die ähnlich wie bei der Deutschen Gesellschaft für Urologie (DGU) auf die Zeit vor 1945 zurückreichen.

Von den politisch unbelasteten war Karl Hutter (1892–1954), Wilhelminenspital, 1952/1953 Vizepräsident und Erich Teltscher, niedergelassener Urologe, in den Jahren 1924–1938 Assistent von Rudolf Bachrach im Mariahilfer Ambulatorium II, ab 1947 Kas-

---

[46] Österreichische Gesellschaft für Urologie Wie Klin Wschr 60 Jhg. 1948, 295.

[47] Österreichische Gesellschaft für Orthopädie und orthopädische Chirurgie https://www.orthopaedics.or.at/home/gesellschaft/ zugegriffen 20.10.2024.

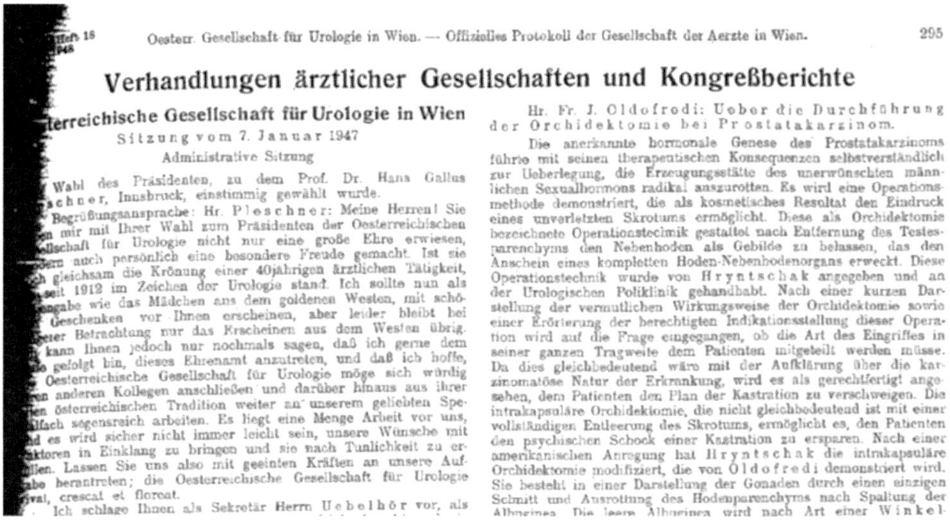
Heft 18 1948 Oesterr. Gesellschaft für Urologie in Wien. — Offizielles Protokoll der Gesellschaft der Aerzte in Wien. 295

Verhandlungen ärztlicher Gesellschaften und Kongreßberichte

terreichische Gesellschaft für Urologie in Wien

Sitzung vom 7. Januar 1947

Administrative Sitzung

Wahl des Präsidenten, zu dem Prof. Dr. Hans Gallus schner, Innsbruck, einstimmig gewählt wurde.

Begrüßungsansprache: Hr. Pleschner: Meine Herren! Sie n mir mit Ihrer Wahl zum Präsidenten der Oesterreichischen llschaft für Urologie nicht nur eine große Ehre erwiesen, dern auch persönlich eine besondere Freude gemacht. Ist sie h gleichsam die Krönung einer 40jährigen ärztlichen Tätigkeit, seit 1912 im Zeichen der Urologie stand. Ich sollte nun als ngabe wie das Mädchen aus dem goldenen Westen, mit schö- Geschenken vor Ihnen erscheinen, aber leider bleibt bei eser Betrachtung nur das Erscheinen aus dem Westen übrig. kann Ihnen jedoch nur nochmals sagen, daß ich gerne dem o gefolgt bin, dieses Ehrenamt anzutreten, und daß ich hoffe, Oesterreichische Gesellschaft für Urologie möge sich würdig en anderen Kollegen anschließen und darüber hinaus aus ihrer en österreichischen Tradition weiter an unserem geliebten Spe- lfach segensreich arbeiten. Es liegt eine Menge Arbeit vor uns, d es wird sicher nicht immer leicht sein, unsere Wünsche mit ktoren in Einklang zu bringen und sie nach Tunlichkeit zu er- llen. Lassen Sie uns also mit geeinten Kräften an unsere Auf- abe herantreten; die Oesterreichische Gesellschaft für Urologie ivat, crescat et floreat.

Ich schlage Ihnen als Sekretär Herrn Uebelhör vor, als

Hr. Fr. J. Oldofredi: Ueber die Durchführung der Orchidektomie bei Prostatakarzinom.

Die anerkannte hormonale Genese des Prostatakarzinoms führte mit seinen therapeutischen Konsequenzen selbstverständlich zur Ueberlegung, die Erzeugungsstätte des unerwünschten männlichen Sexualhormons radikal auszurotten. Es wird eine Operationsmethode demonstriert, die als kosmetisches Resultat den Eindruck eines unverletzten Skrotums ermöglicht. Diese als Orchidektomie bezeichnete Operationstechnik gestattet nach Entfernung des Testesparenchyms den Nebenhoden als Gebilde zu belassen, das den Anschein eines kompletten Hoden-Nebenhodenorgans erweckt. Diese Operationstechnik wurde von Hryntschak angegeben und an der Urologischen Poliklinik gehandhabt. Nach einer kurzen Darstellung der vermutlichen Wirkungsweise der Orchidektomie sowie einer Erörterung der berechtigten Indikationsstellung dieser Operation wird auf die Frage eingegangen, ob die Art des Eingriffes in seiner ganzen Tragweite dem Patienten mitgeteilt werden müsse. Da dies gleichbedeutend wäre mit der Aufklärung über die karzinomatöse Natur der Erkrankung, wird es als gerechtfertigt angesehen, dem Patienten den Plan der Kastration zu verschweigen. Die intrakapsuläre Orchidektomie, die nicht gleichbedeutend ist mit einer vollständigen Entleerung des Skrotums, ermöglicht es, den Patienten den psychischen Schock einer Kastration zu ersparen. Nach einer amerikanischen Anregung hat Hryntschak die intrakapsuläre Orchidektomie modifiziert, die von Oldofredi demonstriert wird. Sie besteht in einer Darstellung der Gonaden durch einen einzigen Schnitt und Ausrottung des Hodenparenchyms nach Spaltung der Albuginea. Die leere Albuginea wird nach Art einer Winkel-

Abb. 8.21 Österreichische Gesellschaft für Urologie Wien Klin Wschr 60 1948 S 295 Repro Moll-Keyn, mit freundlicher Genehmigung

sier/Schatzmeister., (Hubenstorf 2011, S. 158). Durch die Legalisierung der Tätigkeit von „minderbelasteten" Personen gemäß § 19 Abs. 2 des NS-Gesetzes von 1947 konnten viele Ärzte und Ärztinnen in Österreich ihre Arbeit nach 1947 sowohl in Krankenhäusern als auch in Berufsorganisationen problemlos wiederaufnehmen.

In den 1950er-Jahren trat die Wiener Urologie publizistisch sehr geschlossen auf. Richard Übelhör initiierte eine Publikationsreihe unter dem Titel „Wiener Beiträge zur Urologie" im Wiener Verlag Wilhelm Maudrich. Diese Reihe deckte ein breites Spektrum ab – von der Geschichte der Medizin bis zur Chirurgie und Pathologie – und setzte mit vier Bänden zur Urologie deutliche Akzente. Zu den Autoren gehörten:

- Karl Hutter (1892–1954): „Beiträge zur Urologie" (1947)
- Alois Ginglar (1877–1957): „Pathologie und Therapie urologischer Erkrankungen" (1947)
- Bertrand Bibus (1906–1973): „Klinische Urologie" (1948)
- Theodor Hryntschak: „Urologische Diagnostik und Therapie" (1948)

Diese Reihe hob sich von ähnlichen Einzelpublikationen, wie der im Thieme Verlag Leipzig/Stuttgart erscheinenden Serie „Urologie in Einzeldarstellungen" unter der Verantwortung von Hans Boeminghaus, deutlich ab (Abb. 8.22), da diese sich auch an ein allgemeines ärztliches Publikum zu erschwinglichen Preisen wandte.

Viele Präsidenten der ÖGU in den 1950er- und 1960er-Jahren hatten bereits vor 1945 verantwortliche Positionen in der Fachgesellschaft inne. Einer der politisch unbelasteten war Karl Hutter (1892–1954), der im Wilhelminenspital tätig war und 1952/1953 als Vize-

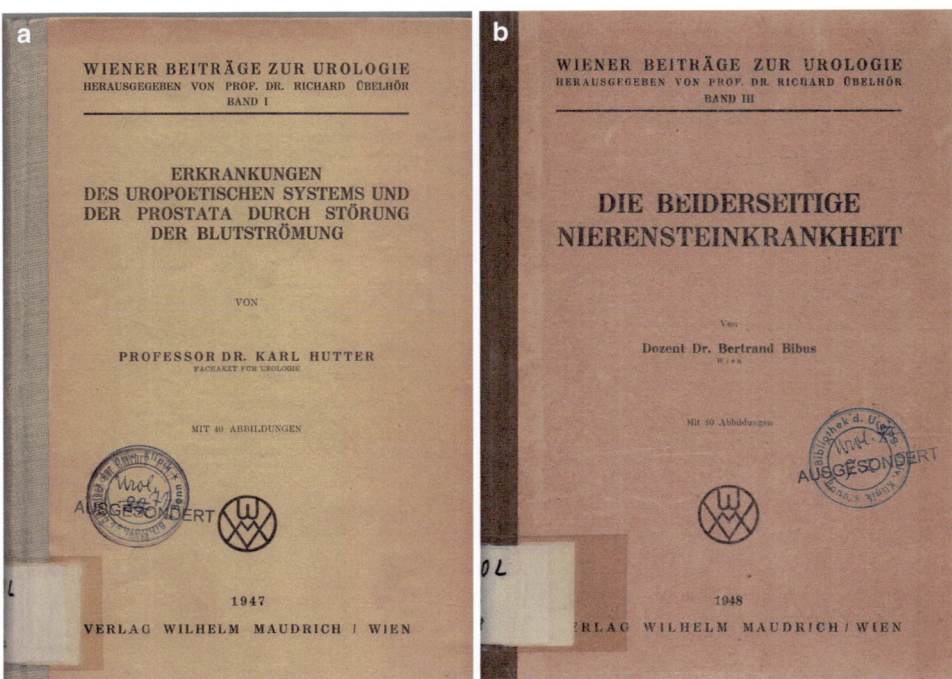

Abb. 8.22 a, b Buchcover Wiener Beiträge zur Urologie 1947–1948, die von Richard Übelhör initiiert wurde. Hier Einzelpublikationen von Karl Hutter und Bertrand Bibus. Diese Monografien halfen, urologisches Wissen in die Nachbardisziplinen, besonders die Chirurgie, zu vermitteln und besonders den lokalen Status der an der Universität unterrepräsentierten Spezialität Urologie breitenwirksam darzustellen. Sammlung Moll, Repro Moll-Keyn, mit freundlicher Genehmigung

präsident der ÖGU fungierte. Paul Deuticke, ebenfalls unbelastet, war 1952/1953 Präsident der ÖGU und übernahm 1953 auch die Präsidentschaft der DGU. Ein weiterer prominenter Vertreter war Erich Teltscher, ein niedergelassener Urologe, der von 1924 bis 1938 Assistent war und weiterhin eine bedeutende Rolle in der Wiener Urologie spielte.

Die Österreichische Gesellschaft für Urologie (ÖGU) wurde 1946/1947 unter der Präsidentschaft von Hans Gallus Pleschner wiedergegründet. Nach seiner Emeritierung 1971 wurde er Ehrenmitglied der Gesellschaft. Richard Übelhör, ebenfalls Mitbegründer, wurde 1963 Präsident der Deutschen Gesellschaft für Urologie (DGU) und ist Namensgeber eines Forschungsstipendiums der ÖGU, dotiert mit 10.000 €.[48]

---

[48] Richard-Übelhör-Forschungsstipendium der Fortbildungskommission der ÖGU, https://www.uro-fbk.at/stipendien/richard-uebelhoer-stipendium zugegriffen 25. 10. 2024.

Abb. 8.23 Hans Marberger (1917–2002), Präsident der ÖGU 1967–1969, erster Lehrstuhlinhaber in Österreich außerhalb Wiens in Innsbruck ab 1964. Die Erinnerungskultur an Hans Marberger wird auf europäischer Ebene durch die European Urological Association (EAU) mit einem Hans Marberger Preis hochgehalten, der „bahnbrechende Pionierleistungen und Beiträge zur Endourologie und der Entwicklung urologischer minimal invasiver chirurgischer Verfahren" würdigt

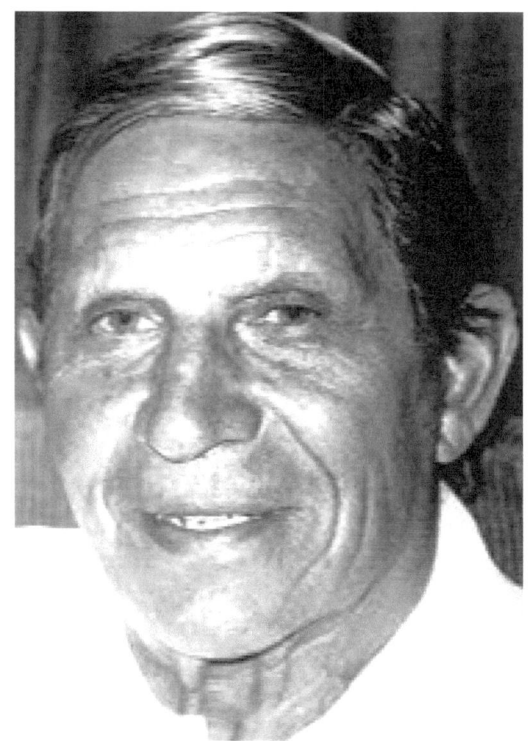

8.8 Internationale Vernetzung und Akademisierung des Fachgebiets[49]

In den 1960er-Jahren förderte die ÖGU unter der Leitung von Hans Marberger (1917–2002) (Präsident 1967–1969) die Akademisierung und den internationalen Austausch. Marberger war der erste Lehrstuhlinhaber für Urologie außerhalb Wiens, in Innsbruck (1964), und einer der Initiatoren des „Alpenländischen Urologensymposiums", das den Austausch zwischen Österreich, der Schweiz, Italien und Deutschland förderte (Abb. 8.23).[50]

Nach dem Zweiten Weltkrieg wurde auch der Kontakt nach Osteuropa wiederaufgenommen, z. B. durch die „Harnsteinsymposien", bei denen Kollegen aus der DDR in Österreich, nicht jedoch in der Bundesrepublik Deutschland teilnehmen konnten. Ab den 1970er-Jahren intensivierte sich der Austausch mit Urologen aus Ungarn und der Tschechoslowakei, der nach dem Fall des Eisernen Vorhangs weiter ausgebaut wurde.

---

[49] Vgl. auch Anhang Liste der Vorsitzenden/Präsidenten von WUG und ÖGU.
[50] https://www.zobodat.at/pdf/BERI_89_0333-0339.pdf.

Bereits auf dem ersten Nachkriegskongress der wieder gegründeten „Deutschen Gesellschaft für Urologie", sprach Richard Übelhör als korrespeondierendes Mitglied der DGU in einem Grußwort im „Namen der Österreichischen Gesellschaft" „den Wunsch aus, die früheren guten und fruchtbaren Beziehungen in persönlicher und wissenschaftlicher Hinsicht wieder aufzunehmen"[51] unter Ausklammerung, dass diese mit der „Gesellschaft Reichdeutscher Urologen" durchaus nach 1933 weiter stattgefunden hatten, wie allein der Beitrag Otto Ringlebs 1939 zum Gesellschafts- bzw. Nitze Jubiläum zeigt.

Ebenfalls gefestigt wurden der Austausch und Kooperation mit der Bayerischen Urologenvereinigung, mit der die Österreichische Gesellschaft für Urologie und Andrologie seit 1974 gemeinsame Jahrestagungen, die abwechselnd von beiden Fachgesellschaften im Frühjahr ausgetragen werden.[52]

Die monatlichen Vortragsabende der „Gesellschaft der Ärzte in Wien", die traditionell mittwochs stattfanden, erlebten laut Zeitzeugen in den 1970er-Jahren einen Rückgang. Diese Veranstaltungen, deren Vorträge häufig aus Wien oder Innsbruck initiiert wurden, waren geprägt von einem freundschaftlichen und verbindenden Charakter. Für die Innsbrucker Urologen stellten diese Treffen stets eine „kleine Reise"[53] dar (Lipsky 2012).

Ende der 1970er-Jahre war die österreichische Urologie noch stark auf das zentralistische Fachgebiet der Chirurgie fixiert. In einem Statement operativer Fachgesellschaften wurde für leitende Chirurgen in Österreich eine sechsmonatige Ausbildung in Urologie beschlossen, die als Teil der früheren sogenannten Allgemeinchirurgie die Grundlagen der Urologie, Thoraxchirurgie und Kinderchirurgie vermitteln sollte (Heberer und Feifel 1978).

Die jährlichen Fortbildungstagungen in Linz entwickelten sich zu einer der beliebtesten Veranstaltungen der ÖGU. Die erste Tagung fand 1974 statt und verzeichnete in den folgenden Jahrzehnten konstant hohe Teilnehmerzahlen (2006: 265 Teilnehmer).[54]

Ein entscheidender Entwicklungsschritt erfolgte 1984 mit der Gründung des Onkologischen Arbeitskreises der ÖGU. In den darauffolgenden Jahren folgten weitere spezialisierte Arbeitskreise wie jener für Urodynamik (Ludivk 1994). 1990, bei einem Mitgliederstand von rund 300 Personen, wurde das „Nachrichtenblatt der ÖGU" ins Leben gerufen. Dieses Medium informierte die Mitglieder regelmäßig über Fortbildungsartikel, Termine, Berichte aus Arbeitskreisen sowie Nachrichten aus der Fachgesellschaft – darunter auch Mitteilungen des Präsidenten und Sekretärs. Ergänzt wurden diese Inhalte

---

[51] Sonderheft Zeitschrift für Urologie Verhandlungsbericht der Deutschen Gesellschaft für Urologie in München vom 29. September bis 1. Oktober 1949, Arbeitsgemeinschaft Medizinischer Verlage GmbH Georg Thieme, Leipzig, S. 6.

[52] https://www.interplan.de/de/referenzen/bayerische-urologenvereinigung-/-oesterreichische-gesellschaft-fuer-urologie-und-andrologie-153 zugegriffen 25. 10.2025.

[53] Schriftliche Mitteilung Prof. Heidler, Linz 29.11. 2024.

[54] Madersbacher 2007 Editorial Journal für Urologie und Urogynäkologie 14 5 online: https://www.kup.at/kup/pdf/6759.pdf zugriffen 10.4.2024.

durch Berichte benachbarter Vereinigungen aus Osteuropa und Erfahrungsberichte von Hospitationen.

Diese Entwicklungen dokumentieren den Übergang von zentralistischen Strukturen hin zu einer diversifizierten und auf Weiterbildung fokussierten Fachgesellschaft, die den Bedürfnissen ihrer Mitglieder zunehmend Rechnung trug.

8.9 Strukturentwicklung und Modernisierung seit den 1990er-Jahren[55]

Seit den 1990er-Jahren hat die ÖGU mehrere organisatorische und wissenschaftliche Veränderungen durchlaufen:

- Nachrichtenblatt der ÖGU (1990): Einführung eines Publikationsformats für Mitgliederinformationen.
- Facharztprüfung der EBU: Bereits vor Österreichs EU-Beitritt wurde die Europäische Facharztprüfung in Urologie eingeführt. Dieses Modell wurde später von der Österreichischen Ärztekammer übernommen.[56]
- Archiv und Historie: 1992 wurde ein Archiv eingerichtet, mit Peter Paul Figdor (Präsident 1986–1987) als erstem Archivar.[57, 58]

Seit den 1990er-Jahren wurde auch das Amt des Generalsekretärs verstetigt analog der Schaffung des Amtes eines Generalsekretärs bei der DGU 1987. Nach dem Zweiten Weltkrieg hatten sich zwei Sekretäre etabliert, wobei der zweite de facto den Schriftwechsel des Präsidenten, der erste die Belange der Fachgesellschaft wahrnahm.[59] Ab 1990 erfolgte die Einführung eines freiwilligen Fortbildungsdiploms, dessen Konstruktion Ende der 1990er-Jahre von der Österreichischen Ärztekammer als verbindlich für alle Ärzte Österreichs übernommen wurde.

1994 konnten die Mitglieder der ÖGU stolz auf 75 Jahre „Österreichische Gesellschaft für Urologie" zurückblicken, wobei die Verstrickungen während der NS Zeit, analog anderer wissenschaftlicher Fachgesellschafen oder der DGU 20 Jahre früher (Schultze-Seemann 1978), nur gering beleuchtet wurden. Die Fachgesellschaft hatte 393 Mitglieder (Ludivk 1994), wobei im Rahmen dieser Feier der Austritt aus der Gesellschaft für Chirurgie erfolgte, was diese unfreundlich zur Kenntnis nahm.[60] Im Jahr 2000 erfolgte die Um-

---

[55] Vgl. auch Anhang Liste der Vorsitzenden/Präsidenten von WUG und ÖGU.
[56] Schriftl. Mitteilung Prof. Heidler, Linz 29.11.2024.
[57] 1992 /93 NÖGU 3 5 16.
[58] PP Figdor 2002 10 Jahre urologisches Archiv NÖGU 36 11 26.
[59] Interview Prof. Heidler, Linz, ehem. Vorsitzender der Fortbildungskommission und 1. Sekretär der ÖGU 21. 11. 2024. Vgl. Heidler 1998.
[60] mündliche und schriftliche Mitteilung Prof. Heidler, Linz 29.11.2024.

benennung der Gesellschaft in „Österreichische Gesellschaft für Urologie und Andrologie (ÖGU/A)".[61]

Seit den 1990er-Jahren ist die Mitgliederzahl der ÖGU erheblich gestiegen, hauptsächlich durch eine Zunahme von Ausbildungsassistenten. Heute gehört die ÖGU zu den modernen medizinischen Fachgesellschaften, die Fortbildung und wissenschaftliche Weiterentwicklung aktiv fördern.

8.10 Fazit und Ausblick

Eine umfassende systematische Geschichte der ÖGU wurde bisher nicht verfasst. Hinweise auf die Entwicklung der Gesellschaft finden sich vorwiegend in Jubiläumsbeiträgen oder biografischen Veröffentlichungen, die von Archivar Peter Paul Figdor (1999, 2007, S. 27–28) geliefert wurden. Aufgrund der begrenzten Überlieferung primärer Quellen gibt es deutliche Forschungsdesiderate bei der kontinuierlichen Dokumentation der Leistungsträger und der Entwicklung der Fachgesellschaft.

Die Gründung der ÖGU erfolgte im Kontext der politischen und gesellschaftlichen Umbrüche nach dem Ersten Weltkrieg. Die erschwerten deutsch-österreichischen Kontakte und das neue Nationalbewusstsein der Ersten Republik führten zu einer eigenständigen Organisation der österreichischen Urologen. Diese Entwicklung stand jedoch nicht im Widerspruch zur alten Deutschen Gesellschaft für Urologie (DGfU), sondern folgte einem ähnlichen Modell wie in Berlin, indem die Interessen der neuen Spezialdisziplin gebündelt wurden.

Während des Nationalsozialismus kam es zu tiefgreifenden Einschnitten, doch personelle Kontinuitäten, wie die von Theodor Hryntschak, Paul Deuticke, Herbert Henniger, Herbert Weber und Bertrand Bibus, prägten die Vorstände der Nachkriegszeit. Die Rückkehr jüdischer Kollegen in angestammte Positionen blieb weitgehend aus.

Ein besonderes Merkmal der ÖGU war stets ihre internationale Vernetzung. Diese zeigte sich nicht nur in intensiven Kontakten zu Polen, Tschechien und Ungarn, sondern auch im Engagement für eine Facharztausbildung nach europäischen Qualitätsstandards. Diese Initiative machte die ÖGU zu einem Vorreiter und Vorbild für die österreichische Facharztausbildung insgesamt (Bretterbauer, Mahne 2018).

Die Geschichte der ÖGU ist nicht nur von politischen Umbrüchen geprägt, sondern auch von bemerkenswerter Resilienz, Anpassungsfähigkeit und einem unermüdlichen Streben nach Exzellenz. Im 21. Jahrhundert hat die Gesellschaft einen Weg eingeschlagen, der Innovation und wissenschaftlichen Fortschritt konsequent in den Mittelpunkt stellt.

---

[61] NN 2000 NÖGU 10 22 6.

Als eine der am schnellsten wachsenden medizinischen Disziplinen hat die Urologie in den letzten Jahrzehnten durch bedeutende Entwicklungen in der Präzisionsmedizin, Uro-Onkologie, minimal-invasiven Chirurgie und Endourologie neue Maßstäbe gesetzt. Die ÖGU spielt eine zentrale Rolle, diese Fortschritte in die klinische Praxis zu übertragen und gleichzeitig höchste Standards für Qualität, Patientensicherheit und ethische Verantwortung zu gewährleisten.

8.10.1 Bildung und Weiterbildung als Fundament der Exzellenz

Die Förderung von Bildung und Weiterbildung ist ein zentrales Anliegen der ÖGU. Mit der Einführung moderner Facharztprüfungen, Mitwirken an der Entwicklung evidenzbasierter Leitlinien und einem umfassenden Fortbildungsangebot schafft die Gesellschaft eine solide Grundlage für die Ausbildung zukünftiger Urologen. Sie ermöglicht damit nicht nur die Sicherstellung fachlicher Kompetenz, sondern trägt auch zur akademischen Weiterentwicklung der Urologie in Österreich bei.

8.10.2 Interdisziplinarität und Vernetzung

Die Urologie zeichnet sich als Schnittstellenfach durch ihre Interdisziplinarität aus. In enger Zusammenarbeit mit Internistische, strahlen- und chirurgische Onkologie, Radiologie, Nuklearmedizin, Gynäkologie, Pathologie und anderen medizinischen Disziplinen fördert die ÖGU den wissenschaftlichen und klinischen Austausch. Diese Kooperationen sind unerlässlich, um die komplexen Herausforderungen moderner Medizin, wie die individualisierte Therapie oder die Integration neuer Technologien, zu bewältigen.

Die ÖGU hat darüber hinaus den internationalen Austausch gestärkt und sich als Plattform für die globale Vernetzung etabliert. Veranstaltungen wie das „Tagung der Österreichischen Gesellschaft für Urologie und der Bayerischen Urologenvereinigung" und die Zusammenarbeit mit europäischen und internationalen Fachgesellschaften unterstreichen ihren Beitrag zur Weiterentwicklung der Urologie als global vernetzte Disziplin.

Die österreichische Urologie ist dabei ein integraler Bestandteil der europäischen Urologie und trägt wesentlich zur Weiterentwicklung der Fachdisziplin bei. Durch aktive Beiträge zu internationalen Leitlinien, die Förderung wissenschaftlicher Netzwerke und die europäische Facharztausbildung stärkt sie die Qualität und den wissenschaftlichen Austausch auf europäischer Ebene.

8.10.3 Ein Blick in die Zukunft

In einer Ära rasanter technologischer und wissenschaftlicher Fortschritte steht die ÖGU als leuchtendes Beispiel für moderne Fachgesellschaften, die Vision, Innovation und Exzellenz vereinen. Mit einem unerschütterlichen Fokus auf Bildung, Forschung und Interdisziplinarität gestaltet die ÖGU die Zukunft der Urologie aktiv mit und etabliert sie als eine der dynamischsten und einflussreichsten medizinischen Disziplinen.

Die ÖGU hat es sich zur Aufgabe gemacht, nicht nur die nächste Generation von Urologen fachlich auf höchstem Niveau auszubilden, sondern sie auch zu inspirieren, mutig die Herausforderungen einer sich ständig wandelnden medizinischen Landschaft zu meistern. Mit einem starken Fundament aus Tradition, gepaart mit einem zukunftsweisenden Streben nach globaler Exzellenz, setzt die ÖGU neue Maßstäbe in der Medizin.

Durch ihren Anspruch, Innovation und Kollaboration auf internationaler Ebene voranzutreiben, wird die österreichische Urologie weiterhin eine führende Rolle in der Medizin einnehmen – als Wegbereiter für Fortschritt, Qualität und nachhaltige Spitzenleistung in der modernen Gesundheitsversorgung (Wyklicky 1984; Buchberger 1966).

Anhang

Liste der Vorsitzenden/Präsidenten von WUG und ÖGU (ab 2008 auch Generalsekretäre)[62]

- **1919–1920**: Otto Zuckerkandl;
- **1920–1921**: Hans Rubritius
- **1922–1923**: Josef Preindelsberger,[63] 1929–1930 stellvertretender Vorsitzender
- **1925–1926**: Viktor Blum[64]
- **1927–1928**: Rudolf Paschkis
- **1930–1931**: 2 Präsidenten[65]
- **1932–1933**: Vorsitzende: Lichtenstern, Pleschner
- **1934–1935**: Präsidenten: Viktor Blum, Hans Rubritius; Vorsitzende: Friedrich Necker

---

[62] Es handelt sich hierbei auf Grund der lückenhaften Quellenüberlieferung um eine nicht vollständige Aufstellung.

Da in den letzten 30 Jahren die Wahl als „president elect" deutlich vor der eigentlichen Präsidentschaft stattfindet, sind bei den Ego Dokumenten die Angaben oft uneinheitlich, da Wahl und Amtsperiode gleichgesetzt werden. Der Nachlass von Figdor konnte bisher zu weiteren Forschungen, da in Privatbesitz, noch nicht herangezogen werden. Erst bei Drucklegung dieses Buches wurde die Möglichkeit angeboten, diesen einzusehen.

[63] Figdor 2007, S 170.

[64] Z f Urol Chir 1925.

[65] Akten Polizeipräsident Wien Wiener Stadt und Landesarchiv 1.3.2.119.A32.5194/1931 ohne Namensnennung der Personen.

- **Februar 1939**: Vorsitzender: Koloman Haslinger
- **1939**: „Obmann": Koloman Haslinger
- **1940**: Vorsitzender der Fachgruppe Urologie der Wiener Medizinischen Gesellschaft: Koloman Haslinger
- **1944–1945**: Theodor Hryntschak
- **1946–1947**: Rudolf Paschkis (Präsident), Richard Übelhör (Vizepräsident)
- **1950–1952**: Theodor Hryntschak[66]
- **1952–1953**: Paul Deuticke
- **1954–1955**: Herbert Henniger [67]
- **1956–1957**: Richard Übelhör
- **1958–1959**: Rudolf Herbst[68]
- **1961–1963**: Herbert Weber
- **1964–1966**: Bertrand Bibus
- **1967–1969**: Hans Marberger
- **1974–1975**: Horst Haschek
- **1976–1977**: Heinrich Loebenstein[69]
- **1982–1983**: Georg Gasser
- **1984–1985**: Julian Frick[70]
- **1986–1987**: Peter Paul Figdor (ab 1992 Archivar der ÖGU)[71]
- **1988–1989**: Hans Marberger
- **1990–1991**: Herbert Lipsky
- **1992–1993**: Helmut Madersbacher[72]
- **1994–1995**: Walter Heinrich Ludvik[73]
- **1996–1997**: Gerhard Lungelmayer
- **1998–1999**: Wolfgang Höltl[74]
- **2000–2001**: Peter H. Petritsch
- **2002–2003**: Ulrich Meier
- **2004–2005**: Günter Janetschek
- **2006–2007**: Wolfgang Stackl[75]

---

[66] Hubenstorf 2011, S 162.

[67] Hubenstorf 2011, S 162.

[68] Hubenstorf 2011, S 162.

[69] Figdor 2007 S. 149–150.

[70] Julian Frick https://de.wikipedia.org/wiki/Julian_Frick zugegriffen 10.12.024.

[71] Schultheiss D, Mattelaer J 2021 (Obituary) Peter Paul Figdor (1926–2020). https://eaucongress.uroweb.org/wp-content/uploads/Historia-Vol-28-EAU21.pdf zugegriffen 10.12.2024.

[72] Helmut Madersbacher. https://docente.unife.it/helmut.madersbacher/curr zugegriffen 12. 10.2024.

[73] Univ.-Prof. Ludvik Walter Heinrich Dr. med. Prim. Univ.-Prof online https://karl-poelz.com/2xx/art249.html zugegriffen 10.12.204.

[74] Wolfgang Höltl https://www.urovienna.at/index.php/de/person zugegriffen am 10.12.2024.

[75] Springer Ch (2022) Nachruf Prim Univ. Prof. Dr. Walter Stackl (1948–2022) NÖGU 2/2022, S 36–37.

- **2008–2013**: Walter Albrecht (Generalsekretär)[76]
- **2008–2009**: Nikolaus Schmeller
- **2010–2011**: Klaus Jeschke
- **2012–2013**: Karl Pummer
- **2013–2019**: Stephan Madersbacher (Generalsekretär)[77]
- **2014–2015**: Karl Loidl
- **2016–2017**: Michael Rauchenwald[78]
- **2018–2019**: Michael Eisenmenger
- **2019–2025**: Anton Ponholzer (Generalsekretär)
- **2020–2021**: Christoph Klingler
- **2022–2023**: Wolfgang Horninger
- **2023–2024**: Steffen Krause
- **2024–2025**: Shahrokh Shariat
- **2026–2027**: Lukas Lusuardi

Literatur

Baumann T (2023) Pathologie und Pathologen im Nationalsozialismus. Hrsg.: Bundesverband Deutscher Pathologen e.V.; Prof. Dr. Bürrig. Frischtexte- Schiweck, Herne

Beck L (Hrsg.) (1986) Zur Geschichte der Gynäkologie und Geburtshilfe. Aus Anlaß des 100jährigen Bestehens der Deutschen Gesellschaft für Gynäkologie und Geburtshilfe. Springer, Berlin, Heidelberg, New York

Berberich H, Schultheiss D, Kieser B (2015) Oswald Schwarz Ein Pionier der psychosomatischen Urologie und Sexualmedizin. Urologe 54:88–96. https://doi.org/10.1007/s00120-014-3732-9

Bibus B (1948) Die beiderseitige Nierensteinkrankheit Bd III Wiener Beiträge zur Urologie hrsg. von Richard Übelhör. Wilhelm Maudrich, Wien

Biermanns N, Groß D (2022) Pathologen als Verfolgte des Nationalsozialismus: 100 Portraits. Steiner, Stuttgart

Blum V (1930) Die Geschichtliche Bedeutung der Wiener Urologie. Z Uro Chir 29:137–161

Bretterbauer K, Mahne N (2018) NÖGU 29(58):10–12

Bruns F (2009) Medizinethik im Nationalsozialismus: Entwicklungen und Protagonisten in Berlin (1939–1945). Steiner, Stuttgart

Buchberger R (1966) Der Billrothsche Hörsaal im Wiener Allgemeinen Krankenhaus: Gemälde von Adalbert F. Seligmann Wien. klin. Wochenschr. 78:853–856

Butta-Bieck F (2011) „Juden sind nicht erwünscht" Vertreibung jüdischer Urologen aus Österreich. In: Krischel M, Moll BJ, Scholz A, Schultheiss D (Hrsg) Urologen im Nationalsozialismus Zwischen Anpassung und Vertreibung. Hentrich und Hentrich, Berlin, S 123–138

Carons A, Paoli M, Waldbaum R (2015) History of the New York Section and the Foundation of American Urological Association (AUA). https://nyaua.com/about-us/history-of-aua. Zugegriffen am 16. 11.2024

---

[76] Walter Albrecht Gedanken des Generalsekretärs NÖGU 18 40 10–11.

[77] Stefan Madersbacher Gedanken des (scheidenden) Generalsekretärs NÖGU 30 60.

[78] Michael Rauchenwald online: https://kangaroo-sponge-s8bs.squarespace.com/ueber-mich zugegriffen 10.12.024.

Cohn T (1920) Zur klinischen Chirurgie der Hydronephrose und Tuberkulose bei Nierenhemmungsmißbildungen. Z urol Chir 5(1/2):1–10

Cohn T (1922) Beitrag zur Technik und klinischen Bedeutung der Nierentuberkulose. Z urol Chir 9(5):129–141

Cohn T (1926) Klinik der Störungen der Harnentleerung. Handbuch der Urologie.Bd 3 Spezielle Urologie. Julius Springer, Berlin, S 390–414. https://doi.org/10.1007/978-3-642-50205-7_5

Czech H (2018) Entgrenzte Wissenschaft. Forschungspraktiken an der Medizinischen Fakultät während des Nationalsozialismus. In: Angetter N, Druml PW (Hrsg) Strukturen und Netzwerke Medizin und Wissenschaften in Wien 1848–1955 650 Jahre Universität Wien – Aufbruch ins neue Jahrhundert, Bd 5. VR Uni Press, Göttingen, S 631–652, 631

Dietrich HG (2006) Die Berliner Urologische Gesellschaft von 1912–2006. Urologe 45(9):1103–1108. https://doi.org/10.1007/s00120-006-1172-x

Dross F (2016) „Ausführer und Vollstrecker des Gesetzeswillens" – die Deutsche Gesellschaft für Gynäkologie im Nationalsozialismus. Geburtsh Frauenheilk 76(Suppl 1):S1–S158. https://doi.org/10.1055/s-0042-110591

Dross F, Frobenius W, Thum A (2020) „Wir können ihr Geschick nicht wenden." Die jüdischen Mitglieder der Deutschen Gesellschaft für Gynäkologie im Nationalsozialismus. Ein Gedenkbuch. Hentrich, Berlin/Leipzig

Durnick A (2002) Die Geschichte der Berliner Urologischen Gesellschaft von 1955–2000. Med Diss, Berlin

Figdor PP (1994) 75 Jahre Österreichische Gesellschaft für Urologie. NÖGU 1:8

Figdor PP (2002) 10 Jahre urologisches. Archiv NÖGU 36(11):26

Figdor PP (2007) Biographien Österreichischer Urologen. Universimed, Wien

von Frisch A, Zuckerkandl O (1904–1906) Handbuch der Urologie, Bd 3. Alfred Hölder, Wien

Gesellschaft der Ärzte 1938 (Bibliothekar) (eigentl Fischer I) (1938) Geschichte der Gesellschaft der Ärzte in Wien 1837–1937 Kap. Die Bibliothek der Gesellschaft. Springer, Wien, S 228–231. https://doi.org/10.1007/978-3-662-28695-1

Ginglar A (1947) Endoskopie der Harnröhre Bd II. Bd I Wiener Beiträge zur Urologie hrsg. von Richard Übelhör. Wilhelm Maudrich, Wien

Groß D, Westemeier J, Schmidt M, Halling T, Krischel M (Hrsg) (2018) Zahnärzte und Zahnheilkunde im „Dritten Reich": Eine Bestandsaufnahme. Medizin und Nationalsozialismus 6. Lit, Münster

Grünfeld J (1877) Der Harnröhrenspiegel (Das Endoskop) Seine diagnostische und therapeutische Anwendung. Wiener Klinik 3:1–12

Grünfeld J (1881) Die Endoskopie der Harnröhre und Blase. Deutsche Chirurgie, Bd 51. Enke, Stuttgart Enke

Halling T, Moll F, Fangerau H (2016) Urologie 1945–1990. Springer, Berlin. https://doi.org/10.1007/978-3-662-48178-3

Haslinger K (1939) Ziele und Aufgaben der Wiener. Urologischen Gesellschaft. Z Urol Chir 33:304–309

Heberer G, Feifel G (1978) Klinischer Unterricht und Weiterbildung in der Chirurgie. Springer, Berlin, S 129

Heidler H (1998) Bericht des ersten Sekretärs. NÖGU 8(17):8

Hryntschak T (1948) Die Hypertrophie und das Carcinom der Prostata. Bd III Wiener Beiträge zur Urologie hrsg. von Richard Übelhör. Wilhelm Maudrich, Wien

Hubenstorf M (1988) Vertriebene Medizin – Finale des Untergangs der Wiener Medizinischen Schule. In: Stadler F (Hrsg) Vertriebene Vernunft. II. Emigration und Exil österreichischer Wissenschaf. Jugend und Volk, Wien-München, S 299–332

Hubenstorf M (2011) Urologie und Nationalsozialismus in Österreich. In: Krischel M, Moll F, Bellmann J, Scholz A, Schultheiss D (Hrsg) Urologen im Nationalsozialismus Zwischen Anpassung und Vertreibung. Hentrich und Hentrich, Berlin, S 139–172

Huber M (2016) NS-Verfolgung von Ärzten: Aufarbeitung der Schicksale Österr Ärztezeitung Nr. 1–2/25.01.2016. https://aerztezeitung.at/2016/oaz-artikel/politik/ns-verfolgung-von-aerzten-entrechtung-vertreibung-ermordung-aerztekammer-wien/. Zugegriffen am 20.10.2024

Hutter K (1947) Die Erkrankungen des uropoetischen Systems und der Prostata infolge Störung der Blutströmung. Bd I Wiener Beiträge zur Urologie hrsg. von Richard Übelhör. Wilhelm Maudrich, Wien

Jardin A, Moll F (2011) A Short History of the SIU with some emphasis on the early years of the AIU and the initial meetings of 1907–1914. In: Schultheiss D, Zykan M (Hrsg) SIU meets Berlin Urology a Century ago. Grasl Druck, Bad Vöslau, S 20–41

Krischel M (2014) Urologie und Nationalsozialismus: Eine Studie zu Medizin und Politik als Ressourcen füreinander. Steiner, Stuttgart

Krischel M, Moll F, Bellmann J, Scholz A, Schultheiss D (2011) 2 Bd. Urologen im Nationalsozialismus: Zwischen Anpassung und Vertreibung. Hentrich und Hentrich, Berlin

Krischel M, Schmidt M, Groß D (2016) Medizinische Fachgesellschaften im Nationalsozialismus. Bestandsaufnahmen und Perspektiven Medizin und Nationalsozialismus, Bd 4. Lit, Münster

Krischel M, Moll F, Halling T, Hansson N, Fangerau H (2018) Carl Posner (1854–1928) Ein Begründer der Urologie und Sexualwissenschaft in Deutschland. Urologe 57:1103–1110. https://doi.org/10.1007/s00120-018-0723-2

Krischel M, Nebe J, Baumann T (2024) Gelehrte als Identifikationsfiguren? Vom Umgang mit fachkultureller Erinnerung in medizinischen. Fächern Berichte Wiss 47:22–105. https://doi.org/10.1002/bewi.202300018

Kühl R (2015) Eine „festgeschlossene Front": Karl Heusch und die deutschen Urologen. In: Halling T, Moll F (Hrsg) Urologie im Rheinland. Springer, Berlin, S 125–142. https://doi.org/10.1007/978-3-662-44698-0_7

Laitko H (1999) Disziplingeschichte und Disziplinverständnis. In: Peckhaus V, Thiel C (Hrsg) Disziplinen im Kontext. Perspektiven der Disziplingeschichtsschreibung. Fink, München, S 22–26

Lipsky H (2012) Österreichisch-Bayerische Urologen-Tagung, Nürnberg 2012. NÖGU 22(46):49–56

Ludivk W (1994) Brief des Präsidenten. NÖGU 4(9):4–5

Madersbacher St (2019) Gedanken des Generalsekretärs Sag mir, wo die Fachärzte sind! NÖGU 59:30 33 3

Maisel T (2007) Gelehrte in Stein und Bronze. Die Denkmäler im Arkadenhof der Universität Wien. Böhlau, Wien

Mildenberger F, Moll F (2024) „Man lasse sich ja nicht auf Diskussionen über ‚Samenverluste' ein" Das wilde Leben des Urologen Felix Schlagintweit (1868–1950). Urologie 63:83–95. https://doi.org/10.1007/s00120-023-02106-4

Moll F (2018) Zum 70. Kongress der Deutschen Gesellschaft für Urologie e. V. Beispiele zu Netzwerken und Denkkollektiven bei ihrer Gründung 1906/1907 und weiteren Entwicklung. Urologe 57:1111–1132. https://doi.org/10.1007/s00120-018-0736-x

Moll F, Halling T (2019) Frauen in der fachkulturellen Erinnerung der Urologie: Dora Brücke-Teleky (1879–1967). Urologe 58:1073–1083. https://doi.org/10.1007/s00120-019-1020-4

Moll F, Krischel M (2016) Der Urologe Eugen Joseph und sein Suizid. Urologe 55:1605–1607. https://doi.org/10.1007/s00120-016-0279-y

Moll F, Krischel M, Rathert P, Fangerau H (2010) Urologie und Nationalsozialismus Alexander von Lichtenberg 1880–1949. Urologe 49:1179–1187. https://doi.org/10.1007/s00120-010-2348-y

NN (1939) Wiener ärztliche Gesellschaften Tagesgeschichte Med. Klinik 35(18):628

Notthafft V (1904) Taschenbuch für Dermatologen und Urologen. Seitz und Schauer, München

Oberländer FM (1908) Verhandlungen der deutschen Gesellschaft für Urologie 1. Kongress in Wien 2– 5 Oktober 1907. Coblentz, Berlin, Georg Thieme, Leipzig, S 11–16

Pleschner G (1926) Wiener Urologische Gesellschaft Sitzung vom 24. Februar 1926 Trauersitzung. Z f Urol Chir:449–451

Ravasini G (1947) The urological department of the civil hospital of Padua. Urologia 14(2):104–106

Rubritius H (1930) Bericht über die Tätigkeit der Gesellschaft in den ersten 10 Jahren ihres Bestandes. Z Urol Chir 29:158–161

Rubritius H (1935) In welchen Bahnen sollen wir die weitere Entwicklung unseres Faches lenken? Med Klin 31(10):330

Rüdiger J (2001) Die monumentale Universität. Funktioneller Bau und repräsentative Ausstattung des Hauptgebäudes der Universität Wien, 1. Aufl. Böhlau, Wien/Köln/Weimar, S 260

Schipperges H (1968) Deutsche Gesellschaft für Chirurgie Dank den alten Meistern – On the Shoulders of Giants. Zur Entwicklung der Chirurgie – The Development of Surgery, Ethicon, München

Schmitz J (1969) Die Berliner Urologische Gesellschaft von 1912–1955. Med Diss, Berlin West

Schultze-Seemann F (1978) Geschichte der Deutschen Gesellschaft für Urologie 1906–1986. Springer, Berlin. https://doi.org/10.1007/978-3-642-71410-8

Schultze-Seemann F (1979) Geschichte der Deutschen Gesellschaft für Urologie 1905–1986. Springer, Berlin, S 91–115, insb 109–110

Seidler E (2000) Verfolgte Kinderärzte 1933–1945: Entrechtet – geflohen – ermorde. Bonn, Bouvier

Senator H, Frankl-Hochwart L, Zuckerkandl O, von Frisch A, Fürbringer E 1897–1899 (1. Aufl 5 Teile in drei Bänden) Die Erkrankungen der Nieren (Senator). Die nervösen Erkrankungen der Blase (L. Frankl-Hochwart). Die localen Erkrankungen der Harnblase (Otto Zuckerkandl). Die Krankheiten der Prostata (Frisch). Die Störungen der Geschlechtsfunktionen des Mannes (Fürbringer). (= Specielle Pathologie und Therapie/herausgegeben von Hermann Nothnagel – XIX. (19.) Band, erster, zweiter und dritter Theil). Alfred Hölder, Wien

Stichweh R (1984) Stichweh, Rudolf: Zur Entstehung des modernen Systems wissenschaftlicher Disziplinen. Physik in Deutschland 1740–1890. Suhrkamp, Frankfurt am Main

Stiefel D (1988) Die große Krise in einem kleinen Land. Österreichische Finanz- und Wirtschaftspolitik 1929–1938, Studien zu Politik und Verwaltung, Bd 26. Böhlau, Wien

Stiefel D (1989) Finanzdiplomatie und Weltwirtschaftskrise. Die Krise der Credit-Anstalt für Handel und Gewerbe 1931, Schriftenreihe des Instituts für bankhistorische Forschung, Bd 12. Fritz Knapp Verlag, Frankfurt

Stiefel D (2002) Der Arbeitsmarkt in Österreich in der Zwischenkriegszeit Studia Germanica et Austrica 2. https://historie.phil.muni.cz/media/3076886/snsestiefel.pdf. Zugegriffen am 25.10.2025

Stiefel D (2008) Die Krise der Credit-Anstalt in den 1930er Jahren und ihre Folgen für das österreichische. Bankensystem ÖZG 19(3):117–141

Tragl KH (2011) Geschichte der Gesellschaft der Ärzte in Wien seit 1838 als Geschichte der Medizin in Wien. Böhlau VR, Göttingen

Wyklicky H (1984) Billroth im Hörsaal. (Einige Gedanken zur Billroth-Ikonographie) Österreichische Ärztezeitung 39:2

Zattoni F, Ruggera L, Aceti A, Loren C, Righetto M, Manchi M (2019) Ravasini: father and son, urologists. Eur Urol Suppl 18(9):e3362. https://doi.org/10.1016/S1569-9056(19)33826-6

Zorgniotti AW (1976) The creation of the American Urologist 1902–1912. Bull New York Acad of Med 52(3):282–289

Urologie und Sexualforschung in Wien in der ersten Hälfte des 20. Jahrhunderts

Florian G. Mildenberger

Inhaltsverzeichnis

9.1	Einleitung	230
9.2	Vor der Zeit	230
9.3	Aufbruch in das neue Jahrhundert	234
9.4	Steinach und die Folgen	236
9.5	Die veränderte politische und fachliche Situation	239
9.6	Sexualforschung in Wien – ohne lokale Urologie?	243
9.7	Dunkle Jahre	246
9.8	Ende ohne Neubeginn	249
Literatur		250

Urologie und Sexualforschung sind keine natürlichen Verbündeten, da zumeist Akteure anderer ärztlicher Fachrichtungen hier Prioritätsrechte besitzen. Doch am Beginn des 20. Jahrhunderts waren Urologen führend als Operateure beteiligt, als der Physiologe Eugen Steinach mittels experimenteller Endokrinologie das Rätsel der Homosexualität zu lösen versprach und nebenbei noch die Entdeckung „ewiger Jugend" verkündete. Dies ermöglichte dem kleinen Fach einen ungeahnten Aufstieg, bereitete jedoch auch den Weg zur Verwicklung in die Verbrechen des Nationalsozialismus vor. Das Fach erlitt viele personelle Verluste aufgrund der Kollegen, die ins Exil gedrängt wurden. Nach 1945 beschränkten sich die Wiener Urologen auf die Begleitung gesellschaftlicher Entwicklungen, ohne aktiv in diese einzugreifen.

F. G. Mildenberger (✉)
Institut für Geschichte, Theorie und Ethik der Medizin, Centre for Health and Society, Heinrich-Heine Universität, Düsseldorf, Deutschland

9.1 Einleitung

Lange bevor sich eine Urologie als selbstständige Disziplin formierte, ja noch Jahrzehnte ehe die moderne Medizin des 19. Jahrhunderts Gestalt annahm, spielte das Sexualleben der Menschen für Wiener Ärzte bereits eine wichtige Rolle. Dies lag daran, dass die Bürger und Adeligen, die sich einen Arztbesuch leisten konnten, bereits Vorinformationen in die Sprechstunde mitbrachten, die die Ärzte zwangen, sich ihrerseits darauf vorzubereiten. Denn Wien war bereits im späten 18. Jahrhundert ein Zentrum für Publikationen zur Aufklärung des mündigen Bürgers, der über den eigenen Körper und seine Erkrankungen informiert sein wollte.

9.2 Vor der Zeit

Ein Beispiel stellte die Übersetzung von Jean Goulins (1728–1799) französischem Bestseller über die Erkrankungen der Männer dar, der 1786 unter dem zeitgenössisch üblich sperrigen Titel „Der Arzt der Mannspersonen von ihrer Mannbarkeit an bis ins hohe Alter" erschien. Darin wurden nicht nur die Erkrankungen der „Jünglingsjahre" benannt, sondern auch erklärt, warum das „Brennen beim Urinlassen" nicht unproblematisch war. Auch das „widernatürliche Steiffseyn des männlichen Gliedes" (Priapismus) fand Erwähnung (Goulin 1786, siehe auch Schultheiss et al. 2004 und Moll und Fangerau 2024). Im Grunde nahm Goulin mit seiner Studie die Sexualberatung aus Büchern vorweg, während seine Konkurrenz sich vor allem auf die Bewerbung des Wiener Nachtlebens konzentrierte, z. B. das „Taschenbuch für Grabennymphen" (Richter 1787) (Abb. 9.1a, b).

Dessen Ausgestaltung wie auch die Reaktionen von Medizinalbürokratie und Öffentlichkeit wurden in den letzten Jahren u. a. in Form von sehr erfolgreichen Ausstellungen aufbereitet (Brunner et al. 2016; Spera et al. 2022). Doch zur Rolle der Urologie fehlen bislang detaillierte Untersuchungen. Urologische Themen aber wurden populärwissenschaftlich ausgebreitet, da das Wiener Nachtleben und die Folgen von Kriegen und den gesellschaftlichen Verwerfungen des 19. Jahrhunderts nicht ohne Auswirkung auf die Genitalbereiche der kaiserlichen Untertanen blieben. Verbesserte Drucktechniken und Vertriebswege nutzten der Verbreitung ebenso wie der gesellschaftlich verordnete Zwang zur lustfreien „heilen Welt". Erotische Drucke und Miniaturen fluteten den Markt. Ab 1850 kam noch die Technik der Fotografie dazu. Sie alle versprachen die Anregung der Fantasie und empfahlen indirekt die praktische Umsetzung, die aufgrund der moralischen Zwangsvorgaben unweigerlich im Bereich der Prostitution erfolgen würde. Oder um es mit dem Schriftsteller Stefan Zweig (1881–1942) zu formulieren:

> „Denn nur das Versagte beschäftigt das Gelüst, nur das Verbotene irritiert das Verlangen, und je weniger die Augen zu sehen, die Ohren zu hören bekommen, um so mehr träumen die Gedanken." (Zweig 1970) (Abb. 9.2)

9 Urologie und Sexualforschung in Wien in der ersten Hälfte des 20. Jahrhunderts

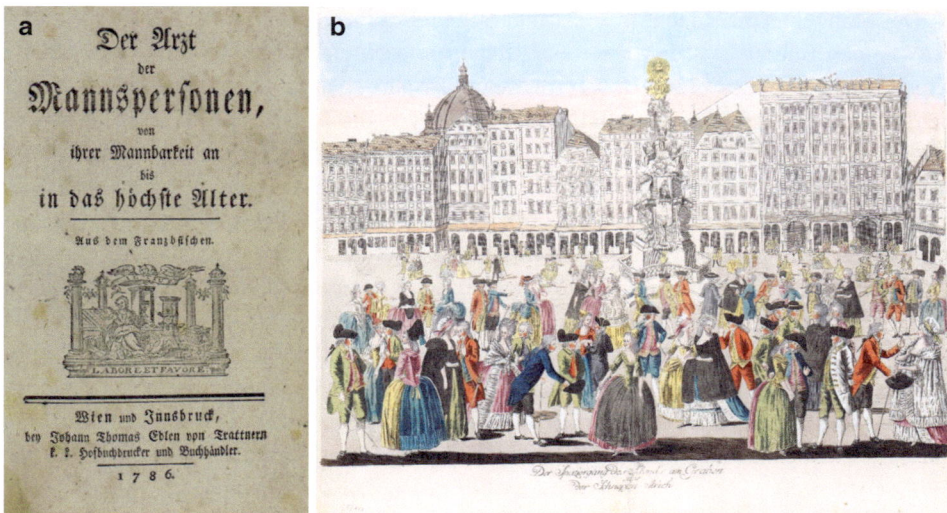

Abb. 9.1 **a** Frontispiz Der Arzt der Mannspersonen, 1786, SUB Göttingen **b** Johann Hironymus Löschenkohl „Der Spaziergang des Abends am Graben oder der Schnepfen-Strich", 1784, Blattmaß 48,5 × 64,2 cm, Wien Museum online Sammlung, Inv. Nr 62017, mit freundlicher Genehmigung

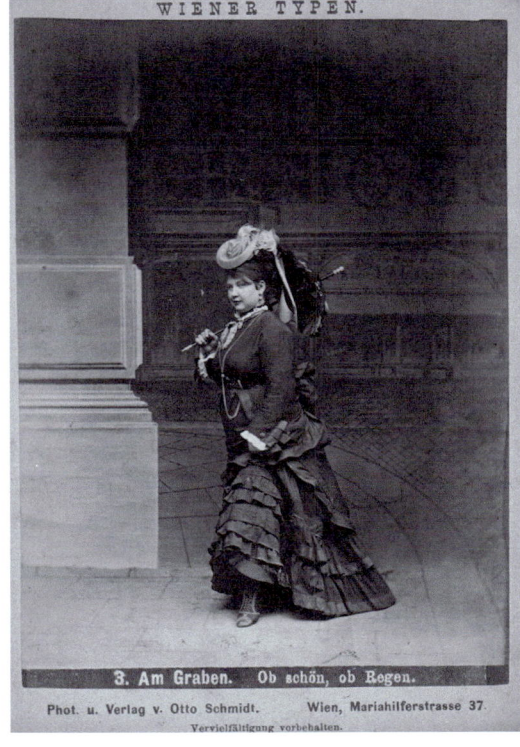

Abb. 9.2 Nymphe am Graben ca. 1878 Sammelkarte, Sammlung Moll, Repro Moll – Keyn, mit freundlicher Genehmigung, weitere Exemplare der gesamten Fotografieserie Wien Museum. Anhand der Schwarzweiß-Abbildungen ist auf dem ersten Blick das erotische Moment nicht eindeutig – aus Gründen der Zensur- zu eruieren. Nur der Zusammenhang in der Art und Weise wie der Rock gehoben wurde und der Schuhfarbe unter Berücksichtigung des Gesichtsausdruckes lässt auf eine erotische Komponente schließen

Der Mangel an geschlechtlicher Aufklärung im Rahmen der Jugenderziehung schuf indirekt einen Buchmarkt für versierte ärztliche Beobachter. Zunächst waren es Badeärzte wie Leopold Fleckles (1802–1878), der seine Erfahrungen in Karlsbad 1834 zu Papier brachte und eine „faßliche Darstellung" lieferte, wie die Männer Krankheiten des Urogenitaltraktes vorbeugen könnten (Fleckles 1834). Er musste sich dabei vorsichtig äußern, denn Prostitution war bestenfalls geduldet/reglementiert und eine zu offene Diskussion hätte den Verdacht der Zensurbehörden nach sich gezogen, Fleckles und seine Kollegen würden der Obrigkeit und der Kirche Inkompetenz oder Weltferne attestieren. Im Laufe des 19. Jahrhunderts aber diskutierten Ärzte immer offener die weite Verbreitung der käuflichen Liebe in der Hauptstadt und das Versagen der Behörden in der Kontrolle und Überwachung (Schrank 1886; Hügel 1893). Unbedarfte Leser konnten in Büchern Informationen über Körperstellungen für den Sexualakt finden, z. B. im „Goldenen Buch der Liebe" eines anonymen Autors, das mit 517 Vorschlägen zur Gestaltung des Geschlechtsverkehrs aufwartete, aber auch Informationen zur Empfängnisverhütung enthielt (Weck-Erlen 1905) (Abb. 9.3).

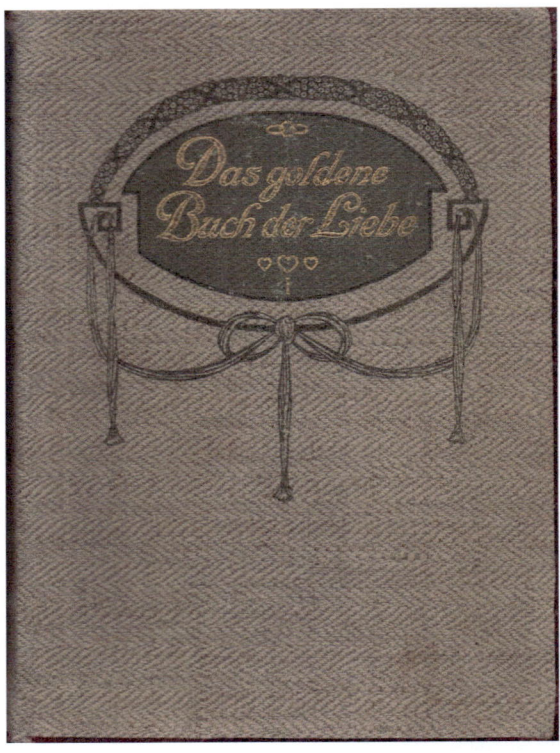

Abb. 9.3 Buchcover im Jugendstil „Das goldene Buch der Liebe", Stern, Wien, 1905, Sammlung Moll, Repro Moll-Keyn, mit freundlicher Genehmigung

Metropolen wie Wien wurden als Teil oder sogar „Akteure" eines Diskurses über Sexualität, Körperlichkeit und erotisierte Unterhaltung (z. B. Varieté-Theater) begriffen (Becker 2014). Engagierte Ärzte, karitative Vereine und staatliche Vertreter versuchten diese den Kontrollanspruch des Obrigkeitsstaates konterkarierenden anarchischen Impetus durch Hygieneausstellungen, Verbote und Warnungen per Flugblatt zu kanalisieren. Ein Übriges taten die Ängste der bürgerlichen Männer vor den Folgen einer beschleunigten Lebensweise voller Exzesse. Viele fürchteten sich vor der Krankheit der Zeit, der „Neurasthenie". Wiener Verleger wie der Medizinverlag Franz Deuticke oder die Konkurrenz aus dem Hause Alfred Hölder befeuerten diese Ängste durch die Bereitstellung wirkmächtiger Publikationen: 1890 brachte Deuticke George Miller Beards (1839–1893) Bestseller über „sexual neurasthenia" in deutscher Übersetzung heraus (Beard 1890), während Hölder 1895 die Ansichten des einflussreichsten Psychiaters seiner Zeit, Richard v. Krafft-Ebing (1840–1901) verbreitete (Krafft-Ebing 1895). Doch zeigte gerade der Neurasthenie-Diskurs auch klar auf, dass die bestehenden ärztlichen Disziplinen nicht mehr ausreichten, um die Problematiken des menschlichen Sexuallebens ausreichend zu berücksichtigen. Immer mehr überschnitten sich juristische, philosophische, theologische und medizinische Fragestellungen, sodass sich die Notwendigkeit einer eigenständigen Sexualmedizin praktisch von selbst stellte. Doch zugleich wurde deutlich, dass es für die alltäglichen Fragen und operativen Bedürfnisse einer praktisch erfahrenen fachärztlichen Gruppe bedurfte, die sich ausschließlich zu Erkrankungen des Urogenitaltraktes äußerten bzw. hieran arbeiteten. In Wien gab es in der zweiten Hälfte des 19. Jahrhunderts einige Ärzte, die sich hier betätigten. So schrieb Robert Ultzmann (1842–1889) eine Reihe von wegweisenden Aufsätzen zum männlichen Orgasmus, den „Neuropathien des Geschlechtstraktes" und zum am meisten tabuisierten Problem des Mannes, der Impotenz (Ultzmann 1876, 1878, 1879). Ähnlich agierte der Urologe Joseph Englisch (1835–1915), der u. a. einen Beitrag zur Induratio penis plastica verfasste und für das zeitgenössisch hoch einflussreiche Nachschlagwerk „Real-Encyclopädie der gesammten Heilkunde" von Albert Eulenburg (1840–1917) eine Reihe von urologisch relevanten Themen abarbeitete (Englisch und Sachs 1901). Die hierzu notwendigen Grundlagenstudien hatten in den Jahren zuvor Karl Langer Ritter v. Edenberg (1819–1887) und Joseph Hyrtl (1810–1896) erarbeitet. So war der Boden für die Formierung einer eigenen Fachgesellschaft schon bereitet und die Themen, die auf den Tagungen dieser urologischen Gesellschaft besprochen würden, lagen somit ebenfalls auf der Hand. Dass hier auch weit verbreitete Vorurteile bedient wurden, soll nicht verschwiegen werden. So glaubte der zeitgenössisch bedeutsame urologisch arbeitende Arzt Victor G. Vecki v. Gyurkovechky (1857–1938), dass Masturbation das Rückenmark in einen „hyperämischen Zustand" versetzen könne, wogegen er in einem Lehrbuch 1897 neben einer Lokaltherapie vor allem Massage, Gymnastik und eine Ernährungsumstellung empfahl (Gyurkovechky 1897, S. 127). Doch entfernten sich akademische und gesellschaftliche Debatten nach der Jahrhundertwende sukzessive von der Konzentration auf Geschlechtskrankheiten oder Neurasthenie. Es ging nicht mehr nur um vage Aufklärung oder nachträgliche Therapie, die Ziele gingen weiter und so auch die Methoden. Eine Richtung zielte auf eine umfängliche Prävention, die langfristig in der Rassenhygiene mündete und für die in Wien der Hygieniker Max v. Gruber (1853–1927) stand. Eine andere zielte auf die Nutzung perfektionierter natürlicher Ressourcen ab und beinhaltete keine staatlichen Zwangsmechanismen sondern stand eher für das, was man später freie sexuelle Entfaltung nennen würde.

9.3   Aufbruch in das neue Jahrhundert

Als die frisch gegründete Deutsche Gesellschaft für Urologie (DGfU) im September 1911 unter der Präsidentschaft von Otto Zuckerkandl (1861–1921) zu ihrem dritten Kongress nach Wien einlud (Konert und Moll 2007; Rathert und Moll 2007), standen vorrangig Vorträge zur Grundlagenforschung – und damit zur Positionierung des eigenen Faches als notwendige Spezialdisziplin – und zu Fragen der Übertragung von relevanten (Geschlechts-)Krankheiten auf der Tagesordnung. Im experimentellen Bereich kündigte sich vage die künftige Bedeutung der Endokrinologie an, als der Prager Arzt Alfred Götzl (1873–1946) stolz über „Preßsäfte von Menschenprostata" und ihre Auswirkungen auf das Sexualleben von Meerschweinchen berichtete (Götzl 1912, S. 231). Getrübt wurde die Euphorie durch den Wiener Urologen Ludwig Moszkowicz (1873–1945), der durchblicken ließ, dass weniger als 15 % der Versuchstiere überhaupt bis zum Ende von Experimenten durchhielten – was den Autor aber nicht daran hinderte, die baldige Überprüfung seiner Ergebnisse am Menschen anzukündigen (Moszkowicz 1912, S. 225).

Bei den Berichten aus der Praxis fiel der Frankfurter Arzt Georg Berg (1862–1936) auf, als er über „Fremdkörper in der Harnröhre" referierte. Nicht nur ließ er erkennen, dass diese Fälle zum täglichen Brot des niedergelassenen Urologen gehörten, sondern er gab auch zu erkennen, mit wem man eventuell kooperieren könnte. Der vorgestellte Fall betraf einen Schneider, der in der Praxis mit dem schmerzhaften Problem zweier Steinnuß-Knöpfe von je 1,6 cm Durchmesser erschien, die irgendwie in seiner Harnröhre gelandet waren.

> „Wie gewöhnlich wurde die Ursache des Hineingelangens in die Harnröhre möglichst lange verschwiegen, bis der Ernst der Situation den Patienten zu dem Geständnis zwang, daß er sich die Knöpfe einen nach dem anderen zum Zwecke der Masturbation in die Harnröhre getrieben, wo sie bei den Manipulationen so weit nach hinten gelangten, als daß die Harnröhre es zuließ." (Berg 1912, S. 480)

Berg operierte den unglücklichen Mann in Lokalanästhesie und vermerkte abschließend:

> „Der Fall ist wieder ein Beweis, daß das Kapitel der Harnröhrenfremdkörper ebenso interessant für den Psychologen wie für den Urologen ist." (Berg 1912, S. 480)

Vor allem aber war die Problematik den Wiener Gastgebern bestens vertraut. Bereits 1891 hatte Leopold v. Dittel (1815–1898) in der „Wiener Klinischen Wochenschrift" die Gegenstände beschrieben, die er im Laufe eines gewöhnlichen Praxismonats aus der Harnröhre oder Vagina seiner Patienten bzw. Patientinnen beförderte:

9 Urologie und Sexualforschung in Wien in der ersten Hälfte des 20. Jahrhunderts

„*...5 Haarnadeln, 1 Zigarettenspitze aus Meerschaum, 18 Katheter, 2 Bougies, 1 Stück Knochen, 1 Karlsbader Nadel, 1 Holzfaser, 1 Drainrohr*". (Dittel 1891, S. 221)

In der historischen Rückschau mag es erstaunen, dass aufgrund solcher alltäglicher Fälle die Begründer der modernen Urologie nicht frühzeitig auf die Psychoanalytiker oder Sexualforscher zugingen. Schließlich boten gerade Wiener Urologen praktische operative Hilfe an, so im Fall der Behebung von Phimosen, auf die sich Oskar Foederl (1865–1932) an der Krankenanstalt Rudolfstiftung konzentrierte (Abb. 9.4a, b).

Allerdings mussten sich sowohl Urologen als auch Analytiker erst einmal selbst finden, das Fach definieren und abgrenzen. Aufgrund der sexualkonservativen Grundstimmung im späten deutschen und österreichisch-ungarischen Kaiserreich wäre es für die Wegbereiter der Urologie unvorteilhaft gewesen, auf Sigmund Freud (1856–1939) und seine Anhänger zuzugehen (Abb. 9.4).

Nicht nur dass die Theorien Freuds das Ende jeder „unschuldigen Kindheit" implizierten, es gab noch ein weiteres Problem für die um Anerkennung und Abgrenzung ringenden Urologen: sie behandelten Erwachsene und hätten, wenn sie sich mit Freud verbündet hätten, in den Arbeitsbereich von Pädiatern eindringen müssen, was nur zu unnötigen Revierkämpfen geführt hätte. Seitens der Psychoanalyse offerierten nur zwei Akteure Anknüpfungspunkte für eventuell interessierte Urologen. Zum einen legte der Dermatologe Maximilian Steiner (1874–1942) 1913 eine Studie über die „psychischen Störungen der männlichen Impotenz" vor, in der er organische und psychische Ursachen (sowie Thera-

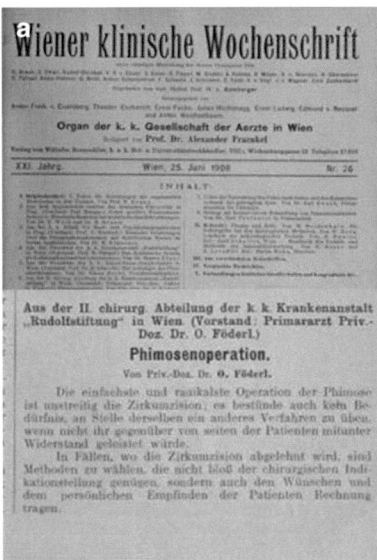
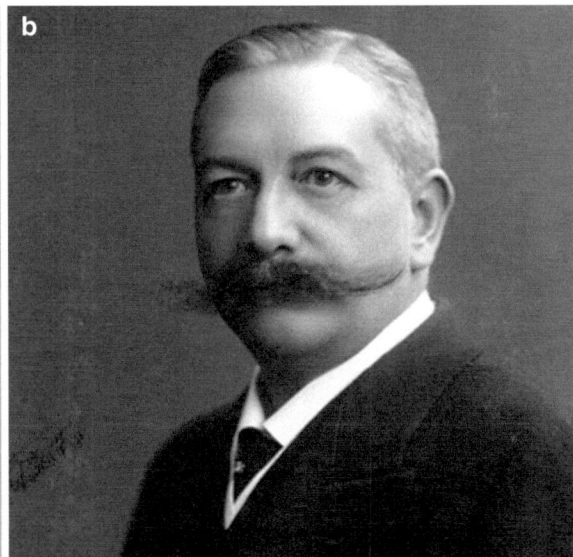

Abb. 9.4 **a** Ausriss der Originalarbeit „Phimosenoperation" aus der renommierten Wiener Klinischen Wochenschrift, **b** Oskar Foederl (1865–1932), Wienbibliothek im Rathaus, Tagblattarchiv: Fotosammlung, TF-002788

pien) benannte (Steiner 1913), zum anderen bot die Lehre von den Organminderwertigkeiten Alfred Adlers (1870–1937) wissenschaftstheoretische Möglichkeiten einer Kooperation (Kluy 2019, S. 86–94). Doch Steiner betonte zu sehr die Überlegenheit der Psychoanalyse gegenüber der konventionellen Medizin und Adler zerstritt sich 1911 mit Freud und war die nächsten Jahre viel zu beschäftigt, die eigenen Reihen zu schließen, als dass er sich noch auf die Suche nach möglichen Kooperationspartnern in anderen ärztlichen Fachgesellschaften begeben hätte. Die in Berlin beheimatete Sexualwissenschaft wiederum hatte sich noch nicht als solche verorten können. Eine erste Fachgesellschaft – die sich alsbald wieder zerstritt – entstand erst 1913 in Gestalt der „Ärztlichen Gesellschaft für Sexualwissenschaft und Eugenik". Rund um diese Organisation forschen und arbeiten einander in inniger Feindschaft verbundene Gelehrte wie Magnus Hirschfeld (1868–1935), Helene Stöcker (1869–1943), Albert Moll (1862–1939), Iwan Bloch (1872–1922), Max Marcuse (1877–1963) (Moll und Mildenberger 2023), Samuel Jessner (1859–1929) (Moll et al. 2021) oder Hermann Rohleder (1866–1934) (Moll et al. 2020; Sigusch und Grau 2009). Sie verfochten weitergehende politische Ziele bzw. folgten ihren Interessen auf den Gebieten der Reformpädagogik oder Sozialwissenschaft. Direkte Anknüpfungspunkte zur Urologie boten sich zu dieser Zeit nicht an. Hirschfelds aggressive Agitation zur Reform des Sexualstrafrechts harmonierte zudem nicht mit den Bemühungen der Urologen, möglichst ohne Aufsehen zu erregen, ihren Platz innerhalb des klinischen Kosmos zu finden.

Der Schlüssel zu einer urologischen Sexualforschung in Wien lag infolgedessen zunächst nicht im Bereich der Psychotherapie, Sexualforschung oder Tiefenpsychologie, sondern bei der experimentellen Endokrinologie. Ihre Inhalte sollten jedoch langfristig zu einer Annäherung an die Sexualwissenschaft und indirekt zur Psychoanalyse/Individualpsychologie beitragen.

9.4 Steinach und die Folgen

Während die Urologen im September 1911 noch in Wien tagten, bereitete in der böhmischen Hauptstadt Prag ein Physiologe eine Publikation vor, die am Anfang einer Kaskade von Veröffentlichungen stehen würde, die den Alltag von Urologen wenige Jahre später in erheblichem Maße beeinflussen und verändern würde: Eugen Steinach (1861–1944 Territet b. Montreux) forschte seit den 1890er-Jahren zur Entwicklung und Gestalt des Geschlechtstriebes (Steinach 1894, 1910). 1911 kam er zu dem Schluss, dass eine von ihm entdeckte „innere Drüse" im männlichen Hodengewebe im Bereich der Leydig-Zellen entscheidend für die Prägung des Sexualverhaltens bei Ratten und Meerschweinchen sei. Um dies belegen zu können, transplantierte er auf männlichen Tiere die inneren Geschlechtsorgane von Weibchen, woraufhin sich die von Steinach postulierte „Drüse" neu gestaltete (Steinach 1912, S. 83, 92 f.). Diese Studien veröffentlichte er 1912 und sie trugen mit dazu bei, dass der Autor zum Abteilungsleiter an der Biologischen Versuchsanstalt der Akademie der Wissenschaften in Wien berufen wurde.

Die von ihm experimentell erschaffenen hermaphroditischen Labortiere nannte Steinach „Zwischenstufen" und gebrauchte damit einen Begriff, den Hirschfeld 1899 zur Untermauerung seiner Theorie von der Angeborenheit der Homosexualität eingeführt hatte. Noch waren diese Arbeiten rein tierexperimentell. Aber nach Ausbruch des Ersten Weltkrieges ergaben sich für Steinach neue Möglichkeiten. Die bis dahin zu den absoluten medizinischen Raritäten zählende Problematik des Verlustes von Hoden avancierte in den Lazaretten der Donaumonarchie zu einem immer häufiger auftretenden Phänomen im Falle verwundeter Soldaten. Was Steinach nun noch fehlte, war ein versierter Operateur und er fand ihn in dem Wiener Urologen Robert Lichtenstern (1874–1955), der 1916 mit ausdrücklicher Berufung auf Steinach einem durch Granatsplitter seiner Hoden verlustig gegangenen 29-jährigen Mann den Hoden eines an Kryptorchismus leidenden Geschlechtsgenossen überpflanzte (Lichtenstern 1916; Steinach und Lichtenstern 1918) (Abb. 9.5a, b).

Steinach wiederum schloss aus dieser Operation und seinen Tierversuchen, es sei möglich mittels Hodentransplantion Homosexualität beim Mann zu beseitigen (Steinach 1917). Mittlerweile hatte er dem sich nach operativen Eingriffen verändernden Zellenkonglomerat im Hoden der Versuchstiere einen wirkmächtigen Titel verliehen: „Pubertätsdrüse". Hirschfeld zog ganz andere Schlüsse: er glaubte aus Steinachs Theorie und Lichtensterns Operationskunst ableiten zu können, dass Homosexualität angeboren sei (Hirschfeld 1917). Dies implizierte eine Naturgegebenheit der sexuellen Veranlagung, die infolgedessen nicht bestraft werden dürfe, weil der Betroffene für sein

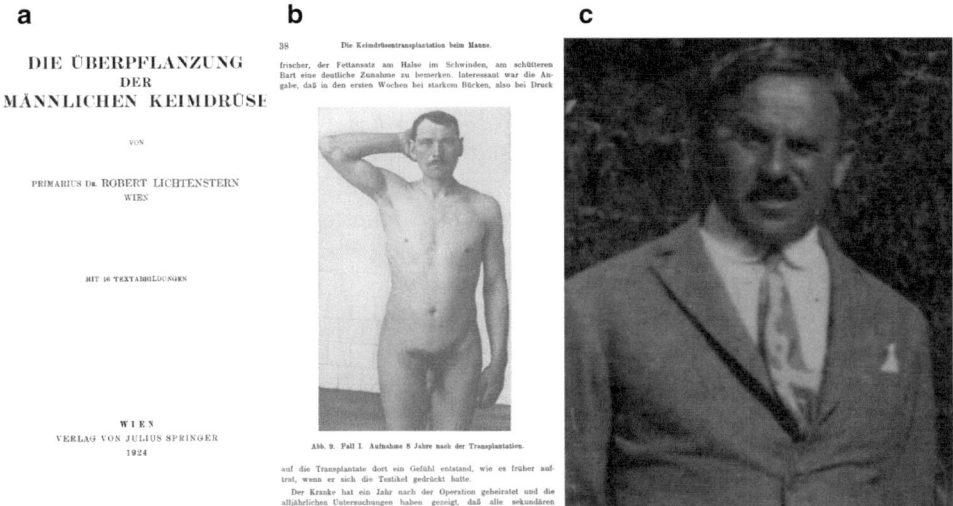

Abb. 9.5 **a** Frontispiz Robert Lichtenstern (1874–1955) Wien, Krankenhaus der Kaufmannschaft, Überpflanzung der männlichen Keimdrüsen, Patientenabbildung. **b** Durch die fotografische Dokumentation, die geschickt Helligkeitseffekte und Patientenposition berücksichtigt, sollte ähnlich der Steinach Publikationen, der Operationserfolg sofort sinnfällig werden. **c** Robert Lichtenstern 1925, Bildausschnitt, ÖNB AS Albumblatt 5, 6 http://data.onb.ac.at/rec/baa7267315

Handeln nicht verantwortlich gemacht werden könne. Die Urologen befanden sich so, gewollt oder ungewollt, im Zentrum sexualwissenschaftlicher und strafrechtlicher Debatten. Lichtenstern und Steinach aber zogen aus den Experimenten an Ratten und Meerschweinchen noch ganz andere Schlussfolgerungen. Durchtrennte man nämlich nur den Samenleiter der männlichen Versuchstiere, so zeigten diese ein neu erwachtes Triebleben und „verjüngtes" Aussehen. Steinach glaubte daher, dass die Vasektomie – von ihm „Vasoligatur" genannt – der in den Leydigzellen schlummernden „Pubertätsdrüse" zu neuer Energie verhelfe (Steinach 1920, S. 54). Die zur Beweisführung notwendigen Operationen am Menschen hatte im Auftrag Steinachs Lichtenstern ausgeführt. Das Versprechen „ewiger Jugend" mittels eines kleinen urologischen Eingriffs wurde gerade in dem Augenblick der Öffentlichkeit präsentiert, als in Deutschland und Österreich die Folgen der Niederlage im Ersten Weltkrieg voll spürbar wurden. Dieser die gesamte Gesellschaft erfassende Depression schien nun mit einer Operation entgegengewirkt werden zu können (Stoff 2004, S. 231). Steinach selbst avancierte zum Star der Populärkultur (Herrn 1997, S. 60 f.) und wurde mehrfach für den Nobelpreis vorgeschlagen (Angetter und Hansson 2020). Urologische Praxen und klinische Arbeitsplätze wurden von interessierten Patienten geradezu überrannt. Die Urologie als Fach profitierte enorm vom Steinach-Boom, da man so den Eigenständigkeitscharakter der eigenen Disziplin herausstellen konnte. Denn Anamnese, Operation und Katamnese im Genitalbereich gehörte nicht zu den Stärken der Chirurgie, auch nicht in Wien. Diese Operationswelle und die damit verbundenen Verdienstmöglichkeiten dürften eine nicht unbeträchtliche Bedeutung für den wissenschaftlichen Nachwuchs und seine Suche nach einer möglichen Facharztrichtung gehabt haben. Allerdings gab es auch einen „side-effect", den weder Steinach noch Lichtenstern intendiert hatten. Als die Nazis ab 1934 im Deutschen Reich und ab 1938 in der annektierten Ostmark das Gesetz zur Verhütung erbkranken Nachwuchses in Kraft setzten, stellte die Umsetzung der Zwangssterilisation von Männern keinerlei Problem dar, da dieser Eingriff als „Steinach-Operation" bereits tausendfach erfolgreich ausgeführt worden war. Nicht nur sich in ihrer Männlichkeit bedroht wähnende Personen suchten hierfür urologische Praxen auf, auch chronisch Kranke hofften, dass eine mobilisierte „Pubertätsdrüse" die Heilung eines kranken Organismus begünstigte. Hierzu zählte auch Sigmund Freud, der sich im Herbst 1923 einer „Steinach-Operation" unterzog, die von dem Urologen Viktor Blum (1877–1954), Primarius am Sophienhospital und verbandspolitisch in der 1919 formierten „Wiener Urologischen Gesellschaft" aktiv, ausgeführt wurde (Stoff 2004, S. 32). Sie hatte jedoch keinen positiven Effekt. Die akademischen Debatten hierüber zogen sich bis in die zweite Hälfte der 1920er-Jahre hin, ehe das deutlich wurde, was Kritiker schon früh vermutet hatten: die Vasoligatur funktionierte ausschließlich auf suggestiver Ebene und auch das Konzept der Hodentransplantationen erwies sich als Irrweg.

9.5 Die veränderte politische und fachliche Situation

Mochten Steinachs Theorien auch nicht valide gewesen sein, sie fluteten auf jeden Fall sämtliche wissenschaftlichen Debatten. Ihre Disputabilität ließ den Wert psychosomatischer Arbeitsweisen (ungewollt) erkennen. Diese Problematik nutzt der Wiener Urologe Oswald Schwarz (1883–1949 London)[1] geschickt für sich aus. Er hatte seine Karriere in der Urologie ab 1912 in der Urologischen Abteilung der Allgemeinen Wiener Poliklinik unter Anton Ritter v. Frisch (1849–1917) begonnen. Im Jahre 1919 habilitierte er sich mit einer Studie über die „Störungen der Blasenfunktion nach Schußverletzungen des Rückenmarks". Spätestens mit seinem Beitrag zur Blasenphysiologie im „Handbuch der Urologie" 1926 positionierte er sich im Grenzbereich zwischen Urologie, Neurologie und Sexualmedizin (Schwarz 1926). Schwarz beschränkte sich im Gegensatz zu seinen Kollegen nicht auf Anamnese und Therapie, sondern suchte nach den psychosomatischen Ursachen für Erkrankungen und Krankheitsverläufe. Obwohl die menschliche Sexualität im Zentrum seiner Arbeit entstand, entschied er sich gegen eine Orientierung an der Psychoanalyse und wandte sich stattdessen Alfred Adler und seiner Technik der Individualpsychologie zu. Sie diente ihm als Grundlage für das Konzept einer psychosomatischen Urologie (Berberich et al. 2015, S. 91). Zeittypisch war sie in hohem Maße biologisch fundiert (Schwarz 1925). Die Orientierung an Adler war in Wien nicht unproblematisch. Denn die Individualpsychologie war längst mehr als eine Spielart der Psychoanalyse, sie war zu einem Instrument der Sozialpolitik geworden. Im „Roten Wien" der 1920er-Jahre spielte sie eine zentrale Rolle bei der Neuorganisation von pädagogischen Einrichtungen. So bezog sich auch die sozialdemokratische Organisation der „Kinderfreunde" auf Adler. Dieser Hinwendung zu einem wie auch immer gearteten Sozialismus wollte Schwarz aber nicht folgen und trat infolgedessen 1925 aus der „Internationalen Gesellschaft für Individualpsychologie" aus (Kluy 2019, S. 258) (Abb. 9.6, 9.7, 9.9, und 9.10).

Auch der damals noch unbekannte junge Medizinstudent Viktor Frankl (1905–1997) verließ in diesem Zusammenhang die Gemeinschaft der Individualpsychologen (Pytell 2015, S. 40). Adlers Einflussnahme auf Pädagogik und Gesundheitssektor in Wien wurde ermöglicht durch einen vormaligen Assistenten aus dem Institut Emil Zuckerkandls (1849–1910), der den Urologen durch die Zusammenarbeit mit Otto Zuckerkandl bestens bekannt war: Julius Tandler (1869–1936) (Schwarz 2017). Er verantwortete ein umfängliches kommunales Gesundheitswesen, das auch Beratungsstellen für Fragen der Sexualität und Ehe umfasste, wodurch er mit den niedergelassenen Ärzten – und insbesondere den Urologen – in Konkurrenz trat. Doch nicht alle Urologen begriffen dieses sozialmedizinische Großexperiment als Eingriff in ihren Hoheitsbereich. So arbeitete das erste weibliche Mitglied der DGU, Dora Brücke-Teleky (1879–1963 Stäfa, Kanton Zürich) seit 1919 als Leiterin der Schwangerenfürsorgestelle (Moll und Halling 2019).

---

[1] AT UAW 131 147 2 2 50 Korrespondenz sowie AT UA" Med PA 771 Oswald Schwarz, AT UAW Senat S 304 Oswald Schwarz.

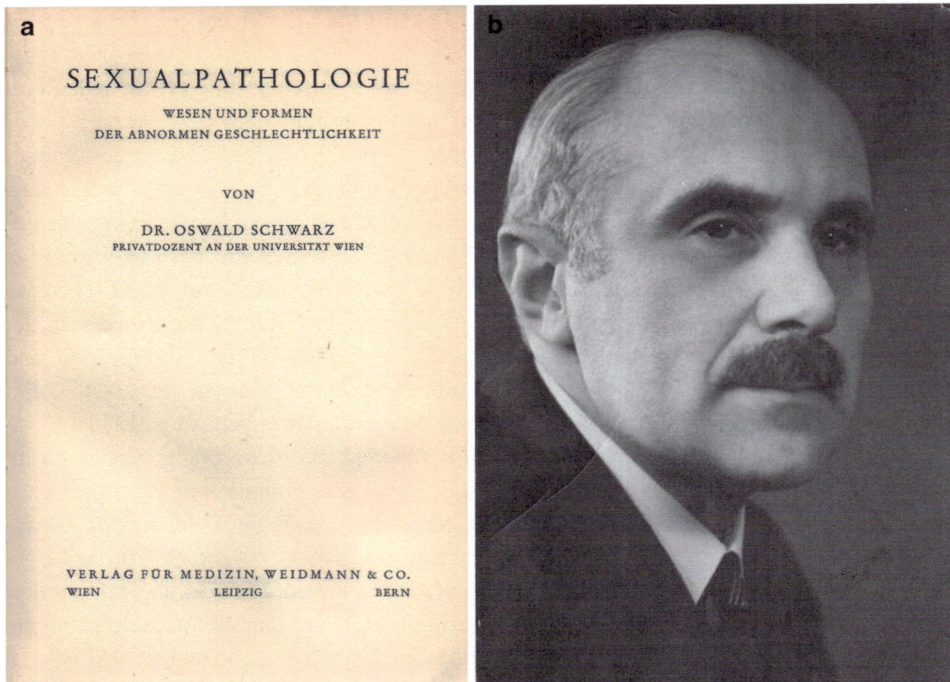

Abb. 9.6 a Frontispiz Sexualpathologie 1931 **b** Portrait Oswald Schwarz (1883–1949 London), (Institut für Geschichte der Medizin, Medizinische Universität Wien, mit freundl. Genehmigung)

Die Aktivitäten Tandlers, die auf eine Ablösung der Familie als Beratungsinstanz in allen gesundheitlichen Fragen abzielten, rief naturgemäß die katholische Kirche auf den Plan (Hontrich 2020, S. 2148). Ihre Vertreter fanden in dem Psychiater Rudolf Allers (1883–1963) einen kongenialen Stichwortgeber für eine eigene christliche Sexualberatung (Allers 1929, 1934). Allers war mit Schwarz bekannt und ebenso wie dieser zunächst Anhänger Adlers gewesen und hatte die Individualpsychologie aus dem gleichen Grund hinter sich gelassen wie Schwarz. Dieser aber war nicht gewillt, sich mit der katholischen Kirche einzulassen, da er zurecht fürchtete, dass in ihrem Umfeld kein Raum für eine eigenständige urologische Sexualforschung bestehen würde (siehe hierzu Mildenberger 2023). Schwarzs Arbeit wurde durch die zunehmende Kritik an Steinach beeinflusst. Hatte er noch 1931 geglaubt, dieser liege richtig (Schwarz 1931, S. 16, 44), so erklärte er 1935 in seinem Buch „Sexualpathologie":

„Die Lehre Magnus Hirschfelds, daß die Homosexualität auf einer anormalen Funktion der Keimdrüse beruhe, ist heute nicht mehr diskutabel, trotzdem ganz irrigerweise versucht wurde, die Tierexperimente Steinachs zu ihrer Stütze heranzuziehen." (Schwarz 1935, S. 250)

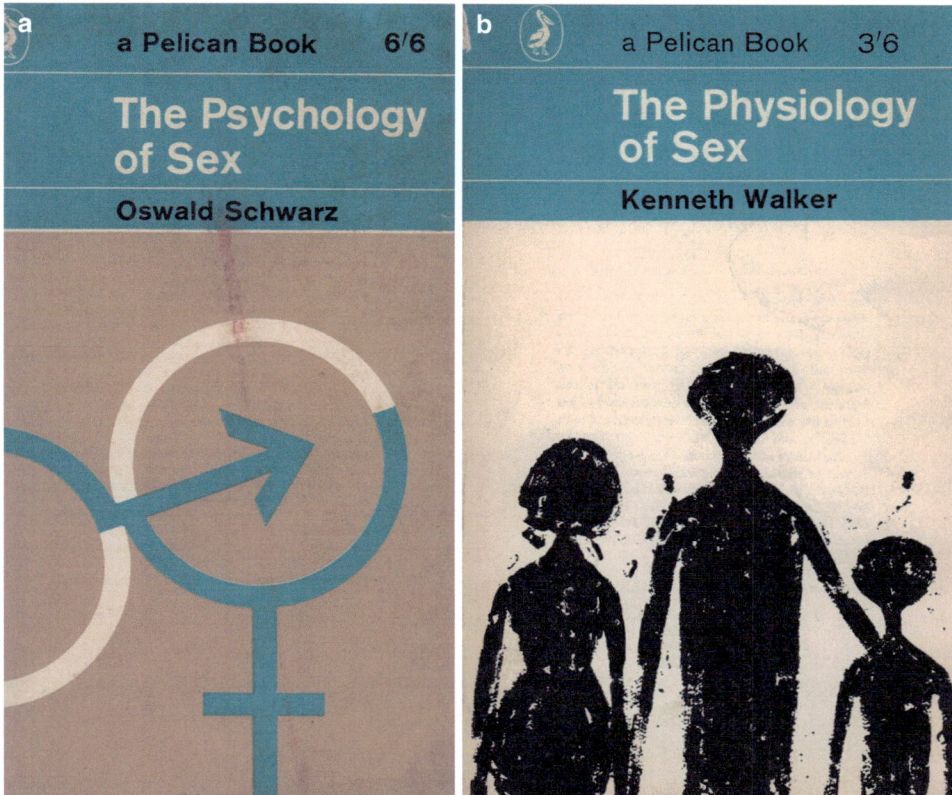

Abb. 9.7 **a** Buchcover 1949 Oswald Schwarz The Psychologie of Sex **b** Die Publikation war als Pendant Publikation zu Keneth Walker (1882–1966) 1940 The Physiologie of Sex gedacht. Das Werk erlebte bis in die 1960er-Jahre vielfache Auflagen, Repro Moll-Keyn, mit freundlicher Genehmigung (Abb. 9.7)

Die eigene Rolle in diesem Desaster benannte er nicht. Schwarz favorisierte zudem eine Synthese der Arbeiten Freuds, Adlers und Jungs, um die psychosomatische Medizin und damit auch die Urologie voranzubringen (Schwarz 1935, S. 68 f.).

Denn längst war das Fach in den Strudel eines kulturpessimistischen Zeitgeistdiskurses geraten: das Gerede über die „Krisis der Medizin". Misserfolge im Kampf gegen Krebs und Tuberkulose sowie die anhaltende Kritik an dem umstrittenen Chemotherapeutikum „Salvarsan", das gegen die Syphilis eingesetzt wurde, trugen neben Verarmungsängsten dazu bei, dass die deutschsprachige Medizin in eine tiefe Sinnkrise stürzte. Hinzu trat die Konkurrenz durch die in Österreich verbotene Laienheilkunde. Um wieder die Oberhoheit im Arzt-Patient-Diskurs zu erlangen und sich gegenüber der Medizinalbürokratie sowie der pharmazeutischen Industrie zu behaupten, schien es notwendig zu sein, der zeitgenössischen Medizin eine neue Handlungstheorie zu verleihen. Ein Ansatz bestand in der Förderung der niedergelassenen Ärzte gegenüber den Kliniken und der Naturheilkunde, wie sie der Danziger Chirurg Erwin Liek (1878–1935) forderte, der seinen Kollegen vor allem Technikverliebtheit und mangelnde Bodenhaftung unterstellte (Liek 1927). Doch Liek blieb vage hinsichtlich einer historischen Verortung. Diese präsentierte der Wiener Gynäkologe Bernhard Aschner (1883–1960), der den Wiener Urologen bestens bekannt war, hatte er doch neben den Koryphäen des Faches bei Emil Zuckerkandl studiert und gearbeitet.[2] Aschner präsentierte ein „Konstitutionstherapie" genanntes System aus Naturheilverfahren und modernisierten Theorien von Paracelsus (1493–1541) als therapeutischen Ausweg bei der Behandlung chronischer Krankheiten (Aschner 1928). Damit erwischte er die auf eine technische Aufrüstung der eigenen Diagnostik konzentrierten Wiener Urologen auf dem falschen Fuß. Der kritische Beobachter der Wiener Medizin Julius Bauer (1887–1979) vermerkte in seinen Memoiren, Aschner sei durch „persönliche Enttäuschungen" – das Scheitern der Universitätskarriere – in eine ganz eigene „Krisis" geraten, aus der er sich durch die Wiederentdeckung von Paracelsus befreite (Bauer 1964, S. 69). Für die Urologen war diese Kehrtwende in der Entwicklung der Medizin allerdings verheerend. Denn auf das eigene Fach bezogen bedeutete diese neue Medizin eine Stärkung der Naturheilkunde und somit der Kurorte und eine Schwächung von Kliniken und den niedergelassenen Ärzten in den Großstädten. Die Konzepte Lieks und Aschners zielten insgesamt auf das Ende der Spezialdisziplinen innerhalb größerer medizinischer Fächer ab (Timmermann 2001, S. 719 f.). Dies implizierte eine Stärkung der Chirurgie zu Lasten der Urologie. Auch ließ sie die Suche nach einer urologischen Fachphilosophie, wie sie Schwarz vertrat, überflüssig erscheinen. So hat sich im Universitätsarchiv Wien eine Akte über Schwarz erhalten, die viel über die fakultätsinternen Debatten verrät. So bewarb der Chirurg Anton v. Eiselsberg (1860–1939) 1928–1930 engagiert die philosophischen Beiträge von Schwarz.[3] Er sah in ihnen einen „erkenntnistheoretischen" Beitrag zu einer umfassenden Philosophie der Medizin.[4] Doch weder dieses Engagement noch „allerhöchste Auszeichnungen" verschafften Schwarz das erhoffte Extraordinariat oder zumindest eine angemessene Remuneration.[5] Schwarz und die Urologie insgesamt passten nicht mehr in den Zeitgeist.

---

[2] Archiv des Instituts für Geschichte der Medizin der Medizinischen Universität Wien, Nr. 1986 Herbert Elias: Erinnerungen eines österreichischen Arztes 1885-1938, Teil 1, S. 15.
[3] Archiv der Universität Wien, Med. Fak. 771, Eingaben Eiselsbergs vom 30.11.1928, November 1929, Gutachten vom Februar 1931.
[4] Archiv der Universität Wien, Med. Fak. 771, Gutachten Eiselsbergs vom Februar 1931, S. 4.
[5] Archiv der Universität Wien, Senat S 304, 1172/5, S. 5.

Ludwig Moszkowicz erkannte dies und schlug einen Kompromiss vor: die Urologie könne in einer vergrößerten Chirurgie ihren Platz finden (Moszkowicz 1930, S. 111 f.). Die Krisis-Debatten, die politische Radikalisierung der Gesellschaft und die Ausweitung der Sexualberatung durch die Gemeinde Wien als Teil einer zunehmenden staatlichen Kontrolle ärztlichen Schaffens trugen dazu bei, dass sich Ende der 1920er-Jahre die Beschäftigung mit der menschlichen Sexualität innerhalb der Urologie reduzierte. Stattdessen nahmen Urologen die Rolle teilnehmender Beobachter ein. Wie wenig die Patientenschaft den Urologen vertraute, lässt sich auch daran ablesen, dass keine Fallbeispiele publiziert wurden. Nur einmal wurde ein Patient beschrieben, der in etwa dem entsprach, was Hirschfeld eine „sexuelle Zwischenstufe" genannt hätte, doch der untersuchende Arzt war kein Urologe sondern der Gynäkologe Josef Halban (1870–1937) (Halban 1926, bzw. Herrn 2005b, S. 200). Hauptzielgruppe der Urologen waren keine sexologischen Spezialfälle sondern geschlechtskranke Männer (Blum et al. 1926, S. 183 ff.). Ein Grund war sicher auch, dass sich eine Kinderurologie noch nicht herausgebildet hatte und kinderurologische Fälle mit uneindeutigem Genitale von Gynäkologen oder Chirurgen behandelt wurden.

9.6 Sexualforschung in Wien – ohne lokale Urologie?

Die zunehmende Distanz der Wiener Urologen zur Sexualforschung im Kontext der internationalen Kritik an Steinach und seiner Theorien begünstigte die Gründung eines außeruniversitären Instituts für Sexualforschung. Dieses nahm 1928 unter Federführung des Kulturwissenschaftlers Leo Schidrowitz (1894–1956) Gestalt an. Es stand in engem Austausch mit dem seit 1919 in Berlin bestehenden Institut für Sexualwissenschaft, dem Magnus Hirschfeld vorstand (Kühl 2024, S. 202). Dort war mittlerweile mit Bernhard Schapiro (1885–1966) ein Urologe tätig, der auf eine Synthese aus Hirschfelds Zwischenstufenlehre und urologischer Diagnostik hinarbeitete und hierzu auch in der „Zeitschrift für Urologie" veröffentlichte (Schapiro 1925; Herrn 2005a, S. 61 f.). Das Wiener Institut besaß in seinen Reihen keinen Urologen und zielte in seiner propagandistischen Arbeit auf eine Kooperation mit Akteuren des linken politischen Spektrums ab, z. B. der „Sozialistischen Gesellschaft für Sexualberatung und Sexualforschung", die unter Leitung von Wilhelm Reich (1897–1957) stand (Kühl 2024, S. 213). Das Institut bot aber auch selbst Sexualberatung an, die u. a. von dem Venerologen Oskar F. Scheuer (1876–1941 Ghetto Litzmannstadt/ Łódź) durchgeführt wurde. Er war zuvor am Rudolfspital tätig gewesen und hatte einen „Review"-Aufsatz über die Literatur zu Diagnostik und Therapie des Priapismus publiziert. Darüber hinaus veröffentlichte er zu Fragen der Behandlung der Gonorrhoe oder der Syphilis (Scheuer 1909a, b). In Kooperation mit Schidrowitz entstanden dann kulturanthropologische Untersuchungen zur Sexualität (Scheuer 1928, 1929).

Scheuer und Schidrowitz konkurrierten mit den niedergelassenen Urologen um Patienten und mit den Theoretikern des Faches um die Deutungshoheit über den Sinn und Zweck fachärztlichen Handelns in einer sich rasch wandelnden Welt. An der politisch linken Einstellung Scheuers bestand kein Zweifel. Dieses Konglomerat an Intentionen rief u. a. Ludwig Moszkowicz auf den Plan. Als die internationale Community der Sexualforscher, organisiert in der von Hirschfeld begründeten „Weltliga für Sexualreform" zu ihrem vierten Kongress im September 1930 nach Wien einlud, mischte sich Moszkowicz unter die Zuhörer.

Er lauschte den Vorträgen von Reich, der zur Politisierung der Wissenschaften und zur Legalisierung der Abtreibung aufrief und den weiteren Vorträgen, die neben sexueller Emanzipation stets auch eine sozialistische Gesellschaftsreform implizierten (Reich 1931, S. 77, Goldscheid 1931, siehe auch Fallend 1988, S. 31–34). Moszkowicz selbst hielt ebenfalls einen kurzen Vortrag (Moszkowicz 1931), verließ aber dann die Tagung und wandte sich an das Dekanat der medizinischen Fakultät der Universität Wien und informierte die Professorenschaft über diese Vorgänge, die seines Erachtens nach nichts mit Wissenschaft zu tun hatten.[6] Noch deutlicher wurde Rudolf Allers, der in einem Aufsatz in der katholischen Wochenzeitung „Schönere Zukunft" den Teilnehmern des Kongresses jede wissenschaftliche Kompetenz absprach (Allers 1930, S. 210. Zur Zeitschrift siehe Wassermann 2014, S. 193–197). Das Zusammenspiel aus dezidiert linker politischer Orientierung der Sexualwissenschaftler und die Problematik einer sozialistischen Gesundheitspolitik in Wien, die die Handlungsfreiheit der Urologen zu bedrohen schien, verunmöglichte in der Folgezeit eine weitere sexualwissenschaftliche Forschung. Die zunehmende politische Radikalisierung in der sich entfaltenden Weltwirtschaftskrise ließ es inopportun erscheinen, sich allzu deutlich für die eine oder andere politische Richtung zu positionieren. Für zusätzlichen Ärger sorgte wahrscheinlich das finanzielle Interesse Hirschfelds und Schapiros, die zur Gewinnmaximierung neben dem verschreibungspflichtigen Medikament „Testifortan" auch noch die frei verkäuflichen „Titus-Perlen" und den „Titus-Likör" produzieren ließen, von deren Verkaufserlösen sie prozentual profitierten (Herrn 2022, S. 370). Dadurch drohte den Urologen die wichtige Patientengruppe der unter Potenzproblemen leidenden gut situierten älteren Männer abhanden zu kommen und darüber hinaus dürfte das gewinnorientierte Handeln Schapiros und Hirschfelds die Wiener Urologen verärgert haben (Abb. 9.8, 9.9 und 9.10).

---

[6]Archiv der Universität Wien, Med. Fak. Akt Ludwig Moszkowicz, Schreiben von Moszkowicz an das Dekanat vom 20.10.1930.

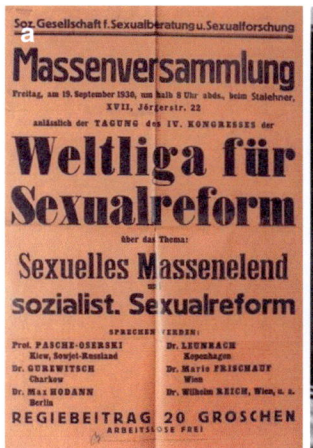
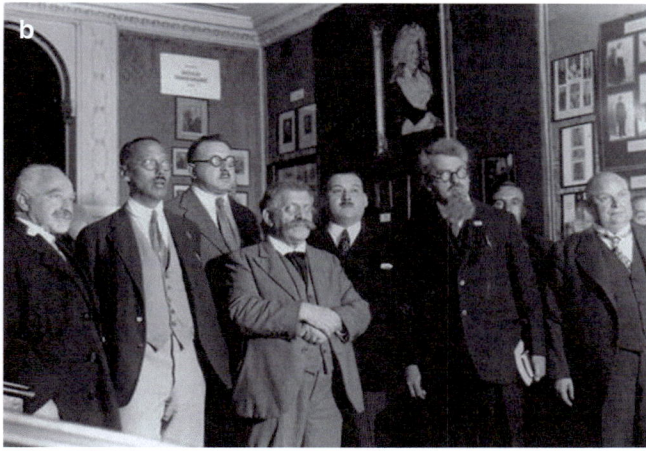

Abb. 9.8 **a** Plakat WLSR Kongress Wien 1930 **b** Gruppenbild: Eröffnung „Internationale Tagung für Sexualreform (Wien 1930)", von l.n.r. Dr. Josef Karl Friedjung (1871–1946), Dr. Pierre Vachet (1892–1984) (Paris), Dr. Magnus Hirschfeld (Berlin), Dr. Norman Haire (1892–1952) (London), Dr. Jonathan Høegh von Leunbach (1884–1955) (Kopenhagen), ganz rechts Kommerzialrat Assinger (Wien) [Aufnahme: Kongressausstellung des Institutes für Sexualforschung im Konzerthaus/Wien: Josephinum MUW-FO-IR-000670-0526, mit freundlicher Genehmigung, gering andere Perspektive ÖNB Bild und Graphiksammlung NB 523061-B

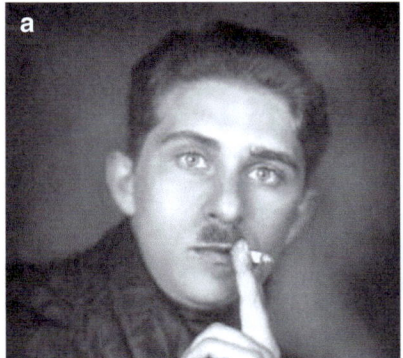
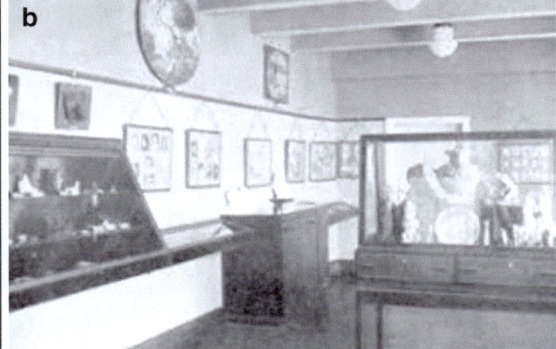

Abb. 9.9 **a** Leo Schidrowitz 1894–1956 Foto Privat Genwiki online: https://www.geni.com/people/Leo-Schidrowitz/6000000116744961850 ebenfalls in der Ausstellung Love me Kosher Wien https://www.jmw.at/ausstellung/love_me_kosher, **b** Vortrag des Wiener Institutes für Sexualwissenschaft aus Ergänzungsband Bilder- Lexikon, Verlag für Kulturforschung, Wien, S 722, Repro Moll-Keyn, mit freundlicher Genehmigung

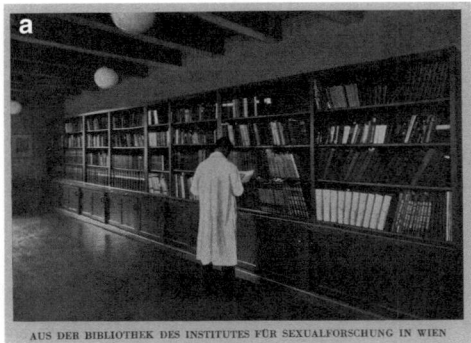 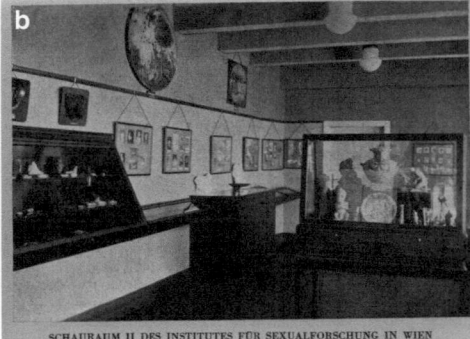

Abb. 9.10 a Bibliothek Institut für Sexualforschung **b** Schauraum Lexikon der Erotik, Kulturverlag, Wien, Repro Moll-Keyn, mit freundlicher Genehmigung

9.7 Dunkle Jahre

Als in Berlin 1933 schon die Bücher Hirschfelds brannten und die Sexualreformbewegung sich in Auflösung befand, konnten die Wiener Urologen eine letzte Reminiszenz im Kino erleben. Am 27. April 1933 feierte der Film „Mysterium des Geschlechts" im Apollo-Filmpalast Premiere. Es handelte sich um den letzten „Großfilm der Sexualforschung". Regie führten Lothar Golte und Carl Kurzmayer, das Drehbuch hatte Hirschfelds Assistent Felix Abraham (1901–1937) mitverfasst. In dem Streifen traten drei Transsexuelle auf, die ihren Geschlechtswechsel u. a. urologischer ärztlicher Schaffenskraft verdankten (Wolfert 2021, S. 56) (Abb. 9.11).

Einige Ärzte aus dem Umfeld Hirschfelds kamen auf ihrer Flucht durch Wien, aber keinem gelang es, sich hier niederzulassen. Das Interesse dürfte gering gewesen sein, denn der austrofaschistische Ständestaat, wie er ab 1933 Gestalt annahm, war kein geeignetes Pflaster für eine kritische Sexualwissenschaft. Die Wiener Ärzteschaft war tief gespalten in Anhänger der untergegangenen Republik, Befürworter des neuen politischen Systems und mehr oder weniger heimliche Parteigänger des Nationalsozialismus.

Die Differenzen zwischen den nationalsozialistisch orientierten Urologen und ihren Kontrahenten erfassten auch den kleinen Bereich der Sexualforschung. Hier spielte ein Bereich eine Rolle, der noch bis in die 2000er-Jahre auf urologischen Kongressen von Relevanz sein sollte: Geschlechternormierung direkt nach der Geburt. Während Hans Rubritius (1876–1943) im Rahmen seines eugenischen Furors vehement dafür eintrat, Neugeborene noch im Kreißsaal operativ einem Geschlecht zuzuordnen (Rubritius 1934,

Abb. 9.11 Filmkurier Mysterium des Geschlechts 1930, Repro Moll – Keyn, Sammlung Moll, mit freundlicher Genehmigung

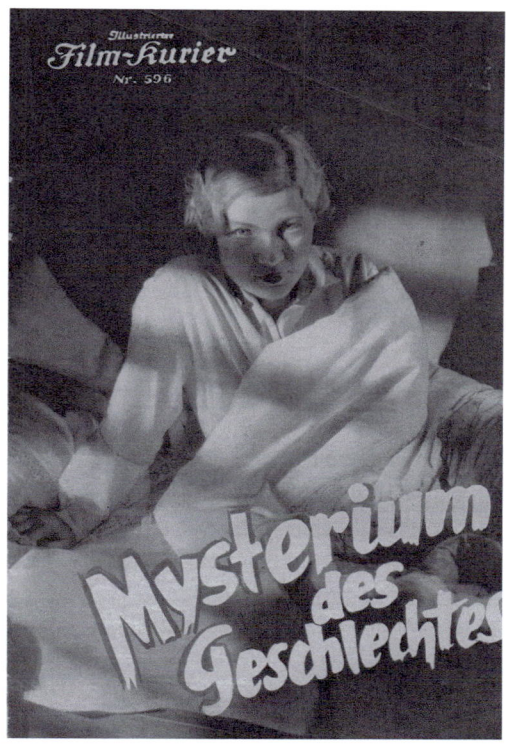

S. 403), empfahl Ludwig Moszkowicz damit zu warten, bis die weitere Entwicklung des Kleinkindes eine Richtung vorgab (Moszkowicz 1934, S. 400). Ohnehin hielt er Hermaphroditismus nur für eine „Fehlbildung" und nicht für eine Krankheit (Moszkowicz 1932, S. 455). Als einziger Vertreter seiner Zunft forschte er weiterhin zu sexualwissenschaftlichen Themen und ließ u. a. erkennen, dass er weiterhin die Lehren Hirschfelds für relevant erachtete (Moszkowicz 1936, S. 547). Sein Kollege Robert Lichtenstern hingegen beschränkte sich auf die Wiederholung alter Standpunkte aus den 1920er-Jahren (Lichtenstern 1935, S. 276). Den Schlüssel für die erfolgreiche Therapie erblickte Moszkowicz mittlerweile in Hormonpräparaten (Moszkowicz 1937). Diese Orientierung muss vor dem Hintergrund der Marginalisierung der Urologen durch die Ärztekammer gesehen werden, die im Falle unterirdischer Leiden und Fragestellungen nicht den urologischen Facharzt sondern den zuständigen Fachkollegen in einem Kurbad für geeignet erachtete (Wiener Ärztekammer 1936, S. 163–166).

Der Drang zur frühzeitigen Definition bei Rubritius war möglicherweise auch seiner Furcht geschuldet, bei der sexologischen Betreuung von Eltern und Kindern gegenüber einer neu entstandenen staatlichen Beratungsstelle ins Hintertreffen zu geraten. Denn der katholische Ständestaat hatte gerade die zuvor als „kommunistisch" denunzierte und geschlossene Sexualberatungsstelle im Wiener Rathaus neu eröffnet. Der Wiener Bürgermeister Richard Schmitz (1885–1954) betonte, die „Propaganda für Tötung der Leibesfrucht" werde nun durch eine neue christliche Politik abgelöst.[7] Hierfür verpflichtete er den deutsch-österreichischen Gynäkologen Albert Niedermeyer (1888–1957), der eine pastoralmedizinische Linie in enger Abstimmung mit den Vorgaben des Vatikans vertrat (Niedermeyer 1936; Mildenberger 2022). In dieser Dogmatik war für wissenschaftliche Sexualforschung kein Platz vorgesehen. Niedermeyer übernahm ab 1937 zusätzlich die Schwangerenberatung in den Wiener Universitätskliniken und nahm damit den niedergelassenen Ärzten eine wichtige Einflussmöglichkeit. Das endgültige Ende für eine urologisch fundierte Sexualforschung kam mit dem „Anschluss" Österreichs an das Deutsche Reich (Burr Bukey 2000). Zügig wurde die Entrechtung der jüdischen Kollegen in Gang gesetzt (Butta-Bieck 2011, S. 129; Krischel 2014). Hier tat sich der Arzt Koloman Haslinger (1889–1944) hervor, der auch gleich noch den engen Schulterschluss mit der Wiener Chirurgie beschwor und damit den Eigenständigkeitsbestrebungen der Urologie, ohne die es auch keine selbstständige Sexualforschung geben konnte, eine Absage erteilte (Haslinger 1939/2011, S. 257). Besonders stolz war er auf die Entfernung Lichtensterns und Schwarzs aus den Reihen der urologischen Ärzteschaft (Hubenstorf 2011, S. 154 f.). Was folgte, war ein braunes Einerlei ohne jedes Profil. Die Urologen durften zwar die Sterilisierungsoperationen im Rahmen des „Gesetzes zur Verhütung erbkranken Nachwuchses" durchführen, aber sie waren dabei nur die Handlanger der Psychiater und Gerichtsmediziner, die in der rassenhygienischen Debatte dominierten, ohne dabei durch besondere urologische Kompetenz aufzufallen. Dies zeigte sich gelegentlich, wenn die Wiener Polizei bei Razzien Personen mit uneindeutigen Geschlechtsmerkmalen aufgriff. So gelang es einer der „gleichgeschlechtlichen Unzucht" verdächtigen Person, sich aufgrund des für Gerichtsmediziner und Psychiater nicht einzuordnenden Genitals als weder Mann noch Frau zu positionieren, weshalb ein Verstoß gegen die Paragrafen des Strafgesetzbuches nicht nachgewiesen werden konnte (Brunner 2023, S. 27). Oder anders formuliert: die Vertreibung der jüdischen Urologen rettete wahrscheinlich manchen Mann vor Gefängnis und KZ, weil die Anhänger des Nationalsozialismus nur Paragrafen befolgten, aber zu selbstständigem Denken nicht in der Lage waren. Im Exil aber fanden Gelehrte zueinander, die sich in den Jahren zuvor in Wien eher aus dem Weg gegangen waren. So hat sich eine größere Korrespondenz zwischen Oswald Schwarz und der Psychologin

---

[7] Wiener Stadt- und Landesarchiv, WstLA M.Abt. 202, A5, Personalakten 1. Reihe, Albert Niedermeyer, Bericht über die Notwendigkeit einer Errichtung eines Familienamtes der Stadt Wien.

Charlotte Bühler (1893–1974) erhalten. Hierin wurden auch Fragen der Wissenschaftstheorie diskutiert, wobei Schwarz große Zweifel hatte, ob sein Ansatz im Ausland überhaupt interessierte Leser finden könnte. So schrieb er desillusioniert:

> *„Glaubst Du, dass ein engelisch-amerikan. Publikum auf diese, so echt deutschen, abstracten Fragen eingehen wird?."*[8]

Schwarzs Tod 1949 verhinderte wahrscheinlich eine gemeinsame Publikation.

9.8 Ende ohne Neubeginn

Nach 1945 zeigte sich, dass die ins Exil getriebenen vormaligen Kollegen nicht zurückkehren würden (sofern sie den Holocaust überlebt hatten) und auch die Sexualwissenschaft alten Stils nicht wiederentstehen würde. Die, Anfang der 1950er-Jahre gegründete „Österreichische Gesellschaft für Sexualforschung" verschwand alsbald wieder und in ihrer Publikationsreihe erschien nur ein einziges Buch (Stourzh-Anderle 1955). Die Zentren von Psychoanalyse und Individualpsychologie lagen weit entfernt im angloamerikanischen Raum. Das einzige Diskurselement, das erhalten blieb, war das Interesse für die Erkenntnisse der Endokrinologie. Steinachs heimlicher Erbe in der Urologie wurde Rudolf Chwalla (1900–1966), der die Forschung der 1920er-Jahre mit den neuesten Ergebnissen der Hormonforschung kombinierte und so nebenbei den verstorbenen Moszkowicz beerbte (Chwalla 1948, 1951). Aber eine eigenständige urologische Sexualforschung sollte sich nicht erneut entwickeln. Von den ursprünglichen Debatten blieb nur das einst von Schapiro und Hirschfeld entwickelte Medikament „Testifortan", das noch lange im Handel blieb, auch wenn Hirschfelds Name seit 1933 nicht mehr auf der Verpackung genannt wurde (Swett 2017, S. 315). Ihre Tantiemen fielen an das Deutsche Reich bzw. die Bundesrepublik Deutschland. Schapiro selbst lebte und arbeitete bis zu seinem Tod in Israel (Borgwardt 2002, S. 192). Für die Urologen blieb neben seinen pharmakologischen Forschungen vor allem die erfolgreiche Behandlung des Kryptorchismus von Bedeutung (Borgwardt 2004; Schapiro 1935).

Als sich schließlich im Laufe der 1970er-Jahre rund um den selbst berufenen Sexologen Ernest Bornemann (1915–1995) eine neue österreichische Sexualwissenschaft formierte, blieben die Urologen ihrerseits abseits. Denn Bornemanns Verhältnis zu sexualwissenschaftlich arbeitenden Ärzten war von tiefem Misstrauen geprägt (Siegfried 2015, S. 351) (Abb. 9.12).

---

[8] Archiv der Universität Wien, 131 147 2 2 50, Brief von Oswald Schwarz an Charlotte Bühler o. J.

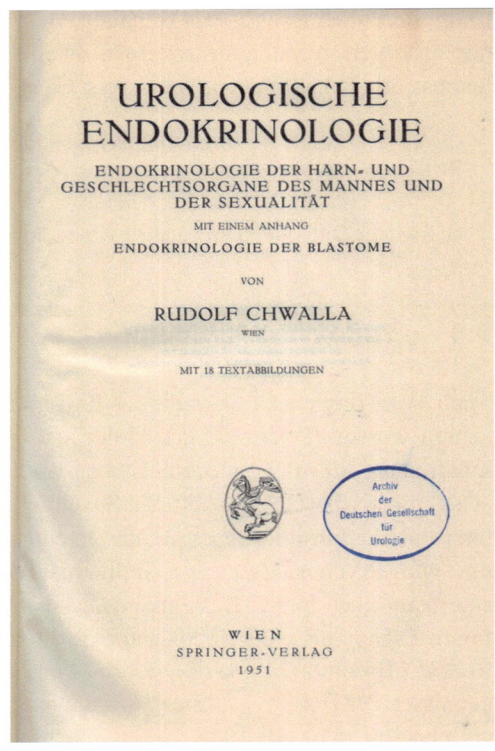

Abb. 9.12 Frontispiz Urologische Endokrinologie, Springer Wien 1951, Bibliothek Dt. Gesellschaft für Urologie, Repro Moll-Keyn, mit freundlicher Genehmigung

Literatur

Allers R (1929) Das Werden der sittlichen Person. Wesen und Erziehung des Charakters. Herder, Freiburg/B

Allers R (1930) Sexualreform? Kritisches zu einem internationalen Kongress in Wien. Schönere Zukunft 6/I:184–186, 210–211

Allers R (1934) Sexualpädagogik. Grundlagen und Grundlinien. Anton Pustet, Salzburg

Angetter D, Hansson N (2020) Neun Mal nominiert – neun Mal gescheitert. Der Hormonforscher Eugen Steinach verpasste den Nobelpreis für Physiologie oder Medizin trotz mehrmaliger Nominierungen. https://www.billrothhaus.at/images/Angetter_Verhinderte-Nobelpreistraeger_Teil-1_Steinach.pdf. Zugegriffen am 10.10.2024

Aschner B (1928) Die Krise der Medizin. Konstitutionstherapie als Ausweg. Hippokrates, Stuttgart

Bauer J (1964) Medizinische Kulturgeschichte des 20. Jahrhunderts im Rahmen einer Autobiographie. Wilhelm Maudrich, Wien

Beard C (1890) Die sexuelle Neurasthenie. Ihre Hygiene, Aetiologie, Symptomatologie und Behandlung. Mit einem Anhang von Receptformeln. Franz Deuticke, Wien

Becker T (2014) Der Körper des Varietés. Theater, Großstadt und Sexualität um 1900. In: Dietze G, Domhof H (Hrsg) Metropolenzauber. Sexuelle Moderne und Urbaner Wahn (Kulturen des Wahnsinns Bd 2). Böhlau, Wien, S 57–80

Berberich HJ, Schultheiss D, Kleser B (2015) Oswald Schwarz. Ein Pionier der psychosomatischen Urologie und Sexualmedizin. Urologe 54:88–96

Berg G (1912) Fremdkörper in der Harnröhre. Verhandlungen der Deutschen Gesellschaft für Urologie, III. Kongress zu Wien, 11–13. September 1911, Bd 480. Georg Thieme, Leipzig

Blum V, Glingar A, Hryntschak T (1926) Urologie und ihre Grenzgebiete. Dargestellt für praktische Ärzte. Julius Springer, Wien

Borgwardt G (2002) Bernhard Schapiro – Ein orthodoxer Jude als früher Androloge im 20. Jahrhundert. Sudh Arch 86:181–192, 197

Borgwardt G (2004) Dr. Bernhard Schapiro, ein früher Androloge und Initiator der Hormonbehandlung des Kryptorchismus. Ein Wanderer vom osteuropäische Schtetl über Westeuropa und die USA nach Jerusalem. In: Scholz A, Heidel CP (Hrsg) Emigrantenschicksale. Einfluss der jüdischen Emigranten auf Sozialpolitik und Wissenschaft in den Aufnahmeländern. Mabuse Verlag, Frankfurt am Main, S 323–334

Brunner A (2023) Als homosexuell verfolgt. Wiener Biographien aus der NS-Zeit. Mandelbaum, Wien

Brunner A, Kreutler F, Lindinger M, Milchrahm G, Nußbaumer M, Sulzenbacher H (Hrsg) (2016) Sex in Wien. Lust, Kontrolle, Ungehorsam. Ausstellungskatalog Wienmuseum. Metro Verlag, Wien

Burr Bukey E (2000) Hitler's Austria. Popular Sentiment in the Nazi Era 1938–1948. The University of North Carolina Press, Chapel Hill

Butta-Bieck F (2011) „Juden sind nicht erwünscht". Vertreibung jüdischer Urologen aus Österreich. In: Krischel M, Moll F, Bellmann J, Scholz A, Schutheiss D (Hrsg) Urologen im Nationalsozialismus. Zwischen Anpassung und Vertreibung. Hentrich & Hentrich, Berlin, S 123–138

Chwalla R (1948) Die neuesten Fortschritte der Keimdrüsenhormonforschung und ihre Bedeutung für Klinik und Pathologie. Franz Deuticke, Wien

Chwalla R (1951) Urologische Endokrinologie. Endokrinologie der Harn- und Geschlechtsorgane des Mannes und der Sexualität. Julius Springer, Wien

Dittel L (1891) Ueber Fremdkörper in der Harnblase. Wien Klini Wschr 4:221–224

Englisch J, Sachs O (1901) Ueber die plastische Verhärtung der Schwellkörper des Gliedes. Wien med Wschr 24:1106–1107

Fallend K (1988) Wilhelm Reich in Wien. Psychoanalyse und Politik. Geyer-Edition, Wien

Fleckles L (1834) Faßliche Darstellung der bewährten Maximen und sichersten Mittel zur Bewahrung der Gesundheit für das männliche Geschlecht. Mörschner & Jasper, Wien

Goldscheid R (1931) Zur Geschichte der Sexualmoral. In: Sexualreform. Verhandlungen der Weltliga für Sexualreform, IV. Kongress abgehalten zu Wien vom 16–23. September 1930. Elbermühl-Verlag, Wien, S 279–302

Götzl A (1912) Über eine biologische Beziehung zwischen der Prostata und den Geschlechtsdrüsen und der letzteren untereinander. In: Verhandlungen der Deutschen Gesellschaft für Urologie, III. Kongress zu Wien, 11–13. September 1911. Georg Thieme, Leipzig, S 228–231

Goulin J (1786) Der Arzt der Mannspersonen von ihrer Mannbarkeit an bis in das höchste Alter. Josef Trattnern, Wien

Gyurkovechky VGV (1897) Pathologie und Therapie der männlichen Impotenz, 2. Aufl. Urban & Schwarzenberg, Wien

Halban J (1926) Pseudohermaphroditismus. Sitzung der Gesellschaft der Aerzte in Wien am 15. September 1926. Wien Klin Wschr 39:115

Haslinger K (2011) Ziele und Aufgaben der Wiener Urologischen Gesellschaft. Sitzungsbericht der Wiener Urologischen Gesellschaft vom 22. Februar 1939. In: Krischel M, Moll F, Bellmann J, Scholz A, Schutheiss D (Hrsg) Urologen im Nationalsozialismus. Zwischen Anpassung und Vertreibung. Hentrich & Hentrich, Berlin, S 253–260

Herrn R (1997) Die Darstellung des Arztes in zwei frühen Sexualaufklärungsfilmen. In: Philips-Krug J, Hausheer C (Hrsg) Frankensteins Kinder. Film und Medizin. Ausstellungskatalog. Cantz, Zürich, S 55–65

Herrn R (2005a) Das Geschlecht ruht nicht im Körper, sondern in der Seele. Magnus Hirschfelds Strategie bei Hermaphroditengutachten. In: 1-0-1 Intersex. Das Zwei-Geschlechter-System als Menschenrechtsverletzung. Ausstellungskatalog.NGBK, Berlin, S 55–71

Herrn R (2005b) Schnittmuster des Geschlechts. Transvestitismus und Transsexualität in der frühen Sexualwissenschaft. Psychosozial, Gießen

Herrn R (2022) Der Liebe und dem Leid. Das Institut für Sexualwissenschaft 1919–1933. Suhrkamp, Berlin

Hirschfeld M (1917) Operative Behandlung der Homosexualität. Jahrbuch für sexuelle Zwischenstufen 17:189–190

Hontrich PM (2020) Science, Sin, and Sexuality in Roman-Catholic Discourses in German-speaking area, 1870s to 1930s. Sex Cult 24:2137–2160

Hubenstorf M (2011) Urologie und Nationalsozialismus in Österreich. In: Krischel M, Moll F, Bellmann J, Scholz A, Schutheiss D (Hrsg) Urologen im Nationalsozialismus. Zwischen Anpassung und Vertreibung. Hentrich & Hentrich, Berlin, S 139–172

Hügel FS (1893) Zur Geschichte, Statistik und Regelung der Prostitution. Social-medicinische Studien zu ihrer praktischen Behandlung und Anwendung auf Wien und andere Großstädte nach amtlichen Quellen. Zamarskie & Dittmarsch, Wien

Kluy S (2019) Alfred Adler. Die Vermessung der menschlichen Psyche. Deutsche Verlagsanstalt, München

Konert J, Moll F (2007) Von Frankfurt nach Stuttgart und Wien – der lange Weg zur Gründung der „Deutschen Gesellschaft für Urologie". In: Arbeitskreis Geschichte der Urologie (Hrsg) Urologie in Deutschland. Bilanz und Perspektiven. Julius Springer, Heidelberg, S 1–6

Krafft-Ebing R (1895) Nervosität und nervöse Zustände. Hölder, Wien

Krischel M (2014) Urologie und Nationalsozialismus. Eine Studie zu Medizin und Politik als Ressourcen füreinander. Franz Steiner, Stuttgart

Kühl R (2024) Arbeit an der Monumentalisierung der sexuellen Moderne. Geschichte des Instituts für Sexualforschung in Wien (1928–1932) – ein Versuch. In: Kühl R, Link D, Heiberger L (Hrsg) Sexualitäten und Geschlechter. Historische Perspektiven im Wandel. Transcript, Bielefeld, S 195–232

Lichtenstern R (1916) Mit Erfolg ausgeführte Hodentransplantation beim Menschen. Münch med Wschr 63:673–675

Lichtenstern R (1935) Urologische Operationslehre. Urban & Schwarzenberg, Wien/Berlin

Liek E (1927) Der Arzt und seine Sendung. JF Lehmanns, München

Mildenberger F (2022) Der letzte „Priesterarzt"? Leben, Werk und Wirkung Albert Niedermeyers (1898–1957). Wiener Geschichtsblätter 77(1):31–48

Mildenberger FG (2023) Die katholische Welt und die Urologie im 20./21. Jahrhundert. Urologie 62:1315–1321. https://doi.org/10.1007/s00120-023-02152-y

Mildenberger FG (2024) Hirschfelds Abgrenzung von Freud im Jahre 1929. Mitt Magnus Hirschfeld Gesellsch 73/74:25–28

Moll F, Fangerau H (2024) Frühe urologische und venero-urologische Quellen zur Sexualmedizin aus Wien. Protagonisten im Grenzgebiet zweier neuer medizinischer Spezialfächer. Urologie 63:1137–1150. https://doi.org/10.1007/s00120-024-02392-6

Moll F, Halling T (2019) Frauen in der fachkulturellen Erinnerung der Urologie. Dora Brücke-Teleky (1879–1963). Urologe 58:1073–1083. https://doi.org/10.1007/s00120-019-1020-4

Moll F, Mildenberger F (2023) Frühe Quellen eines Sexualmediziners aus urologischer Sicht Max Marcuse 1877–1963: „Arzt für Haut- und Harnleiden". Urologie 62:1070–1084. https://doi.org/10.1007/s00120-023-02176-4

Moll F, Halling T, Krischel M (2020) „Rohleder gehört zu den ersten, welche die Bedeutung der Sexualwissenschaft in ihrem vollen Umfange erkannt haben." Leben und Werk des Venerologen, Urologen und Sexualmediziners Hermann Rohleder (1866–1934). Urologe 59:1095–1106. https://doi.org/10.1007/s00120-020-01297-4

Moll F, Kühl R, Krischel M, Halling T, Fangerau H (2021) Warum in Königsberg, warum Samuel Jessner, warum 1921? Hintergründe zum ersten universitären Lehrauftrag für Sexualwissenschaft in Deutschland. Urologe 60:1192–1198. https://doi.org/10.1007/s00120-021-01611-8

Moszkowicz L (1912) Totalexstirpation der Harnblase mit Prostata und Samenblasen. Verhandlungen der Deutschen Gesellschaft für Urologie, III. Kongress zu Wien, 11–13. September 1911. Georg Thieme, Leipzig, S 222–227

Moszkowicz L (1930) Probleme der Konstitutionstherapie in der Chirurgie. Wien Klin Wschr 4:111–115

Moszkowicz L (1931) Das Wesen der Sexualität (vom biologischen Standpunkt gesehen). In: Sexualreform. Verhandlungen der Weltliga für Sexualreform, IV. Kongress abgehalten zu Wien vom 16–23. September 1930. Elbermühl-Verlag, Wien, S 259–261

Moszkowicz L (1932) Prostatahypertrophie und Intersexualität. Virchows Archiv für pathologische Anatomie 284:438–465

Moszkowicz L (1934) Soll man die Hypospadie operieren? Chirurg 6:400–401

Moszkowicz L (1936) Die Entstehung des Hermaphroditismus. Wien Klin Wschr 49:545–551

Moszkowicz L (1937) Biologische Grundlagen zum Problem des männlichen Klimakteriums (und zur Entstehung und Hormontherapie der Prostatahypertrophie). Wien Klin Wschr 50:1443–1449

Niedermeyer A (1888–1957) Wien Geschbl 77(1):31–48

Niedermeyer A (1936) Grundriß der Pastoralmedizin. Ferdinand Schöningh, Paderborn

Pytell TE (2015) Viktor Frankl's search for meaning. An emblamatic 20th century life. Berghahn, New York

Rathert P, Moll F (2007) Urologie im Spiegel der Kongresse der Deutschen Gesellschaft für Urologie 1907–2007. In: Arbeitskreis Geschichte der Urologie (Hrsg) Urologie in Deutschland. Bilanz und Perspektiven. Julius Springer, Heidelberg, S 33–48

Reich W (1931) Sexualnot der Werktätigen und die Schwierigkeit sexueller Beratung. In: Sexualreform. Verhandlungen der Weltliga für Sexualreform, IV. Kongress abgehalten zu Wien vom 16–23. September 1930. Elbermühl-Verlag, Wien, S 72–86

Richter J (1787) Taschenbuch für Grabennymphen. o. V. Wien

Rubritius H (1934) Wann soll man die Hypospadie operieren? Chirurg 6:402–404

Schapiro B (1925) Demonstration eines Hermaphroditen. Z f Urol 19:438–444

Schapiro B (1935) Chirurgische oder hormonale Therapie des Kryptorchismus? Schweiz Med Wschr 16:338–339

Scheuer O (1909a) Über die Behandlung der Gonorrhoe mit Tyresol. Wien Med Wschr 59:2079–2082

Scheuer O (1909b) Frühdiagnose der Syphilis mittels Nachweis der Spirochaeta pallida im Dunkelfeldapparate. Wien Med Wschr 59:1947–1950

Scheuer O (1928) Die Zärtlichkeitsgeste und der Kuss. In: Schidrowitz L (Hrsg) Sittengeschichte des Intimen, Bd 7. Verlag für Kulturforschung, Wien, S 7–176

Scheuer O (1929) Sittengeschichte des Hemdes. In: Schidrowitz L (Hrsg) Sittengeschichte des Intimen, Bd 8. Verlag für Kulturforschung, Wien, S 121–178

Schrank J (1886) Die Prostitution in Wien in historischer, administrativer und hygienischer Betrachtung, 2 Bde. Selbstverlag, Wien

Schultheiss D, Stief CG, Jonas U (Hrsg) (2004) Klassische Schriften zur erektilen Dysfunktion. Eine kommentierte Sammlung von Originaltexten aus drei Jahrtausenden. ABW, Berlin

Schwarz O (1925) Psychogene Störungen der männlichen Sexualfunktion (psychogene Impotenz). In: Schwarz O (Hrsg) Psychogene und Psychotherapie körperlicher Symptome. Julius Springer, Wien, S 345–384

Schwarz O (1926) Pathologische Physiologie der Harnblase. In: Lichtenberg A v. et al (Hrsg) Handbuch der Urologie, Bd I. Julius Springer, Berlin, S 413–528

Schwarz O (1931) Über Homosexualität. Ein Beitrag zu einer medizinischen Anthropologie. Georg Thieme, Leipzig

Schwarz O (1935) Sexualpathologie. Wesen und Form der abnormen Geschlechtlichkeit. Verlag für Medizin Weidmann, Wien

Schwarz P (2017) Julius Tandler. Zwischen Humanismus und Eugenik. Edition Steinbauer, Wien

Siegfried D (2015) Moderne Lüste. Ernest Borneman. Jazzkritiker, Filmemacher, Sexforscher. Wallstein, Göttingen

Sigusch V, Grau G (2009) Personenlexikon der Sexualforschung. Campus, Frankfurt am Main

Spera D, Windegger M, Pscheiden D, Dorsey B (Hrsg) (2022) Love me Kosher. Ausstellungskatalog Jüdisches Museum Wien. Amalthea, Wien

Steinach E (1894) Untersuchungen zur vergleichenden Physiologie der männlichen Geschlechtsorgane, insbesondere der accessorischen Geschlechtsdrüsen. Arch ges Physiol Mensch Thier 56:304–338

Steinach E (1910) Geschlechtstrieb und echt sekundäre Geschlechtsmerkmale als Folge der innersekretorischen Funktion der Keimdrüse. Zbl Physiol 24:551–566

Steinach E (1912) Willkürliche Umwandlung von Säugetier-Männchen in Tiere mit ausgeprägt weiblichen Geschlechtscharakteren und weiblicher Psyche. Eine Untersuchung über die Funktion und die Bedeutung der Pubertätsdrüsen. Arch ges Physiol Mensch Tier 144:71–108

Steinach E (1917) Pubertätsdrüsen und Zwitterbildung. Arch f Entwicklmech Organis 52:307–332

Steinach E (1920) Verjüngung durch experimentelle Neubelebung der alternden Pubertätsdrüse. Julius Springer, Berlin

Steinach E, Lichtenstern R (1918) Umstimmung der Homosexualität durch Austausch der Pubertätsdrüsen. Münch med Woschr 65:145–148

Steiner M (1913) Die psychischen Störungen der männlichen Impotenz. Ihre Tragweite und ihre Behandlung. Mit einem Vorwort von Prof. Sigm. Freud. Franz Deuticke, Wien

Stoff H (2004) Ewige Jugend. Konzepte der Verjüngung vom späten 19. Jahrhundert bis ins Dritte Reich. Böhlau, Köln

Stourzh-Anderle H (1955) Sexuelle Konstitution. Psychopathie, Kriminalität, Genie. Wilhelm Maudrich, Wien

Swett PE (2017) Advertising and Magnus Hirschfelds commercial legacy in Nazi Germany. In: Taylor MT, Timm AF, Herrn R (Hrsg) Not straight from Germany. Sexual publics and sexual citizenship since Magnus Hirschfeld. University of Michigan Press, Ann Arbor, S 306–331

Timmermann C (2001) Constitutional medicine, neoromantism, and the politics of antimechanism in interwar Germany. Bull Hist Med 75:717–739

Ultzmann R (1876) Zur Therapie der Pollutionen und Spermatorrhoe. Wien med Presse 17:638–642

Ultzmann R (1878) Ueber männliche Sterilität. Wien med Presse 19(5–8):76–79

Ultzmann R (1879) Ueber die Neuropathien (Neurosen) des männlichen Harn- und Geschlechtsapparates. Wiener Klinik 5:119–164

Wassermann J (2014) Black Vienna. The Radical Right in the Red City 1918–1933. Cornell University Press, Ithaca

van der Weck-Erlen (1905) Das große Buch der Liebe. Ein Eros-Kodex für beide Geschlechter, das erotische Riesensystem. Privatdruck, Wien

Wiener Ärztekammer (1936) Handbuch für österreichische Ärzte, Ausgabe 1936. Aesculap-Verlag, Wien

Wolfert R (2021) Charlotte Charlaque. Transfrau, Laienschauspielerin, „Königin der Brooklyn-Heights-Promenade". Hentrich & Hentrich, Berlin

Zweig S (1970) Die Welt von Gestern. S. Fischer, Frankfurt am Main. https://www.projekt-gutenberg.org/zweig/weltgest/chap004.html

Traditionsbruch und Zivilisationsbruch. Urologie und Medizin in Wien und Österreich, 1938–1945

10

Matthis Krischel

Inhaltsverzeichnis

10.1	Einleitung	257
10.2	Der „Anschluss" Österreichs und seine Auswirkungen auf die Wiener Medizin	258
10.3	Verfolgung, Vertreibung und Emigration österreichischer Urologinnen und Urologen	263
10.4	Protagonisten der Wiener Urologie ab 1938	266
10.5	Medizinverbrechen	272
10.6	Rassenhygiene und Zwangssterilisation	273
10.7	Unmittelbare Nachkriegszeit	275
10.8	Fazit	275
Literatur		276

10.1 Einleitung

Die anhaltende Relevanz der Medizin im Nationalsozialismus zeigt exemplarisch der Ende 2023 veröffentlichte Report der Lancet commission on medicine, Nazism, and the Holocaust (Czech et al. 2023). Gekennzeichnet war sie u. a. durch die Vertreibung von jüdischen, jüdischstämmigen und politisch missliebigen Ärzten, durch eine Orientierung der Medizin an einer ideologisch missbrauchten „Volksgesundheit", die sich z. B. in Zwangssterilisationen Bahn brach, sowie durch eine in ihrer Systematik beispiellosen Miss-

---

M. Krischel (✉)
Institut für Geschichte, Theorie und Ethik der Medizin, Centre for Health and Society, Medizinische Fakultät, Heinrich-Heine-Universität Düsseldorf, Düsseldorf, Deutschland
e-mail: Matthis.Krischel@hhu.de

© Der/die Autor(en), exklusiv lizenziert an Springer-Verlag GmbH, DE, ein Teil von Springer Nature 2025
F. H. Moll et al. (Hrsg.), *Urologie in Österreich*,
https://doi.org/10.1007/978-3-662-70888-0_10

achtung von fundamentalen Menschenrechten, wie sie sich in den Patientenmorden und in der deregulierten Forschung an Menschen ohne ihre Einwilligung in den Konzentrationslagern zeigt.

Besonders einschneidend waren die Ereignisse in Wien, wo zu Beginn des Jahres 1938 rund 3200 Ärzte praktizierten, die von den Nationalsozialisten als jüdisch klassifiziert wurden. Sie machten zwei Drittel aller in der Stadt tätigen Ärzte aus (Reiter-Zatloukal 2018). Wien hatte 1934 1,9 Mio. Einwohner,[1] 1938 wurden 206.000 von ihnen im nationalsozialistischen Sinne als jüdisch klassifiziert. Die große Mehrheit von ihnen war tatsächlich Teil der israelitischen Kultusgemeinde.[2] In der Folge des „Anschlusses" Österreichs an das Deutsche Reich im März 1938 erlebten sie Diskriminierung, Verfolgung und Berufsverbot. Ebenso aus rassistischen Gründen wurde mehr als die Hälfte der Mitglieder der medizininischen Fakultät der Universität Wien entlassen (Czech et al. 2023). Auch das Fach Urologie war im deutschsprachigen Raum stark durch jüdische und jüdischstämmige Ärzte geprägt. Dies traf für etwa ein Drittel der in Deutschland tätigen Urologen zu (bei einem Anteil von 16 % in der gesamten deutschen Ärzteschaft) (Krischel 2014a). Die Deutsche Gesellschaft für Urologie kam 1907 zu ihrem ersten Kongress in Wien zusammen und wählte jeweils zwei Vorsitzende, stellvertretende Vorsitzende und Schriftführer, so dass der Vorstand paritätisch mit Berliner und Wiener Fachvertretern besetzt war. Diese Tradition sollte bis 1933 bewahrt werden und die Kongresse fanden (abgesehen von einem „Ausflug" nach München 1929) im Wechsel zwischen Wien und Berlin statt, so dass die „alte" Deutsche Gesellschaft für Urologie als eine deutsch-österreichische gelten muss. Nicht nur im Vorstand, sondern auch in der Gesellschaft fanden sich über die Jahre zahlreiche jüdische Ärzte, wie in einem Forschungsprojekt zur Urologie im Nationalsozialismus gezeigt werden konnte (Krischel et al. 2011a, b). Diese Fachvertreter wieder in das Gedächtnis des Faches „zurückzuschreiben" ist seitdem ein Anliegen der deutschsprachigen Urologiegeschichte.

10.2 Der „Anschluss" Österreichs und seine Auswirkungen auf die Wiener Medizin

Als die Wehrmacht am 11. März 1938 in Österreich einmarschierte, fand sie keinen Widerstand vor. Vier Tage später jubelten Adolf Hitler bei seiner Rede auf dem Wiener Heldenplatz mehr als 200.000 Menschen zu. Gleich darauf kam es zu ersten Verhaftungen und bereits am 1. April zu den ersten Deportationen von politischen Gegnern der Nationalsozialisten in das Konzentrationslager Dachau. Bei einer Volksabstimmung am 10. April

---

[1] Bevölkerung. In: Wien Geschichte Wiki. Historische Wissensplattform der Stadt Wien, https://www.geschichtewiki.wien.gv.at/Bev%C3%B6lkerung (30.12.2024).

[2] Juden. In: Wien Geschichte Wiki. Historische Wissensplattform der Stadt Wien, https://www.geschichtewiki.wien.gv.at/index.php?title=Juden (30.12.2024).

stimmte die überwiegende Mehrheit der Österreicher unter einer Mischung aus Propaganda, Druck, politischem Opportunismus und Überzeugung dem „Anschluss" zu; Juden durften an der Abstimmung schon nicht mehr teilnehmen (Rathkolb 2018).

Zwar hatte es in der Zeit des Ständestaates in Österreich ab 1933 unter den Bundeskanzlern Engelbert Dollfuß (1892–1934) und Kurt Schuschnigg (1897–1977) bereits antisemitische Barrieren für jüdische Ärzte im Krankenhauswesen (vgl. exemplarisch für die Habilitation Kap. 7 in diesem Band) und öffentlichen Gesundheitsdienst gegeben. Trotzdem waren 1938 zwei Drittel der in Wien tätigen Ärzte jüdischen Glaubens oder jüdischer Abstimmung (Reiter-Zatloukal 2018).

Bereits am 16. März 1938 wurde eine Anordnung erlassen, gemäß der die Ärzte an den Häusern des Wiener Krankenanstaltenfonds einen Eid auf den „Führer" zu schwören hatten. Juden war dies verboten, womit sie ab diesem Tage suspendiert und in der Folge im April entlassen wurden. Hiervon betroffen waren insgesamt acht Krankenhäuser, darunter auch das Allgemeine Krankenhaus. Noch vor Einführung des „Gesetzes zur Wiederherstellung des Berufsbeamtentums" im September wurde im Mai eine „Berufsbeamtenverordnung" erlassen. Betroffen waren alle im öffentlichen Dienst oder als Beamte angestellten Juden, „jüdischen Mischlinge" sowie Personen mit jüdischen Ehepartnern, mit wenigen Ausnahmen. Auch politisch missliebige Personen konnten aufgrund der Verordnung entlassen werden, wobei sich dies bis teilweise bis März 1939 hinzog, während die Entlassung von Juden bereits bis Sommer 1938 abgeschlossen war.

Der Ausschluss von jüdischen Ärzten von den Krankenkassen gestaltete sich in Österreich anders als in Deutschland: während die meisten Ärzte dort in eigener Praxis niedergelassen waren und ihre Leistungen mit den gesetzlichen und privaten Krankenkassen abrechneten, waren in Österreich viele Ärzte direkt bei den Krankenkassen angestellt. Bereits im April und Mai 1938 kündigten öffentliche Krankenkassen die bei ihnen angestellten jüdischen Ärzte, später wurde auch die „Berufsbeamtenverordnung" gegen sie eingesetzt, da nach Einschätzung des „Reichsstatthalters" Arthur Seyß-Inquart (1892–1946) eine Tätigkeit für die öffentlichen Krankenkassen substanziell wie eine Tätigkeit im öffentlichen Dienst zu bewerten sei.

Mit der „Vierten Verordnung zum Reichsbürgergesetz" aus dem Juli 1938 wurde allen im Deutschen Reich – einschließlich Österreich – tätigen jüdischen Ärzten zum 1. September die Approbation entzogen. Sie durften nun nicht mehr in ihrem Beruf arbeiten. Die Klassifikation orientierte sich dabei an den „Nürnberger Rassegesetzen", so dass einige als „Halb-" oder „Vierteljuden" eingeordnete Personen nicht betroffen waren (Reiter-Zatloukal 2018).

Am 1. Oktober 1938 vermeldete Rudolf Ramm (1887–1945), der Repräsentant des „Reichsärzteführers" in Wien, die erfolgreiche Entfernung der Juden aus der österreichischen Medizin. Damit war der Prozess in Österreich viel schneller als in Deutschland verlaufen, wo er in mehreren Eskalationsschritten von 1933 (u. a. Entlassung aus dem öffentlichen Dienst, Entzug der Kassenzulassung) bis 1938 (Entzug der Approbation) erfolgt war (Krischel 2014b).

Im Oktober wurden in Wien aus der Gruppe, der die Approbation entzogen worden war, zunächst 368 „Krankenbehandler" zugelassen, welche nun nur noch die jüdische Bevölkerung medizinisch versorgen durfte; dies entspricht nur etwas mehr als einem Zehntel der Anfang März 1933 in Wien tätigen Ärzte. Diese Zahl schließt auch 72 „Zahnbehandler" ein, weil in Österreich die Zahnmedizin eine Spezialistenausbildung im Anschluss an ein Studium der Humanmedizin darstellte. Als letztes Krankenhaus zur Behandlung der jüdischen Bevölkerung verblieb das Rothschild-Spital, 1873 gegründet als Spital der israeltischen Kultusgemeinde (Angetter und Kanzler 2017). Hier stand u. a. eine urologische Abteilung zu Verfügung, welche entscheidend durch Otto Zuckerkandl (1861–1921) geprägt worden war. Zuckerkandl war seit 1912 ordentlicher Professor für Chirurgie an der Universität Wien, Präsident der Deutschen Gesellschaft für Urologie 1909 und 1911 und gründete 1919 die Wiener Urologische Gesellschaft (Krischel et al. 2011a, b). Nachfolger Zuckerkandls wurde Raimund Theodor Schwarzwald (1871–?). Unter seiner Ägide wurden 1923 die chirurgische und urologische Abteilung voneinander getrennt, Schwarzwald leitete die urologische Abteilung bis 1938 und floh in die Schweiz (Butta-Bieck 2011; Figdor 2007, S. 189).

Auch auf die Universität Wien und ihre medizinische Fakultät hatten die Entlassungen drastische, anhaltende Folgen. Dekan der Fakultät wurde im April 1938 der Anatom Eduard Pernkopf (1888–1955). Bereits vor dem „Anschluss" war er Mitglied der (in Österreich verbotenen) NSDAP und SA gewesen. In seiner Rolle als Anatom profitierte Pernkopf davon, dass sein Institut u. a. die Körper von mehr als 1300 hingerichteten Personen erhielt, davon mehr als die Hälfte zum Tode verurteilte Widerstandskämpfer gegen die Nationalsozialisten. Zahlreiche Abbildungen in Pernkopfs Lehrbuch und Anatomieatlas „Topographische Anatomie des Menschen" (erschienen zwischen 1937 und 1961) basieren auf aus diesen Körpern hergestellten Präparaten (Hildebrandt 2006). In seiner Rolle als Dekan – bei der Antrittsvorlesung trat er in SA-Uniform auf (Abb. 10.1) – setzte er auch die Entlassung von jüdischen und politisch missliebiegen Professoren und Dozenten der

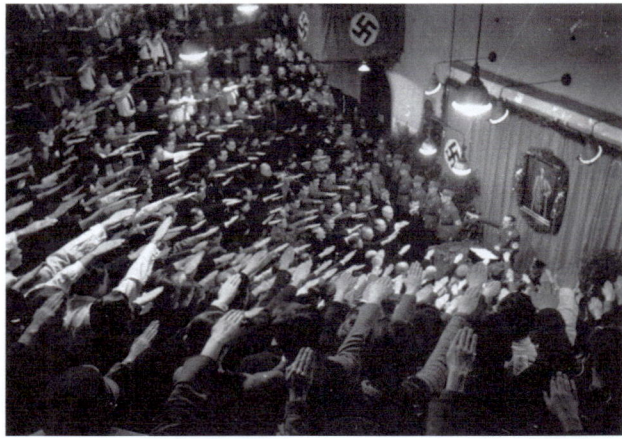

Abb. 10.1 Eduard Pernkopf (1888–1955) in SA-Uniform nach Wiedereröffnung der Universität Wien 1938, Universität Wien, Signatur: ZG S 283–30

Fakultät um. Bis 1945 wurden 175 von 321 Lehrpersonen (55 %) entlassen (Taschwer 2018).

Zu den aus Wien Vertriebenen gehörten auch weltweit bekannte Wissenschaftler, beispielsweise Sigmund Freud (1856–1939) und Otto Loewi (1873–1961). Freud (Abb. 10.2), der Begründer der Psychoanalyse, konnte im Sommer 1938 aus Wien nach London fliehen. Der Pharmakologe Loewi (Abb. 10.3) hatte 1936 den Nobelpreis für die Entdeckung der chemischen Weiterleitung von Nervenimpulsen erhalten. Nach dem „Anschluss" wurde er für einige Monate inhaftiert. Die Emigration wurde ihm erst gestattet, nachdem er das Nobelpreisgeld auf ein von den Nationalsozialisten kontrolliertes Konto überweisen ließ. Loewi floh über Brüssel und Oxford nach New York, wo er eine 1940 eine Professur und 1946 die amerikanische Staatsbürgerschaft annahm.[3] Exemplarisch wird an Freud und Loewi deutlich, dass Wien durch die Vertreibung eines Großteils seiner kulturellen, wissenschaftlichen und medizinischen Elite nachhaltig an Esprit und Anziehungskraft verlieren musste (Stadler 2024).

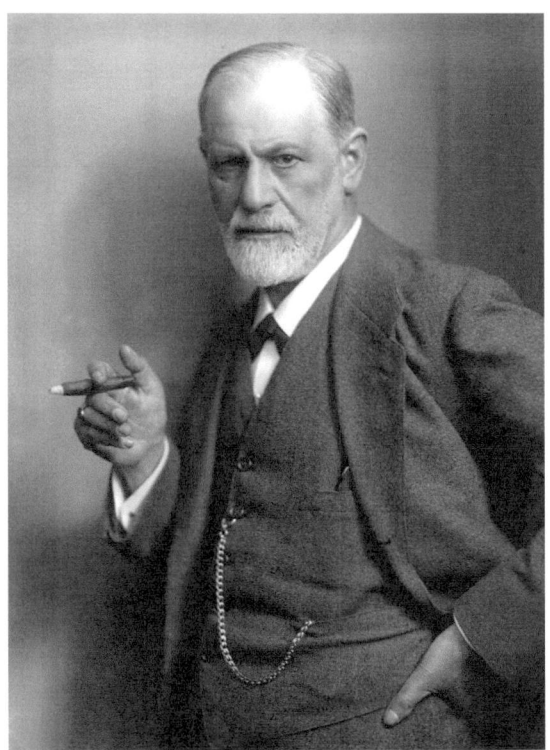

Abb. 10.2 Sigmund Freud (1856–1939), Wikimedia Commons

---

[3] Otto Loewi 1873–1961. Gedenken & Erinnern. Die Deutsche Gesellschaft für Innere Medizin in der Zeit des Nationalsozialismus, https://www.dgim-history.de/biografie/Loewi;Otto;1584 (30.12.2024).

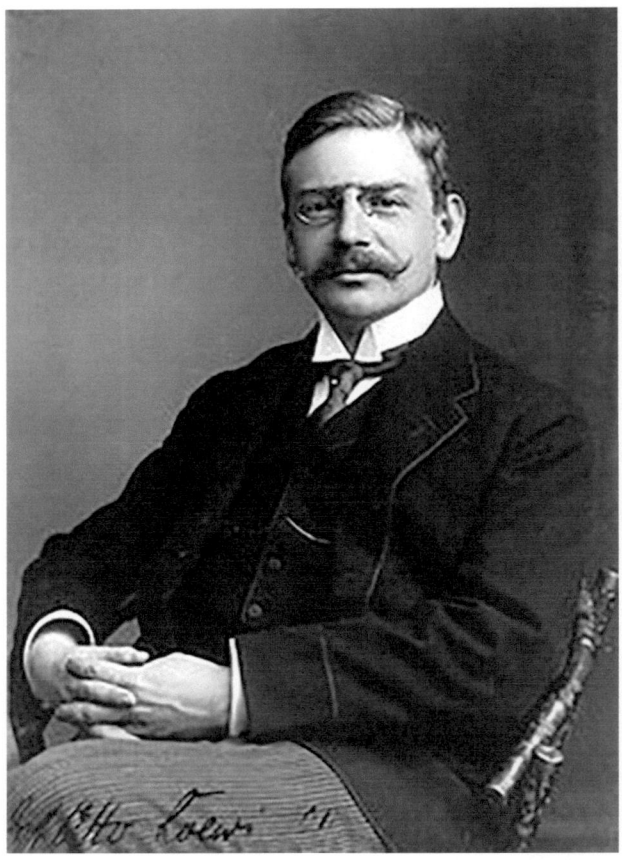

Abb. 10.3 Otto Loewi (1873–1961), Wikimedia Commons

Von den 3400 als jüdisch verfolgten Ärzten in Österreich stammten etwa 93 % aus Wien. In der Gruppe der Verfolgten machten Frauen 18 % aus, insgesamt waren 75 % von ihnen Angehörige der jüdischen Glaubensgemeinschaft. Mehr als zwei Dritteln der verfolgten Ärzte gelang die Flucht aus Österreich. Die jüdische Gemeinde in Wien beriet Emigranten, für Ärzte, denen die finanziellen Mittel zur Flucht fehlten, wurde ein Solidarfonds eingerichtet. Am Rothschild-Spital wurden Kurse für Personen angeboten, die in ihren Zielländern potenziell nicht mehr ärztlich arbeiten konnten; zu den Kursinhalten gehörten etwa Massage, Kosmetik, Laboratoriumsmedizin und Krankenpflege (Angetter und Kanzler 2017). Das mit Abstand wichtigste Emigrationsziel waren die USA, gefolgt von Großbritannien und dem britischen Mandatsgebiet Palästina. Etwa acht Prozent der verfolgten Ärzte wurden in Ghettos oder Konzentrationslager deportiert; die große Mehrheit von ihnen wurde dort ermordet. Ebenfalls um acht Prozent der jüdischen Ärzte in Österreich verstarb zwischen 1938 und 1945 im Land, ohne deportiert worden zu sein, viele von ihnen durch Suizid. Nur etwas über drei Prozent der Verfolgten überlebte im Land (Reiter-Zatloukal 2018). Die prozentualen Anteile sind vergleichbar mit der Ärzteschaft in Deutschland und den vor 1933 in Deutschland tätigen Urologen (Krischel 2014a).

10.3 Verfolgung, Vertreibung und Emigration österreichischer Urologinnen und Urologen

Friederike Butta-Bieck hatte bereits 2011 27 aus rassistischen Gründen verfolgte österreichische Urologen identifiziert (Butta-Bieck 2011). Auf der Basis des Gedenkbuchs für die Opfer des Nationalsozialismus an der Universität Wien 1938[4] konnte eine weitere Person (Georg Joseph Kien) identifiziert werden. Durch erneute Personenrecherchen im Gedenkbuch sowie des Wien Geschichte Wiki[5] wurden die Daten in Tab. 10.1 aktualisiert. Aus politischen Gründen wurde nach dem „Anschluss" etwa die Karriere von Richard Übelhör (1901–1977) behindert (vgl. Kap. 11 in diesem Band).

In der Aufstellung wird deutlich, dass mit der Ausnahme von Friedrich Tintner (1873–1943) alle Urologen und mit Dora Brücke-Teleky (1879–1963) auch die einzige österreichische Urologin ihrer Zeit die Verfolgung in der NS-Zeit überlebten, die allermeisten in der Emigration, vor allem in England und den USA. Mit Robert Lichtenstern (1874–1955, Schweiz), Viktor Blum (1877–1954 Chicago), Rudolf Paschkis (1879–1964 New York) und Robert Bachrach (1879–1944 New York) verlor die Wiener Urologie wichtige Forscher, Leiter urologischer Abteilungen und führende Mitglieder der Wiener Urologischen Gesellschaft. Zurückgekehrt sind nur Karl Sternbach (1897– nach 1964), und zeitweise Rudolf Paschkis (vgl. Kap. 4).

Exemplarisch sollen hier zwei Biografien geschildert werden, die von Viktor Blum und Dora Brücke-Teleky. Beiden gelang die Emigration in die USA und sie konnten dort wieder ärztlich tätig werden. Bei Teleky handelt es sich als frühe Urologin um eine wichtige Fachvertreterin.

10.3.1 Viktor Blum

Viktor Blum (Abb. 10.4) studierte in Wien Medizin. Nach einer Ausbildung im Fach Chirurgie an der Allgemeinen Wiener Poliklinik folgte von 1903 bis 1917 eine Assistentenzeit bei Anton Ritter von Frisch (1849–1917), dem ersten Präsidenten der Deutschen Gesellschaft für Urologie, an der Urologischen Abteilung der Allgemeinen Poliklinik Wien. 1912 habilitierte sich Blum ebenfalls in Wien für Urologie, ab 1919 leitete er die urologische Abteilung des Erzherzogin-Sophien-Spitals, eines städtischen Wiener Krankenhauses. 1921 wurde Blum zum außerordentlichen Professor ernannt. Der Psychoanalyse gegenüber war er offen und veröffentlichte breit zu urologischen und chirurgischen Themen, darunter auch zum Grenzgebiet zwischen Urologie und Sexualwissenschaft (Moll und Fangerau 2024; Figdor 2007, S. 44–47). Blum gehörte zu den Gründungsmitgliedern

---

[4] Gedenkbuch für die Opfer des Nationalsozialismus an der Universität Wien 1938, https://gedenkbuch.univie.ac.at/ (30.12.2024).
[5] Wien Geschichte Wiki. Historische Wissensplattform der Stadt Wien, https://www.geschichtewiki.wien.gv.at/Wien_Geschichte_Wiki (30.12.2024).

Tab. 10.1 Aus rassistischen Gründen verfolgte österreichische Urologen

Name	Geburtsdatum	Schicksal bzw. Emigrationsziel
Bachrach, Robert	27.11.1879	London, New York
Blatt, Paul	14.3.1889	Cincinatti
Blum, Viktor	10.1.1877	Chicago
Brücke-Teleky, Dora	5.7.1879	Boston
Felber, Ernst	4.4.1887	USA
Fuchs, Felix	8.2.1899	USA
Glas, Richard	29.4.1890	Palästina
Gottfried, Siegmund	19.2.1884	Java
Kien, Georg Joseph	10.5.1913	New York, Vancouver (Washington, USA)
Kneucker, Alfred Walter	30.7.1904	China, USA
Kornitzer, Ernst	15.1.1889	USA
Latzko, Wilhelm	3.3.1863	USA
Lichtenstern, Robert	2.2.1874	Schweiz
Lieben, Anton	9.9.1881	Italien
Lion, Karl	24.10.1879	London
Necker, Friedrich	2.2.1877	London
Paschkis, Rudolf	19.1.1879	London, USA
Pleschner, Hans Gallus	3.1.1883	Venia legendi widerrufen, überlebt in Österreich
Ravich, Abraham	1899	USA
Schüller, Hugo	5.9.1875	USA
Schwarz, Oswald	31.10.1883	London (bereits 1934), 1938 Venia legendi widerrufen
Schwarzwald, Raimund Theodor	10.12.1871	Schweiz
Sternbach, Karl	12.6.1897	Kanada, 1945 Rückkehr nach Wien
Stricker-Barolin, Oskar	11.3.1886	Jüdischer Krankenbehandler in Wien (überlebt)
Tintner, Friedrich	1.5.1873	am 13.1.1943 in Wien in einem Sammellager verstorben
Weingarten, Herbert	8.2.1909	Uruguay
Weisner, Arthur	19.3.1896	Budapest
Zinner, Alfred	20.8.1881	Philippinen

der Wiener Urologischen Gesellschaft, er war 1934–1935 ihr Ko-Präsident sowie Kongresspräsident des VI. internationalen Kongresses für Urologie 1936 in Wien.

Obwohl Blum bereits während des Studiums aus der israelitischen Kultusgemeinde ausgetreten war und sich später katholisch taufen ließ, wurde er Ziel antisemitischer Verfolgung. Am 30. April 1938 wurde Blum aus seiner Position am Sophien-Spital entlassen, die Universität Wien widerrief seine Venia legendi und im April 1938 wurde ihm der Professorentitel aberkannt. Im Januar 1939 floh Blum gemeinsam mit seiner Ehefrau Alice über Frankreich in die USA. In Chicago bekam er an der Loyola University eine Anstellung als Assistant Clinical Professor of Urology, ab 1941 als Associate Clincal Professor of Urology. Damit gehörte Blum nicht nur zu der privilegierten Gruppe der emigrierten Ärzte, die wieder in ihrem Beruf arbeiten konnten, sondern er hatte auch wieder eine akademische Affiliation. Er starb 1953 in Chicago (Butta-Bieck 2011).

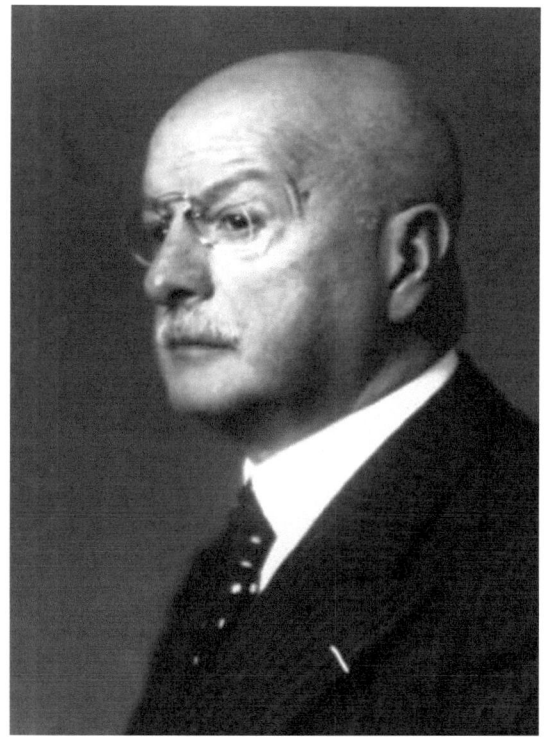

Abb. 10.4 Viktor Blum (1877–1954), Foto Max Schneider, Institut für Geschichte der Medizin, Wien (Repro Moll-Keyn, Museum, Bibliothek und Archiv, Deutsche Gesellschaft für Urologie e. V., Düsseldorf-Berlin, mit freundl. Genehmigung)

10.3.2 Dora Brücke-Teleky

Auch Dora Brücke-Teleky (Abb. 10.5) gelangen Flucht und beruflicher Neuanfang in den USA. Nach dem Besuch eines privaten Mädchengymnasiums absolvierte sie 1899 als Externe in Wien das Abitur. Mit Beginn ihres Studiums dort (zunächst Philosophie, ein Jahr später als eine der ersten elf in Wien zugelassenen Frauen Medizin) trat sie aus der jüdischen Religionsgemeinschaft aus und ließ sich später evangelisch taufen. Nach Stationen in der Pathologie und Gynäkologie war Brücke-Teleky von 1911 bis 1914 Volontärassistentin in der Uro-Gynäkologie bei Otto Zuckerkandl am Rothschild-Spital. Ebenfalls 1911 wurde sie als erste Frau Mitglied der Deutschen Gesellschaft für Urologie und hielt auf dem dritten Kongress der Gesellschaft in Wien einen Vortrag. Ab 1910 war Brücke-Teleky als Schulärztin, ab 1920 in eigener Kassenpraxis tätig. Parallel gründete sie die Organisation der Wiener Ärztinnen und war korrespondierende Sekretärin der Medical Women's International Association. Gemeinsam mit ihrem Ehemann, dem Physiologen Ernst Theodor von Brücke (1880–1941), floh Brücke-Teleky im August 1939 über Mailand in die USA. Ihr Ehemann hatte an der Harvard University einen Lehrauftrag erhalten, und auch sie konnte beruflich wieder Fuß fassen: Brücke -Teleky wurde im Staat Massachusetts als Gynäkologin zugelassen. Solche Zulassungen erforderten das Bestehen der ame-

Abb. 10.5 Dora Brücke-Teleky (1879–1963), Schlesinger Library, Diana Carey, M A. (Repro Moll-Keyn, mit freundl. Genehmigung)

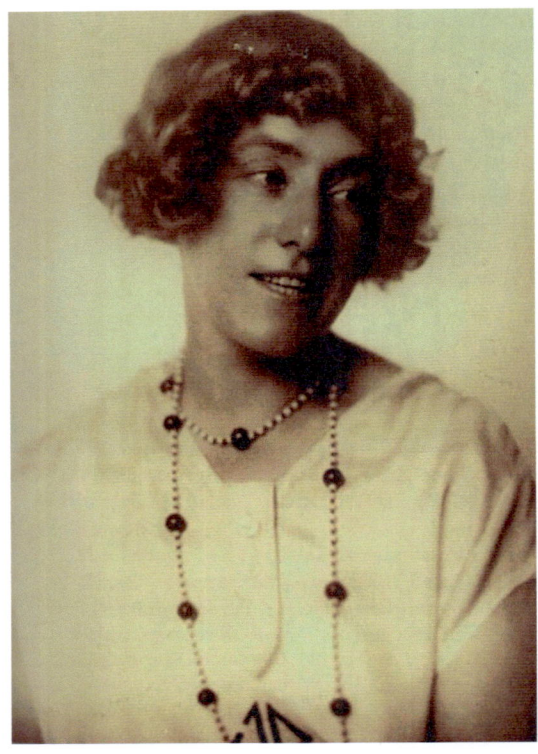

rikanischen Facharztprüfung, was für viele Migranten allein aus sprachlichen Gründen eine hohe Hürde darstellte. Auch über den Tod ihres Ehemannes hinaus arbeitete Brücke-Teleky bis 1950 in Boston als Frauenärztin. Später siedelte sie in die Schweiz zu ihrer Schwester über, wo sie 1967 verstarb. Seit 2019 erinnert ein Forschungspreis der Deutschen Gesellschaft für Urologie an sie (Moll und Halling 2019; Figdor 2007, S. 56–62).

10.4 Protagonisten der Wiener Urologie ab 1938

Bereits die Machtübernahme der Nationalsozialisten in Deutschland 1933 hatte Auswirkungen auf die Urologie in Österreich. 1934 waren die als jüdisch klassifizierten Mitglieder des Vorstands der Deutschen Gesellschaft für Urologie zum Rücktritt gedrängt worden. In der Folge wurde die Gesellschaft Reichsdeutscher Urologen (GRU) gegründet, die in Deutschland 1936 und 1937 jeweils einen Kongress abhielt. Ihrem Vorstand gehörten jedoch keine Österreicher an. Die Gründung der GRU kann als Manöver verstanden werden, die jüdischen Wiener Kollegen auszuschließen, denn in der deutsch-österreichisch geprägten Deutschen Gesellschaft für Urologie konnten sie weiter Mitglieder bleiben. Die Gesellschaft ruhte aber im vereinrechtlichen Sinne. Bereits 1929 war Hans Rubritius

(1876–1943) zum Präsidenten für den nächsten Kongress 1931 in Wien gewählt worden. Er sollte bis zu seinem Tod Präsident bleiben, denn zunächst wurde der Kongress 1931 aufgrund der Weltwirtschaftskrise abgesagt, danach war 1933 in der Folge der NS-Machtübernahme kein Kongress möglich. In der Folge des „Anschlusses" wurde Rubritius als Präsident für den dritten Kongress der GRU avisiert, der in Wien stattfinden sollte, um eine Kontinuität zur Deutschen Gesellschaft für Urologie deutlich zu machen. Wegen der Sudentenkrise und dann des Kriegsbeginns wurde jedoch auch dieser Kongress abgesagt (Krischel 2011).

1935 ging aus der von Otto Zuckerkandl nach dem Ersten Weltkrieg 1919 gegründeten Wiener Urologischen Gesellschaft unter der Präsidentschaft Rubritius' (zum ersten Mal) die Österreichische Gesellschaft für Urologie hervor. Ab 1939 hieß sie dann wieder Wiener Urologische Gesellschaft, ab Anfang 1947 tagte wieder die Österreichische Gesellschaft für Urologie, die bis heute als Österreichische Gesellschaft für Urologie und Andrologie fortbesteht (Vgl. Kap. 8).

10.4.1 Hans Rubritius

Daraus wird deutlich, dass es sich bei Hans Rubritius (1876–1943) (Abb. 10.6) um einen zentralen Protagonisten der österreichischen Urologie in den 1930er- und 1940er-Jahren handelt (Krischel 2014b). Nach dem Medizinstudium und der Habilitation für Chirurgie an der deutschen Universität Prag wurde er 1919 Nachfolger Anton Ritter von Frischs als Leiter der urologischen Abteilung an der Allgemeinen Poliklinik Wien. Ein Jahr darauf wurde er zum außerordentlichen Professor ernannt und wurde 1921 stellvertretender Direktor und von 1931 bis 1940 Direktor der Allgemeinen Poliklinik. In den 1930er-Jahren hatte Rubritius teils gemeinsam mit dem später vertriebenen Viktor Blum die Präsidentschaft der Wiener Urologischen Gesellschaft inne.

Im September 1938 wurde Rubritius Mitglied der SA, 1940 der NSDAP (Abb. 10.7). Ein Gutachten des Sicherheitsdienstes der SS in diesem Jahr fiel verhalten positiv für ihn aus. Dort heißt es:

> „Dr. R u b r i t i u s gehörte seiner politischen Einstellung nach ins nationale Lager, obwohl er auch vielfach liberalistische Ansichten vertrat. Als belastend wird ihm vorgehalten, dass er hauptsächlich jüdische Assistenten hatte und die Poliklinik eine Domäne der Juden darstellte. In der Systemzeit war er Obmann des Vereins Deutscher Ärzte. Ihm wurde nach dem Umbruch mit Rücksicht auf seine Grundeinstellung, obwohl er in der Systemzeit keinerlei Kampfgeist bewies, die Parteianwärterschaft zuerkannt. In persönlicher Hinsicht wird er als anständiger Mensch geschildert und geniesst fachlich einen guten Ruf."[6]

---

[6] Schreiben Sicherheitsdienst des Reichsführers SS, SD-Leitabschnitt Wien an die Gemeindeverwaltung des Reichsgaus Wien, Personalamt, vom 14.11.1940, Wiener Stadt- und Landesarchiv, Sign. 1.3.2.202.A5.

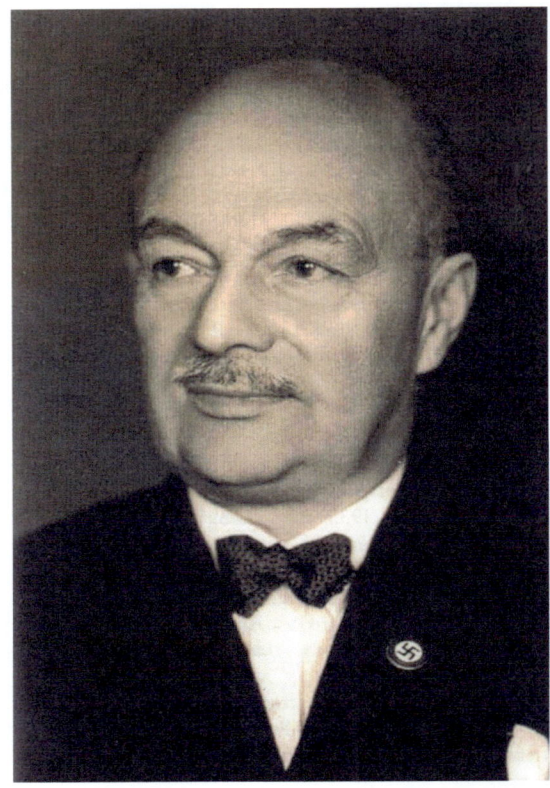

Abb. 10.6 Hans Rubritius (1876–1943) mit Hakenkreuz-Anstecker, Wiener Stadt- und Landesarchiv, Personalakten des Prof. Dr. Hans Rubritius, SIGN. 1.3.2.202.A5

Insbesondere die Bemerkung über jüdische Ärzte an der Poliklinik und implizit an der Urologischen Abteilung zeugt zum einen von einer gewissen Unkenntnis des Sicherheitsdienstes über die medizinischen Landschaft Wiens. Michael Hubenstorf bemerkt, dass Rubritius jedoch auch eine teilweise Zurücksetzung erlebte, wenn es um politisch sensible Ämter ging. So wurde 1939 Koloman Haslinger (1889–1944) statt Rubritius Leiter der Fachgruppe Urologie der Wiener Medizinischen Gesellschaft. 1940 wurde Rubritius als Leiter der Allgemeinen Poliklinik durch den Internisten Erwin Risak (1899–1960) ersetzt (Hubensdorf 2011, S. 146–148). Dieser war Mitglied der SS und „Altparteigenosse" (Arias 2015). Rubritius starb 1943 in Wien an einer Magenperforation (Abb. 10.6 und 10.7).

10.4.2 Koloman Haslinger

Michael Hubenstorf hat Koloman Haslinger (1889–1944) als „unbestrittene[n] Führer der Wiener Urologie in der NS-Zeit" charakterisiert (Hubensdorf 2011, S. 152–155). Nach dem Medizinstudium in Wien und Kriegsdienst im Ersten Weltkrieg wurde er Assistent bei Julius von Hochenegg (1859–1940) an der II. chirurgischen Universitätsklinik wo Haslin-

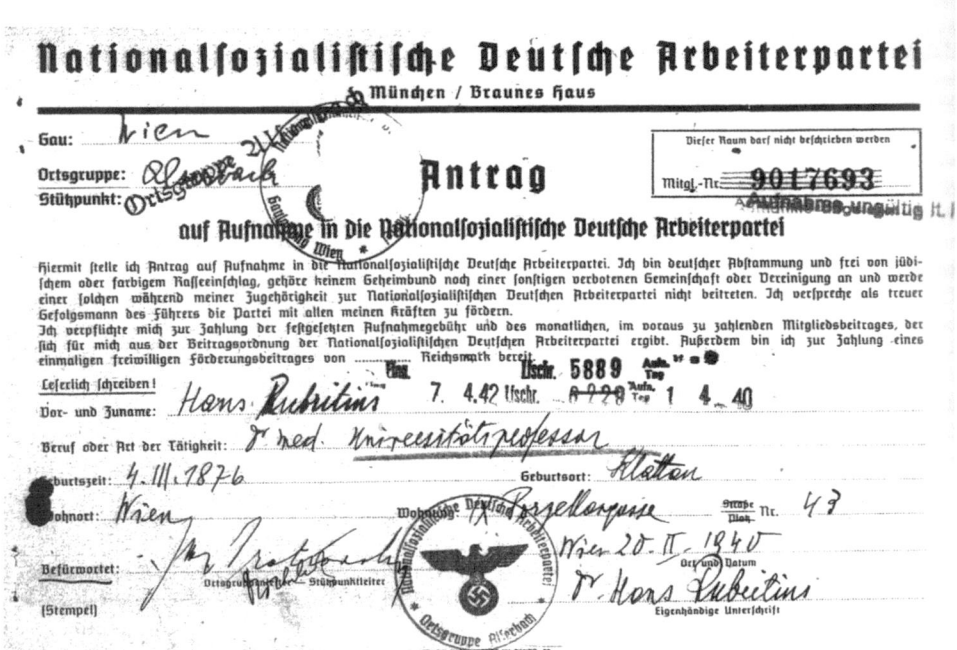

Abb. 10.7 Aufnahmeantrag Hans Rubritius' in die NSDAP, Geheimes Staatsarchiv Preußischer Kulturbesitz, Sign. PK 0083

ger ab 1923 die urologische Station leitete. Ab 1931 wurde er Vorstand des urologischen Ambulatoriums des Wiedner Spitals, des zweitältesten städtischen Krankenhauses in Wien, dessen ärztlicher Leiter er auch von 1940 bis 1943 war. Im Jahr 1943 wurde er Nachfolger des verstorbenen Rubritius' an der Wiener Allgemeinen Poliklinik sowie Geschäftsführer der Wiener Privatklinik, die im Gebäude des 1938 enteigneten Canning Childs-Spitals eingerichtet worden war.

Nach eigenen Angaben trat Haslinger 1934 der in Österreich illegalen NSDAP bei, aktenkundig ist seine Mitgliedschaft seit 1937. Mit Unterstützung Rubritius' und Hocheneggs strebte Haslinger 1929 die Habilitation für Urologie an, das Gesuch wurde jedoch abgelehnt. Die von dem jüdischstämmigen, konfessionslosen Embryologen Alfred Fischel (1868–1938), 1922 bis 1922 Dekan der medizinischen Fakultät, wegen mangelnden wissenschaftlichen Werts abgelehnte Habilitation wurde ab 1938 als jüdische Verschwörung und Versuch des Erhalts der „Urologie als jüdische Domäne" verbrämt (vgl. Kap. 7 in diesem Band). Nachdem Haslinger 1939 mehrere Funktionen als Medizinalbürokrat übernommen hatte, darunter den Posten als 1. Schriftführer der Wiener Medizinischen Gesellschaft und „Obmann" der Wiener Urologischen Gesellschaft, stellte er im Dezember 1940 erneut ein Gesuch auf Habilitation, dem bereits im Februar 1941 entsprochen wurde, im Juli des gleichen Jahres wurde er zum Dozenten ernannt.

Dass er auch zur inhaltlichen Ausrichtung der Urologie an der nationalsozialistischen Gesundheitspolitik bereit war, die immer auch eine Rassen- und Bevölkerungspolitik beinhalte, wird aus Haslingers Vortrag „Ziele und Aufgaben der Wiener Urologischen Gesellschaft" aus dem Jahr 1939 deutlich, die er mit der Anrede „Parteigenossen, Berufskameraden!" begann. Darin kritisiert er, dass „rassenfremde Elemente" die „arischen Kollegen" aus der Urologengesellschaft verdrängt hätten und „ausschließlich für ihre geschäftlichen Interessen" arbeiteten. Er bemerkte: „wir leben im nationalsozialistischen Staate und haben diesem Staate gegenüber Verpflichtungen." Darunter fasste er, „den deutschen Volksgenossen" als „rassenerhaltendes Element [zu] schätzen" und „Erbbiologie, […] Rassenforschung, […] Hygiene, [sowie die] Frage der Erhaltung der Zeugungsfähigkeit, der Verjüngung, der Lebensverlängerung und der Lebenserhaltung" in den Fokus der Arbeit zu rücken (Haslinger 1939). Damit stellte Haslinger die Wiener Urologische Gesellschaft ebenso als Erfüllungsgehilfe der Nationalsozialisten auf, wie Karl Heusch (1894–1986) es in seinem programmatischen Aufsatz „Urologie und Volksgesundheit" es für die Gesellschaft reichsdeutscher Urologen getan hatte (Krischel 2014a) (Abb. 10.8).

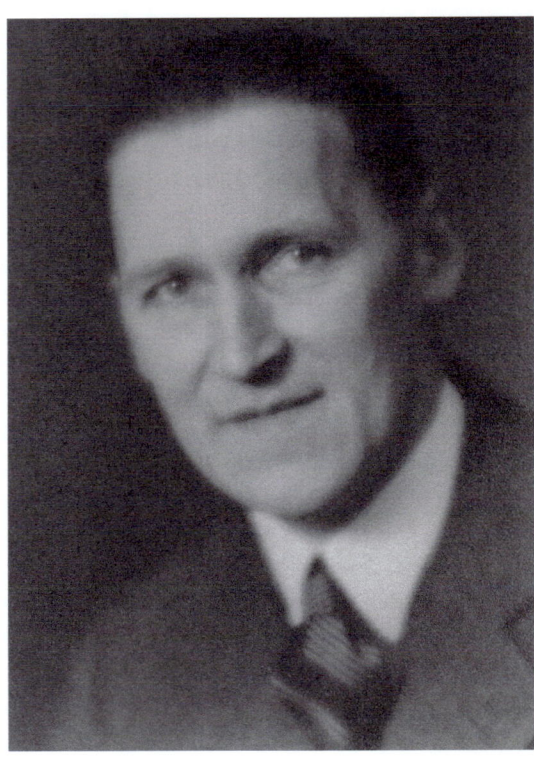

Abb. 10.8 Koloman Haslinger (1889–1944) „Obmann" der Wiener Urologen während der NS Zeit, Krankenhaus Wieden Uni Archiv Wien MUW F 195271

10.4.3 Theodor Hryntschak

Für eine Kontinuität über 1945 hinaus steht Theodor Hryntschak (1889–1952), ähnlich wie Hans Boeminghaus (1893–1979) in der deutschen Urologie (Krischel 2014b). Nach dem Medizinstudium in Wien und Kriegsdienst wurde er Assistent bei Viktor Blum am Sophien-Spital. 1925 habilitierte Hryntschak sich, zwei Jahre darauf wurde er Leiter der urologischen Abteilung am Wilhelminenspital, einem weiteren städtischen Krankenhaus Wiens. Ab 1944 leitete er in der Nachfolge von Rubritius und Haslinger bis zu seinem Tod 1952 die urologische Abteilung der Allgemeinen Wiener Poliklinik. In der Nachkriegszeit war er 1950 bis 1952 Präsident der Österreichischen Gesellschaft für Urologie.

Gleichzeitig mit diesen Kontinuitäten steht Hryntschaks Biografie jedoch auch für die Spannungen und Brüche in der österreichischen Urologie und Medizin: Als Schüler Viktor Blums stand im Verdacht, „Philosemit" zu sein und besaß eine „christlich-soziale" Reputation. Tatsächlich war sein Bruder Alexander (1891–1974) von 1929 bis 1934 Abgeordneter für die Christlichsoziale Partei zum Nationalrat gewesen und 1938 von der Gestapo für drei Monate verhaftet worden. Im Januar 1939 wurde Theodor Hryntschaks Aufnahmeantrag in die NSDAP zunächst abgelehnt, obwohl er bereits im Mai 1938 förderndes Mitglied der SS und im Oktober des gleichen Jahres der NS-Volkswohlfahrt geworden war. Hryntschak hatte jedoch auch nationalsozialistische Fürsprecher, die ihm etwa bestätigten, er habe bereits vor dem „Anschluss" einen arbeitslosen SA-Mann durch Essen, Beherbergung und Beschäftigung sowie die NSDAP durch Spenden und zur Verfügung stellen seines Wagens unterstützt. Als er 1941 mit der Versehrtenstufe III (von IV, also deutlich verletzt bzw. erkrankt) aus der Wehrmacht entlassen wurde, stellte Hryntschak erneut einen Aufnahmeantrag in die NSDAP, der nun erfolgreich war. Er wurde rückwirkend zu 1. Mai 1938 als „Illegaler" aufgenommen. Als Parteigenosse war er nun nicht mehr politisch verdächtig, sodass er in den Jahren 1944/1945 als „Obmann" der Wiener Urologischen Gesellschaft Koloman Haslinger beerben konnte.

In der Nachkriegszeit sollte sich diese Karriere aber auch als moderat nachteilig erweisen: Hryntschak war 1939 zum a. o. Professor an der Universität Wien ernannt worden. Als seine Parteimitgliedschaft 1947 aktenkundig wurde, musste er für kurze Zeit die Universität verlassen, ehe er ein Jahr darauf zurückkehren durfte, zunächst als Privatdozent, in der Folge wieder als a. o. Professor. Trotzdem konnte Hryntschak als Blum-Schüler – der aus den USA einen Nachruf auf seinen vor ihm verstorbenen Schüler verfasste – in der Nachkriegszeit als Vorsitzender der Österreichischen Gesellschaft für Urologie und als international sichtbarer Repräsentant des Faches wirken. Bereits 1936 hatte er als Sekretär des VI. Internationalen Urologen Kongresses in Wien reüssiert. Auch beim VIII. Kongress der Société Internationale d'Urologie 1949 in Barcelona war er wieder involviert und ebnete der Deutschen Gesellschaft für Urologie den Weg für die Rückkehr auf die internationale wissenschaftliche Bühne nach dem Zweiten Weltkrieg (Hubensdorf 2011).

10.5 Medizinverbrechen

Zu den Medizinverbrechen, die im Nürnberger Ärzteprozess (Dezember 1946 bis August 1947) behandelt wurden, gehörten u. a. die Ermordung von Menschen mit Behinderungen und psychiatrisch-neurologischen Erkrankungen im Rahmen der „Euthanasie-" Morde, die Selektion von Häftlingen zur Ermordung in den Konzentrationslagern sowie die Humanexperimente ohne Einwilligung der Versuchspersonen dort, bei denen der Tod der Versuchspersonen in vielen Fällen Teil des Versuchsprotokolls war oder hingenommen wurde (Krischel 2021a). Zwar ist nicht bekannt, dass in Österreich Urologen in diese Verbrechen verstrickt waren. Sie zeigen jedoch eindrücklich die Ausrichtung der gesamten Medizin an Volksgesundheit und exkludierender sowie ausmerzender Biopolitik. Die Verbrechen zeigen die Missachtung fundamentaler Menschenrechte in der NS-Medizin und illustrieren den Zivilisationsbruch, den sie darstellte.

Bereits vor dem Nürnberger Ärzteprozess führten die Amerikaner in Dachau von März bis Mai 1946 den Mauthausen-Hauptprozess, in dem die Verbrechen im Konzentrationslager Mauthausen und seinem Außenlager Gusen behandelt wurden (Czech 2018). Angeklagt waren u. a. vier SS-Ärzte, zwei SS-Zahnärzte, der Lagerapotheker sowie ein Sanitätsdienstgrad, weil ihnen die Ermordung von Häftlingen durch Benzolinjektionen und Vergasungen, der Raub von Zahngold (Krischel 2021b) und in Gusen medizinische Versuche, einschließlich unnötiger Operationen sowie Hormon- und Ernährungsversuchen, zur Last gelegt wurden. Von den acht Angeklagten aus dem Gesundheitswesen wurden alle schuldig gesprochen, sieben von ihnen wurden gehenkt. Im Rahmen des Prozesses wurde auch die Deportation von erkrankten Häftlingen aus den Konzentrationslagern Mauthausen und Dachau in das im Rahmen der „Aktion T4", d. h. der zentralen Krankenmorde, eingerichtete Tötungszentrum in Hartheim bei Linz aufgedeckt.

Im Nürnberger Ärzteprozess war unter den 23 Angeklagten ein Österreicher, der Internist und Oberarzt am Allgemeinen Krankenhaus sowie ab 1944 a. o. Professor an der Universität Wien Wilhelm Beiglböck (1905–1963). Weil er an Sinti und Roma im Konzentrationslager Dachau Meerwassertrinkversuche durchgeführt hatte, wurde er zu 15 Jahren Haft verurteilt, jedoch bereits nach 10 Jahren begnadigt. Nach der Haftentlassung arbeitete er in Deutschland als Arzt. Als Beigelböcks Vorgesetzter in Wien, der Leiter der Klinik für Innere Krankheiten am Allgemeinen Krankenhaus und ordentliche Professor an der Universität Wien Hans Eppinger junior (1879–1946) als Zeuge nach Nürnberg geladen wurde, nahm er sich das Leben. Er hatte Beiglböck für die Experimente empfohlen und mindestens einmal selbst Dachau besucht (Czech 2018).

Im Tötungszentrum Schloss Hartheim waren 18.000 Menschen mit psychiatrisch-neurologischen Erkrankungen sowie 8000 in den Konzentrationslagern Dachau und Mauthausen inhaftierte Personen durch Vergasung ermordet worden. Hartheim war dabei einer von sechs Standorten der „Aktion T4", in der in Deutschland und Österreich zwischen 1940 und 1941 70.000 Menschen getötet wurden. In der zentralen und dezentralen „Euthanasie" betrug die Zahl der ermordeten Patienten insgesamt 200.000. Die Hauptverantwortlichen für den Betrieb des Tötungszentrums Hartheim waren entweder verstorben oder hatten sich durch Flucht oder Suizid der Justiz entzogen. In Volksgerichtsverfahren wurden 1947 und 1948 Urteile gegen Hilfspersonal gesprochen. Die nach Kriegsende dort aufgefundene „Hartheimer Statistik" erlaubt einen Einblick in die auch ökonomische Motivation der Patientenmorde im Nationalsozialismus. Darin wird aufgeführt, wie viele Personen in den einzelnen Tötungszentren der „Aktion T4" ermordet worden waren und in welcher Höhe dadurch über zehn Jahre Pflege- und Unterhaltskosten eingespart würden (Krischel 2024).

Relativ viel Aufsehen in der Öffentlichkeit erzielten Prozesse gegen Ärzte und Pfleger, die sich für die Ermordung von fast 800 Kindern in der „Kinderfachabteilung" Am Spiegelgrund in Wien verantworten mussten. Dabei wurden in der zweiten Hälfte der 1940er-Jahre auch Todesurteile gesprochen und vollstreckt (Czech 2018).

10.6 Rassenhygiene und Zwangssterilisation

Nicht als Medizinverbrechen waren unmittelbar nach dem Krieg die Zwangssterilisationen angeklagt, wohl vor allem, weil es auch in anderen Ländern, darunter einigen Staaten der USA, vergleichbare Gesetze gab. Das „Gesetz zur Verhütung erbkranken Nachwuchses" erlaubte in Deutschland ab Januar 1934, in Österreich ab Januar 1940 die Zwangssterilisation von Personen, die an mutmaßlich erblichen Krankheiten oder Behinderungen litten, wobei die psychiatrisch-neurologischen Erkrankungen die deutliche Mehrheit der Indikationen ausmachten. Insgesamt wurden auf der Basis des Gesetzes ca. 400.000 Personen sterilisiert, für Österreich geht Claudia Spring von 6000, für Wien von 1200 Fällen aus (Spring 2009, S. 73).

In alle Phasen des Vollzugs des Gesetztes – Anzeige von potenziell erblich erkrankten Personen, Entscheidungen der Erbgesundheitsgerichte und Durchführung der in der Regel chirurgischen Sterilisation – waren Ärzte involviert. Urologen forschten ab 1933 zu Techniken der Sterilisation und Kastration und führten Sterilisationsoperationen bei Männern durch (Krischel und Moll 2011).

Michael Hubenstorf hat vier Urologen in Österreich identifiziert, welche die Lizenz zur Durchführung von Sterilisationsoperationen hatten: Axel Brenner, Paul Deuticke und Hans Droschl und Hermann Meschede.

10.6.1 Axel Brenner

Axel Brenner (1889–1944) studierte in Wien Medizin. Nach dem Kriegsdienst war er dort Assistent an der I. chirurgischen Universitätsklinik bei Anton von Eiselsberg (1860–1939). 1923 wurde Brenner Leiter der Urologischen Ambulanz an der chirurgischen Abteilung des Linzer Allgemeinen Krankenhauses, die sein Vater als Chefarzt leitete. Ab 1927 wurde er dann Leiter der urologischen Abteilung und war in den 1920er- und 1930er-Jahren in der Standespolitik aktiv (Figdor 2007, S. 54). Nach der Absetzung des vorherigen Direktors des Linzer Allgemeinen Krankenhauses wurde Brenner sein Nachfolger. Als einer von sechs Ärzten in Linz erhielt er 1940 eine Lizenz für die Durchführung von Sterilisationsoperationen. Daneben besaß mit Hermann Meschede am Krankenhaus der Barmherzigen Schwestern ein weiterer Linzer Urologe die Lizenz (Hubensdorf 2011). 1938 trat Brenner der NSDAP bei und wurde in der Folge Leiter der ärztlichen Pflichtfortbildung im Gauamt für Volksgesundheit (Hahn-Oberthaler und Obermüller 2015). Am Allgemeinen Krankenhaus Linz wurden mehr als 130 Sterilisationen durchgeführt. Laut Birgit Kepplinger war Brenner daran aktiv als Operateur beteiligt (Kepplinger 2002, S. 783). Er verstarb 1944 aufgrund eines Speiseröhrenkarzinoms.

10.6.2 Paul Deuticke

Nach dem Studium in Wien war Paul Deuticke (1901–1981) Assistent zunächst in der inneren Medizin und der Pharmakologie, bevor er an die I. chirurgische Universitätsklinik zu Anton von Eiselsberg wechselte (Figdor 2007, S. 68–71). Dessen Nachfolger ab 1931 Egon Ranzi (1875–1939) plante 1933 an der Klinik eine urologische Abteilung zu eröffnen und schickte Deuticke an das Krankhaus Lainz, das älteste der stadteigenen Wiener Spitäler, um bei Friedrich Kroiss (1878–1960) eine urologische Ausbildung zu erhalten. Kroiss leitete nicht nur die urologische Abteilung dort; er war auch bereits seit 1930 Mitglied der NSDAP, trat vor dem Verbot der Partei als ihr Kandidat bei den Wahlen zum Wiener Landtag und Gemeinderat an. 1933 gründete er den Nationalsozialistischen Deutschen Ärztebund für Österreich. Mindestens sechs seiner 1938 noch lebenden elf Assistenten traten der NSDAP bei (Hubensdorf 2011, S. 143). Deuticke stellte im Juli 1938 einen Aufnahmeantrag in die NSDAP und wurde zum Juli 1940 aufgenommen. Ab 1941 war er zur Durchführung von Zwangssterilisationen berechtigt und führte zwischen Dezember 1941 und August 1942 „eine erhebliche Zahl von Sterilisationsoperationen aus" (Hubensdorf 2011, S. 161). 1940 habilitierte sich Deuticke und wurde 1941 zum Dozenten ernannt. Nach dem Krieg wurde er als NSDAP-Mitglied zunächst aus der Universität entlassen, 1948 jedoch wieder als Dozent geführt und erhielt 1949 den Titel eines a. o. Professors. Sein Engagement für die nationalsozialistische Rassenhygiene behinderte Deutickes weitere Karriere nicht: 1953 wurde er als Nachfolger Theodor Hryntschaks Leiter der urologischen Abteilung der Wiener Allgemeinen Poliklinik und 1955 wurde er Präsident des XVII. Kongresses der Deutschen Gesellschaft für Urologie in Wien (Rummelhardt 1971).

10.6.3 Hans Droschl

Hans Droschl (1909–1993) studierte in Graz, wo er auch Assistent an der chirurgischen Universitätsklinik war. Seit 1939 war er als Facharzt für Urologie zugelassen, habilitierte sich 1942 für Chirurgie und wurde ein Jahr darauf Dozent an der Universität Graz (Figdor

2007, S. 78). Droschl war seit 1933 Mitglied der NSDAP, seit 1936 der SS und ab 1937 Leiter der Gesundheitsabteilung der Hitlerjugend und deren Gebietsarzt für die gesamte Steiermark. In dieser Funktion nahm er auch rassenpolitische Schulungen vor und war in Graz Dozent für Medizingeschichte Ab 1942 war er der an der chirurgischen Universitätsklinik zur Durchführung von Sterilisationen berechtigte Arzt. Nach einem Volksgerichtsverfahren 1947 konnte Droschl nicht an die Universität zurückkehren; er praktizierte jedoch weiter in Graz als Facharzt (Hubensdorf 2011, S. 159).

10.7 Unmittelbare Nachkriegszeit

Auf eine kurze Phase der Aufarbeitung des Nationalsozialismus, zunächst geprägt durch alliierte Prozesse und danach in Österreich durch Volksgerichtsverfahren, folgte eine lange Phase des Desinteresses. Dies ist vergleichbar mit der Entwicklung in Deutschland (Fangerau 2022; Krischel et al. 2024). In Österreich kam dazu noch der Umstand, dass sich Politik und Bevölkerung nach dem „Anschluss" als Opfer des nationalsozialistischen Deutschlands verstehen konnten – eine Sichtweise, die viele Österreicher gerne annahmen. Eine Mitschuld des österreichischen Volks am Zweiten Weltkrieg wollte 1946 nur eine kleine Minderheit sehen (Rathkolb 2018).

Die für die Protagonisten ab 1938 beschriebenen (oft kurzen) Lehrverbote für NSDAP-Mitglieder führten dazu, dass unmittelbar nach dem Krieg nur drei Urologen in Österreich an den Universitäten lehren durften, weil sie gleichzeitig habilitiert und politisch unbelastet waren: Richard Übelhör (1901–1978) und Karl Hutter (1892–1954) in Wien, sowie Hans Gallus Pleschner (1883–1950) in Innsbruck. Als die Österreichische Gesellschaft für Urologie sich nach Kriegsende wieder formierte, wurde der für kurze Zeit nach Österreich zurückgekehrte Rudolf Paschkis erster Nachkriegspräsident, Richard Übelhör Vizepräsident. Wie in den biografischen Skizzen deutlich geworden ist, änderte sich die Situation bereits ab 1948 wieder, weil die meisten Personen mit NS-Belastung an die Universitäten zurückkehren durften. 1950 wurden mit Theodor Hryntschak und 1952 mit Paul Deuticke zwei ehemalige „Parteigenossen" Präsidenten der Österreichischen Gesellschaft für Urologe und bis Mitte der 1960er-Jahre sollten Personen mit NS-Hintergrund die Geschicke der Gesellschaft beherrschen (Hubensdorf 2011, S. 162).

10.8 Fazit

Die Medizin im Nationalsozialismus steht für einen Zivilisationsbruch. Die österreichische Urologie war nicht in alle Medizinverbrechen involviert. Die Ermächtigung von vier Urologen zur Durchführung von Zwangssterilisationen zeigt jedoch, dass auch Fachvertreter die nationalsozialistische Biopolitik aktiv umsetzten. Aus rassistischen Gründen wurden 28 österreichische Urologen diskriminiert und verfolgt. Einer starb, 27 konnten aus Österreich fliehen, nur einer kehrte dauerhaft zurück. Wie in weiten Teilen der Wissenschaft führten die Vertreibungen auch in der Urologie zu einem Bruch der Tradition von exzellenter Wissenschaft und Krankenversorgung in Wien, welche vor 1938 auch und gerade von jüdischen Ärzten getragen worden war.

Literatur

Angetter D, Kanzler C (2017) …sofort alles zu veranlassen, damit der Jude als Arzt verschwindet. In: Czech H, Weindling P (Hrsg) Jüdische Ärztinnen und Ärzte in Wien, 1938–1945, Dokumentationsarchiv des österreichischen Widerstandes, Wien, S 47–66

Arias I (2015) Hans Hoff (1897–1969) – Remigrant und Reformer? Neue Impulse oder Kontinuität in der Psychiatrie nach 1945? Virus 14:177–190

Butta-Bieck F (2011) „Juden sind nicht erwünscht"-Vertreibung jüdischer Urologen aus Österreich. In: Krischel M et al (Hrsg) Urologen im Nationalsozialismus, Bd 1. Hentrich & Hentrich, Berlin, S 123–137

Czech H (2018) Post-war trials against perpetrators of Nazi medical crimes-the Austrian case. Wien Klin Wochenschr 130(Suppl. 3):S165–S169

Czech H, Hildebrandt S, Reis SP, Chelouche T, Fox M, González-López E et al (2023) The Lancet Commission on medicine, Nazism, and the Holocaust: historical evidence, implications for today, teaching for tomorrow. The Lancet 402(10415):1867–1940

Fangerau H (2022) „Wer war ein Nazi"? Vom Umgang medizinischer Fachgesellschaften mit „Medizintätern". In: Rauh P, Voggenreiter M, Ude-Koeller S, Leven K-H (Hrsg) Medizintäter: Ärzte und Ärztinnen im Spiegel der NS-Täterforschung. Köln, Böhlau, S 485–507

Figdor PP (2007) Biographien österreichischer Urologen. Universimed, Wien

Hahn-Oberthaler V, Obermüller G (2015) 150 Jahre Gesundheit im Zentrum: vom Allgemeinen Krankenhaus der Stadt Linz zum Kepler Universitätsklinikum. Allgemeines Krankenhaus der Stadt Linz GmbH, Linz

Haslinger K (1939) Ziele und Aufgaben der Wiener Urologischen Gesellschaft. Z Urol 33:309

Hildebrandt S (2006) How the Pernkopf controversy facilitated a historical and ethical analysis of the anatomical sciences in Austria and Germany: a recommendation for the continued use of the Pernkopf atlas. Clin Anat 19(2):91–100

Hubensdorf M (2011) Urologie und Nationalsozialismus in Österreich. In: Krischel M et al (Hrsg) Urologen im Nationalsozialismus, Bd 1. Hentrich & Hentrich, Berlin, S 139–172

Kepplinger B (2002) Kommunale Sozialpolitik. In: Mayhofer F, Schuster W (Hrsg) Nationalsozialismus in Linz, Bd 1. Archiv der Stadt Linz, Linz

Krischel M (2011) Gleichschaltung und Selbstgleichschaltung der deutschen Urologie im Nationalsozialismus. In: Krischel M et al (Hrsg) Urologen im Nationalsozialismus, Bd 1. Hentrich & Hentrich, Berlin, S 23–40

Krischel M (2014a) Urologie und Nationalsozialismus. Eine Studie zu Medizin und Politik als Ressourcen füreinander. Steiner, Stuttgart

Krischel M (2014b) German urologists under national socialism. World J Urol 32:1055–1060

Krischel M (2021a) The institutionalization of research ethics committees in Germany–international integration or in the shadow of Nuremberg? Eur J Hist Med Health 78(2):353–376

Krischel M (2021b) Dentists in National Socialist Germany. A Fragmented Profession. In: Hildebrandt S, Offer M, Grodin M (Hrsg) Regognizing the Past in the Present. New Studies on Medicine before, during, and after the Holocaust. Berghahn Books, New York, S 190–203

Krischel M (2024) Patientenmorde im Nationalsozialismus als Argument im Diskurs um (ärztlich) assistierten Suizid in Deutschland. In: Bozzaro C, Richter G, Rehmann-Sutter C (Hrsg) Ethik des assistierten Suizids. Autonomien, Vulnerabilitäten, Ambivalenzen. Transcript, Bielefeld, S 263–275

Krischel M, Moll F (2011) Forschung zur und Praxis der Sterilisation und Kastration von Männern im Nationalsozialismus. In: Krischel M et al (Hrsg) Urologen im Nationalsozialismus, Bd 1. Hentrich & Hentrich, Berlin, S 203–208

Krischel M, Moll F, Bellmann J, Scholz A, Schultheiss D (2011a) Urologen im Nationalsozialismus, Bd 1. Hentrich & Hentrich, Berlin

Krischel M, Moll F, Fangerau H (2011b) Die 1907 gegründete „Deutsche Gesellschaft für Urologie" und die „Gesellschaft Reichsdeutscher Urologen" im Nationalsozialismus. Der Urologe 50(9):1154–1160

Krischel M, Nebe J, Baumann T (2024) Gelehrte als Identifikationsfiguren? Vom Umgang mit fachkultureller Erinnerung in medizinischen Fächern. Berichte Wiss 47(1–2):77–105

Moll FH, Fangerau H (2024) Frühe urologische und venerourologische Quellen zur Sexualmedizin aus Wien. Die Urologie 63(11):1137–1150

Moll FH, Halling T (2019) Frauen in der fachkulturellen Erinnerung der Urologie: Dora Brücke-Teleky (1879–1967). Der Urologe 58(9):1073–1083

Rathkolb O (2018) The Neglected Factors Leading to the "Anschluss" 1938. Wiener Klinische Wochenschrift 130(Suppl. 5):S282–S285

Reiter-Zatloukal I (2018) The „Purge" of Vienna's Medical Profession 1938–1945. Wien Klin Wochenschr 130(Suppl. 5):S304–S307

Rummelhardt S (1971) Professor Dr. Paul Deuticke zum 70. Geburtstag. Acta Chirurgica Austriaca 3:30–31

Spring CA (2009) Zwischen Krieg und Euthanasie: Zwangssterilisationen in Wien 1940–1945. Böhlau, Wien

Stadler F (2024) Emigration der Wissenschaft – Wissenschaft von der Emigration. Ein ungeschriebenes Kapitel österreichischer Zeitgeschichte. In: Stadler F (Hrsg) Vertriebene Vernunft. Emigration und Exil österreichischer Wissenschaft 1930–1940, Bd 1. Lit, Wien, S 9–41

Taschwer K (2018) The Medical School of the University of Vienna before and after the 'Anschluss' 1938. Numbers and facts reflecting a dramatic decline. Wien Klin Wochensch 130(Suppl. 5):S300–S304

Die Ära Richard Übelhör (1901–1977): Von der Urologischen Station zum ersten Lehrstuhl für Urologie

11

Andreas Huber und Thorsten Halling

Inhaltsverzeichnis

11.1	Einleitung	279
11.2	Eine erste steile Karriere (1926–1937)	282
11.3	Zwischen Verfolgung und Opportunismus (1938–1945)	283
11.4	Von Lainz zum ersten Lehrstuhl für Urologie (1945–1977)	289
11.5	Fazit	295
Literatur		296

11.1 Einleitung

„Richard Übelhör, ein großer Vorkämpfer für die akademische Würde unseres Faches", so betitelte Rudolf Hohenfellner (*1928) einen biografischen Aufsatz über seinen ehemaligen akademischen Lehrer (Hohenfellner 1999, S. 297–300). Gewürdigt wird Übelhör hier besonders als erster Lehrstuhlinhaber für Urologie in Österreich und zugleich als einer der ersten mit dieser akademischen Würde im deutschen Sprachraum (Moll und Krischel 2024, S. 910). Häufig nur mit einem Satz erwähnt wird, dass seine akademische Karriere in der Zeit des Nationalsozialismus bereits beendet schien (Hohenfellner 1999, S. 297;

A. Huber (✉)
Institut für Ethik, Sammlungen und Geschichte der Medizin,
Medizinische Universität Wien, Wien, Österreich
e-mail: andreas.x.huber@meduniwien.ac.at

T. Halling
Institut für Geschichte, Theorie und Ethik der Medizin, Centre for Health and Society,
Medizinische Fakultät, Heinrich-Heine Universität, Düsseldorf, Deutschland
e-mail: thorsten.halling@hhu.de

© Der/die Autor(en), exklusiv lizenziert an Springer-Verlag GmbH, DE, ein Teil von Springer Nature 2025
F. H. Moll et al. (Hrsg.), *Urologie in Österreich*,
https://doi.org/10.1007/978-3-662-70888-0_11

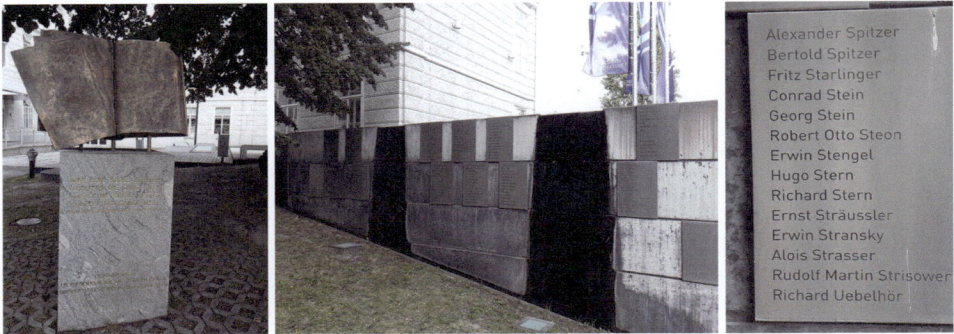

Abb. 11.1 Mahnmal für die Opfer des Nationalsozialismus vor dem Rektorat der Medizinischen Universität Wien, Privatbesitz Thorsten Halling, mit freundlicher Genehmigung

Zechner 2014, S. 51; Rummelhardt 1978, S. 225). 1938 wurde Übelhör seines Amtes als urologischer Primarius im Krankenhaus Lainz in Wien enthoben, ein Jahr später wurde ihm die Privatdozentur an der Universität Wien aberkannt. Das in der fachkulturellen Erinnerung der österreichischen Urologie und Medizin etablierte Narrativ zu Richard Übelhör zählt ihn deswegen zu den Verfolgten des NS-Regimes. Sein Name findet sich auch auf den Gedenktafeln am 2008 eingeweihten Mahnmal für die Opfer des Nationalsozialismus vor dem Rektorat der Medizinischen Universität Wien (Abb. 11.1).[1]

Im Gegensatz zu vielen anderen dort verzeichneten Verfolgten, darunter viele ins Exil gezwungene, aber auch ermordete Lehrende der Wiener Medizinischen Fakultät von 1938, wirkte Übelhör einerseits unbehelligt als Militärarzt, anderseits versuchten akademische Unterstützer bis zum Kriegsende seine neuerliche Anerkennung als Privatdozent zu erreichen. In seinen Biografien österreichischer Urologen von 2007 schilderte Peter Paul Figdor (1926–2020), langjähriger Mitarbeiter von Übelhör und Autor zahlreicher medizinhistorischer Arbeiten zur Geschichte der Urologie in Österreich, insbesondere die Bemühungen von Wolfgang Denk (1882–1970), Vorstand der II. Chirurgischen Klinik der Universität Wien und langjähriger Chef Übelhörs, um dessen Rehabilitierung (Figdor 2007, S. 194–195).

Unmittelbar nach Ende des Zweiten Weltkriegs konnte Übelhör dann wieder als Privatdozent und wiederum im Krankenhaus der Stadt Wien-Lainz seine Karrieren fortsetzen. In der Erinnerung seiner Zeitgenossen war er „Österreichs Repräsentant auf dem Gebiet der

---

[1] Mahnmal für Opfer des Nationalsozialismus, https://www.meduniwien.ac.at/web/ueber-uns/geschichte/mahnmal-nationalsozialismus/ zugegriffen am 20.12.2024.

großen Tumorchirurgie, der Chirurgie der Nebennieren, der gynäkologischen Urologie und Pionier der Kinder-Urologie" (Figdor 2007, S. 196). Hervorgehoben wird die Einrichtung der ersten Dialysestation Mitteleuropas im Jahr 1953, so gilt Übelhör auch als einer der „Pioniere der Hämodialyse und Peritonealdialyse in Österreich" (Zazgornik und Derfler 2015).[2] Zuletzt erfuhren Übelhörs Arbeiten zur supravesikalen Harnableitung besonderes Interesse (Moll und Shariat 2024, S. 31).

Seit 2015 vergibt die Österreichische Gesellschaft für Urologie jährlich die Richard-Übelhör-Forschungsstipendien, „die jungen Urologinnen und Urologen den Einstieg in eine forschungsorientierte Karriere ermöglichen" sollen (Krause 2015, S. 14).[3] Dies ist ein weiterer Beleg für Übelhörs Präsenz im fachkulturellen Gedächtnis, die Gesellschaft verzichtet allerdings konsequent auf Hinweise zum Namensgeber.

Obwohl Richard Übelhörs Leben und Werk bereits in einigen Publikationen abgehandelt wurden, blieben die Jahre 1938 bis 1945 in seiner Biografie lange Zeit unerforscht. Seine Enthebung ist allem Anschein nach erstmals in einem Beitrag Michael Hubenstorfs dokumentiert (Hubenstorf 1989, S. 255), nachdem er in der grundlegenden Dissertation Judith Merinskys zu den enthobenen Lehrenden der Medizinischen Fakultät – so wie auch die Namen anderer nach Ende des Jahres 1938 Vertriebener – nicht berücksichtigt wurde (Bauer-Merinsky 1980). Kurt Mühlberger, ehemaliger Direktor des Wiener Universitätsarchivs, nahm Übelhör denn auch 1993 in die Publikation „Vertriebene Intelligenz" auf, die anlässlich des 625-Jahr-Jubiläums der Universität Wien erschien (Mühlberger 1993, S. 34). Eine umfassende Aufarbeitung von Übelhörs Biografie, insbesondere der Jahre 1938 bis 1945, erfolgte erstmals im Rahmen eines Forschungsprojektes zu den – nach damaligem Forschungsstand – ausschließlich aus politischen Gründen vertriebenen Lehrenden der Universität Wien. An die daraus hervorgegangene Biografie, die auch Übelhörs politische Anbiederung an die neuen Machthaber infolge des „Anschluss" 1938 analysiert, schließt unsere Darstellung unmittelbar an (Huber, S. 243–244, 295).[4] Relativ wenige Details sind auch über die komplizierten Umstände um die Gründung der urologischen Universitätsklinik und die Berufung Übelhörs auf eine zunächst nur außerordentliche Professur im Jahr 1962 bekannt. Insbesondere auf Grundlage von, in diesem Zusammenhang neu erschlossenen Akten im Österreichischen Staatsarchiv möchte dieser Beitrag diese Forschungslücken ein Stück weit schließen.

---

[2] Vgl. auch Vorkämpfer für Dialyse und Nierentransplantation. RICHARD ÜBELHÖR. Urologe (*4. Juli 1901 Wien, + 15. September 1977 Wien) von Isabella Ackerl. Vereinigung der Alt-Hietzinger. http://www.alt-hietzinger.at/archiv/personen/richarduebelhoer.shtml zugegriffen am 20.12.2024.

[3] Richard-Übelhör-Forschungsstipendium der Fortbildungskommission der ÖGU https://www.uro-fbk.at/stipendien/richard-uebelhoer-stipendium zugegriffen am 20.12.2024.

[4] Huber, Andreas; Richard Uebelhör. In: Gedenkbuch für die Opfer des Nationalsozialismus an der Universität Wien 1938, https://gedenkbuch.univie.ac.at/page/1/person/richard-uebelhoer zugegriffen am 20.12.2024.

11.2 Eine erste steile Karriere (1926–1937)

Richard Übelhör (oder auch Uebelhör) wurde am 4. Juli 1901 in Wien geboren (Abb. 11.2). Sein Vater Franz Übelhör, geboren 1870, war Ministerialbeamter, der 1916 den Titel und Charakter eines Ministerialrats erhielt und es bis zum Sektionschef im Bundeskanzleramt brachte.[5] Richard besuchte die Volksschule im 12. Wiener Gemeindebezirk und anschließend das humanistische Gymnasium in Wien-Hietzing. Danach folgte das Universitätsstudium an der Wiener Medizinischen Fakultät, wo er am 26. März 1926 zum Doktor der gesamten Heilkunde promovierte. Anschließend war Übelhör Sekundararzt an der Krankenanstalt Rudolfstiftung. Im Spital blieb er bis 1928 und erhielt in diesen rund zwei Jahren auch seine chirurgische Ausbildung.[6] Im Personalverzeichnis einer österreichischen Universität scheint er erstmals im Studienjahr 1928/29 auf. Übelhör war gemeinsam mit

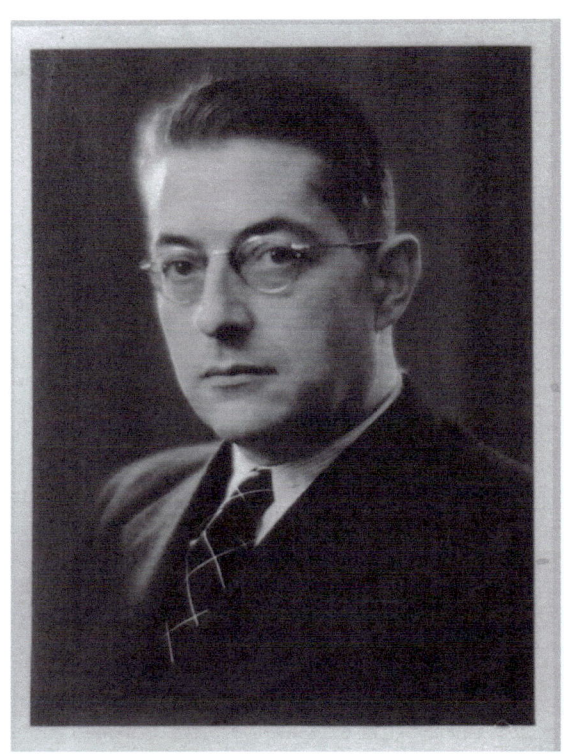

Abb. 11.2 Richard Übelhör, UAW

---

[5] Wiener Stadt- und Landesarchiv [im Folgenden: WStLA], Meldezettel Franz Übelhör, 7. Mai 1910.
[6] Vgl. Archiv der Universität Wien [im Folgenden: UA], MED PA 514, fol. 12, Curriculum vitae, 14. Jänner 1937.

seinem Lehrer Wolfgang Denk nach Graz gegangen, nachdem dieser ebenda zum Ordinarius berufen worden war – sein Schüler war dort vorerst Hospitant, dann Hilfsarzt und ab 1. November 1930 Assistent. Als Denk dann 1931 zum Vorstand der II. Chirurgischen Universitätsklinik der Universität Wien ernannt wurde, folgte Übelhör ihm ein zweites Mal und übernahm die Leitung der Urologischen Abteilung.[7] Ab 1932 war Übelhör Mitglied der Wiener Urologischen Gesellschaft, in welcher er sich schon kurz nach seinem Beitritt als Schriftführer betätigte (1933 bis 1935). Im Jahr 1935 veröffentlichte er zum 25-jährigen Bestehen der Urologischen Abteilung eine Leistungsschau (Uebelhör 1935). Einige seiner ersten wissenschaftlichen Arbeiten waren bereits international besprochen worden (N.N. 1933, 1935a, b; Gibson und Crow 1936).

Der nächste logische Schritt in der wissenschaftlichen Laufbahn Richard Übelhörs war die Privatdozentur. Obwohl ein Gutteil seiner bis Mitte der 1930er-Jahre erschienenen Arbeiten der Urologie gewidmet war, stellte Übelhör sein Habilitationsgesuch ausschließlich für das Fach Chirurgie. Zuvor hatten sich an der Wiener Universität mit Viktor Blum (1912), Rudolf Paschkis (1915), Oswald Schwarz (1919), Hans Gallus Pleschner (1920), Theodor Hryntschak (1925), Paul Blatt (1932), Rudolf Chwalla (1933) und Karl Hutter (1934) acht Männer für das Fach Urologie habilitiert. Kein einziges dieser Habilitationsverfahren war in weniger als 13 Monaten abgehandelt worden (Vgl. den Beitrag von Andreas Huber in diesem Band). Richard Übelhör benötigte gerade einmal die Hälfte dieser Zeit: Von der Antragstellung am 18. Jänner 1937 bis zum befürwortenden Beschluss im Professorenkollegium am 23. Juni waren es gerade einmal fünf Monate. In den fünf dokumentierten Abstimmungen – davon zwei im ständigen Ausschuss und drei im Professorenkollegium – war insgesamt gerade einmal eine Gegenstimme abgegeben worden.[8] Mit Ministeriumsbeschluss vom 30. Juli 1937 wurde Richard Übelhör Privatdozent für Chirurgie.

Das Jahr 1937 brachte für Richard Übelhör noch einen weiteren entscheidenden Karriereschritt: Er wurde Primarius der urologischen Abteilung am städtischen Krankenhaus in Wien-Lainz. Eben diese Beförderung sollte ihm ein gutes Jahr später zum Nachteil gereichen. Ihm musste mit Friedrich Kroiss nämlich niemand geringerer als der Landesobmann des NS-Ärztebundes Platz machen, der nun pensioniert wurde.

11.3 Zwischen Verfolgung und Opportunismus (1938–1945)

Nach dem „Anschluss" Österreichs an das Deutsche Reich 1938 beschuldigten nun Kreisamtsleiter Siegfried Hochenegger und Bezirksärzteführer Wolfgang Schlögl Übelhör, gemeinsam mit dem Bürgermeister der Stadt Wien im Dollfuß/Schuschnigg-Regime Richard Schmitz (1934 bis 1938) und dem Professor für Dermatologie Leopold Arzt die

---
[7]Vgl. UA, MED PA 514, fol 12, Curriculum vitae, 14. Jänner 1937.
[8]Vgl. UA, MED PA 514, fol. 8, Tabelle zum Habilitationsverfahren von Richard Übelhör.

Entfernung von Primarius Kroiss aus dem Krankenhaus veranlasst zu haben. Diese Anwürfe machten Übelhör „politisch […] untragbar",[9] galt doch auch seine Einsetzung als Beleg für eine „systemtreue Einstellung".[10] Das waren aber nicht die einzigen Vorwürfe von Seiten Hochenggers und Schlögls: Übelhör sei auch Mitglied im Österreichischen Cartellverband der katholischen deutschen Studentenverbindungen (ÖCV) sowie „verschiedener betont katholischer Verbände" gewesen, heißt es da.[11] Laut Angaben in einem Fragebogen von Juni 1939 hatte Übelhör tatsächlich dem Bund Neuland und von 1930 bis 1931 „einem Altherrenzirkel des Grazer KV Austria" angehört.[12] Während es sich beim KV (Kartellverband) um einen Dachverband katholischer Studentenverbindungen handelt(e), war der Bund Neuland im deutschnational-katholischen Milieu verankert (Eminger 2023). Dem ÖCV hatte Übelhör aller Wahrscheinlichkeit nie, auch nicht vorübergehend angehört (OeCV 1935). In den Unterlagen des Reichskommissars für die Wiedervereinigung Österreichs mit dem Deutschen Reich ist auch von einem Verwandtschaftsverhältnis zu Leopold Arzt die Rede, das für seine Einsetzung in Lainz verantwortlich gemacht wurde. Belege oder nähere Hinweise bleibt das Dokument aber schuldig.[13]

Trotz oder gerade wegen seines Nahverhältnisses zum politischen Katholizismus und zu den Proponenten des autoritären Staates 1933 bis 1938 war Übelhör bemüht, seine Loyalität gegenüber dem Nationalsozialismus zu demonstrieren. So war er laut Beurteilung des zuständigen Blockleiters seit dem „Umbruch" Mitglied des Nationalsozialistischen Kraftfahrkorps (NSKK)[14] und ebenda seit 5. September 1938 Korpsangehöriger beim „Motorbootsturm 1/Mb. Ostmark, Wien".[15] Überdies war er dem politischen Urteil der Kreisleitung I zufolge seit Mai 1938 Parteianwärter und Mitglied des Reichsbundes Deutscher Beamter (RDB).[16] Die für ihn zuständige NSDAP-Ortsgruppe beurteilte

---

[9] Österreichisches Staatsarchiv [im Folgenden: ÖStA]/Archiv der Republik [im Folgenden: AdR], Gauakt Richard Übelhör [im Folgenden: GA Übelhör], Auskunft von Kreisamtsleiter Siegfried Hochenegger und Bezirksärzteführer Wolfgang Schlögl, 9. August 1938.

[10] ÖStA/AdR, GA Übelhör, NSD-Dozentenbund an der Universität Wien/Arthur Marchet an die Gauleitung Wien, 15. Juni 1940.

[11] ÖStA/AdR, GA Übelhör, Auskunft von Kreisamtsleiter Siegfried Hochenegger und Bezirksärzteführer Wolfgang Schlögl, 9. August 1938.

[12] Bundesarchiv Berlin-Lichterfelde [im Folgenden: BArch], R 4901/25549, fol. 2276, Fragebogen, 20. Juni 1939.

[13] BArch, R 4901/25549, fol. 2297, Der Reichskommissar für die Wiedervereinigung Österreichs mit dem Deutschen Reich/Abwicklungsstelle an das Ministerium für innere und kulturelle Angelegenheiten/Abteilung IV, 27. April 1940.

[14] ÖStA/AdR, GA Übelhör, Beantwortung der Kreisleitung I (Anfrage der Gauleitung Wien/Gau-Personalamt an die Ortsgruppe Wickenburggasse vom 25. August 1938).

[15] Vgl. UA, MED PA 514, fol. 74, Aufstellung über Mitgliedschaften, o. J.

[16] ÖStA/AdR, GA Übelhör, Beantwortung der Kreisleitung I (Anfrage der Gauleitung Wien/Gau-Personalamt an die Ortsgruppe Wickenburggasse vom 25. August 1938).

ihn denn auch „günstig".[17] Die Vorwürfe in Zusammenhang mit der zwangsweisen Pensionierung von Friedrich Kroiss 1937 wogen allerdings schwerer, und Übelhör wurde nach § 6 der Verordnung zur Neuordnung des österreichischen Berufsbeamtentums mit Ende Oktober 1938 in den Ruhestand versetzt. Sein Primariat ging wieder an seinen Vorgänger über: Friedrich Kroiss.[18] Einen, wenn auch nur symbolischen Erfolg, errang Übelhör 1940, als ihm der Reichskommissar für die Wiedervereinigung Österreichs mit dem Deutschen Reich Joseph Bürckel auf Antrag und gemäß § 10, Abs. 2 der Berufsbeamtenverordnung (BBV) bescheinigte„ „dass die Verfügung […] eine Belastung in politischer Hinsicht nicht bedeutet", um „weiteres berufliches Weiterkommen nicht zu erschweren".[19]

Die Universität Wien war im Nationalsozialismus mit einer beispiellosen Vertreibung von über 300 Lehrenden, rund 40 % ihres wissenschaftlichen Personals, konfrontiert. Keine Universität im „Altreich" verlor sowohl in absoluten als auch in relativen Zahlen derart viele Mitarbeiterinnen und Mitarbeiter, allen voran die Medizinische Fakultät, wo mehr als die Hälfte vertrieben wurde. Richard Übelhör schien zu Beginn des Studienjahres 1939/40 aber noch als Privatdozent für Chirurgie auf. Mit der Einführung des „Dozenten neuer Ordnung", bei der er sich um eine versteckte zweite politische „Säuberung" handelte, musste aber auch Übelhör die Universität verlassen. Alle Dozenten hatten bis 30. September 1939 einen Antrag auf Ernennung zum „Dozenten neuer Ordnung" zu stellen. Wer dieser Aufforderung nicht nachkam, verlor automatisch mit genanntem Tag die Venia legendi. Übelhörs Antrag datiert vom 3. Mai 1939. Befürwortet wurde er von Wolfgang Denk. Dieser war aufgrund seines Nahverhältnisses zum Dollfuß/Schuschnigg-Regime – er war von 1934 bis 1938 Vertreter der Wissenschaft in der Wiener Bürgerschaft, die den demokratisch gewählten Gemeinderat ersetzte – selbst nicht unumstritten. Denk hatte auch gemeinsam mit zwölf anderen Professoren und Dozenten der Medizinischen Fakultät, ganz im Sinne der neuen Machthaber, einen vollkommen realitätsfremden Brief an die American Medical Association (AMA) gezeichnet, in dem die Autoren behaupteten, es habe an der Fakultät nach dem „Anschluss" keine Enthebungen aus rassistischen Gründen gegeben (Hubenstorf 1989, S. 245–249). Tatsächlich waren es bis dahin rund 150 gewesen (Huber 2016, S. 34). Denk befürwortete Übelhörs Gesuch nun „wärmstens".[20] Der lokale NSD-Dozentenbund sprach sich wegen Übelhörs Herkunft „aus dem *katholischen Lager* (im Original unterstrichen, Anm.)" aber vehement gegen die Ernennung aus, Deka-

---

[17] Ebd., Politische Beurteilung der Ortsgruppe Wickenburggasse, o. J. (vermutlich Juli/August 1938, Anm.).

[18] ÖStA/AdR, Bundeskanzleramt [im Folgenden: BKA], Berufsbeamtenverordnung [im Folgenden: BBV], Der Staatskommissar beim Reichsstatthalter/Otto Wächter an Richard Übelhör, 4. Oktober 1938.

[19] BArch, R 4901/25549, fol. 2297, Der Reichskommissar für die Wiedervereinigung Österreichs mit dem Deutschen Reich/Abwicklungsstelle an das Ministerium für innere und kulturelle Angelegenheiten/Abteilung IV, 27. April 1940.

[20] UA, MED PA 514, fol. 70, Dekanat der Medizinischen Fakultät Wien an Wolfgang Denk, 23. Mai 1939; fol. 71, Wolfgang Denk an das Dekanat der Medizinischen Fakultät Wien, 25. Mai 1939.

nat und Rektorat schlossen sich dem an.[21] Der Gauhauptstellenleiter in der Gauleitung Wien, Franz Kamba hingegen berichtete von einer „nicht ungünstig[en]" politischen Beurteilung Übelhörs und verwies dabei auch auf den „Antrag auf Erfassung".[22] Der NS-Dozentenbundführer an der Universität Wien, der Mineraloge und Petrologe Arthur Marchet wusste diese günstige Beurteilung aber zu relativieren,[23] und nach einigen Schriftwechseln zwischen einzelnen NS-Instanzen lehnte das Reichsministerium für Wissenschaft, Erziehung und Volksbildung am 4. September 1940 den Antrag ab.[24] Richard Übelhörs Lehrbefugnis war damit erloschen.

Übelhör erfuhr an der Front davon, nachdem er bereits am 26. August 1939 zur Wehrmacht einberufen worden war und seit Jänner 1940 Militärdienst leistete. Der nun zweifach Zurückgesetzte legte umgehend Berufung ein und bat um die Bekanntgabe der Gründe für seine Enthebung. Weder „frühere[.] Zugehörigkeit zu bestimmten Vereinen" noch „ jüdische[.] Versippung" lägen in seinem Fall vor.[25] Im darauf folgenden Juni wandte sich Übelhörs Vater an einen Oberstleutnant Gmeiner, um allfällige Zweifel an der politischen Zuverlässigkeit seines Sohnes auszuräumen: Dieser habe ihm in einem Brief an ihn sämtliche Mitgliedschaften dokumentiert, Richard Übelhör sei Mitglied der NS-Volkswohlfahrt (NSV), des Reichsluftschutzbundes (RLB) sowie des NSKK, überdies gehöre er „der NSDAP als Mitglied" an. Der „Vorwurf, daß er sich dem Nationalsozialismus gegenüber vollkommen passiv verhält", sei damit „ausreichend widerlegt".[26] Die behauptete NSDAP-Mitgliedschaft Übelhörs wirft insofern Fragen auf, als sich in den Akten kein einziges Schriftstück findet, welches auf die üblichen Erhebungen im Rahmen eines Aufnahmegesuchs hindeuten. Eine NSDAP-Anwärterschaft ist hingegen in den Beurteilungen der Ortsgruppenleitung sowie der Gauleitung dokumentiert. Eine rechtmäßige Mitgliedschaft ist also eher unwahrscheinlich, auch weil eine Recherche in den – noch erhaltenen – Beständen der NSDAP-Ortsgruppen und -Zentralkartei ergebnislos verlief.

1941 ist auch ein Schriftwechsel zur möglichen Verwendung als Sanitätsreserveoffizier dokumentiert. Der Ortsgruppen- und Personalamtsleiter sprach sich allerdings dagegen aus, da Übelhör „am heutigen Staat nicht interessiert" sei und „stillschweigend eine ablehnende Haltung" bewahre. Daran vermochte auch eine neu hinzugekommene Mitglied-

---

[21] BArch, R 4901/25549, fol. 2289, NSD-Dozentenbund an der Universität Wien/Arthur Marchet an das Dekanat der Medizinischen Fakultät Wien, 11. Jänner 1940.

[22] ÖStA/AdR, GA Übelhör, Gauhauptstellenleiter Franz Kamba an das Ministerium für innere und kulturelle Angelegenheiten/Abteilung IV, 11. Juni 1940.

[23] Ebd., NSD-Dozentenbund an Gauhauptstellenleiter Franz Kamba/Gauleitung Wien, 15. Juni 1940.

[24] UA, MED PA 514, fol. 96, Der Kurator der wissenschaftlichen Hochschulen in Wien an das Rektorat der Universität Wien, 30. September 1940 (Abschrift).

[25] BArch, R 4901/25549, fol. 2305 Richard Übelhör an das Reichsministerium für Wissenschaft, Erziehung und Volksbildung [im Folgenden: REM], 24. März 1941.

[26] ÖStA/AdR, GA Übelhör, Franz Übelhör an Oberstleutnant Gmeiner, 17. Juni 1941. Weitere Mitgliedschaften im Deutschen Roten Kreuz (DRK) sowie im Deutschen Automobil-Club (DDAC) sind ebenso angeführt.

schaft nichts ändern: jene im NS-Ärztebund.[27] Und auch der SS-Sicherheitsdienst sah Übelhör „viel zu sehr in der katholischen Gedankenwelt" verwurzelt, „als dass bei ihm eine innere Umstellung glaubhaft" sei.[28] Die Beförderung zum Offizier glückte im August 1941 aber dennoch, weshalb Übelhör – nach dem abschlägig behandelten Einspruch[29] – nochmals um Überprüfung seines Antrags betreffend die Lehrbefugnis an der Universität Wien bat; war seiner Ernennung doch offenbar ein wohlwollendes Gutachten vorausgegangen.[30] Das Gaupersonalamt in Wien vermeldete jedoch, dass gegen die Ernennung zum Sanitätsoffizier „*nur* (im Original unterstrichen, Anm. d. Verf.) im Hinblick auf den derzeit großen Bedarf an Ärzten bei der Wehrmacht kein Einspruch erhoben" worden war. An der negativen Beurteilung hatte sich nichts geändert.[31] Am 26. März 1942 erging denn auch die endgültige Entscheidung an Übelhör.[32]

Im Oktober 1942 übernahm nun Wolfgang Denk höchstpersönlich die Initiative und ersuchte unter Hinweis auf Übelhörs Kriegsdienstleistung das Dekanat, „alle Schritte zu unternehmen", damit dieser wieder zum Dozenten ernannt werde. Sein Schüler hatte den Frankreichfeldzug als Chirurg eines Feldlazaretts mitgemacht und war in dieser Eigenschaft seit Juni 1941 an der russischen Front – als Offizier und mittlerweile mit dem Eisernen Kreuz II. Klasse ausgezeichnet.[33] Angesichts dieser Umstände zeigte sich plötzlich auch Arthur Marchet mit der Wiederverleihung einverstanden,[34] nun war es aber Praxis von Seiten der Reichsdozentenführung, solche Entscheidungen erst nach einem Endes des Krieges zu treffen, auch um „Präjudizfälle bei der Wiedereinsetzung von Dozenten zu vermeiden, die aus politischen Gründen nicht zu Dozenten neuer Ordnung ernannt wurden".[35] Wenig später – der ehemalige Chirurgiedozent hatte mittlerweile auch das Kriegsverdienstkreuz I. Klasse erhalten – sprach sich aber nicht nur Denk, sondern auch die Fakultät in Person des Dekans Eduard Pernkopf (1888–1955) für die Rehabilitierung aus, da Übelhör „seine positive Einstellung zum nationalsozialistischen Staate unter Beweis gestellt" habe.[36] Vorerst blieben diese Bemühungen aber ohne Erfolg. Während die Korrespondenz

---

[27] ÖStA/AdR, GA Übelhör, Zusammenfassendes Urteil des Ortsgruppen- und Personalamtsleiters, 6. März 1941.

[28] Ebd., Sicherheitsdienst (SD) der SS an das Gaupersonalamt, 26. Juni 1941.

[29] BArch, BArch, R 4901/25549, fol. 2314, REM an Richard Übelhör, 19. September 1941.

[30] Ebd., fol. 78, Richard Übelhör an das REM, 6. Dezember 1941.

[31] ÖStA/AdR, GA Übelhör, Gaupersonalamt Wien an die Partei-Kanzlei (München), 16. Februar 1942.

[32] BArch, BArch, R 4901/25549, fol. 2321, Richard Übelhör an das REM, 26. März 1942.

[33] UA, MED PA 514, fol. 52, Wolfgang Denk an das Dekanat der Medizinischen Fakultät Wien, 3. Oktober 1942.

[34] Ebd., fol. 55, NSD-Dozentenbund an der Universität Wien/Arthur Marchet an das Dekanat der Medizinischen Fakultät Wien, 30. November 1942.

[35] Ebd., fol. 56, NSD-Dozentenbund/Arthur Marchet an das Dekanat der Medizinischen Fakultät Wien, 3. Dezember 1942.

[36] BArch, R 4901/25549, fol. 2322, Dekanat der Medizinischen Fakultät Wien an das REM, 11. Dezember 1942.

um die Rehabilitierung Übelhörs stetig anwuchs, war dieser in Stalingrad eingeschlossen und „in schwer krankem Zustand in den letzten Tagen aus dem Kessel herausgebracht worden".[37] Er erhielt nun auch das Eiserne Kreuz I. Klasse. Auch der Kommandeur der Reichsgrenadier-Division der Hoch- und Deutschmeister bewertete den unter sich stehenden Sanitätsoffizier „sowohl als Mensch wie als Arzt und Soldat weit über dem Durchschnitt" und beklagte dessen Behandlung. Eine geforderte Untersuchung zur Maßregelung von Friedrich Kroiss 1937 sei nie erfolgt, Übelhör selbst seien die Gründe seiner Entlassung nie mitgeteilt worden.[38] Ein abermaliger Antrag von Wolfgang Denk im Jänner 1944 blieb aber ebenso erfolglos.[39]

Der nächste Anlauf erfolgte drei Monate später: Das Dekanat der Medizinischen Fakultät wandte sich nun direkt an das Reichserziehungsministerium (REM), um die Wiederverleihung von Übelhörs Dozentur zu erreichen.[40] Das Rektorat unterstrich diese Bemühungen mit dem Hinweis, „dass die militärischen Stellen Eingaben in demselben Sinne eingebracht" hätten.[41] Pernkopf bemühte sich indessen, Übelhör wieder als Assistent an die I. Chirurgische Klinik zu holen,[42] und zwar anstelle von Paul Deuticke, der sich mittlerweile an der süditalienischen Front befand. Die mehrmaligen Interventionen schienen nun tatsächlich Wirkung zu zeigen: Das REM beabsichtigte, den Antrag auf Wiederverleihung der Dozentur zu bewilligen.[43] Das Gutachten des Ortsgruppenleiters bescheinigte Übelhör nun, trotz vorheriger Neigung zur „klerikalen Seite", „in den letzten Jahren – was auch von Pg. [Parteigenossen, Anm. d. Verf.] bestätigt wird – gross umgestellt" zu haben und „sich bei Spenden besonders vorbildlich" zu beteiligen.[44] Der NS-Dozentenbundführer an der Universität Wien hatte auch keine Einwände. Eine allfällige Ernennung zum Dozenten neuer Ordnung ist in den umfangreichen Quellenbeständen zu Richard Übelhör allerdings nicht dokumentiert.

Immerhin, die Rückkehr von der Front ans AKH glückte – allerdings nicht, wie von Pernkopf vorgeschlagen, an die I., sondern an die II. Chirurgische Universitätsklinik. Offizieller Dienst(wieder)antritt war der 1. Dezember 1944.[45] Abgerüstet hatte er laut Nach-

---

[37] UA, MED PA 514, fol. 62, Wolfgang Denk an das REM, 24. März 1944 (Abschrift).

[38] Ebd., fol. 82, Kommandeur der Reichsgrenadier-Division der Hoch- und Deutschmeister an das Dekanat der Medizinischen Fakultät Wien, 30. Oktober 1943.

[39] Ebd., fol. 60, NSD-Dozentenbund an der Universität Wien/Arthur Marchet an das Dekanat der Medizinischen Fakultät Wien, 23. März 1944.

[40] Ebd., fol. 106, Dekanat der Medizinischen Fakultät Wien an das REM, 17. April 1944.

[41] ÖStA/AdR, Personalakt Richard Übelhör [im Folgenden: PA Übelhör], 2. Mappe, Rektorat der Universität Wien an das REM, 20. April 1944.

[42] UA, MED PA 514, fol. 110, Rektorat der Universität Wien an den Kurator der wissenschaftlichen Hochschulen in Wien, 20. April 1944.

[43] ÖStA/AdR, GA Übelhör, NSDAP-Partei-Kanzlei an die Gauleitung Wien, 12. Juli 1944.

[44] Ebd., Gutachten der Ortsgruppenleitung, 4. August 1944.

[45] ÖStA/AdR, PA Übelhör, Kurator der wissenschaftlichen Hochschulen in Wien an den Direktor der II. Chirurgischen Klinik der Universität Wien, 20. Februar 1945.

ruf von Sepp Rummelhardt aber erst im Jahr 1945 als Oberstabsarzt.[46] Die letzte Kriegsphase hätte beinahe noch das Ende Übelhörs als Chirurg besiegelt, war er doch während der Kampfhandlungen in Wien noch schwer an der rechten Hand verletzt worden. Es war Wolfgang Denk, der ihn erfolgreich operierte (Figdor 2007, S. 195).

11.4 Von Lainz zum ersten Lehrstuhl für Urologie (1945–1977)

Unmittelbar nach dem Kriegsende in Wien und noch vor der bedingungslosen Kapitulation des Deutschen Reiches, am 30. April 1945, wurde Richard Übelhör (Abb. 11.3) wieder als Primararzt der Urologischen Abteilung am Krankenhaus Lainz eingesetzt[47] und am 12. Juni mit der provisorischen Leitung betraut.[48] Nach acht Jahren folgte er also ein zweites Mal Friedrich Kroiss nach. Die Wiederverleihung der Venia legendi erfolgte ebenso

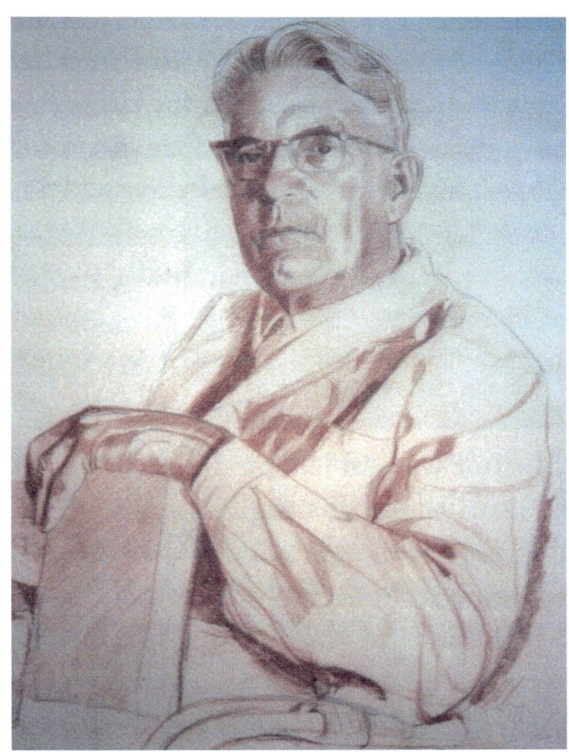

Abb. 11.3 Richard Übelhör, Rötelzeichnung, Archiv der ÖGU, mit freundlicher Genehmigung

---

[46] UA, MED PA 514, fol. 131, Sepp Rummelhardt, Nachruf zu Richard Übelhör, 11. November 1977.

[47] ÖStA/AdR, PA Übelhör, Allgemeines Krankenhaus/Chirurgische Klinik/Wilhelm Kerl an Richard Übelhör, 30. April 1945.

[48] Ebd., Wiener Magistrat, Abt. II/3 (Anstaltenverwaltung) an Richard Übelhör, 12. Juni 1945.

umgehend, und Übelhör war mit 10. September 1945 wieder Privatdozent der Universität Wien.[49] Am 25. November des gleichen Jahres beschloss der Kabinettsrat, Übelhör den Titel eines außerordentlichen Professors zu verleihen.[50] Mit dem Nimbus des politisch Vertriebenen gerieten Übelhörs Mitgliedschaften in mehreren NS-Organisationen sowie das Verhältnis zur NSDAP – mit einigen Fragezeichen hinsichtlich einer möglichen Anwärter- oder gar Mitgliedschaft – aber nicht einmal ansatzweise zum Hindernis. Die Maßregelungen 1938/39, aber auch seine Nähe zu den katholischen Eliten, die nun (wieder) maßgebliche Posten an der Universität Wien und im Unterrichtsministerium einnahmen (Fleck 1996; Pfefferle und Pfefferle 2014, S. 45–72), sorgten dafür, dass er keinerlei unangenehme Fragen, geschweige denn Konsequenzen zu fürchten hatte. Anhaltspunkte hätte es durchaus gegeben, nicht nur in den angefallenen Akten aus der NS-Zeit. So teilte die Ärztekammer im Oktober 1945 mit, dass Übelhör Mitglied des NSKK und Anwärter des NS-Ärztebundes gewesen sei.[51]

Ungewöhnlicherweise befindet sich in Übelhörs Personalakten auch kein Fragebogen aus dem Jahr 1945, samt Angaben zum Verhältnis zur NSDAP. Die einzige Korrespondenz, die auf Erhebungen zu Übelhörs Involvierung in NS-Organisationen schließen lässt, stammt aus dem Juli 1947. Es ist dies eine Anfrage des Bundesministeriums für Inneres an die Polizeidirektion Wien. Letztere teilte – auf Basis der politischen Beurteilung der Gauleitung Wien vom 4. August 1944 – mit, dass Übelhör Mitglied der NSV, des NSÄB sowie des RLB gewesen war, allerdings kein Mitglied der NSDAP.[52] Andere durchaus belastende Schriftstücke, die in der Gauakte im Österreichischen Staatsarchiv aufliegen, fanden offenbar keine Berücksichtigung.

Mit Übelhörs Rehabilitierung und seiner Wiedereinsetzung am Krankenhaus Lainz und an der Universität Wien übte dieser in den Folgejahren auch maßgebliche Funktionen im Rahmen der Österreichischen Gesellschaft für Urologie (ÖGU) und in der Wiener Ärzteschaft aus. In der ÖGU, ihres Zeichens Nachfolgeorganisation der Wiener Urologischen Gesellschaft, war er von 1945 bis 1949 Sekretär und wurde 1946 zu deren Vizepräsident. 1948 wurde er Obmann des Kollegiums der Primarärzte. Übelhör machte in den Nachkriegsjahren aber nicht nur als Funktionär, sondern auch als Urologe, Chirurg und Wissenschaftler von sich reden (Abb. 11.4). Am Lainzer Krankenhaus richtete er eine Station für die Behandlung der Urämie ein, eine der ersten in Mitteleuropa. 1953 fand an dieser die erste Hämodialyse in Österreich statt.

Übelhör hatte sich nicht zuletzt auch durch die Zystektomie beim Blasenkarzinom sowie die Radikaloperation beim Prostatakarzinom wesentliche Verdienste erworben, ebenso um die urologische Nephrologie, die Gynäkologie, die Kinderurologie und Andro-

---

[49] UA, MED PA 514, fol. 88, Staatsamt für Volksaufklärung an das Dekanat der Medizinischen Fakultät Wien, 17. September 1945.

[50] Ebd., fol. 90, Staatsamt für Volksaufklärung an das Dekanat der Medizinischen Fakultät Wien, 25. November 1945.

[51] Ebd., fol. 114, Auskunft der Ärztekammer Wien, 8. Oktober 1945.

[52] ÖStA/AdR, GA Übelhör, Auskunft der Polizeidirektion Wien, 2. Juli 1947.

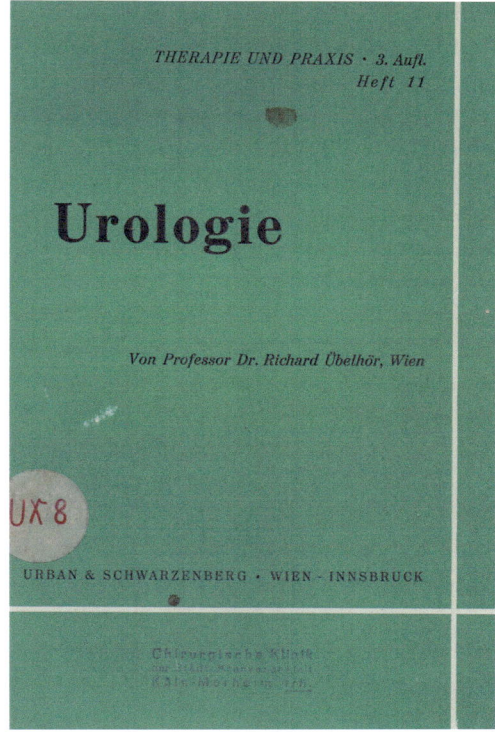

Abb. 11.4 Frontispiz Richard Übelhör, Urologie, Wien, Innsbruck: Urban & Schwarzenberg, 3. Aufl. 1958

logie. Neben den angeführten Auszeichnungen und Mitgliedschaften war Übelhör unter anderem auch Präsident der Deutschen Gesellschaft für Urologie (1961–1963), Mitglied der Italienischen und der Internationalen Gesellschaft für Urologie, des International College of Surgeons in Washington und der International Society of Lymphology. Er war zudem Mitherausgeber der Zeitschrift für Urologie und der Urologia internationalis.

In diese späte akademische Lebensphase fällt die Berufung auf die erste Lehrkanzel für Urologie in Österreich. Im März 1959 hatte der Dekan der Medizinischen Fakultät einen Antrag zur Errichtung eines Extraordinariats für Urologie vorgelegt. In der Einführung zum Besetzungsvorschlag wird deutlich, dass die Jubiläumstagung der Deutschen Gesellschaft für Urologie, die 1957 in Wien unter dem Vorsitz von Paul Deuticke stattgefunden hatte, ein wichtiger Impuls hierfür gewesen war. Pathetisch heißt es: „Das jetzt geschaffene und zu besetzende Extraordinariat für Urologie kann somit als bedeutungsvoller Schritt in [eine] verheißungsvolle Zukunft gewertet und begrüßt werden."[53]

Obwohl mit Bertrand Bibus (1906–1973), Herbert Henninger (1901–1962), Rudolf Herbst, Josef Rummelhardt (1919–1987) und Herbert Weber (1902–1970) noch weitere „namhafte habilitierte Vertreter des Faches" in Frage gekommen wären, fiel es der Kom-

---

[53] UA, MED PA 514, fol. 88, Besetzungsvorschlag für das Extraordinariat für Urologie, o. J.

mission, nach eigenem Bekunden, „relativ leicht die engere Auswahl zu treffen".[54] Nach ihrer Ansicht kamen nur Richard Übelhöhr und Paul Deuticke in Frage. Die wichtigste Grundvoraussetzung für die Professur brachten beide mit: Sie waren Österreicher. So handelte es sich beim zugrunde liegenden Besetzungsvorschlag von 1959 auf den ersten anderthalb Seiten, basierend auf einem Artikel Johannes Kellers (1899–1970), um nichts anderes als eine Laudatio auf die österreichische Urologie und ihre Vertreter. Dementsprechend bestand „keinerlei Notwendigkeit [...] sich im Ausland nach geeigneten Urologen umzusehen".[55] Übelhör und Deuticke wurden primo et aequo loco vorgeschlagen, wobei sich das Professorenkollegium letztlich für Übelhör entschied.[56]

In der Begründung der Kommission wird allerdings hervorgehoben, dass Übelhör etwas mehr publiziert und länger als Urologe gearbeitet hatte als Deuticke. Seine Amtsenthebung von 1938 wurde nur beiläufig erwähnt, zählte er doch zu jenen knapp 90 Hochschullehrern der Wiener Universität, die nach dem „Anschluss" Österreichs an das Deutsche Reich ausschließlich aus politischen Gründen ihrer Ämter enthoben wurden (Huber 2016). Paul Deuticke hingegen war nicht nur NSDAP-Mitglied gewesen, er hatte in der NS-Zeit an der I. Chirurgischen Klinik als einer von nachweislich nur vier österreichischen Urologen Zwangssterilisationen durchgeführt (Hubensdorf 2011, S. 161). 1959, als der Besetzungsvorschlag an das Ministerium erging, war dies alles kein Thema.

Entgegen der Euphorie, die die Berufungsliste vermittelt, war die Einrichtung eines solchen Extraordinariats verwaltungstechnisch kaum vorbereitet. Wenn dies auch aus den Akten nicht explizit hervorgeht, war es vermutlich das Kalkül, entsprechendes Verwaltungshandeln auf Seiten des Bundesministeriums für Unterricht und weiterer Akteure auf kommunaler Ebene mit diesem öffentlichkeitswirksamen Akt erst zu erzwingen.

Völlig ungeklärt war die Frage der räumlichen Unterbringung der mit dem Extraordinariat von Anfang an angestrebten eigenständigen Universitätsklinik für Urologie.[57] Übelhör formulierte im Dankesschreiben für den an ihn ergangenen Ruf an das Ministerium für Unterricht der Berufungsverhandlungen seine Ansprüche an die räumliche, technische und personelle Ausstattung seiner neuen Klinik, wobei er von einer Bettenzahl von 60 ausging. Besonders wichtig war ihm die Urämie-Station, einschließlich einer „künstlichen Niere".[58] Da ganz offensichtlich nur sehr begrenzt zusätzliche Gelder zur Verfügung standen, musste er selbst mit den bestehenden Kliniken deren zumindest temporären Verzicht auf Räumlichkeiten und Planstellen aushandeln.[59] Gemäß dem damaligen Hochschulorganisationsgesetzes fiel die räumliche Unterbringung in die Zuständigkeit der Universität. Das Ministerium war hier also eher interessierter Beobachter denn ein aktiver Ge-

---

[54] Ebd.
[55] Ebd.
[56] ÖStA/AdR, PA Übelhör, Dekanat der Medizinischen Fakultät Wien an das Bundesministerium für Unterricht [im Folgenden: BMU], 23. März 1959.
[57] Ebd., Dekanat der Medizinische Fakultät Wien an das BMU, 23. März 1959.
[58] Ebd., Richard Übelhör an das BMU, 21. Juli 1959.
[59] Ebd., Dekanat der Medizinische Fakultät Wien an das BMU, 2. Juni 1959.

stalter. In einem Aktenvermerk vom 7. Dezember 1961 wurde festgestellt: „Aus der dem ggst. [gegenständlichen] Antrag angeschlossenen Beilage geht hervor, daß der Vorstand der I. Chirurgischen Klinik, Prof. [Paul] Fuchsig, am 14.10.1961 nach Besichtigung der in Betracht kommenden Teile der vorgen [annten] Klinik mit dem als Vorstand der Klinik für Urologie vorgeschlagenen tit. ao. Univ. Prof. Dr. Richard Übelhör nachstehendes Übereinkommen betr [effend] Errichtung einer Klinik für Urologie beschlossen hat."[60]

Wohl nicht nur im Vergleich zu den ursprünglichen Vorstellungen Übelhörs nahm sich das Ergebnis dieser Übereinkunft überaus bescheiden aus. Die neue Urologische Klinik umfasste demnach vier sogenannte „Zimmer", die aber offenbar mehrere Räume beinhalteten. Darin noch einzurichten seien eine urologische Ambulanz, eine Bettenstation mit 21 bzw. 19 Betten und ein Operationssaal in der ehemaligen Bibliothek. Die „Urämie-Station" werde an eine neue Intensiv-Pflegstation der Chirurgischen Klinik angegliedert. Gemeinsam genutzt werden sollten das „Zentrallaboratorium", die Röntgenstation, die Bibliothek, der Hörsaal, das „Photolaboratorium" sowie das geplante Laboratorium für experimentelle Chirurgie. Übelhörs damaliger Mitarbeiter Rudolf Hohenfellner beschrieb die räumliche Ausstattung sehr anschaulich: „Die Klinik verfügte nur über einen einzigen Operationsaal. In vielen der Ärztezimmer gab es noch keine Zentralheizung, aber in den Höfen des alten Allgemeinen Krankenhauses herrschte noch der bauliche Charme von Maria Theresia und Josef II. Und der Chef selbst operierte sowohl an der Klinik als auch in einer Reihe der Privatkrankenhäuser, wozu er uns jeweils zum Assistieren mitnahm, um uns das finanzielle Überleben zu ermöglichen" (Hohenfellner 1999, S. 299). Übelhör selbst hatte durch den Wechsel von der Städtischen Klinik in Lainz an die Universitätsklinik erhebliche Gehaltseinbußen in Kauf genommen.[61]

Auch personell glich die neue Urologische Klinik eher einer größeren Abteilung als einer eigenständigen Klinik, so schrieb Fuchsig in der genannten Übereinkunft an den Dekan der Medizinischen Fakultät, dass Prof. Überhör eine „Stationsschwester" bestelle und sich „eine eigene Oberschwester für die Urologische Klinik erübrig[e]."[62]

Dieses Provisorium sollte in den folgenden sechs Jahren den Alltag von Ärzten und Pflegepersonal der neuen Universitätsklinik prägen. In einem wissenschaftlichen Tätigkeitsbericht über die Jahre 1962 bis 1968 resümierte Übelhör: „Die verstreuten Krankensäle, die weit auseinanderliegenden Arbeitsstätten und Diensträume machten uns die Arbeit nicht leicht" (Abb. 11.5).[63]

Eine weitere verwaltungstechnische Herausforderung im Vorfeld von Übelhörs Ernennung zum Extraordinarius, so legen es die umfangreichen Schriftstücke in der Personalakte nahe, stellte die Regelung seiner Pensionsansprüche dar. Diese „Nebenwirkung" des

---

[60] ÖStA/AdR, PA Richard Übelhör, 1961 BMU – 103.684-2/61, 7.12.1961.
[61] Ebd., BMU an das Bundesministerium für Finanzen, o. J.
[62] Ebd., Paul Fuchsig an den Dekan der Medizinischen Fakultät Wien (Klinik für Urologie, Errichtung), 18. Oktober 1961.
[63] Ebd., Arbeiten aus der Urologischen Universitätsklinik Wien 1. April 1962 bis 1. Mai 1968, 1.

Abb. 11.5 Mehrbettzimmer. Urologische Station, im AKH, o. J., Universitätsklinik Urologie Wien, mit freundlicher Genehmigung

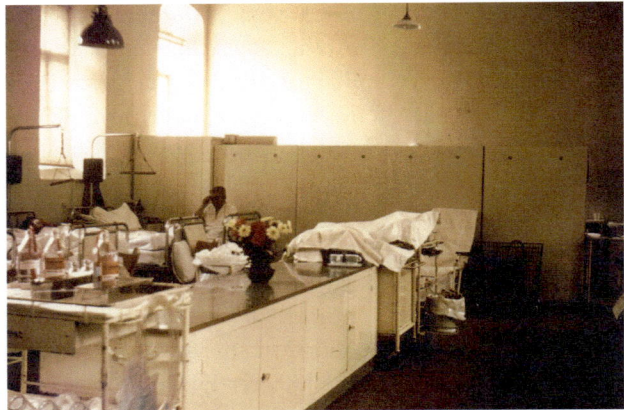

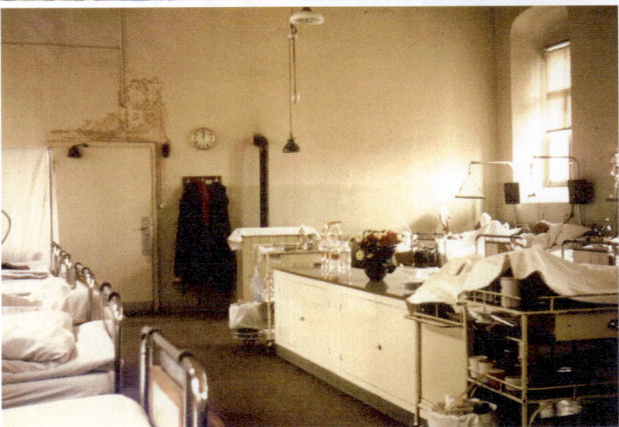

fortgeschrittenen Alters des Berufungskandidaten konnte erst mit einem Verwaltungsübereinkommen zwischen der Republik Österreich und der Stadt Wien überwunden werden.[64]

Im Februar 1962 und damit rund drei Jahre nach dem Antrag der Medizinischen Fakultät wurde Richard Übelhör zum außerordentlichen Professor ernannt. Im gleichen Jahr erfolgte die Eröffnung der Klinik, wo der neu ernannte Extraordinarius – ebenso noch 1962, nachdem er bereits 1960 in Lainz mit den entsprechenden Vorarbeiten begonnen hatte – die erste Nierentransplantation in Österreich durchführen. In dem genannten Bericht zu den 179 wissenschaftlichen Publikationen, die er und seine Mitarbeiter in nur sechs Jahren veröffentlichen konnten, machte Übelhör aus den schwierigen Bedingungen seiner Tätigkeit keinen Hehl: „Die Fülle der Arbeiten zeigt schließlich, daß auch ein ungünstiges Milieu Forschergeist und Schaffensfreude nicht behindern muß".[65]

---

[64] Ebd., BMU an die Stadt Wien, 19. Dezember 1961.

[65] Ebd., Arbeiten aus der Urologischen Universitätsklinik Wien 1. April 1962 bis 1. Mai 1968, 2.

Übelhörs verspätete akademische Karriere erreichte mit der Ernennung zum ordentlichen Universitätsprofessor für Urologie am 23. Februar 1967 ihren letzten Höhepunkt.[66] Im November 1970 konnte er gerade noch rechtzeitig die „Fertigstellung der Dialysestation und den Baubeginn der Ambulanz als Krönung des Umbaus der Klinik" feiern.[67] Mit Ende des Sommersemesters 1971 emeritierte Richard Übelhör im Alter von 70 Jahren, flankiert von zwei bedeutenden Ehrungen: So wurde er im Jahr seiner Pensionierung zum Ehrenmitglied der ÖGU ernannt, der er zweimal als Präsident vorgestanden war, kurz darauf verlieh ihm der Bundespräsident das Österreichische Ehrenkreuz für Wissenschaft und Kunst I. Klasse. Bereits 1966 war er zum Ehrenbürger der Universität Wien erhoben worden.

11.5   Fazit

Richard Übelhör zählt in der fachkulturellen ebenso wie in der nationalen Erinnerungskultur bis heute zu den zentralen Vertretern der Urologie in Österreich im 20. Jahrhundert. Das nach ihm benannte Forschungsstipendium der Österreichischen Gesellschaft für Urologie verdeutlicht, wie sehr noch heute die Idee von wissenschaftlichen Fortschritten in der Urologie mit seinem Namen verknüpft wird. Entscheidend begünstigt wurde seine Eignung als Identifikationsfigur für nachfolgende Generationen durch seine politische Verfolgung in der Zeit des Nationalsozialismus. Diese Vorstellung wurde ganz wesentlich von den biografischen Skizzen zu Übelhör geprägt, für die seine Schüler und Kollegen verantwortlich zeichneten.

Vor dem Hintergrund der ausführlich dokumentierten Auseinandersetzung um die Enthebung, aber auch um die Wiedereinsetzung als Privatdozent an der Universität Wien erscheint eine gleichberechtigte Einordnung als Verfolgter des Nationalsozialismus, wie es etwa das dieser Personengruppe gewidmete Denkmal an der Medizinischen Universität Wien tut, problematisch. Übelhör war weniger Opfer einer ideologisch motivierten Verfolgung als vielmehr in einen fach- und berufspolitischen Machtkampf um die Nachfolge an der Klinik in Wien-Lainz geraten, in dessen Verlauf Widersacher wie etwa Bezirksärzteführer Wolfgang Schlögl seine Verwurzelung im katholischen Milieu instrumentalisierten. Der Verlust seiner akademischen Stellung führte allerdings im Gegensatz zu den meisten politischen Verfolgungen während des Nationalsozialismus zu ganz erheblichen Widerständen eines prominenten Unterstützernetzwerks. Zugleich suchte Übelhör vor allem durch Mitgliedschaften in NS-Organisationen aktiv die Nähe zu den neuen Machthabern, politische Gutachten bescheinigten ihm denn auch wiederholt systemtreues Verhalten. Nicht zuletzt seine Beförderungen und Auszeichnungen während seines Kriegseinsatzes als Militärarzt konterkarieren das kolportierte Bild eines politisch Verfolgten.

---

[66] Ebd., BMU an Richard Übelhör, 28. Februar 1967; Vgl. auch UA, MED PA 514, fol. 124, Dekanat der Medizinischen Fakultät Wien, Mitteilung, 10. April 1967.
[67] Ebd., Urologische Universitätsklinik, Einladung, 22. November 1970.

Übelhör, so muss allerdings festgehalten werden, gehörte nach 1945 sicherlich zu den wenigen renommierten Urologen an der Universität Wien, die nicht in irgendeiner Form vom Nationalsozialismus profitiert hatten oder sogar an Zwangssterilisationen beteiligt gewesen waren (Vgl. den Beitrag Krischel zum Nationalsozialismus in diesem Band). Aus heutiger Perspektive erscheint seine Berufung auf die erste außerordentliche Lehrkanzel für Urologie somit nicht nur wissenschaftlich, sondern auch politisch als durchaus nachvollziehbar. Allerdings ist es eher unwahrscheinlich, dass die Berufungskommission und das Professorenkollegium im Jahr 1959 die Tätigkeiten in der NS-Zeit in die Beurteilung einbezogen. Derartige Überlegungen sind – zumindest in den Akten – auch für Übelhörs direkten Konkurrenten Paul Deuticke nicht nachzuweisen. Der Nimbus des aus politischen (nicht „rassischen") Gründen Gemaßregelten war in den Nachkriegsjahrzehnten aber gewiss kein Nachteil, zumindest wenn der Betreffende dem politischen Katholizismus nahegestanden hatte.

Übelhör, der zum Zeitpunkt seiner Ernennung schon über 60 Jahre alt war, nahm für diese akademische Ehre sowohl Einkommensverluste als auch provisorische und nur mäßig ausgestattete Räumlichkeiten in Kauf. In nur acht Jahren gelang es ihm die neue Universitätsklinik zu etablieren. Zu seinen bekanntesten akademischen Schülern gehört Rudolf Hohenfellner. Trotz dieses innovativen und erfolgreichen wissenschaftlichen und klinischen Wirkens, erfuhr Übelhörs nach 1945 entstandenes Werk nur eine geringe Rezeption im anglo-amerikanischen Sprachraum (Hohenfellner 1999, S. 299–300), anders als etwa das von Robert Ultzmann ein knappes Jahrhundert zuvor (Vgl. den Beitrag Halling et al zu Robert Ultzmann in diesem Band). Der enorme Bedeutungsverlust der deutschen Sprache als lingua franca in den Wissenschaften nach dem Ersten und dann noch einmal mit Beginn des Zweiten Weltkriegs erfasste auch die Urologie in Wien.

Literatur

Bauer-Merinsky J (1980) Die Auswirkungen der Annexion Österreichs durch das Deutsche Reich auf die medizinische Fakultät der Universität Wien im Jahre 1938: Biographien entlassener Professoren und Dozenten. Diss, Wien

Eminger S (2023) Zwischen Kreuz und Hakenkreuz. Katholisch-Deutschnationale in Bund Neuland und Cartellverband. In: Erker L, Rosecker M (Hrsg) Antisemitische und rechte Netzwerke in der Zwischenkriegszeit. Zur Bedeutung informeller Machtstrukturen für die politische Radikalisierung in Österreich. Verlag Karl-Renner-Institut, Wien, S 123–143

Figdor PP (2007) Biographien österreichischer Urologen. Universimed, Wien

Fleck C (1996) Autochthone Provinzialisierung. Universität und Wissenschaftspolitik nach dem Ende der nationalsozialistischen Herrschaft in Österreich. Österr Z Geschichtswissenschaften 7(1):67–92

Gibson TE, Crow LB (1936) Hyperparathyroidism with Nephrolithiasis. Calif West Med 44(6):463

Hohenfellner R (1999) Richard Übelhör, ein großer Vorkämpfer für die akademische Würde unseres Faches. Jahrb Urol 7(1998/99):297–300. Biermann, Köln

Hubensdorf M (2011) Urologie und Nationalsozialismus in Österreich. In: Krischel M, Moll F, Bellmann J, Scholz A, Schultheiss D (Hrsg) Urologen im Nationalsozialismus. Zwischen Anpassung und Vertreibung, Bd 1. Hentrich & Hentrich, Berlin, S 139–172

Hubenstorf M (1989) Medizinische Fakultät 1938–1945. In: Heiß G, Mattl S, Meissl S, Saurer E, Stuhlpfarrer K, Wissenschaft W (Hrsg) Die Universität Wien 1938–1945. Verlag für Gesellschaftskritik, Wien, S 233–282

Huber A (2016) Rückkehr erwünscht. Im Nationalsozialismus aus „politischen" Gründen vertriebene Lehrende der Universität Wien. LIT Verlag, Wien/Münster

Krause S (2015) Ausschreibung eines neuen Stipendiums für die Urologie. Nachr Österr Ges Urol Androl 25(51):14

Moll F, Krischel M (2024) 100 Jahre Facharzt für Urologie. Zur Ausbildung eines medizinischen Faches im Kontext von Spezialisierung und Professionalisierung. Urologie 63:908–916

Moll F, Shariat S (2024) Supravesikale Harnableitung: wichtige Entwicklungsschritte und historischer Blick aus Österreich. ÖGU Aktuell 3:29–31

Mühlberger K (1993) Dokumentation „Vertriebene Intelligenz 1938". Archiv der Universität Wien, Wien

N.N (1928) Verzeichnis der Vorlesungen an der Karl-Franzens-Universität zu Graz für das Winter-Semester 1928/29. Verlag des Akademischen Senats, Graz

N.N (1933) Uebelhör R, Mandel F., Parathormon- Ostitis fibroas- Nierenstein. Zentralbl F Chir 68

N.N (1935a) Uebelhör, R. Hochdruck und Nierenentnervung. Zentralbl f Chir 62:2230

N.N (1935b) Hypertension and Denervation of Kidneys. J Am Med Assoc 105(19):1564

OeCV für Statistik (1935) Die Ehrenmitglieder, Alten Herren und Studierenden des OeCV, des österreichischen Cartell-Verbandes der katholischen deutschen Studentenverbindungen. Nach dem Stande vom 1. April 1935 mit Nachträgen. Verlag des OeCV, Wien

Pfefferle R, Pfefferle H (2014) Glimpflich entnazifiziert. Die Professorenschaft der Universität Wien von 1944 in den Nachkriegsjahren. V&R unipress, Göttingen

Rummelhardt S (1978) Nachruf auf Professor Dr. Richard Übelhör. Z Urol Nephrol 71(4):225–226

Uebelhör R (1935) 25 Jahre urologische Station. Wien Klin Wochenschr 48:1475–1478

Zazgornik J, Derfler K (2015) Pioniere der Hämodialyse und Peritonealdialyse in Österreich: Peter Paul Figdor, Richard Übelhör, Bruno Watschinger. Suppl. 60 Jahre Hämo- und Peritonealdialyse, 50 Jahre Nierentransplantation, 25 Jahre Immunapherese in Österreich. Wien Klin Wochenschr 127(Suppl 1):S69–S113

Zechner O (2014) Sterne hinter dem Horizont. Erinnerungen an österreichische Urologen, die man nicht vergessen sollte. Nachr Österr Ges Urol Androl 24(50):51–57

Personenverzeichnis

A

Abbas, Ali 57
Abraham, Felix 246
Adler, Alfred 236, 239–241
Ahyai, Sascha 96
Albarran, Joaquin 146
Albert, Eduard 5, 73, 74, 85, 140
Allen, Gardner W. 113, 115
Allers, Rudolf 240, 244
Amussat, Jean 68
Aschner, Bernhard 242
Augustin, Herbert 96
Auspitz, Heinrich 77

B

Bachrach, Robert 5, 89, 202, 214, 263
Barletta, Mariano Santo de 27
Bartsch, Georg 91
Bauer, Julius 242
Beard, George Miller 233
Beer, Edwin 17
Beigelböck, Wilhelm 272
Berg, Georg 234
Bergmann, Max 95
Bibus, Bertrand 75, 86, 87, 184, 215, 220, 223
Bienerth-Schmerling, Richard v. 9
Bigelow, Henry 105
Bigelow, Henry Jacob 140
Billroth, Theodor 5, 73, 79, 105, 117, 140, 142, 146, 195
Blatt, Franz 180
Blatt, Hans 180
Blatt, Paul 164–166, 168, 171–174, 180, 184
Bloch, Iwan 236
Blum, Alice 179
Blum, Viktor 4, 5, 16, 81, 89, 159–161, 164–168, 177, 179, 180, 184, 197, 201, 204, 207, 222, 238, 263, 267, 271
Boeminghaus, Hans 212, 215, 271
Boisseau, François Gabriel 36
Bonaparte, Napoleon 28
Bonner, Thomas N. 116
Borelius, Jacques 122
Bornemann, Ernest 249
Brambilla, Giovanni Alessandro 136
Braun von Fernwald, Carl 117
Brenner, Alexander 10, 11, 92, 95, 207, 273, 274
Brown, F. Tilden 150
Brücke, Ernst Theodor v. 265
Brücke-Teleky, Dora 239, 263, 265
Brune, Thomas Barton 111
Brunetti, Lodovica 41
Bucher, Anton 90
Büdinger, Konrad 168
Buerger, Leo 149
Bühler, Charlotte 249
Burkert, Siegfried 75

C

Casper, Leopold 8, 9, 126, 145, 146
Celsus, Aulus Cornelius 25
Charrière, Joseph-Frédéric-Benoît 104, 136, 138
Cheselden, William 30

Chvostek, Franz 82
Chwalla, Rudolf 86, 164, 165, 167, 168, 172–174, 182, 210, 249
Civale, Jean 32, 33, 36, 42, 48, 66, 68, 104
Clairmont, Paul 193
Cloquet Louis André Ernst 51
Cobenzl, Johann Ludwig Joseph Graf 29
Cohn, Theodor 207
Cooper, Arthur 113
Cooper, Samuel 26
Curtis, Henry Hoolbrook 111, 115
Cushing, Harvey W. 121
Czerny, Vincenz v. 5

D

Dawud Jān Khan 49, 50
Deicke, Wilhelm 143
Denk, Wolfgang 170, 171, 173, 174, 179, 181, 182, 184, 210
Deuticke, Franz 14, 74
Deuticke, Paul 74, 76, 82, 83, 184, 214, 216, 220, 223, 273–275
Dienelt, Karl 88
Dietl Joseph 50
Dimmer, Friedrich 171
Dittel, Leopold von 5, 8, 13, 38, 40, 42, 70, 72–74, 85, 92, 105, 107, 127, 128, 140, 146, 205, 234
Dollfuß, Engelbert 259
Dumreicher von Österreicher, Johann Heinrich 35, 50, 55, 72

E

Edenberg, Karl Langer Ritter von 233
Eichgruber, August 94
Eiselsberg, Anton von 74, 81, 82, 94, 168, 170, 171, 178, 205, 273
Eisendraht, Daniel N. 15
Englisch, Josef 13, 88, 233
Eppinger, Hans jun. 272
Ernst Ludwig 40
Esch, Wolfgang 88

F

Fenwick, Hurry 10, 145, 146
Ferdinand I. 35
Feuchtersleben, Ernst Freiherr von 35

Figdor, Peter Paul 85–87, 184, 223
Finger, Ernst 167
Fischel, Alfred 269
Fischer, Georg 26, 30
Fleckles, Leopold 232
Fleischmann, Friedrich Ludwig 77
Foederl, Oskar 235
Forchheimer, Frederick 110, 115
Francesco, Pajola 29–31, 36, 42, 55
Frankl, Viktor 239
Franz Hawalisch, Franz 90
Franz II. (I.) 35
Franz Joseph I. 35
Freud, Siegmund 122, 235, 236, 261
Frick, Julian 96
Friedländer, Joachim Hirsch 30
Frisch, Anton Ritter von 5, 8, 9, 66, 79, 80, 170, 189, 194, 197, 203, 239, 267
Frisch, Bruno 88
Fronstein, R M 15

G

Gagstatter, Hans 201
Gagstatter, Karl 88, 197
Gärtner, Ferdinand 96
Gasser, Georg 90
Ginglar, Alois 89, 148, 184, 215
Gockel, Matthias 137
Götzl, Alfred 234
Goulins, Jean 230
Gradle, Henry 122
Gruber, Max von 234
Grünfeld, Josef 83, 84, 124, 205
Guiteras, Ramon 16, 17, 121, 149
Gullstrand, Allvar 122
Guyon, Felix 9, 104
Gyurkovechky, Victor G. Vecki von 233

H

Haberer, Hans v. 193
Halban, Josef 243
Halsted, William Stewart 121
Halter, Gustav 93
Hamburger, Franz 177, 181
Haschek, Horst 83, 184
Haslinger, Koloman 75, 81, 164–166, 168, 169, 171, 181, 182, 184, 197, 202, 203, 209–213, 223, 248, 268, 269, 271

Hawalitsch, Franz 214
Hebra, Ferdinand Karl Franz v. 36, 72
Heidler, Helmut 95
Heller, Johann Florian 39–42, 66, 107
Henniger, Herbert 184, 211, 220, 223
Henning, Klaus 96
Herbert F. J. Weber 95
Herbst, Rudolf 75, 96, 197, 223
Herman, John R. 17
Herzig, Wilhelm 18
Heurteloup, Charles Louis Stanislas 36, 68, 104
Heusch, Karl 212, 270
Hiermanseder, Josef 89
Hippokrates, von Kos 25
Hirschfeld, Magnus 236, 237, 243, 244, 246, 247, 249
Hochenegg, Julius 74, 90, 160, 168, 169, 171, 206, 268, 269
Hochstetter, Ferdinand 171
Hock, Jakob 77
Hofmann, Karl Berthold 109, 110
Hohenegg, Julius v. 205
Hohenheim, Theophrastus Bombast von 242
Höltl, Wolfgang 86
Horninger, Wolfgang 92
Hryntschak, Theodor 5, 82, 88, 164–166, 168, 171, 178, 179, 182, 183, 202, 207, 210, 213, 215, 220, 223, 271, 274, 275
Hubmer, Gerhard 96
Hun, Henry 117
Hutter, Josef 166
Hutter, Karl 75, 86, 165, 166, 168, 183, 211, 215, 275
Hyman, Abraham 17
Hyntschak, Theodor 81
Hyrtl, Josef 140, 233

I
Ilanor, Carl Ludwig Sigmund v. 83
Ilk, Otto 90
Illyes, Geza v. 203
Israel, James 194
Ivanchich, Victor von 6, 7, 42, 48, 68–71, 105, 127, 205

J
Jacobson, Nathan 122
Jakse, Gerhard 91

Janetschek, Günther 96
Jeschke, Klaus 96
Jessner, Samuel 236
Johann Peter Frank 29
Josef II. 28
Joseph, Eugen 203
Julie, Haftner 58

K
Kapsammer, Georg 9, 10, 87
Kern, Vinzenz von 28–35, 42, 48, 54, 105
Kielleuthner, Ludwig 203
Kien, Georg Joseph 263
Klein, Dieter 90
Kletzinsky Vinzenz v 56
Klingler, Hans Christoph 88
Kolischer, Gustav 14
Krafft-Ebing, Richard von 233
Krause, Steffen 95
Kroiss, Friedrich 5, 82, 87, 201, 274
Krotoyszyner, Martin 14
Kunit, Gerhard 96

L
Larrey, Dominik 28
Leber, Josef 28, 29
Leidesdorf, Maximilian 77
Leiter, Ferdinand 150
Leiter, Friedrich jr. 150
Leiter, Josef 78, 105, 137, 138, 140–146, 150
Lenk, Robert 75
Le Roy, Charles 36
Leroy d'Etiolles, Jean-Jacques-Joseph 68
Lesky, Erna 4, 6
Lewandowski, Rudolf 144
Lewin, Arthur 203
Lewis, Bransford 148
Lichtenberg, Alexander v. 203, 204, 206
Lichtenstern, Robert 5, 90, 237, 238, 247, 248, 263
Liek, Erwin 242
Lincoln, David F. 116
Lipsky, Herbert 91
Lobenstein 88
Loewi, Otto 261
Lorinser, Friedrich Wilhelm 35
Löwenthal, Carl Graf Vasquez-Pinas v. 67
Ludvik, Walter 90
Lueger, Karl 166

Luer, George Guillaume Amatus 136, 138
Lusuardi, Lukas 96

M
Madersbacher, Helmut 92
Madersbacher, Stephan 86
Maëlcamp-Beaulieu, Joseph Wattman von 42
Maissoneuve, Jules-Germain-François 69
Malliard, Joseph 136
Marberger, Hans 91, 217, 223
Marberger, Michael 76, 88
Marcuse, Max 236
Maresch, Rudolf 171
McCarthy, John 150
Meschede, Hermann 94, 273, 274
Metnitz, Josef, v. 77
Meyer, Hans Horst 171
Mohammad Hussein, Afshar Mirza Afshar 50
Moll, Albert 236
Montelabate 29
Monti, Alois 77
Moro, Norbert 96
Moszkowicz, Ludwig 234, 243, 244, 247, 249

N
Nāser Ed-Din Qajar Schah 51
Necker, Friedrich 197, 202, 203, 222
Neisser, Albert 122
Neudörfer, Ignaz 77
Neumann, Isidor 117
Nicholas, Herteloup 48
Nicolich, Georgio 10
Niedermeyer, Albert 248
Nitze, Maximilian 8, 105, 143–145, 153, 190
Nothnagel, Hermann 190

O
Oberländer, Felix Martin 8
Oken, Lorenz 188
Oldofredi, Franz Josef 86, 214
Ortner, Norbert 171
Oser, Leopold 77
Osler, William 116
Österreicher, Johann Heinrich Dumreicher Freiherr von 140
Österreich, Rainer v., Erzherzog 9
Otis, Fessenden Nott 146

P
Paltauf, Richard 171
Paschkis, Heinrich 166
Paschkis, Rudolf 16, 17, 85, 86, 165, 166, 168, 171, 177, 180, 184, 197, 201, 204, 222, 223, 263, 275
Paul Schrameck 90
Pawlick, Carl 5, 8, 9
Pecherstorfer, Martin 184
Peischl, Adolph Martin 39
Pernkop, Eduard 260
Pflaumer, Eduard 203
Pflüger, Heinz 88
Pick, Ernst Peter 82
Plas, Eugen 90
Plattner, Friedrich 182
Platt, Walter B. 112, 115
Plenk, Andreas 93, 94
Plenk, Isa 94, 95
Pleschner, Hans Gallus 75, 89, 165–168, 176, 179, 194, 201–203, 206, 214, 216, 222, 275
Pleschner, Hans (senior) 166
Polak Jacob E v. 47–49, 53, 56–58
Polke, Oskar 89
Ponholzer, Anton 90
Porpaczy, Peter 83
Posner, Carl 204
Pötzl, Otto 178
Preindelsberger, Josef 201, 222
Pulido Martín, Angel 204
Pummer, Karl 96

R
Ramm, Rudolf 259
Ranzi, Eduard 74
Ranzi, Egon 76, 82, 179, 274
Rauchenwald, Karl 95
Reich, Wilhelm 243
Reuss, August Leopold v 77
Reuter, Hans Joachim 151
Richter, August Gottlieb 30
Richter, Josef 182
Riedl, Ernst 211
Riehl, Gustav 171
Ringleb, Otto 203, 213
Risak, Erwin 268
Rohleder, Hermann 236
Rokitansky Carl von 53, 77, 107

Rokitansky, Karl v. 72
Rollet, Emil 77
Romanis, Giovanni de 26
Rubin, Seymour W. 17
Rubritius, Hans 80, 81, 178, 194, 197, 199,
 201, 204–207, 211, 212, 222, 246, 248,
 267, 269, 271
Rummelhardt, Josef (Sepp) 76, 88, 184
Rust, Johann Nepomuk 36
Rydygier, Ludwig v. 10, 12

S
Schaffer, Josef 171
Schapiro, Bernhard 243, 244, 249
Schauta, Friedrich 171
Scherer, Johann Joseph von 41
Scheuer, Oskar F. 243, 244
Schidrowitz, Leo 243, 244
Schimatzek, Anton 89
Schlich, Thomas 103
Schloffer, Hermann 167
Schmeller, Nikolaus 96
Schmitz, Richard 248
Schnitzler, Johann 77
Schönbauer, Leopold 5, 31, 75, 76, 82,
 181, 184
Schrameck, Paul 90
Schuh, Franz 35, 37, 38, 42, 48, 55, 68, 72,
 105, 140, 205
Schuschnigg, Kurt 259
Schwanda, Matthias 77
Schwarz, Oswald 165, 166, 168, 178, 181, 184,
 202, 239–242, 248, 249
Schwarzwald, Raimund Theodor 197, 260
Seklehner, Victor 89
Seyfert, Bernhard 72
Seyß-Inquart, Arthur 259
Shahriat, Shahrokh F. 76
Sieverth, Karl-Dietrich 96
Signorello, Diego 96
Simon, Johann Franz 41
Skoda, Joseph 72, 107
Stackl, Walter 88
Stafford, Richard-Antony 69
Steidele, Raphael Johann 27, 29
Steinach, Eugen 236–240, 243, 249
Steiner, Maximilian 235, 236
Steiner, Theresia 34

Stöcker, Helene 90, 210, 236
Stögemayer, Fridolin 90
Studt, Konrad v. 8

T
Tandler, Julius 239, 240
Teleky- Brücke, Dora 199
Teltscher, Erich 214, 216
Theresia, Maria 28
Thompson, Sir Henry 146
Tiemann, Georg(e) 136
Tintner, Friedrich 263

U
Übelhör, Richard 75, 87, 177, 184, 214–216,
 223, 263, 275
Ultzmann, Robert 5, 38, 42, 77, 78, 104, 105,
 107, 109, 111, 112, 114, 115, 117, 119,
 121–128, 233
Urbantschitsch, Viktor 77
Urlesberger, Hadwin 96

V
Valentine, Ferdinand C. 16, 17, 149
Vdovikovsky, Teofil Gnatovich 66
Vechky-Gyrkovechi, Viktor v. 14
Vering, Gerhard Ritter von 30
Voelcker, Friedrich 194
von Mojsvár, Georg Mojsisovics 40

W
Wagner-Jauregg, Anton 178
Wagner-Jauregg, Julius 171, 177, 178
Wandschneider, Gerhard 96
Wappler, Reinhold 136, 149, 153
Wattmann von Maëlcamp-Beaulieu, Joseph 32,
 34–38, 40, 41, 48, 55, 105, 205
Weber, Herbert 86, 184, 220, 223
Weiss, John 136
Weisz, George 103
Welander, Edvard 122
Wildbolz, Hans 204
Winkelbauer, Adolf 95
Winternitz, Wilhelm 77
Wölfler, Anton 80
Wurzbach, Constantin von 36

Y
Young, Hugh Hampton 15, 17, 116, 146

Z
Zechner, Othmar 88
Zinner, Alfred 201

Zuckerkandl, Emil 239, 242
Zuckerkandl, Otto 5, 8, 9, 79, 80, 84, 86, 90, 169–171, 190, 194, 197, 199, 201, 213, 222, 234, 239, 260, 265, 267
Zuckerkandl, Otto 260
Zweig, Stefan 230

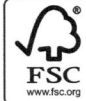

MIX
Papier aus verantwortungsvollen Quellen
Paper from responsible sources
FSC® C105338

If you have any concerns about our products,
you can contact us on
ProductSafety@springernature.com

In case Publisher is established outside the EU,
the EU authorized representative is:
Springer Nature Customer Service Center GmbH
Europaplatz 3, 69115 Heidelberg, Germany

Printed by Libri Plureos GmbH
in Hamburg, Germany